치과교정기공학

Orthodontic Laboratory Technology

공동저자 (치과교정기공학연구회)

김남중 교수(신한대학교)
김병식 교수(수성대학교)
김영훈 교수(원광보건대학교)
김원태 교수(대전보건대학교)
김홍식 교수(김천대학교)
박혜숙 교수(신구대학교)
유진호 교수(바산대학교)
이규선 교수(동남보건대학교)
이명곤 교수(부산가톨릭대학교)
이무형 교수(제주관광대학교)
이승희 교수(대구보건대학교)
임중재 교수(대전보건대학교)
조홍규 교수(광주보건대학교)
최재우 교수(충북보건과학대학교)
한민수 교수(혜전대학교)
홍민호 교수(부산카톨릭대학교)
황성식 교수(경동대학교)

(가나다 순)

도서출판 대학서림

머리말 PREFACE

개정4판을 내며…

치과보철기공학에 대한 체계적인 대학교육이 처음으로 시작된 것은 1971년 우석대학교 병설 의학기술초급대학(현 고려대학교 보건과학대학)에 치기공(학)과가 개설 되면서부터이다. 지금까지 치과교정기공에 대한 학문과 기술의 발전도 급속히 이루어져 왔으며 현재 전국에는 20개 대학에 치기공(학)과가 개설되어 양적인 팽창뿐만 아니라 질적인 면도 많은 발전을 가져왔다.

1997년 우리나라 치기공(학)과 대학에서 필요한 가철성치과교정기공학이라는 책을 최초로 발간하였으며, 2002년 치과교정기공학으로 개정 후 발간하였다. 또한 2009년에는 국제화시대에 부응하여 목차와 내용을 완전 개편하였다. 2015년 개정3판에서는 임상에서 많이 사용되는 교합안정장치, 트윈블록(twin block), 간접접착법(indirect bonding technique)을 추가하여 발간하였으며, 2015년 개정3판을 내고 6년이 지나 치과교정기공학 개정4판을 내게 되었다. 이 치과교정기공학 책을 이용하여 강의하는 교수님들께서 큰 틀은 유지하되 국가시험에서 영문보다는 한글로 문제를 출제하는 추세에 맞게 영문을 대폭 지양하고 한글위주로 내용을 정리하는 것에 초점을 두고 집필 하였다. 또한 CAD/CAM을 이용한 보철물 제작이 증가하고 있는 추세에 맞추어 본 교과서에도 CAD/CAM을 이용한 디지털 연구모형(digital study model)을 제작하는 방법을 추가하였으며, 투명교정장치(clear aligner) 제작을 위한 디지털 셋업(digital set-up) 과정을 추가 하였다.

이 책은 치과교정기공에 관한 학문을 알기 위한 대학의 학생들이나 치과기공 임상현장 초심자들을 위한 것이며 광범위한 치과교정기공학 분야를 모두 다룰 수 없는 점을 독자들에게 죄송스럽게 생각한다. 그리고 이 책을 펴내기 위해 저자들은 많은 고초가 있었음을 이해하고 다음 개정판을 위해 읽는 이들의 질책과 소견을 소중하게 기다리며 마음의 문을 열어 두고자 한다.

개편작업을 마치고 보니 일부 미진한 부분이 보이기도 하지만 부족한 부분은 다음 개정판에서 충분한 시간과 용어 등을 조율하여 집필하기를 기대한다.

끝으로 이 책이 발행되기까지 노력하여 주신 치과교정기공학연구회의 교수님들과 출판에 물심양면으로 지원해 주신 대학서림의 윤진영 회장님, 조기현 이사님, 편집부 직원 분들께 노고에 대한 감사를 드린다.

2021.2

치과교정기공학연구회 저자 일동

차 례 CONTENTS

제 1 편

치과교정장치 제작을 위한 기초이론

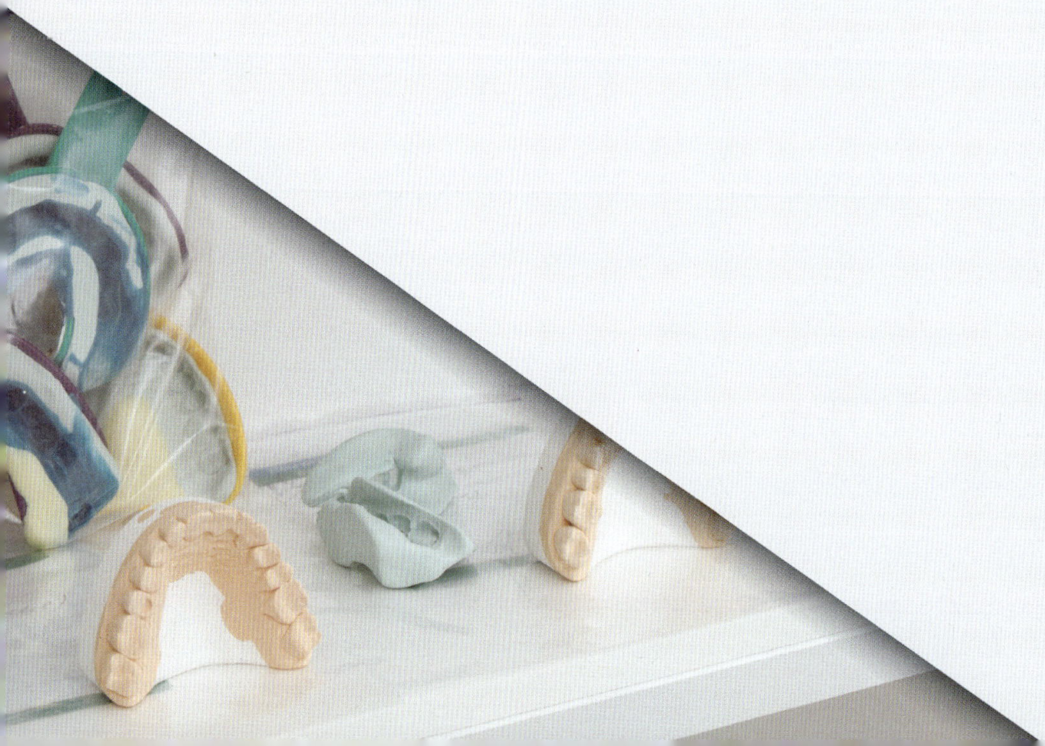

Orthodontic Laboratory Technology

제 1 장 치과교정학 서론

1.1 치과교정학의 개요

1.1.1 치과교정학의 정의

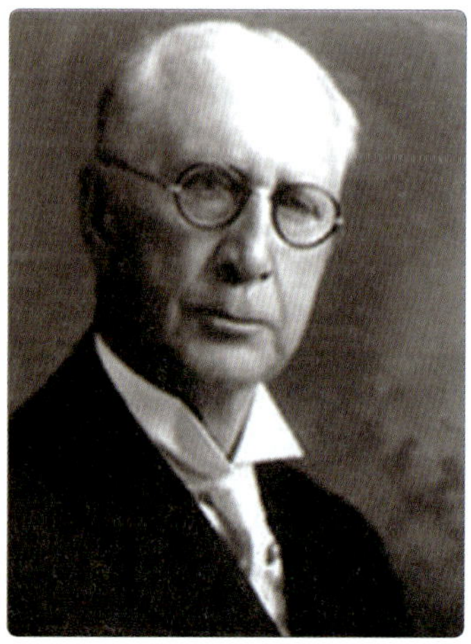

그림 1-1 Edward H. Angle(1855~1930)

치과교정학이 전문과목으로 정착한 시기는 E. H. Angle(그림 1-1)이 교정학을 체계적으로 정립했던 20세기 초라 할 수 있으며, 이때부터 교정학의 정의가 언급되어지고 있고 학문의 발전과 시대의 흐름에 따라 변화해 왔다. E. H. Angle은 치과교정학이라는 과학의 목적은 "치아의 부정교합을 고치는데 있다."라고 하였고, F. B. Noyes(그림 1-2)는 "치아와 안면의 성장 발육 관계를 연구하고 그 발육의 지연이나 이상을 교정하는 학문이다."라고 하였으며, W. J. Tulley는 치과교정학은 "안면형태의 유전적 변이와 성장 발육을 연구하고 이것이 치아, 교합 그외 관계기관에 미치는 영향을 일정한 생물학적 요인에 의해 정해진 한계 내에서 연구하는 치과의학의 한 분야이다."라고 정의하고 있다. 또한 R. E. Moyers(그림 1-3)는 치과교정학이란 "악안면 두개 복합체의 성장과 발육 및 치아, 교합, 악안면의 이상에 관한 치료에 대하여 연구하는 치의학의 한 분야이다."라고 정의하였다. 영국의 치과교정학회에서는 "치아의 위치에 영향을 미치는 성장(growth), 발육(development), 특히 악골, 안면의 성장 발육을 연구하는 학문으로서 발육에 대한 내 · 외적 영향 및 작용(action), 반작용(reaction)을 연구하고 저지 또는 전도

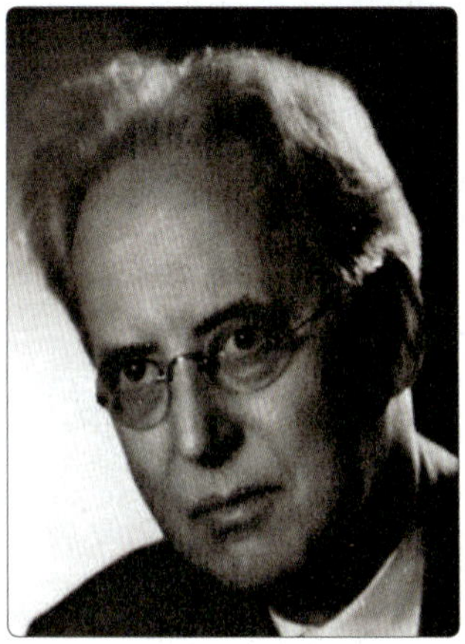

그림 1-2 Frederick B. Noyes(1872~1961)

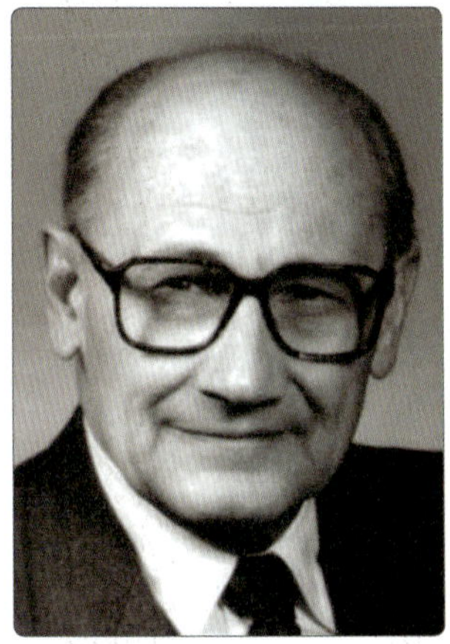

그림 1-3 Robert E. Moyers(1919~1996)

된 발육을 예방 내지는 수정하는 학문이다."라고 정의하고 있다. 이와 같이 치과교정학은 초창기에는 단지 치열을 바로 잡는 것에만 교정치료의 의미를 두었으나, 세월이 흐르면서 교합을 포함한 악안면부의 성장 발육 및 교정장치에 의한 치과기전(dental mechanism) 등에 대한 연구가 계속 되어져 왔다.

최근의 교정학에서는 "oral anormalous에 대한 예방과 수정을 하며 dental mechanism이 정상적으로 그 기능을 발휘하도록 하는데 목적이 있는 치과의 한 분야이며, 이는 성장과 발육을 연구하여 dental mechanism에 적절한 해부학적 및 기능적 관계를 유지하게 하는데 그 목적이 있다."라고 정의하고 있다. 이와 같이 교정학에 대한 정의는 교정치료법의 발전이나 인간의 미적 기준 변화 등 여러 가지 요인에 의하여 변천되었으며, 성장 발육과의 관계가 교정에 있어 대단히 중요한 부분을 차지하고 있음을 보여준다. 따라서 교정학의 현대적 정의는 치열과 관련된 해부학적 구조의 성장 발육을 출생 후부터 치열 성숙기까지 연구하고, 관리하는 치과학의 특수 분야로서, 부정교합의 치열을 기능적 또는 기계적인 방법으로 재배열하여 정상교합과 심미적인 안모를 형성하는 모든 예방적 · 치료적 과정을 포함하는 학문이다.

1.1.2 치과교정기공학의 의의

인간의 체형은 주위환경의 변화에 적응되도록 과거로부터 지속적으로 진화되어 왔다. 인간의 생활방식과 더불어 습성이 자연식과 채식 등 질긴 음식에서 가공된 부드러운 음식으로 변화됨에 따라 현대인의 악안면 골격구조는 원시인에서보다 축소되어 가고 있으며, 악안면 불균형은 많아지고 있다. 또한 악안면 영역에 많은 발육이상이 발현되고 있다. 따라서 현대인에게서는 상, 하악골간의 관계에서 상악전돌, 하악전돌, 교차교합 등과 악골과 치아간의 불균형으로 인한 총생, 공극, 위치이상, 발육이상 등 여러 형태의 부정교합이 많이 발생되고 있다.

현대사회에서 미에 대한 관심도의 증가로 인하여 많은 부정교합 환자들은 치과를 방문하는 횟수가 많아지고 있으며, 이에 따라 치과교정은 일반인뿐만 아니라 치과의사들 사이에도 매우 높은 관심의 대상으로 부상되었다. 미국의 경우에 교정치과 전문의가 전체 치과의사 중 약 10%를 차지하고 있으며,

우리나라에서도 교정치과 전문의가 꾸준히 증가하고 있고, 일반치과의사들의 교정환자 치료가 급증하고 있다.

현대 교정치료의 영역은 과거의 순수교정 형태뿐만 아니라 보철과 연계한 보철교정, 치주적 치료를 위한 치주교정, 악안면 외과와 연계된 악교정 수술, 악관절 치료, 성인교정 등 폭 넓게 차지하고 있다. 따라서 치과교정은 치과의 전문분야 중 하나이면서도 기본적으로 숙지해야 할 분야로 성장되었다. 최근 교정치료의 방법은 대부분 고정성 교정장치를 이용한 치료가 이루어지고 있다. 이런 방법들은 대부분 미국에서 발전한 것으로 유럽에서 발전한 가철성 교정장치와 대별될 것이나 결국은 성공적인 교정치료를 하기 위해서는 상호 보완된 치료방법이 채택되어야만 한다. 특히 성장기 아동일수록 가철성 교정장치가 많이 사용되고 있으며, 고정성 교정치료의 시작과 끝에 가철성 교정장치가 많이 사용되고 있다.

치과교정기공은 성공적인 교정치료를 위한 과정의 한 부분을 차지하고 있다. 치과보철과 같이 구강내의 영구적인 장치를 제작하기보다는 치료 중에 또는 치료 후에 필요한 장치를 제작하여 치과교정의사의 성공적인 치료에 기여하게 될 것이다. 따라서 치과교정기공학은 단순히 장치제작기술을 넘어서 치아교성과 관련된 원리뿐만 이니라 치과교정에서 강조한 성장발육까지도 담당하게 되었고, 치과교정이 기본적으로 숙지해야 할 분야로 성장됨과 더불어 치과교정기공도 치과기공 교육과정의 필수로 정착하였다. 이와 더불어 치과기공사 면허를 취득하기 위한 시험에서도 필수 과목으로 다루이지고 있다.

21세기의 치과기공은 매우 첨단화되어 가고 있고, 특수 전문화될 것이며, 고 부가가치를 추구해야만 할 것이다. 치과교정기공은 이런 치과기공의 추세에 발맞추어 발전할 수 있는 분야로서 치과교정영역과 더불어 그 영역을 확장하고 있을 뿐더러 치과기공사들의 관심도가 높아만 가고 있다.

1.1.3 치과교정의 역사

고대 로마시대의 A. C. Celsus(그림 1-4)는 “De Medicina”라는 백과사전(그림 1-5)에 유치 탈락 후 잘못 맹출되는 영구치를 손가락의 힘(finger pressure)으로 밀어 교정하는 시도를 기록함으로써 치과교정 치료의 효시라고 할 수가 있겠다. 스페인 무슬림 외과의사인 Albucasis(그림 1-6)는 의학백과사전인 “Al-Tasrif”에 불규칙한 치열을 철사로 묶는 방법을 묘사하고 있다(그림 1-7). 근대 치과교정의 기원은 “근대 치의학의 아버지”로 불리는 프랑스 치과의사인 P. Fauchard(그림 1-8)가 1728년에 발간한 “Le Chirurgian Dentiste ou Traité Des Dens”(그림 1-9)에 치열궁확대선을 고안하여 폭이 좁은 리본(ribbon) 모양의 금속판을 치열의 외측에 장착하여 위치 이상인 치아를 당겨 교정함으로써 기계적 장치 사용의 장을 열었다(그림 1-10). 스코틀랜드 외과의사인 J. Hunter(그림 1-11)는 1771년에 발간한 “The Natural History of the Human Teeth” 저서(그림 1-12)에서 치아들을 절치(incisors), 견치(cuspids), 소구치(bicuspids), 구치(molars)로 기록하는 신조어를 만들었고, 치아의 배

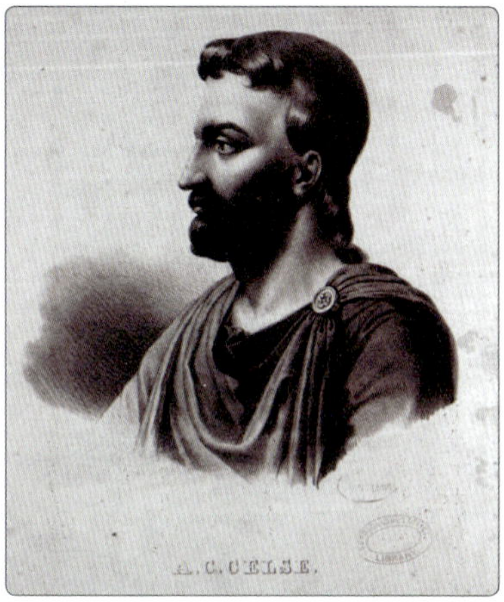

그림 1-4 Aulus Cornelius Celsus(BC25~AD50)

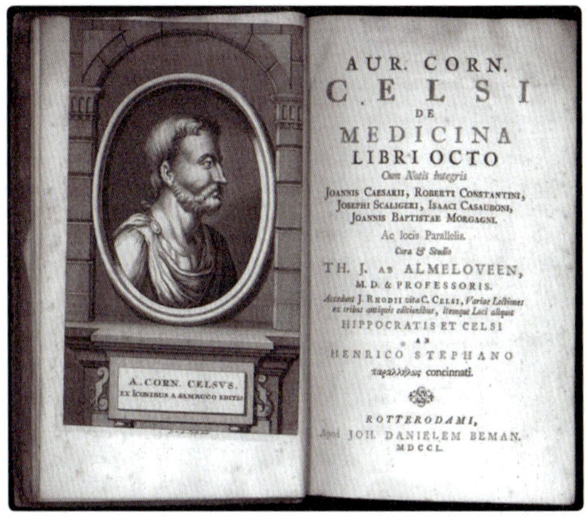

그림 1-5 De Medicina(Vatican 복원, 1480)

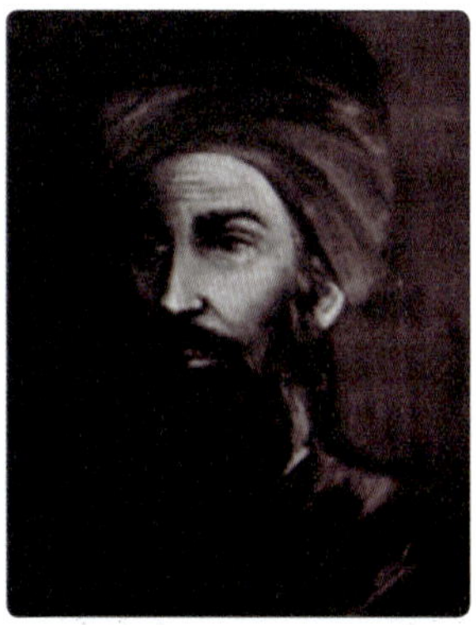

그림 1-6 Albucasis, El-Zahrawi(936~1013)

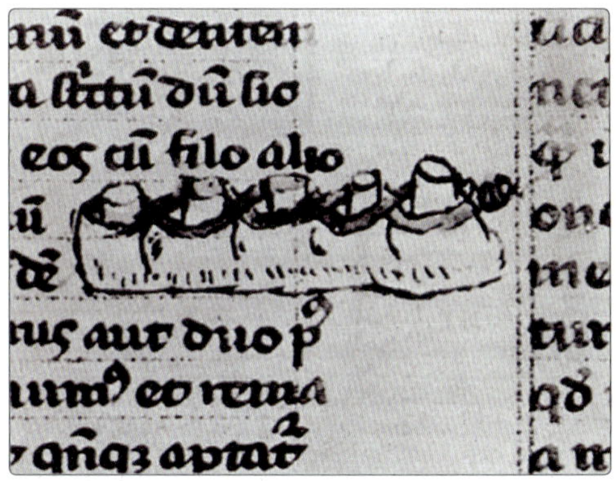

그림 1-7 Al-Tasrif(AD 1000)

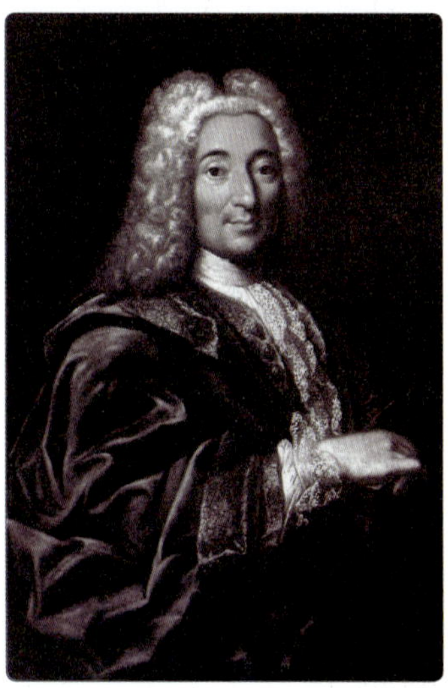

그림 1-8 Pierre Fauchard(1678~1761)

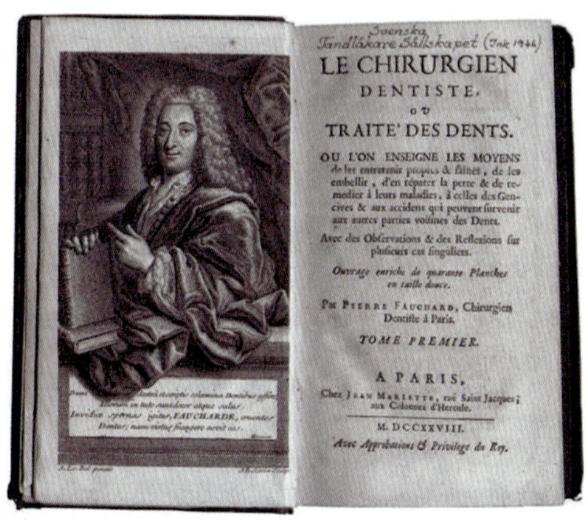

그림 1-9 Le Chirurgian Dentiste ou Traité Des Dens(1728)

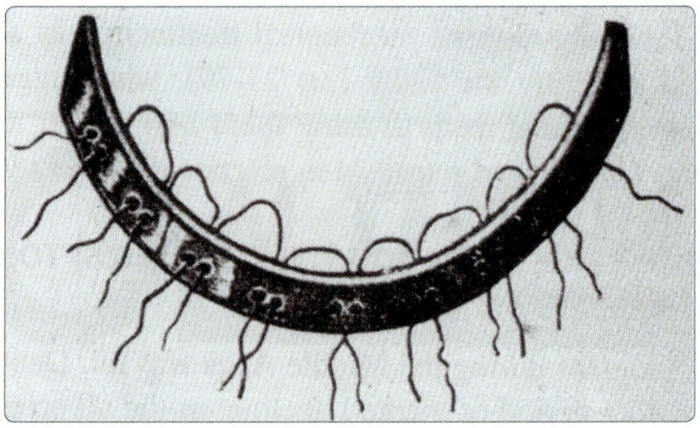

그림 1-10 Fauchard bandeau

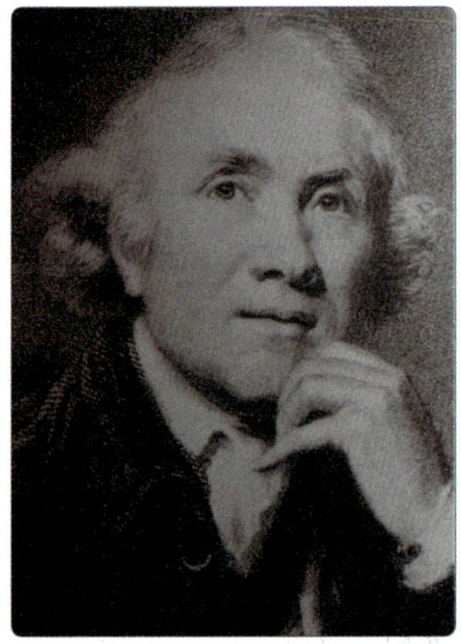

그림 1-11 John Hunter(1728~1793)

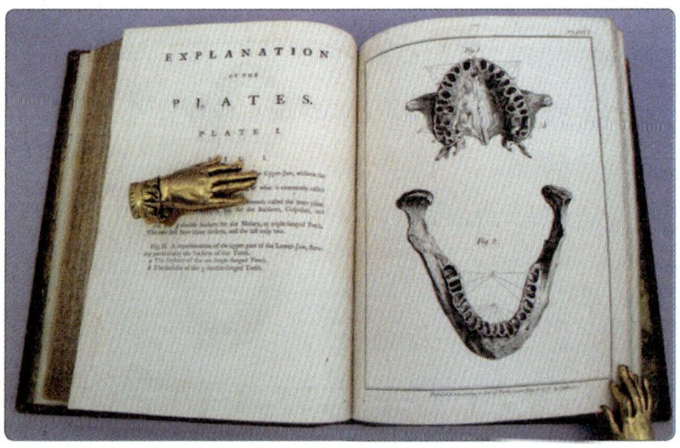

그림 1-12 The Natural History of Human Teeth(1771)

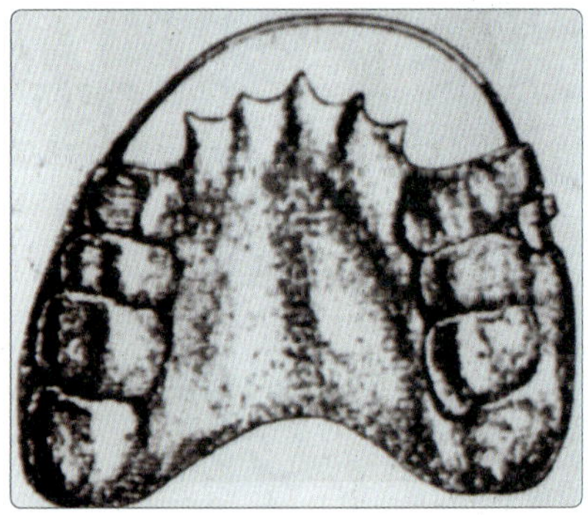

그림 1-13 Removable Plate

열을 위해 조기에 발치하는 것을 제시하였다.

19C의 초 유럽에서 J. Fox는 1803년에 교정치료를 상 · 하악의 문제인 교합 관점에서 보고 부정교합을 최초로 분류하였으며, 교합거상을 위해 구치부 교합면에 block을 놓고 금속판 장치에 치아를 묶어 교정을 하였다. F. C. Kneisel는 1836년 처음으로 가철성 교정장치를 사용하였으며, J. Tomes와 어러 가철성 장치를 사용하였다(그림 1-13). 이후 J. N. Farrar(그림 1-14)은 1850년도에 “A Treatise on the Irregularities of the Teeth and Their Correction”의 저서에 브라켓 장치를 고안했고, 치아이동을 위해 간헐적인 약한 교정력을 제안하였으며, N. W. Kingsley(그림 1-15)은 1880년도에 최초의 과학적 교재인 “A Treatise on Oral Deformities”의 저서에 금속 고정성 장치와 경질고무의 장치들을 도안해서 소개하였고 구개열의 치료와 스플린트(splint) 요법들을 설명하였다.

현재 “Father of Modern Orthodontics”라고 일컬어지는 Angle은 전문분과로서의 치과교정학을 확립하였으며, 교정장치의 개량과 규격화, 학생들을 위한 체계화된 교과서, Angle’s School of

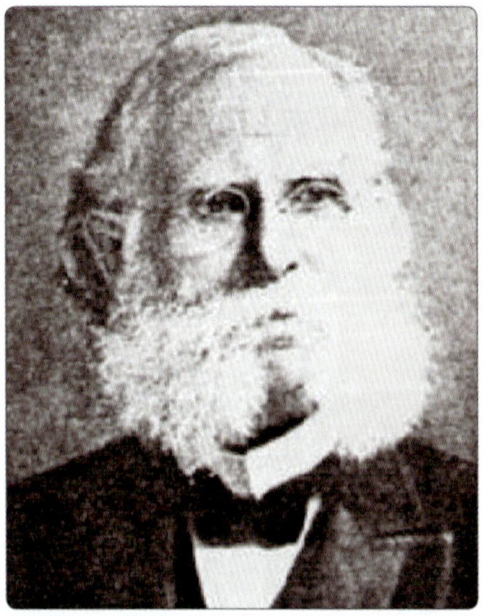

그림 1-14 John N. Farrar(1839~1913)

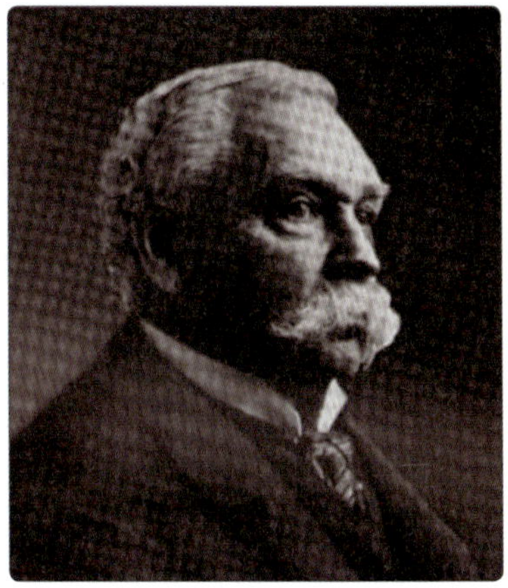

그림 1-15 Norman W. Kingsley(1829~1913)

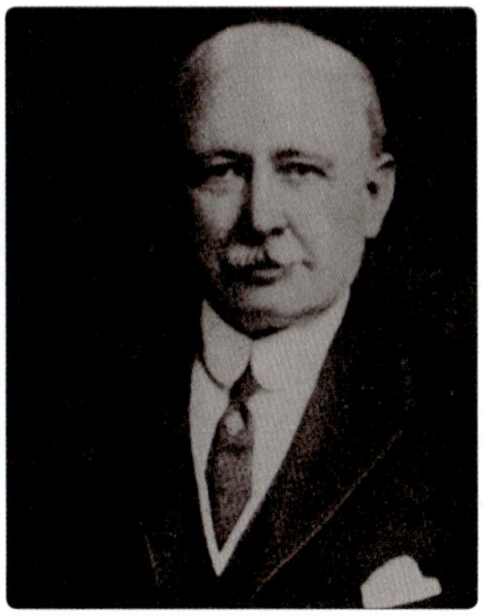

그림 1-16 Calvin S. Case(1847~1923)

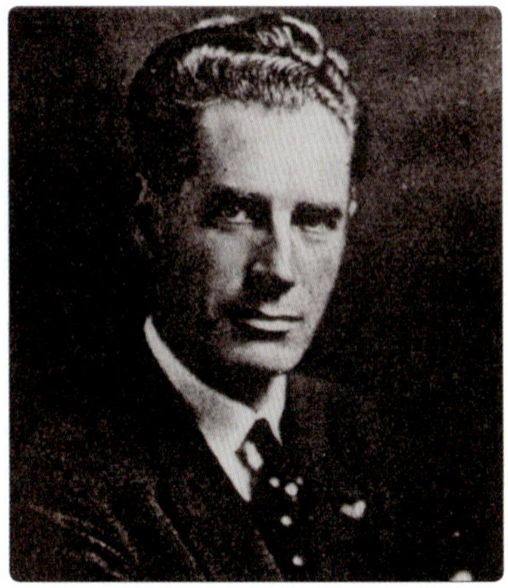

그림 1-17 Martin Dewey(1881~1933)

Orthodontia의 창립, 전문학술지 간행, 전문학회 설립, 부정교합 분류, 교정 시 비발치론 주장 등, 치과교정 분야의 발전에 큰 기여를 하였다. 같은 시기의 교정학자인 C. S. Case(그림 1-16)는 Angle과는 달리 교합적 치료와 안면과의 조화를 부각시키며 교정 시 부득이한 경우 발치의 필요성을 주장하였다. Angle's School of Orthodontia의 졸업생들인 M. Dewey(그림 1-17), A. H. Ketcham(그림 1-18), M. Hellman(그림 1-19) 등은 미국 교정학의 초창기에 많은 기여를 했다.

Angle은 치아가 적절한 교합관계를 유지한다면 정상적인 기능이 수반되고 지지골에 의하여 치아가 그 자리에서 유지된다고 생각했다. 따라서 미국에서는 부정교합의 기능적, 생물학적인 관점보다는 불규칙한 치아의 배열을 우선시하였고 정확한 치아의 배열을 위한 고정성 교정장치가 발전하게 되었다. 그러나 유럽에서는 생리적인 치아의 이동이 강조되었고 Angle의 영향을 받지 않았을 뿐 아니라 당시의 고정성 장치제작에 필수적인 귀금속을 구하기도 어려웠기 때문에 가철성 장치가 많이 사용되었고,

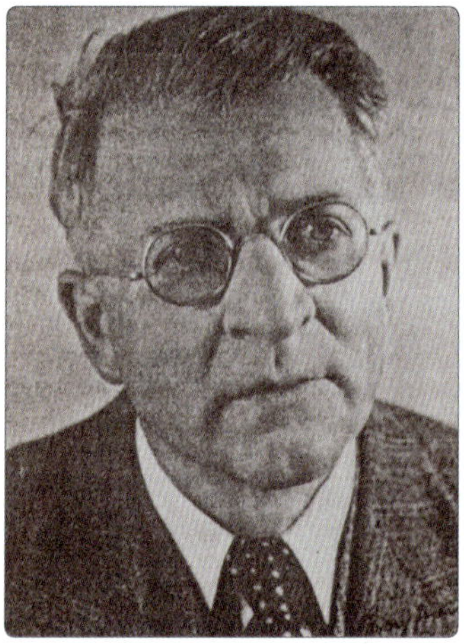

그림 1-18 Albert H. Ketcham(1870~1935)

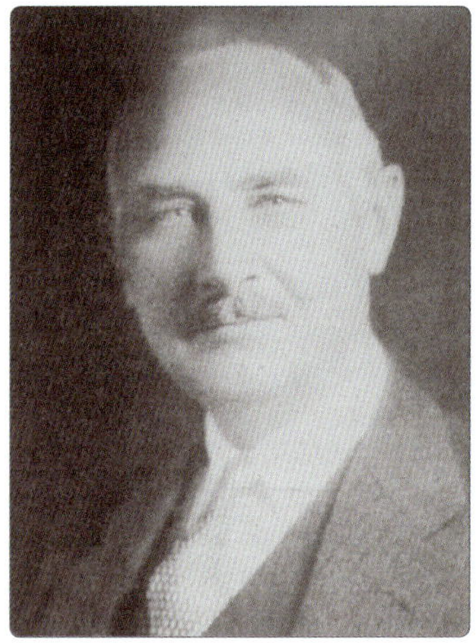

그림 1-19 Millo Hellman(1872~1947)

2차 세계대전 이후에도 사회보장 제도의 급속한 확산으로 인하여 비교적 저렴한 가격의 가철성 교정장치가 주로 사용되었다. 그러나 1960년대 후반 이후 미국에서는 가철성 교정장치, 특히 악기능 장치의 치료 효과에 대하여 인식하게 되었고 또한 유럽에서도 가철성 교정장치를 이용한 치아이동의 한계를 인식하게 되었다.

우리나라에서는 1922년 경성치과의학교가 설립되면서 치과 학문이 시작되었고, 1957년 세브란스병원 치과부에서 본격적으로 교정진료가 시작되었으며, 1964년 서울대학교 치과대학에 교정과가 신설되었고, 1974년 연세대학교 치과대학 등 국내 치과대학에 교정과가 설립되어 본격적인 교정전문의사를 배출하면서 교정학의 발전을 이루고 있다.

1.1.4 가철성 교정장치의 역사

현대 교정학에서도 가철성 교정장치는 주로 성장의 조절, 사춘기 전 아동의 초기치료, 성인의 보조치료 그리고 보정(retention)에 사용되고 있다. 많은 가철성 장치 중에 상교정장치(active plate)와 악기능 교정장치가 가장 많이 사용되고 있는 실정이다.

상교정장치(active plate)의 유래는 1881년 W. H. Coffin이 피아노 줄로 만든 Coffin spring이 있는 장치로 악궁 확대의 시도로부터 시작된다. 이후 P. Robin(1902)은 screw가 포함된 split plate를 사용하였고, 1911년 영국의 J. H. Badcock은 자신이 고안한 screw가 포함된 장치를 이용하여 악궁의 확대를 시도하였다. 1929년 Netherlands의 C. F. L. Nord(그림 1-20)는 Heidelberg에서 열린 European Orthodontic Society에서 단순한 형태의 split plate를 소개하였으나 주목을 끌지 못하였고, 1936년에 M. Tischler가 잘 고안된 active plate를 소개하였다. 1938년에는 A. M. Schwarz(그림

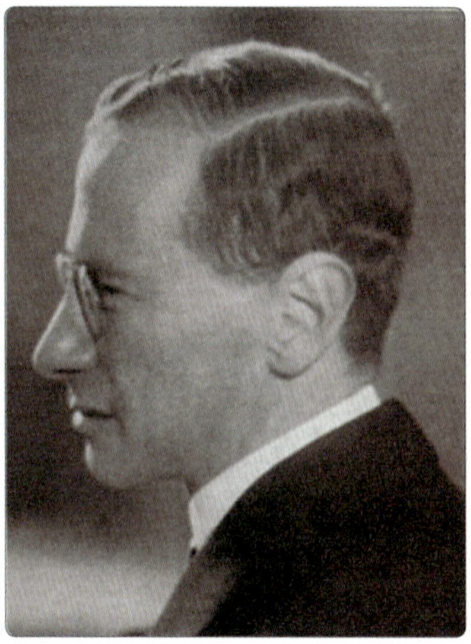

그림 1-20 Charles Frederick Leopold Nord(1893~1978)

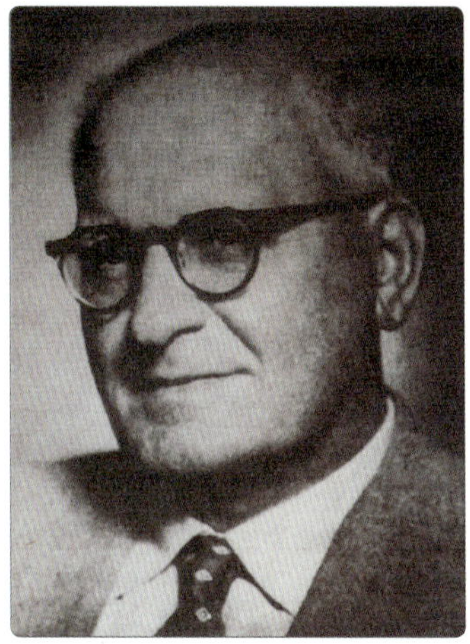

그림 1-21 A. Martin Schwarz(1887~1963)

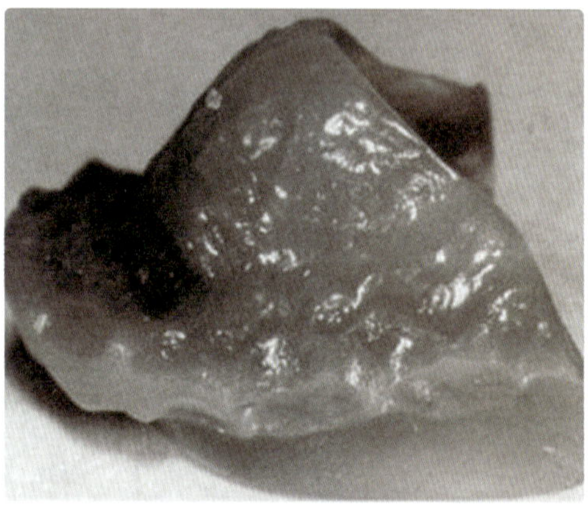

그림 1-22 monobloc(1907)

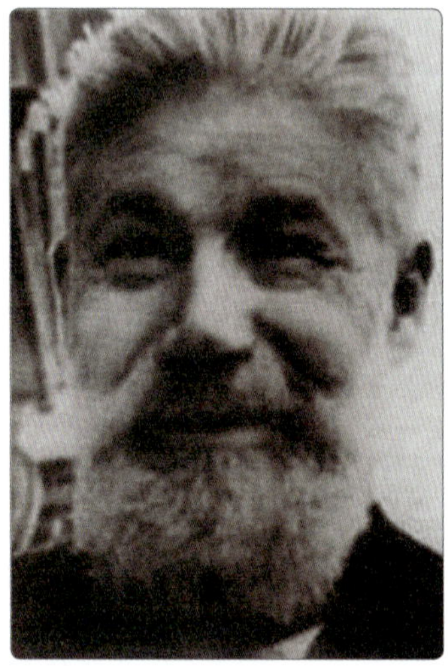

그림 1-23 Viggo Andresen(1870~1950)

1-21)이 다양한 형태의 screw가 포함된 split plate를 소개한 저서를 출간하였고, 이 책에 소개된 장치들이 약간의 변형과 개선을 통해 현재에도 널리 사용되고 있다. 그 후 Belfast의 C. P. Adams에 의하여 Adams clasp가 소개되었고 상교정장치에 적용함으로써 현재 널리 사용되는 상교정장치의 형태가 탄생되었다. 초기의 장치에서는 경질고무(vulcanite base)와 귀금속, nickel-silver wire 등으로 제작되었으나 재료학적 발전의 기여로 resin과 stainless steel을 사용한 현대의 장치로 발전하였다.

악기능 장치는 1879년 N. W. Kingsley(그림 1-15)의 경질고무로 된 inclined anterior bite plate와 유사한 장치로부터 시작된다. 이 장치는 하악이 후퇴된 환자에서 최종 교합지점으로 생각한 곳까지 하악골을 이동, 유지하는 장치로서 지속적으로 하악골을 전방에 유지하기 어려워 계속 사용되지는 않

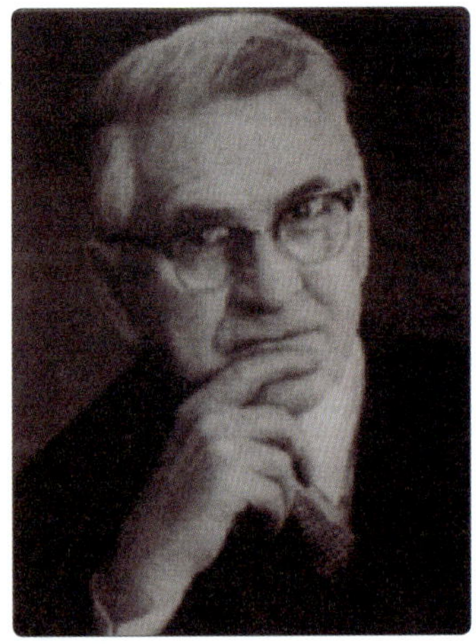

그림 1-24 Karl Häupl(1893~1960)

았다. 그러나 그가 사용하였던 "jumping the bite"라는 용어와 개념은 현재에도 계속되며 Kingsley의 생각은 기능적 악교정 치료의 발전에 영향을 미쳤으며, Angle도 같은 목적으로 plane & spur retention appliance를 사용하였다. 1902년 France의 P. Robin은 Pierre Robin syndrome 환자가 설하수(glossoptosis)로 인하여 질식사하는 것을 방지하기 위하여 monobloc를 사용하였다(그림 1-22). monobloc은 기도 확보를 위하여 하악골이 전방 위치하도록 제작되었고 엑티베이터와 유사한 형태를 지니고 있었다. 최초의 악기능 장치인 엑티베이터는 1909년 Denmark 사람 V. Andresen(그림 1-23)로부터 시작되었다. Andresen은 구강 주위 근육의 기능이 악골의 성장과 치아의 위치에 중요한 역할을 한다고 생각하여 주위 근육에 새로운 reflex를 만들어줌으로써 악골의 성장과 치아의 이동을 도모할 수 있다고 생각하였고, 자기 딸에게 장치를 장착하여 치료효과를 얻은 다음 Oslo 대학에서 교정치료를 시행하면서 장치를 개선해 나갔다. 1936년에 Andresen은 같은 대학의 치주과 교수이자 병리학자인 K. Häupl(그림 1-24) 도움을 받아 악기능 장치에 대한 이론적 토대를 마련하여 FKO(funktion kiefer orthopadie-functional jaw orthopedics)라는 엑티베이터 시스템에 대한 책을 발간하였다. 이후 악골의 성장에 미치는 기능의 역할에 대한 다양한 이론이 대두하였고 이에 기반을 둔 다양한 형태의 악기능 장치가 출현하여 오늘에 이르고 있다.

1.2 교정치료의 목적

부정교합에 의한 장애를 방지하기 위하여 치아나 악골에 물리적인 교정력을 가해 그 위치를 변화시키고 양호한 교합상태로 개선하는 치료행위를 교정치료라고 한다. 이러한 교정치료를 함으로써 우리는 개개 치아의 위치개선, 치열궁의 상하관계 개선, 악안면의 이상이나 기능개선, 부정교합에 따른 각종 장애 제거, 구강질환의 예방이나 구강 주위조직의 건강증진 등의 목적을 달성할 수 있다. 그러나 정상교합이라고 하는 것은 수많은 조건하에서 성립되어지므로 이것을 모두 만족시키기는 불가능하며, 부정교합을 정상교합에 가까운 상태로 도달할 수 있도록 하는 것이 교정치료의 목적이다.

C. H. Tweed(그림 1-25)의 교정치료 목적은 효율적 저작기능, 안정된 치열궁, 건강한 구강 주위조직 유지, 조화가 이루어진 안모상태 등에 중점을 두고 있다. R. H. Roth(그림 1-26)는 "치열의 수명연

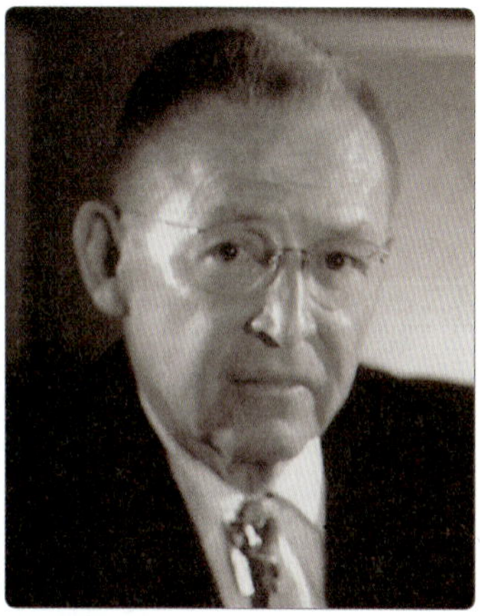

그림 1-25 Charles H. Tweed(1895~1970)

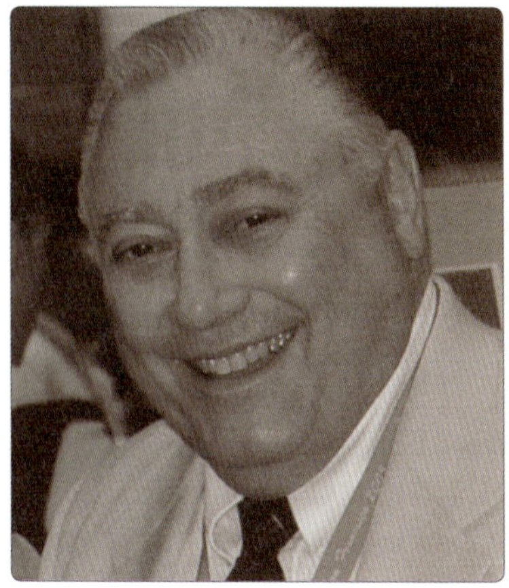

그림 1-26 Ronald H. Roth(1933~2005)

장과 심미감의 증진"을 교정치료의 목표로 정의하였고, 이를 달성하기 위해서는 "안모의 심미성, 치열의 심미성, 기능교합, 건강한 치주조직, 안정성" 등이 필요하다고 하였다.

1.3 부정교합에 의한 장애

1.3.1 생리적 병리적 장애

1. 저작기능 장애

치아의 3대 기능 중 하나인 저작기능은 음식물 섭취와 저작, 연하 등에 중요한 역할을 한다. 총생(crowding), 개교(open bite), 반대교합 등 상하 치열궁의 위치적 부조화는 하악의 운동을 방해함으로써 저작능률을 감소시킨다(그림 1-27, 28, 29).

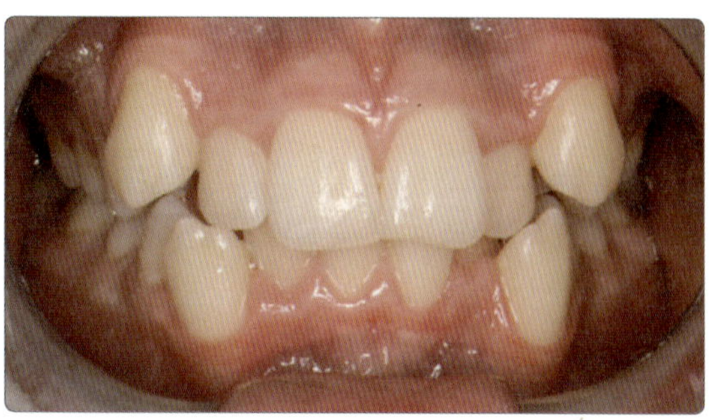

그림 1-27 총생

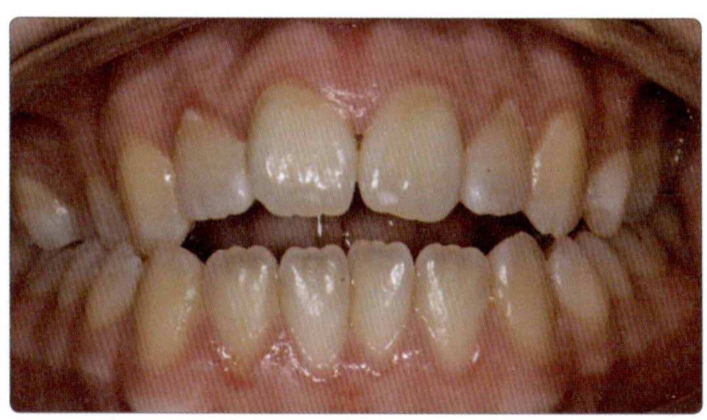

그림 1-28 개교

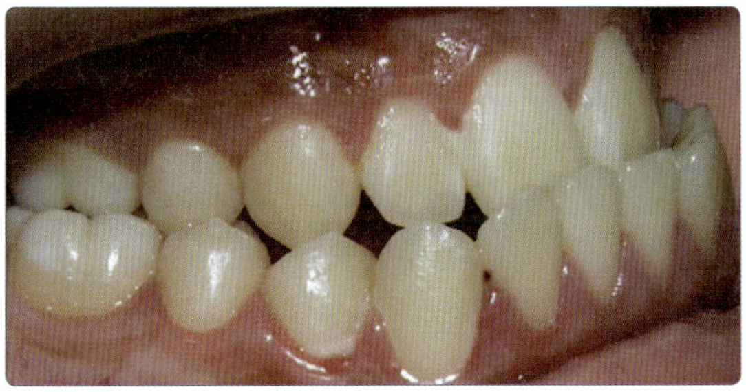

그림 1-29 반대교합

2. 발음 장애

치아의 기능 중 발음은 일상생활에 있어서 매우 중요한 위치를 차지하고 있다. 치아, 치조부 치은, 입술, 구개, 혀 등은 조음기관으로서 중요한 역할을 가지고 있다. 그러므로 치아배열의 이상, 상 · 하악 관계의 이상, 구강 주위근육의 이상 등이 있으면 정확한 발음이 되지 않는다. 개교이거나 상악전돌의 경우에 혀 끝의 위치는 정상인의 혀 위치보다 전방에 있게 되어 s, z, th의 발음 불량이 나타나고(그림 1-30, 31), 심한 하악전돌은 하순과 상악전치의 접촉에 의한 순치음인 f, v 등의 발음에 영향을 준다(그림 1-29).

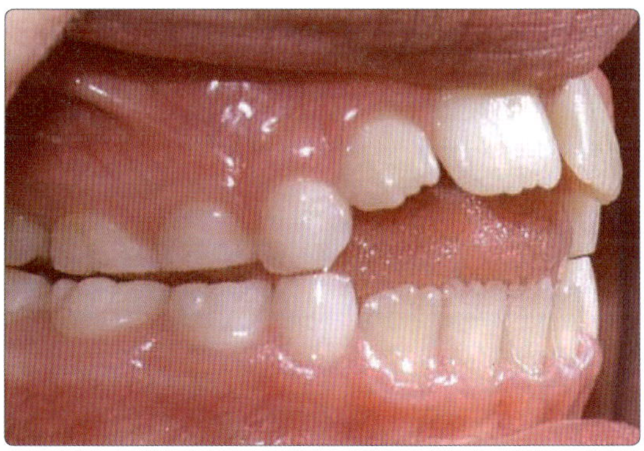

그림 1-30 개교

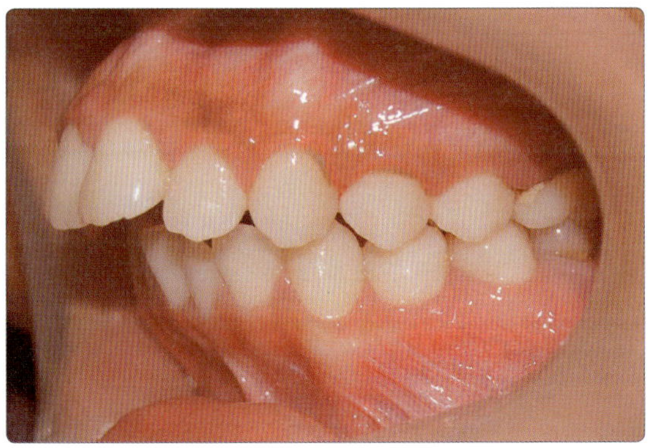

그림 1-31 상악선돌

3. 치아우식증 이환

저작 시 음식물에 의한 치면 마찰과 타액의 유출이 구강의 자정작용에 기여하고 치아우식증 이환을 저지하는 역할을 하게 된다. 일반적으로 전치부인 경우에 총생이나 중첩(overlapping)이 있으면 인접면 부위의 잇솔질이 어렵고, 자정작용도 잘 되지 않으므로 치아우식증이 발생

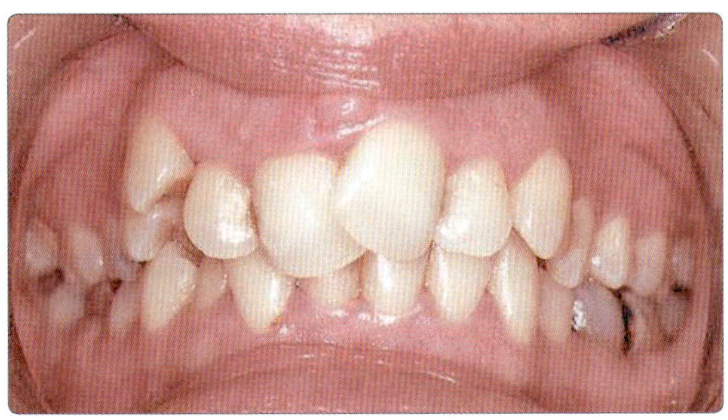

그림 1-32 치아우식증

될 수 있다(그림 1−32).

4. 치주질환 원인

상 · 하악 교합관계에 이상이 생겨 교두간섭에 의해 교합에 부담을 가중시키는 외상성교합(trauma from occlusion; TFO)은 치주염을 발생시키고, 잇솔질 불량으로 인한 치은염이 발생되며, 과개교합(deep overbite)으로 인한 구개점막의 손상, 상악전돌인 경우 습관성 구호흡에 의한 구강점막 건조에 의해 염증이 유발되는 등 부정교합은 치주질환 발생의 원인이 된다(그림 1−33, 34, 35).

5. 악관절 기능 장애

개교나 상악전돌, 총생, 하악전돌 등 부정교합의 원인으로 교두간섭의 장기화는 하악골을 편위시킴으로써 하악운동의 불안정을 초래하여 악관절부의 불편감, 악관절부의 잡음(click), 통증 등을 유발할 수 있다(그림 1−36).

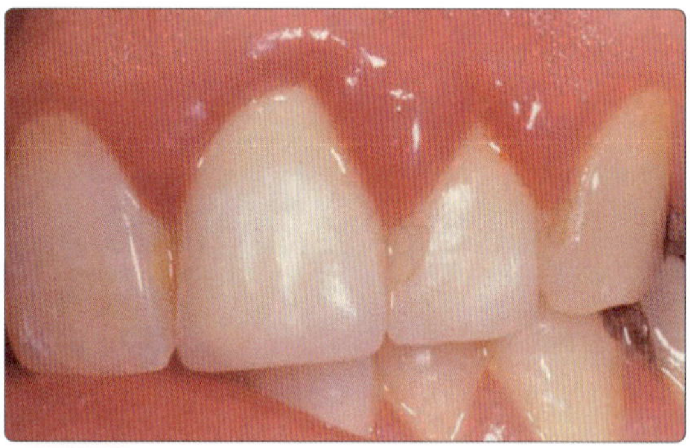

그림 1−33 치은염

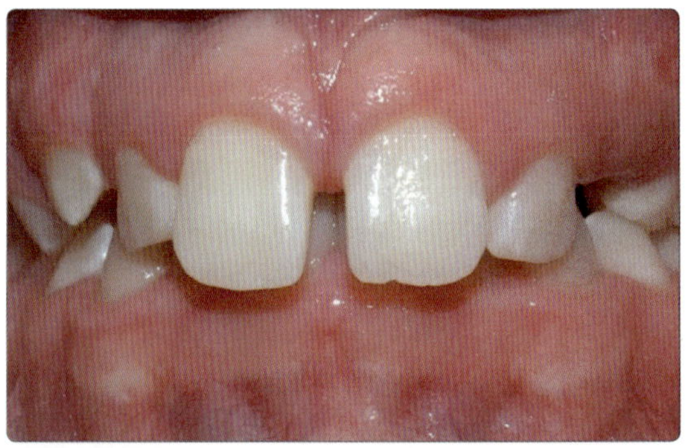

그림 1−34 과개교합

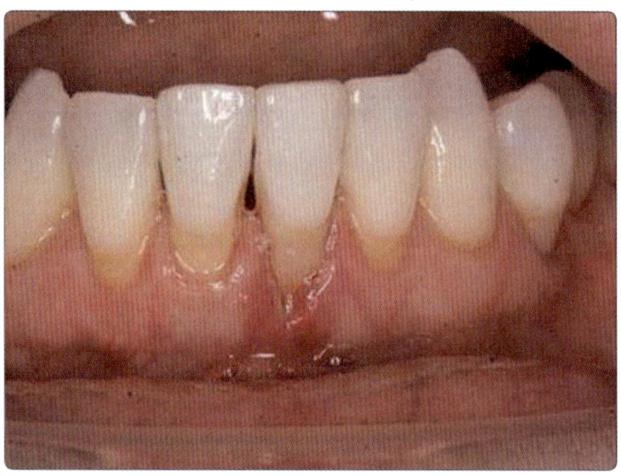

그림 1−35 치주염

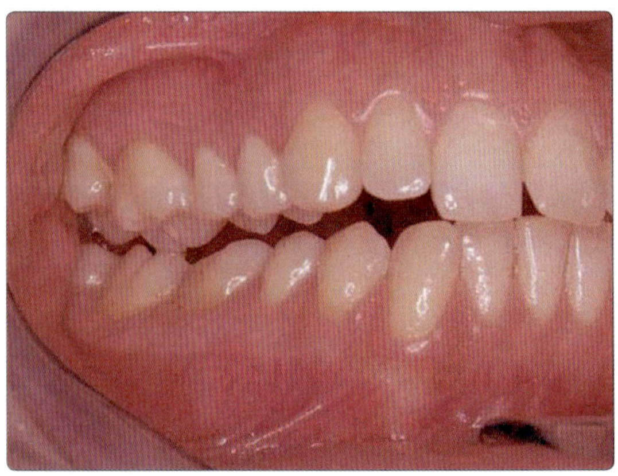

그림 1−36 악관절 기능 장애

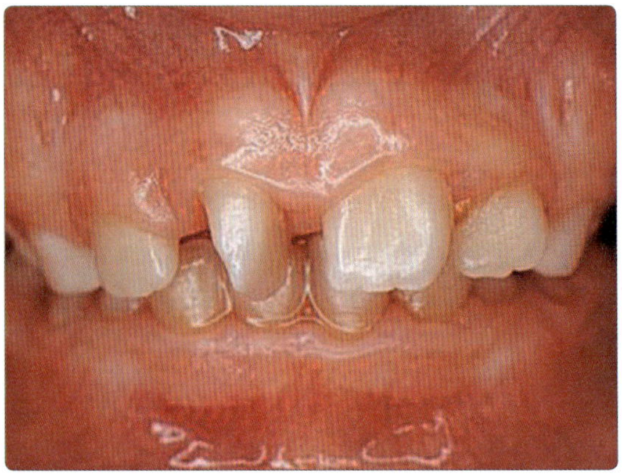

그림 1-37 회전

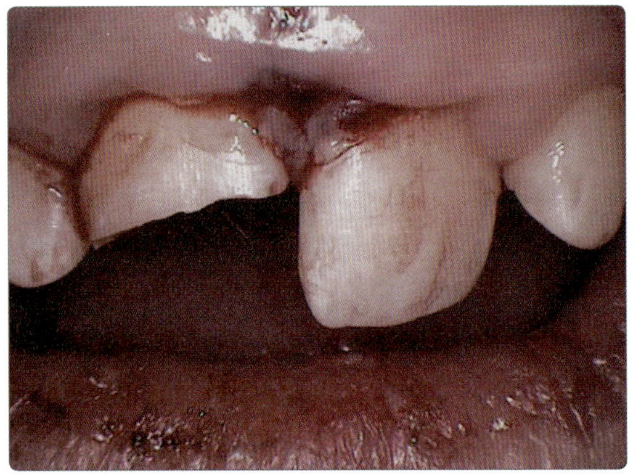

그림 1-38 치아파절

6. 외상의 원인

상 · 하악 전치부의 전돌이나 회전(rotation)이 있는 치열은 운동경기나 교통사고에 의한 외력을 받게 되면 치아파절이나 발구, 구순점막 손상 등이 일어나기 쉽다(그림 1-37, 38).

7. 악골 성장발육에의 영향

성장기의 유치열이나 혼합치열에서 전치부 반대교합이 나타나면 상악골과 상악 치조골의 전방 성장을 억제하며, 구치부에 교차교합이 있으면 악골의 비대칭적 성장(facial asymmetry growth)을 유발하고, 전치부에 과개교합이 있으면 하악골의 전방 성장을 억제한다(그림 1-39).

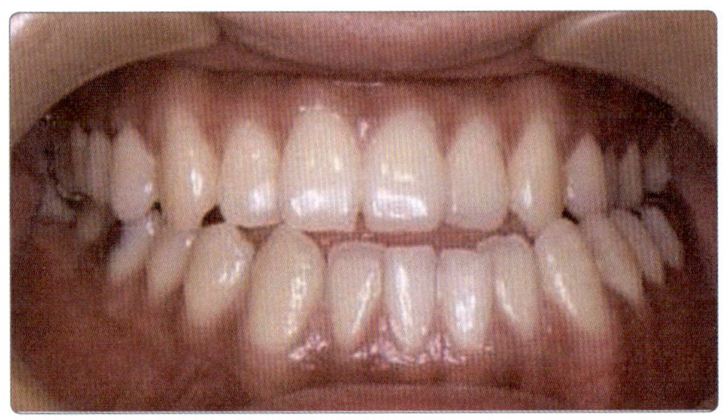

그림 1-39 구치부 교차교합

8. 구강 주위근 작용에의 영향

구강 주위근육의 비정상적 형태나 운동양상이 부정교합의 성립에 관여하는 경우도 있고, 반대로 부정교합이 근육의 형태나 운동양상에 영향을 주는 수도 있다. 예를 들면 개교나 현저한 상악전돌에 있어서는 순부전증(lip incompetency)에 의해 구강 주위근 작용에 이상이 생겨 이상 연하 습관을 나타내는 경우가 있다. 또한 하악전돌에서는 저위설을 나타냄으로써 혀 습관의 이상을 초래할 수가 있다(그림 1-40, 41).

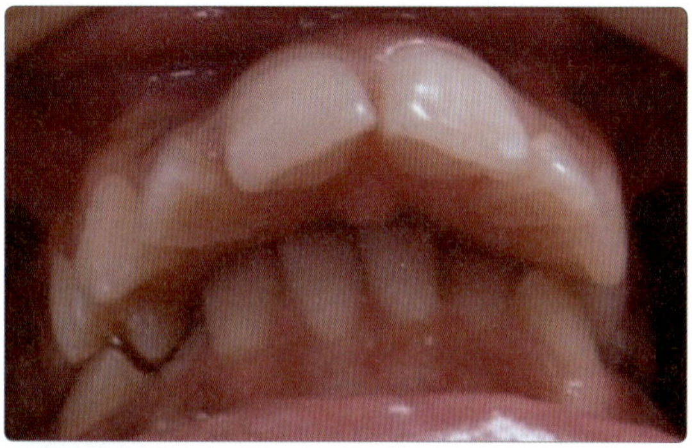

그림 1-40 상악전돌

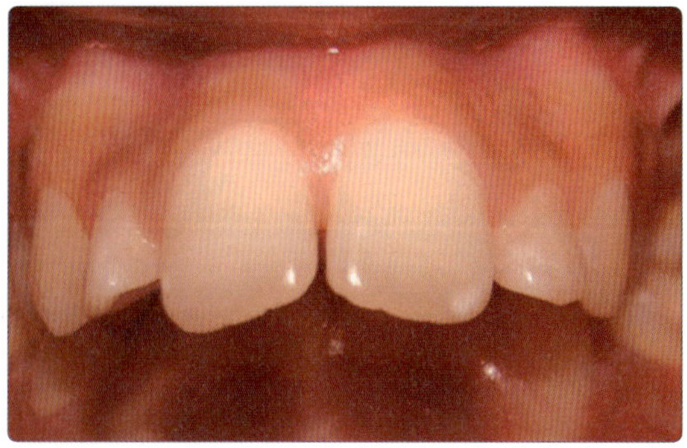

그림 1-41 심한 수평피개

9. 보철 수복치료에의 영향

부정교합 환자 중에는 보철물 제작을 필요로 하는 경우가 있다. 이때 치아가 심하게 경사(tipping) 또는 회전(rotation)되었을 때는 과도한 치질 삭제를 필요로 하게 된다. 치아와 치아 사이에 공간(space)이 존재하면 보철물 내 인공치의 크기가 커져서 심미적으로 불량하게 된다(그림 1-42, 43).

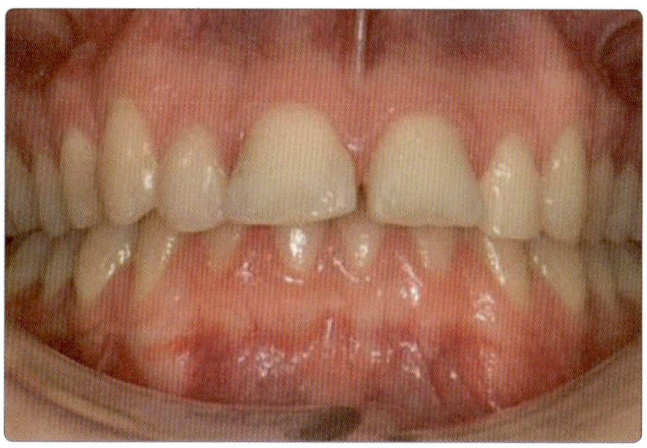

그림 1-42 공극

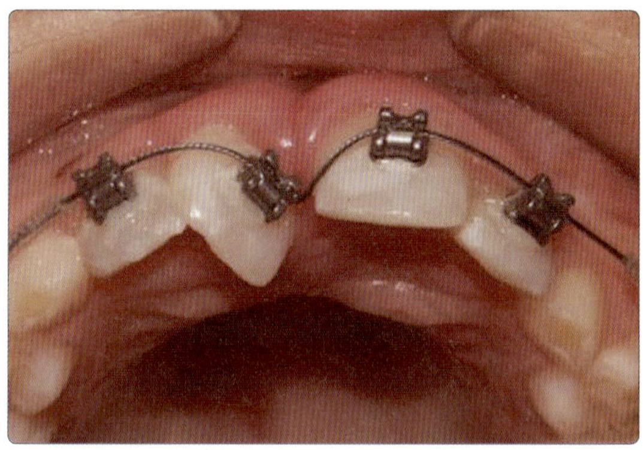

그림 1-43 심한 회전

1.3.2 심리적 장애

오늘날과 같이 복장을 단정히 하고 예쁘게, 얼굴은 미용, 정형 등 아름다워지려는 심리적 욕구가 충만한 경우에는 뻐드렁니, 덧니, 주걱턱과 같은 부정교합 상태를 가지런한 치열로 교정하여 남에게 좋은 인상을 주고 싶어 한다. 그런데 대부분의 사람들은 좋지 못한 치열 때문에 심리적 장애를 나타내는 경우가 많이 있다. 예를 들면 사람 앞에 나설 때마다 우울해지고, 더 나아가서는 열등감을 느끼게 되고 동작도 활발성과 적극성을 잃고, 언어에 있어서도 의사표시를 확실하게 하지 않는 대인 기피증에 빠지게 된다. 그러므로 이러한 심리적 갈등을 해소하기 위해서는 교정치료를 함으로써 심미적인 욕구를 충족시켜 정상적인 사회생활에의 적응을 도모해야 할 것이다.

1.4 교정학의 분류

1.4.1 예방교정학

어느 특정 기간 중 구강관리 체제를 확립시켜 정상교합을 유지하며 그 정상교합을 변화시킬 수 있는 원인을 제거시켜 부정교합을 예방하는 것이다. 악궁의 변화를 야기할 수 있는 인접면의 치아우식증을 조기치료하는 것(그림 1-44), 치아나 악궁의 정상적인 발육을 저해할 수 있는 구강 악습관의 제거, 대합치아의 적절한 위치를 유지하기 위한 공간유지장치(space maintainer)(그림 1-45)의 장착 등의 예를 들 수 있으며, 치열의 상태는 정상을 보여주고 있다.

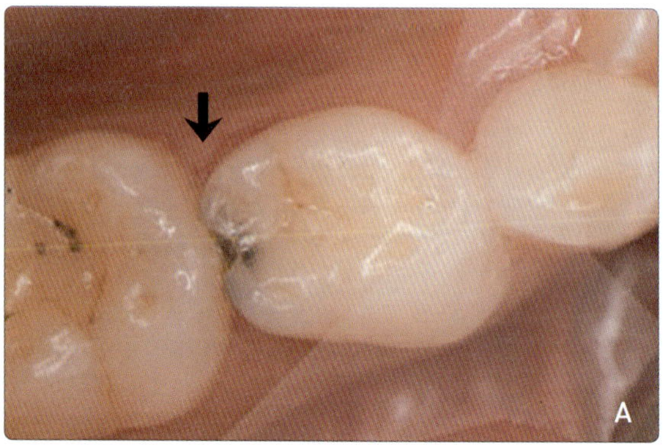

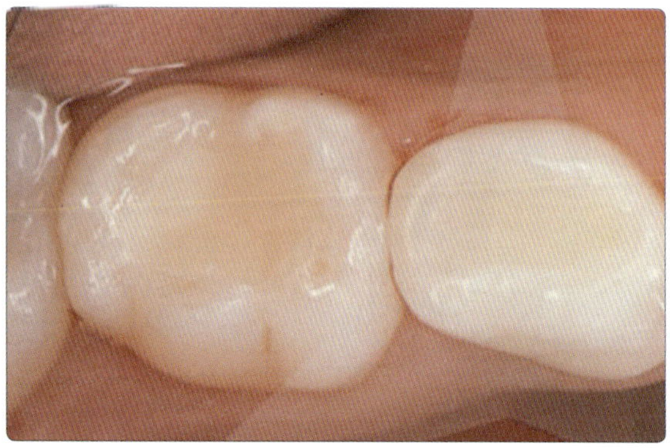

그림 1-44 인접면 치아우식 A: 치료 전 B: 치료 후

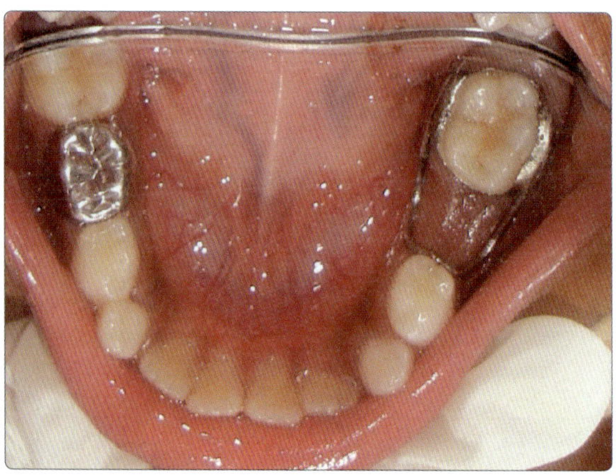

그림 1-45 공간유지장치

1.4.2 차단교정학

발육 억제인자, 기능적 장애인자 등 유전적 요소나 내외적 요인으로, 앞으로 부정교합을 더욱더 악화시킬 우려가 있을 시 비교적 간단한 교정장치로 이들을 제거하여 정상적인 발육상태로 유도하는 것으로 소위 조기치료라고 한다. 이미 치열의 비정상이 존재하고 있고, 연속발치술(serial extraction)(그림 1−46), 공간확보장치(space regainer)(그림 1−47), 악습관 제거장치(bad habit control appliance)(그림 1−48) 등의 예를 들 수 있다.

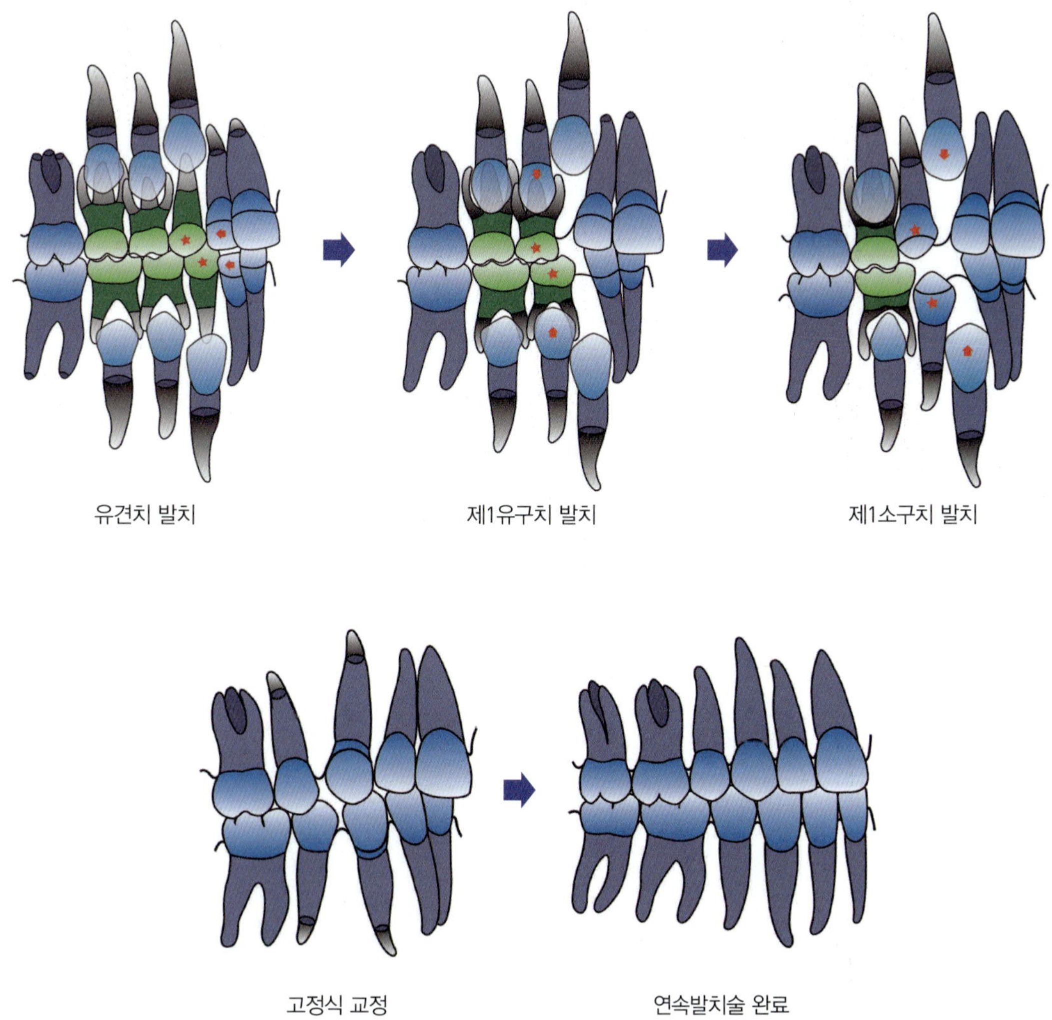

그림 1−46 연속발치술

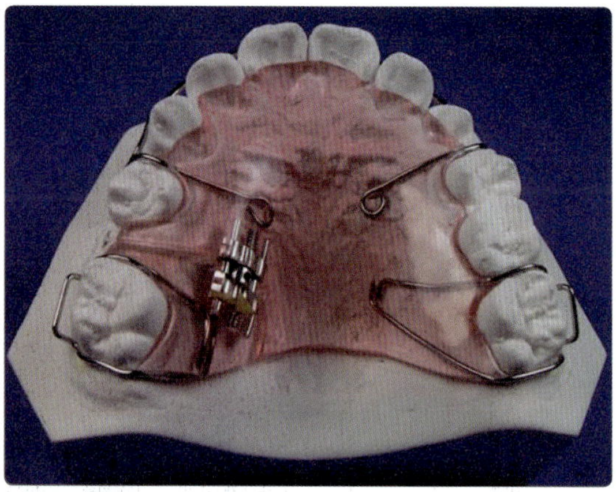

그림 1-47 공간확보장치

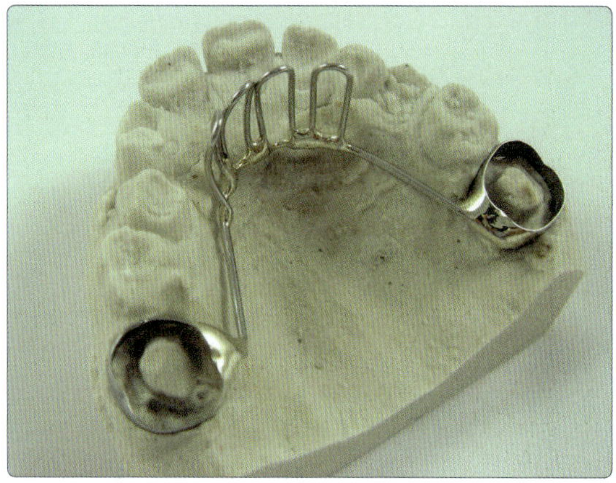

그림 1-48 악습관 제거장치

1.4.3 본격교정학

부정교합상태가 확실히 존재하고 있으며, 현재의 문제와 앞으로 발생될 부수적인 속발증의 세거 및 감소를 위해 어떤 특수한 과정이 필요하다. 본격교정학은 제한적 본격교정학(limited corrective orthodontics)과 확장적 본격교정학(extensive corrective orthodontics)으로 분류할 수 있다. 제한적 본격교정학은 혼합치열 시기에 앞으로 올 사춘기 성장에 대비하여 가능한 간단하고 편리한 교정장치를 사용하여 치조성의 이동을 주로 도모하여 기능적인 장애를 제거하는 치료를 말하고, 확장적 본격교정학은 유선석 요소나 내외적 요인으로 인해 혼합치열 후기나 영구치열기의 부정교합을 치료하는 것으로 그 범주가 광범위하다.

제 2 장 성장 발육 개론

2.1 성장 발육의 개념

2.1.1. 성장 발육의 정의

성장 발육(growth and development)이란 어떤 개체가 수정되어 성체로 자라고 그 후 점점 노화해 가는 과정 중에 일어나는 형태적, 기능적 변화를 말한다. 성장과 발육은 엄밀히 말하면 생체 내에서 다른 현상을 나타내고 있다. 즉, 성장은 생물이 정상적인 양적 변화(quantitative change)를 하는 것으로서 크기가 증가하는 생물학적 과정의 결과이며, 발육은 개체의 기능적 분화, 성숙, 복잡화 등, 질적 변화(qualitative change)를 나타낸다. 성장이 대개 해부학적 현상이라면 발육은 생리적, 행동적 현상이다. 그러나 실제로는 형태의 증가는 기능의 복잡화를 수반하는 것이 많고, 성장과 발육은 서로 밀접한 관련성을 갖고 있는 것이 대부분이다. 그리고 성장 발육이란 동일한 생체 내에서 동일한 시간적 경과로 일어나기 때문에 둘 사이를 확실한 한계로 구분하여 설명하는 것은 어렵다. 따라서 성장 발육은 성장과 발육의 서로 다른 현상을 구분하지 않고 어떤 개체가 성숙의 과정을 밟는 것을 말한다.

2.1.2. 성장과 발육연령

모든 사람은 일정기간 동안 성장단계를 거치게 되는데 이러한 성장은 종족이나 성별에 관계없이 오랜 기간에 걸쳐 일어나게 되는 연속적인 사건으로 그 순서는 대부분 예측이 가능하지만 시기상으로는 개인에 따라 차이가 매우 심한 편이다. 달력연령(chronologic age)은 시간과 관련된 각 개인의 성장의 다양성 때문에 개인의 성장상태에 대한 좋은 척도가 되지 못하며 개인의 성장상태를 비교적 정확하게 평가해 주는 발육연령(developmental age)을 사용함으로써 이러한 시간변수를 줄일 수 있다. 발육연령의 평가는 개체의 성숙도를 나타내는 여러 가지 생리학적 지표에 의해서 이루어진다. 키와 체중에 의한 신체성숙도, 특정골의 초기출현과 그 이후의 골화과정(ossification)에서 골형태와 크기변화를 관찰하여 개인의 성숙 정도를 평가하는 골성숙도, 치아의 발육상태에 의한 치아성숙도, 이차성징의 발현에 의한 성적성숙도 등이 발육연령의 평가를 위해 사용되고 있다.

2.2 성장 발육의 원리

2.2.1 성장 발육의 유형

1. 성장의 두미경사(cephalocaudal gradient of growth)

〈그림 2-1〉은 Krogman이 제시한 정상적인 성장발육기간 동안의 신체의 비율 변화를 나타내며 출생에서 성인이 되는 기간 동안에 신장은 3배 이상, 체중은 20배가 증가한다고 하였다. 태생 2개월경에는 두개안면부가 신장의 50% 가량을 차지한다. 이 시기에 두개안면부 중 두개부가 안면부에 비해 상대적으로 커서 두개안면부의 반 이상을 차지한다. 출생 시에는 두개안면부에 비해 몸체와 사지가 더 빨

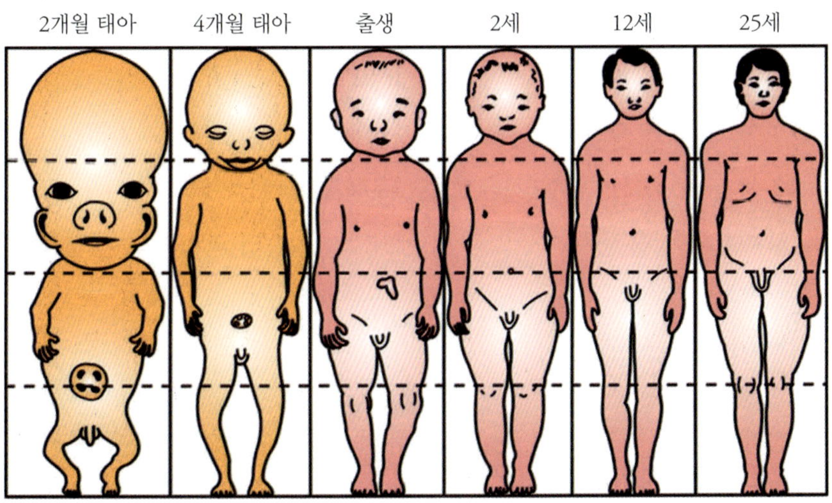

그림 2-1 Krogman에 의한 안면고경과 신체고경의 비율변화

리 자라 신장에서 두개안면부가 차지하는 비율이 25%로 줄어든다. 이런 대체적인 성장유형이 이후에도 이어져 두개안면부의 크기 비율이 계속 줄어들어 성인에서는 12% 정도가 된다(그림 2-1). 그리고 출생 이후에도 상지보다 하지의 성장이 더 많게 된다. 정상적 성장유형의 일부분인 이러한 변화들 모두가 "성장의 두미경사(cephalocaudal gradient of growth)"를 반영한다. 간단히 말해 이것은 머리에서 발로 뻗어 내려가는 성장의 축이 있음을 의미한다.

2. Haris와 Scammon의 장기발육 곡선

성장 발육은 생명체에서 무제한으로 연속해서 일어나는 현상이 아니고 신체를 구성하는 각 부분이나 장기에 따라 또는 시기에 따라 그 속도나 양이 다르게 나타나는 차등성장(differential growth)을 보이고 있으며 일정한 원칙에 따르고 있다.

1920년대 J. A. Harris와 R. E. Scammon는 사람의 전신 또는 각 기관의 성장을 장기발육곡선이라 하며 네 가지 형으로 분류하고 있다. 출생 시를 0%, 달력 연령 20세일 때를 100%로 히여 표시하였다(그림 2-2).

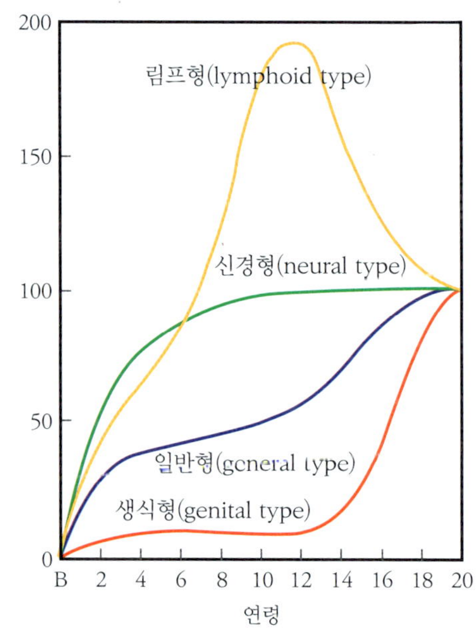

그림 2-2 Haris와 Scammon의 장기발육 곡선

1) 제1형 일반형(general type)

골격, 근육, 호흡기, 소화기, 신장, 비뇨기, 하악골 등의 성장이 나타나고, 5세경까지의 유아기와 12세경부터의 사춘기에서 현저한 성장 발육을 나타내며 그 모양이 S자 곡선으로 sigmoid curve 성장곡선이라고도 한다.

2) 제2형 신경계형(neural type)

뇌, 척수, 시각기와 이를 둘러 싼 뇌두개, 척추 등의 성장을 나타내고, 유아기에서 급속히 증가하여 소아기에 성장발육이 대부분 완료된다. 뇌의 성장은 6세에서 성인의 90%, 10세에서 95%에 이르며 15세에는 약 98%로 도달된다.

3) 제3형 생식기형(genital type)

고환, 난소 등의 생식기는 10세까지는 거의 증가하지 않다가 사춘기 이후에 급격한 성장 발육을 나타낸다.

4) 제4형 림프형(lymphoid type)

흉선, 림프선 등은 12세경에 성인의 2배 크기까지 급증하여 최고조에 달하며, 그 이후 기능이 저하되어 점차 감소하는 양상을 보이다가 20세경에 정상치가 되고, 성인 크기에 도달하게 된다.

이상의 네 가지 발육곡선 중에서 교정치료와 관계가 깊은 것은 제1형의 일반형과 제2형의 신경계형이다.

2.2.2 골 형성의 방법

1. 연골성 골형성(endochondral bone formation)

연골성 골형성은 일차적으로 연골의 성장이 선행된 다음에 성장된 연골부위에 골형성을 유도하고 뼈로 치환되는 방식이다. 연골의 성장은 증식(multiplication)과 비대(hypert-rophy)를 거치는 연조직 성장과 같은 방법인 간질성장(interstitial growth)으로 이루어지며, 조직의 대부분에서 일어난다. 특히 비교적 높은 수준의 압박을 받는 부위에서의 골은 지속적으로 골을 생산하는 일종의 형태발생학적 순응이 요구된다. 이는 골세포 자체의 새로운 조직 성장이 불가능한 것을 연골의 성장으로 가능케 한다. 따라서 가동성 관절에 부속된 골과 두개골의 대부분에서 관찰된다.

장골의 골단(epiphysis)에 존재하는 유리연골(hyaline cartilage)의 증식으로부터 연골성장이 시작된다. 증식된 또는 간엽세포로부터 분화된 연골모세포(chondroblasts)의 증식과정은 나열된 모습으로 관찰되며, 세포 자체는 점차 비대해지고, 세포 주위에는 기질이 분비되어 쌓인다. 세포의 비대에 의해 세포질(cytoplasm)이 분리되고 소와(lacunae) 공간이 형성된다. 소와가 커지면서 연골기질에 무기염류가 침착되어 석회화(calcification)가 일어난다. 이때 석회화된 연골기질에 갇힌 연골모세포는 연골세포(chondrocytes)라 부르고, 연골막(perichondrium)으로부터의 혈관 증식 및 침윤과 더불어 점차 침식(erosion)되어 간다. 혈관 속의 간엽세포(mesenchymal cell)로부터 분화된 파골세포(osteoclast)가 연골기질을 흡수하여 원시 골수강을 만들고, 혈관 주위에 골모세포(osteoblasts)가 출현하여 연골기질에 새로운 골기질을 침착시킨다. 이후 골기질의 석회화와 일련의 골형성 과정을 거쳐 연골성 골층판(lamella)을 형성한다. 결국 연골의 표면에서는 연골이 계속 성장하고 하방에서는 뼈로 치환되어 장골이 길어지는 성장방식이다. 이 방법은 골이 침착되는 뼈대로서 연골 전구체의 역할이 필요하다(그림 2-3).

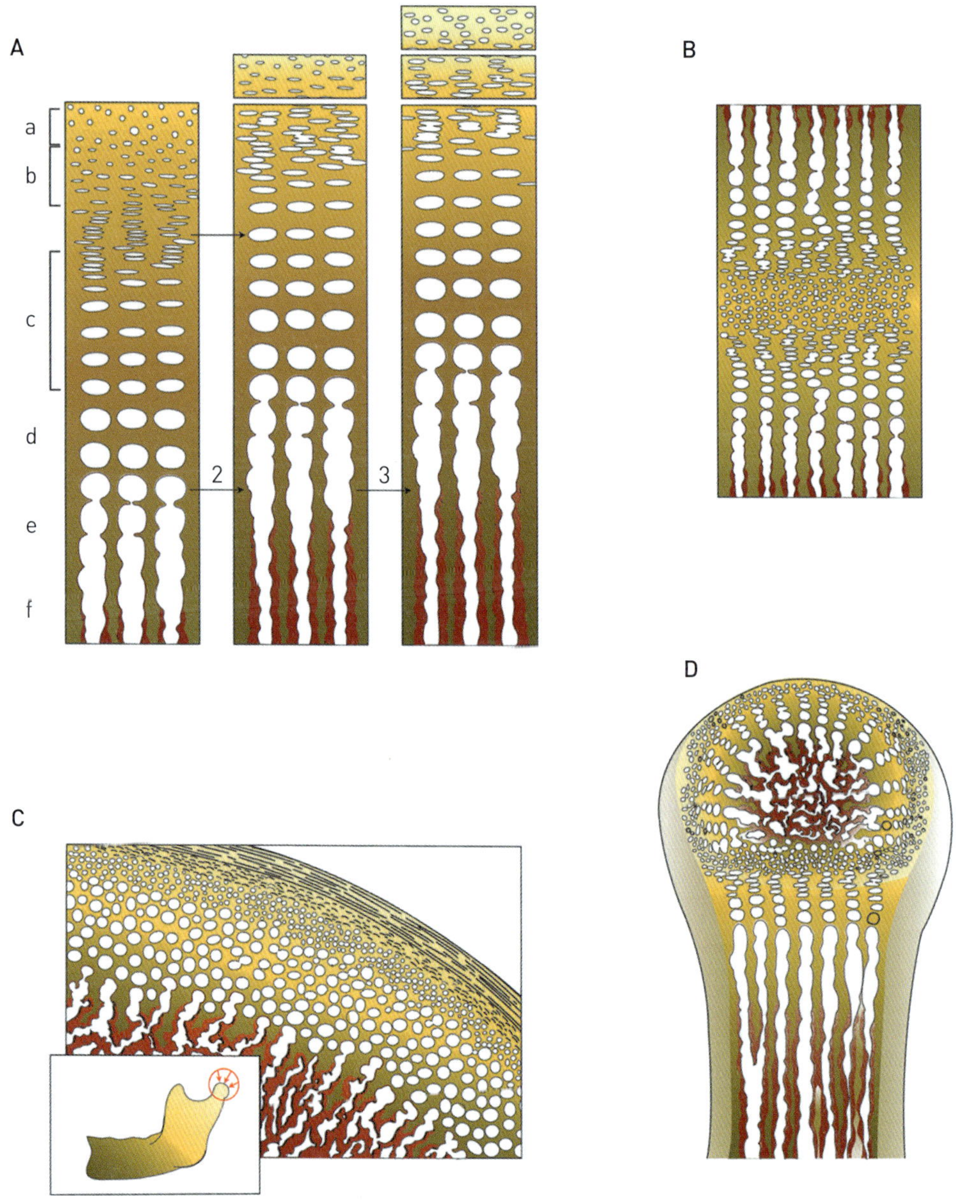

그림 2-3 연골성 골형성

A. 성장하는 연골 각 층의 모식도. 예비연골 층(a)은 세포분열의 층(b)에 새로운 세포를 공급하고 있다. b층의 세포는 급속도로 분열되어 납작한 연골모세포의 기둥을 형성하며 이 성장과정은 골의 신장에 기여한다. 세포분열에 이어서 세포는 비대되고(c층), 기질의 석회화가 일어나며(d층), 이 석회화된 기질이 부분적으로 흡수되면서 혈관이 침입해온다(e층). 미분화세포가 혈관에 의해서 운반되고 골모세포가 된다. 이 세포는 석회화된 연골기질의 나머지 부분에 골의 얇은 껍질층을 차례로 첨가한다(f층). 이 과정은 연속적이고 반복적이며, 그 결과 b층은 c층(화살표 1), d층은 e층(화살표 2), e층은 f층(화살표 3)으로 이행해 간다. 연골전체가 장축방향으로 성장하면서 골의 치환이 뒤따른다. **B.** 두개저의 연골결합의 성장을 모식화하였다. D에 그려져 있는 골단과 대칭적으로 연골층의 양측에서 골형성시의 증식이 시작된다. **C.** 하악두 연골의 성장으로서 직하방층에서 연골모세포의 증식(B)을 볼 수 있다. 반복적인 세포분열에 의해서 생기는 연골모세포의 기둥은 뚜렷하지 않다. **D.** 이차 중심의 전형적인 장관골의 골단부. (Moyers, Handbook of Orthodontics, 4th ed., YearBook 인용)

2. 골막성 골형성(intramembranous bone formation)

골막성 골형성은 골막의 외면, 해면골의 골수면, 두부의 봉합부위에서 일어난다. 그 기전은 미분화된 간엽세포가 많이 출현하여 골모세포(osteoblasts)로 분화되는 것으로 시작된다. 분화된 골모세포는 유골기질(osteoid matrix)라 불리는 세포외 섬유(extracellular fibers)와 바탕물질(ground substance)을 합성 분비하고 스스로 기질에 의해서 갇히게 된다. 이런 기질에 무기질(minerals)의 흡수와 침착이 일어나면서 석회화가 나타난다. 석회화된 기질에 갇힌 골모세포는 골세포(osteocytes)라 불러지며 점차 수축되고 활동성이 낮아진다. 골세포의 수축으로 세포와 기질사이의 작은 공간을 소와(lacuna)라 하며, 소와들 사이는 뼈모세관(canaliculi)에 의해 교통된다. 선 모양으로 배열된 같은 세대의 골모세포는 각각 골세포로 분화되면서 골을 만들어 일련의 골층판(lamella)을 형성하게 된다. 이상의 골층판을 만들어 가는 집중된 구조를 골편(osteon)이라 하며, 골편에는 결합조직이 함께한 혈관이 중심에 관으로 존재하여 뼈단위(Haversian system)라 부르기도 한다(그림 2-4).

골성장은 이미 석회화된 골질에 의해 골세포가 갇히게 되어 연골성 골형성에서 보이는 간질성장을 볼 수 없다. 즉 석회화된 조직의 표면에서 과증식, 비대, 세포 간질액 분비가 발생하며, 골을 피개하고 있는 골막에서 새로운 세포가 형성, 증식되고 분비된 간질 물질이 석회화되어 기존 골의 표면에 신생골이 직접 침착되거나 골 소주(trabecula)들 사이에 존재하는 혈관의 미분화된 간엽세포로부터 골성장을 관찰할 수 있다.

2.2.3 골 성장의 기전

1. 골의 성장이동

두개안면골이 확대되는 동안 두 가지 종류의 성장이동 즉 피질골 유동(cortical drift)과 변위(displacement)가 관찰된다. 피질골 유동은 성장방향을 향한 측의 골 표면에서는 첨가(deposition)가 일어나고, 성장방향의 반대측 골 표면에서는 흡수(resorption)가 발생되어 골 성장 부위의 점진적 이동을 의미한다. 유동과 달리 변위(displacement)는 하나의 단위로서의 골전체의 이동함을 의미한다. 골 자체의 성장과 함께 일어나는 변위를 1차 변위라 하며, 주위 또는 직접 인접하지 않는 골과 연조직의 팽창에 의한 골변위를 2차적 변위라 한다(그림 2-5, 6, 7).

2. 골개조(bone remodeling)

두개안면골의 확대는 단순히 외형의 표면에서 동일한 첨가가 일어난 결과는 아니다. 골 전체의 내면과 외면의 모든 표면에서 동시성 첨가와 흡수가 발생하여 골이 외형을 만들어 가는데 필요한 차등성장의 활성도를 골개조라 한다. 성장기의 성장성 골개조는 골 첨가의 비율이 급속적으로 일어나며, 성인

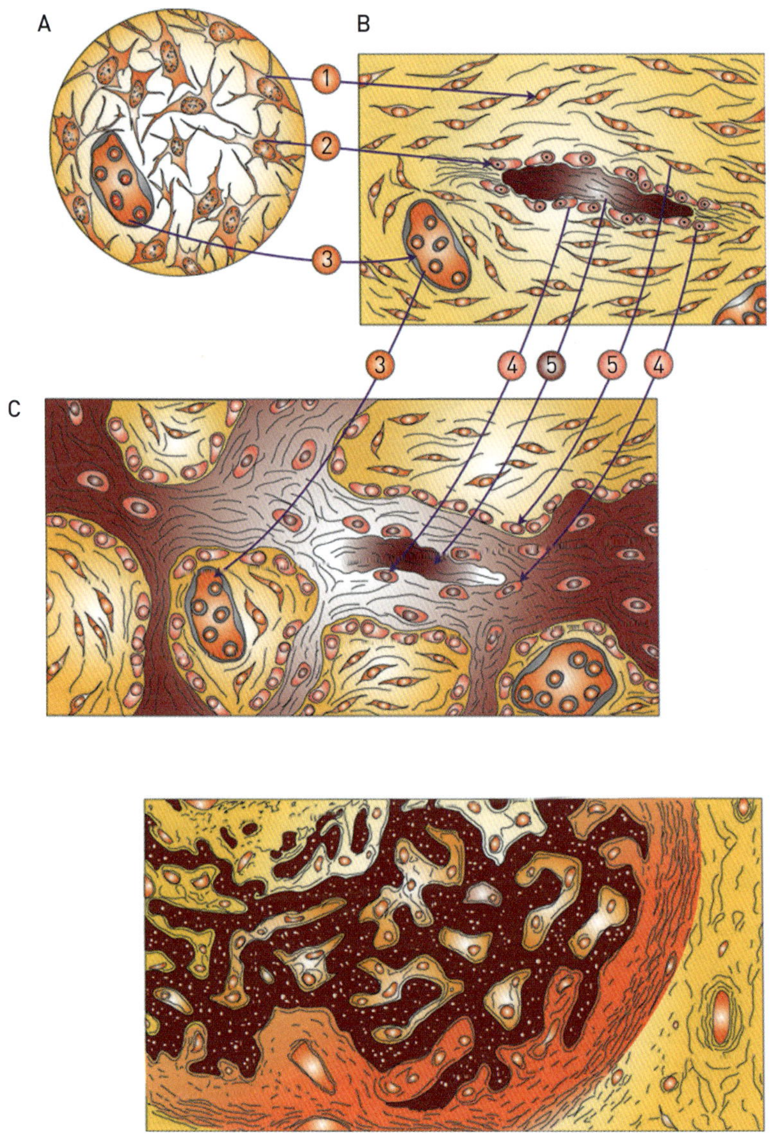

그림 2-4 골막성 골형성

A. 골화 중심에서 미분화된 결합조직세포와 기질이 작은 골편을 형성하는 일련의 변화를 일으킨다. **B.** 일부의 세포는 비교적 미분화된 상태로 남아 있는 것도 있으나(1), 다른 일부의 세포는 최초의 섬유성 골기질(유골, osteoid)을 만드는 골모세포로 발육하여(2), 골기질이 석회화 된다. 원래의 혈관은 형성 중인 골소주에 근접되어 남아있다(3). 골모세포에 의하여 골첨가가 계속될 때, 일부의 골모세포는 자신이 첨가한 골로 둘러싸여서 골세포로 된다(4). 미분화된 세포의 일부는 새로운 골모세포로 발육되고(6), 남아 있는 다른 일부의 골모세포는 골소주의 증대에 순응하기 위하여 세포분열을 한다. 초기 골편의 외형(5)은 증대된 골소주 속에 참고로 표시하였다. 혈관(3)은 작은 해면질(cancellous)의 공간 속에 갇히게 된다(C). 이 공간 속에 산재되어 있는 섬유, 미분화결합조직세포 및 골모세포가 포함되어 있다. 저배율 확대 그림(D)에서 골피질의 특징적인 미세 방안격자성 구조가 관찰된다. 이러한 형의 골조직은 출생 후기의 어린 골격에서 뿐만 아니라 출생 전기의 골격에서도 광범위하게 존재한다. 이것은 특히 신속한 성장을 하는 골조직의 변화이다. 골막(골화 중심에서 있는 미분화한 세포에서도 형성된다)은 내층(세포층)과 외층(섬유층)으로 나누어지게 된다. (Moyers, Handbook of Orthodontics, 4th ed., YearBook 인용)

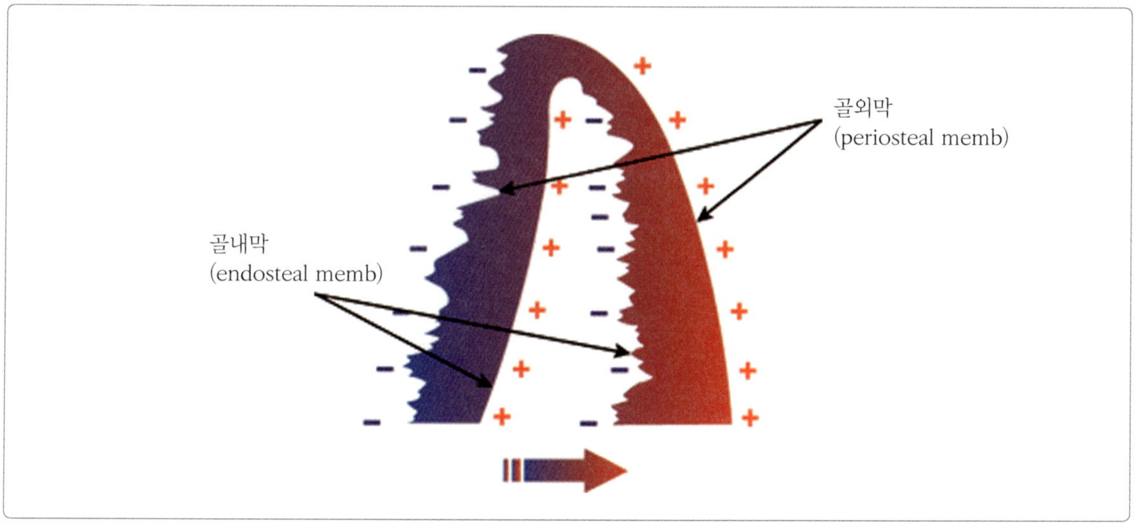

그림 2-5 피질골 유동 모식도(Enlow, 1982)

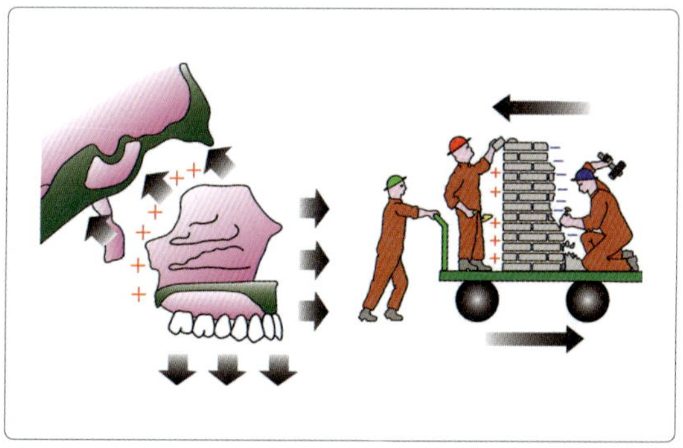

그림 2-6 비상악복합체의 1차변위(Enlow, 1982)

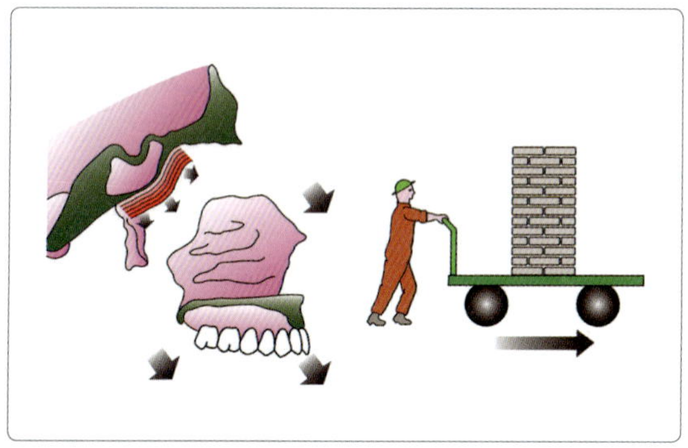

그림 2-7 비상복합체의 2차변위(Enlow, 1982)

시기에는 성장률이 둔화되어 완만한 골개조가 일어나지만 지속된다. 특히 성장싱 골개조는 골의 주위를 둘러싸고 있는 연조직의 성장과 기능에 보조를 맞추어 일어난다(그림 2-8).

3. "V"원리

"V" 원리는 두개안면골 중에서 많은 골이 "V"자 모양 또는 "V"자 형태 부분을 가지기 때문에 안면골격 성장의 주요한 기전이다. 골 성장 방향에 따르는 표면성장 때문에 "V"의 외측면에서

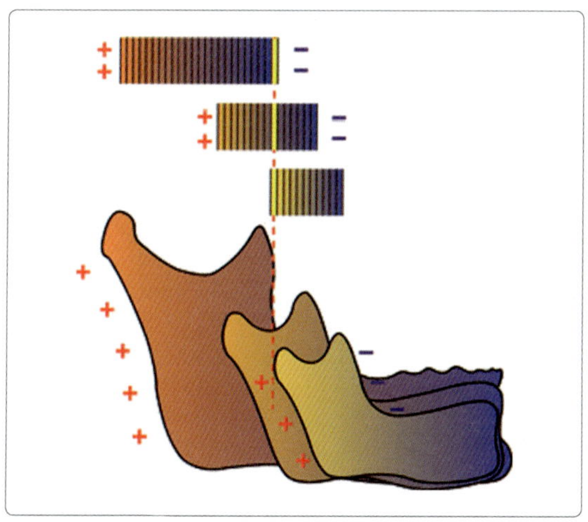

그림 2-8 골개조 모식도(Enlow, 1982)

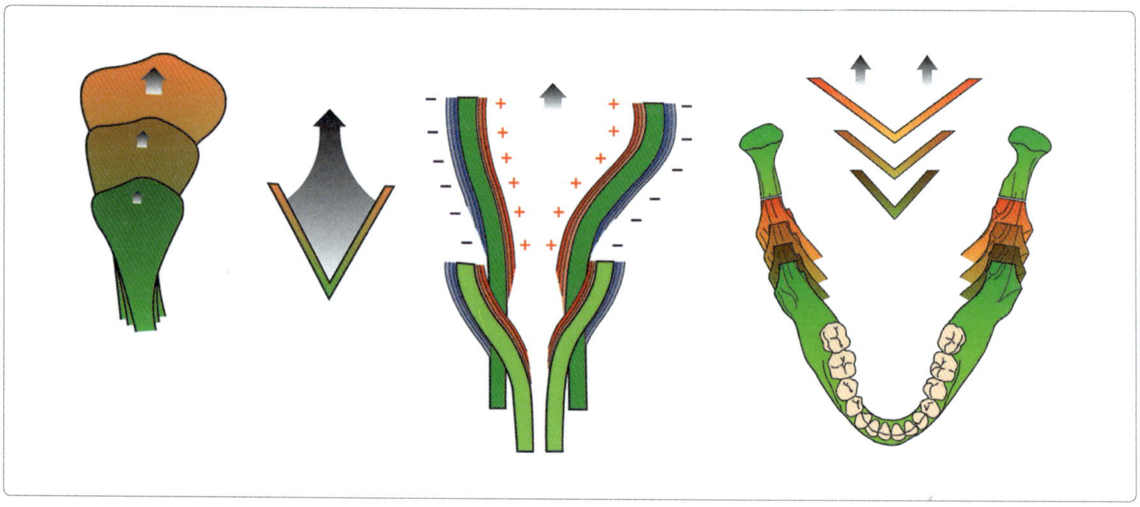

그림 2-9 "V"원리-수직팽창과 수평팽창(Enlow, 1982)

의 골 흡수와 "V" 내측면에서 점가에 의해 성장한다. 그 결과로 "V"는 넓은 쪽을 향해 이동하며, "V"자의 전반적인 크기가 커진다(그림 2-9).

2.3 뇌두개의 성장 발육

두개안면골은 두개관과 두개저로 구성된 뇌두개와 비상악복합체와 하악골로 구성된 안면두개로 크게 두 부분으로 나눌 수 있으며, 태생 중에는 약 45개의 골성 요소로 구성되어 있다가 성장 발육함에 따라 22개로 감소된다. 감소 대부분은 뇌두개에서 현저하다. 출생 시 천문(fontanel)과 열려 있는 봉합(suture)들이 성장과 더불어 천문은 폐쇄되고 봉합은 소실되는 등으로 잘 설명될 수 있다. 두개안면골은 여러 개의 골로 구성되어 있고, 복잡한 구조물의 복합체이므로 각 부분마다 복잡한 성장양상을 보이고 있다.

2.3.1 두개관의 성장 발육

두개관은 모양이 편평골인 전두골, 두정골, 측두골, 후두골, 접형골 등이 봉합에 의해서 뇌를 보호하는 역할을 한다. 두개관의 성장발육은 뇌의 성장발육의 영향을 주로 받아서 출생 후 1~2년 사이에 가장 왕성한 성장을 하며 6세경에는 성인의 90% 정도로 성장한다. 따라서 두개관은 신경계형 성장곡선을 나타내며, 봉합부위와 표면에서 골막성 골형성에 의하여 증대를 이룬다(그림 2-10).

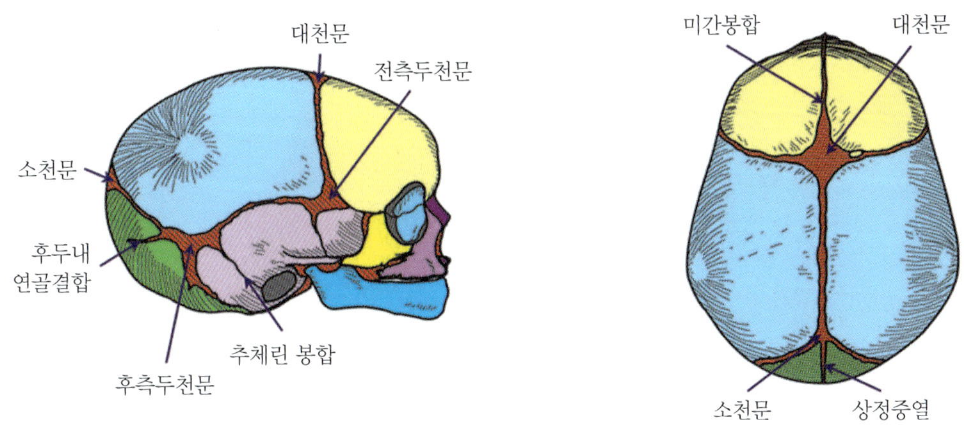

그림 2-10 출생 시 두개골

두개관의 폭경 증가는 골 외측면의 골 첨가와 시상봉합에서 이루어진다. 뇌의 성장에 의하여 외측으로 이동하면서 골개조와 변위가 일어난다. 두개관의 고경 증가는 골 상부면의 첨가와 두정골과 측두골, 후두골, 접형골간의 봉합부의 변화로 일어난다. 두개관의 장경 증가는 주로 관상봉합과 두개저의 성장에 의해서 이루어진다.

2.3.2 두개저의 성장 발육

두개저는 뇌의 하방에서 뇌를 받치고 있으며, 뇌와 안면두개의 경계를 이루고 있다. 따라서 뇌의 성장발육과 악안면 성장발육의 영향을 받는다. 때로는 성장속도가 다른 뇌와 악안면의 순응부위 또는 완충부위로 작용한다. 특히 두개저의 전·후방성장은 비상악복합체와 하악의 성장에 중요한 역할을 한다.

두개저의 성장발육은 주로 접형사골 연골결합(sphenoethmoidal synchondrosis), 접형골간 연골결합(intersphenoidal s.), 접형후두골 연골결합(sphenooccipital

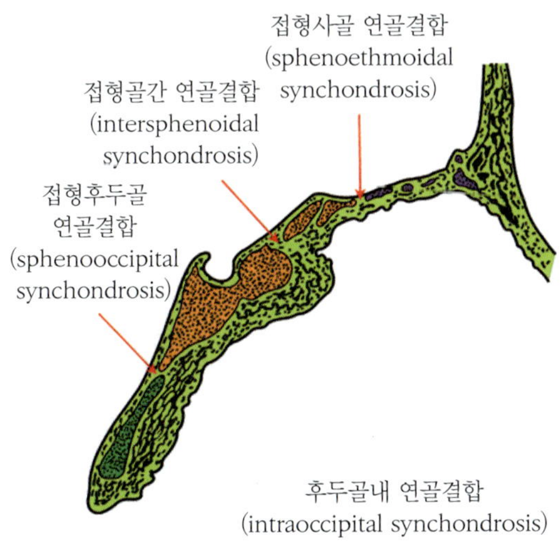

그림 2-11 골개조 모식도(Enlow, 1982)

s.), 후두골내 연골결합(intraoccipital s.) 등의 연골성 성장에 의하여 발생한다. 접형골간 연골결합은 출생 시에, 후두골내 연골결합은 3~7세경에 퇴화하고, 접형후두골 연골결합은 18~20세 정도까지 활동하기 때문에 두개저를 전상방으로 이동하는 주된 역할을 한다. 접형사골 연골결합의 폐쇄시기에 관하여 정확히 규명된 바는 없으나 5~25세경이라는 설 등이 있다(그림 2-11).

2.4 안면두개의 성장 발육

2.4.1 비상악복합체의 성장 발육

비상악복합체는 비골, 상악골, 구개골, 비강, 안와 및 그 주변의 골들을 포함한다. 상악골은 골막성 골형성에 의하여 성장한다. 두개관 및 두개저와 연결되는 봉합조직에서의 신생골 첨가와 상악골 자체의 개조에 의해 성장한다. 특히 두개저의 성장에 많은 영향을 받으며 상악골과 봉합을 이루는 전두상악봉합, 권골상악봉합, 권골측두봉합, 익돌구개봉합의 성장은 비상악복합체를 전하방으로 이동시킨다(그림 2-12).

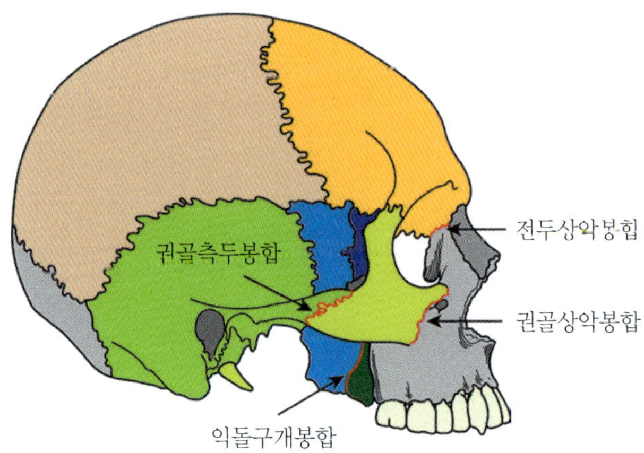

그림 2-12 상악골과 인접골과 봉합(Weinmann과 Sicher)

상악골의 전방으로의 성장이동은 상악결절의 후방부위에서의 신생골 첨가에 의한 골 개조, 중두개와 및 전두개와의 개조에 의한 이차적 변위, 접후두 연골결합에서의 길이성장에 의한 이차적 변위 등에 의해 이루어진다. 상악 전치부의 전방에 있는 치조골은 대부분 골 흡수가 나타나지만 주변 골과 연조직의 성장이 상악골의 전체적인 크기증가에 역할을 하며, 이들의 성장이동이 상악골과 치아를 전방으로 이동시킨다(그림 2-13).

비상악복합체의 하방으로의 수직적인 성장이동은 구개골의 비강측 흡수와 구강측 첨가에 의한 개조이동, 비상악복합체 주변의 봉합조직에서의 성장으로 인한 일차성 변위에 의해 이루어진다. 또한 치아의 정출에 의한 치조골이 발생하여 상악골의 높이를 증대시킨다.

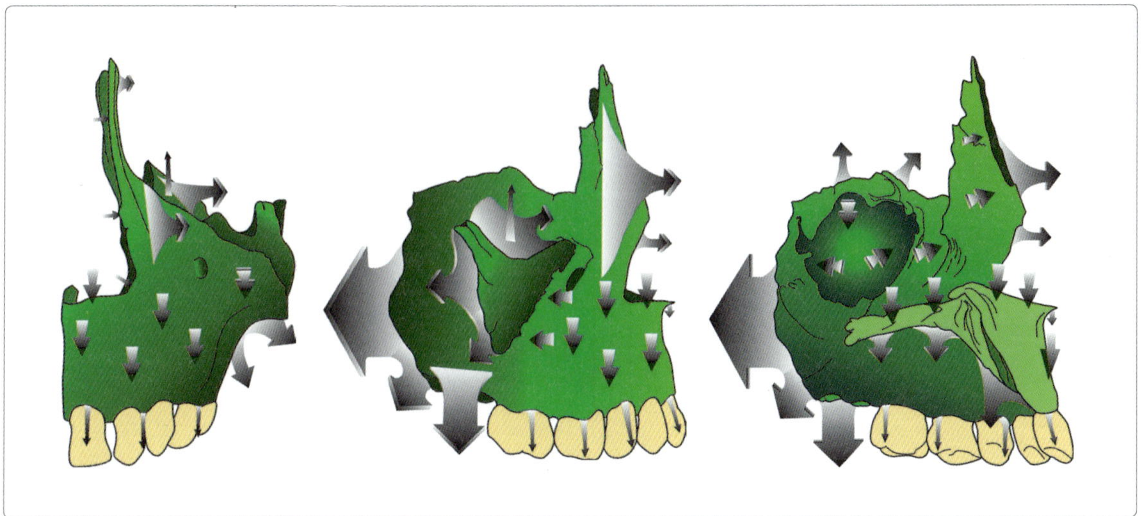

그림 2-13 상악골의 성장과 개조(Enlow)

상악골의 폭경 증가는 상악골 협측면에서의 실질적인 신생골 첨가에 의한 개조보다는 정중구개봉합(midpalatine suture)에서의 성장이 주를 이룬다.

2.4.2 하악골의 성장 발육

하악골은 치조돌기를 포함한 하악체와 근돌기, 관절돌기를 포함한 하악지로 구성되어 있으며, 두개안면골 중 가동성의 관절을 갖는 유일한 구조물이다. 하악골의 대부분이 골막성 골형성에 의하여 성장하지만 하악과두는 연골성 골형성에 의하여 성장한다. 하악골의 모든 부위는 각 부위마다 기능적, 형태적인 국소 환경에 따라 서로 다른 독특한 성장 패턴을 보이고 있으며, 주로 하악과두의 연골성 성장 및 하악지 전연의 골 흡수, 하악지 후연의 골 첨가, 치조부의 골 첨가 등에 의해 그 형태가 변하면서 후상방으로 성장한다. 따라서 하악골은 그 성장이 완성될 때까지 전하방으로 성장이동을 한다(그림 2-14).

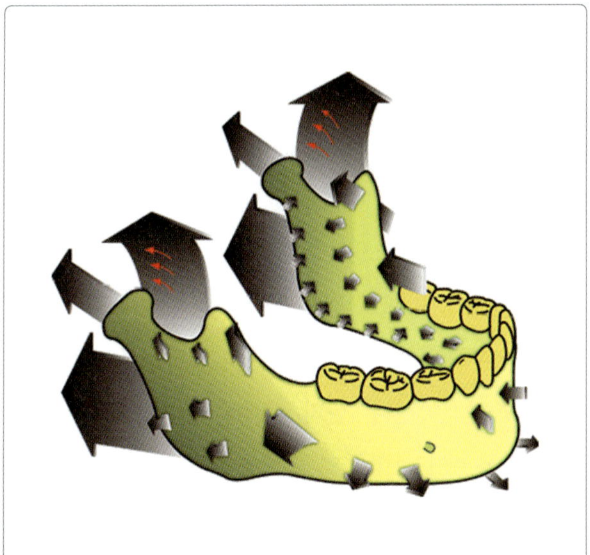

그림 2-14 하악골의 성장과 개조(Enlow)

하악과두의 연골성 성장은 다른 부위에서의 연골성 성장이 일차적인 성장 조절요인으로 역할하는 것과 달리 얼굴 전체의 연조직 및 기능복합체의 성장에 적응하기 위한 이차적 성장 양상을 보여주고 있기 때문에 성장방향성이 없다. 그러나 하악과두의 골막성 성장은 전형적인 "V" 원리를 보여주는 예로서 협측 및 설측 피질판의 골막성 흡수와 내골성 첨가로 하악지의 길이를 증가시키고 있다(그림 2–9).

하악체는 성장기간을 통하여 길이와 폭이 동시에 성장한다. 하악지 전연의 골 흡수와 하악지 후연의 골 첨가는 하악체의 길이가 증가되어 구치의 맹출 공간을 만들어 주는 치열궁의 길이를 증가시킨다. 하악체의 설면 중 상부는 설측으로 이동하고 하부는 협측으로 이동한다. 하악체의 순면 중 견치부위를 제외한 모든 순면은 현저한 순측으로 이동하고, 견치부위에서는 설측으로 이동한다. 하악골을 수평적으로 보았을 때에 "V" 원리의 양단에 해당되는 하악지 후연은 하악골 폭경 증가에 주된 부위이다. 그리고 좌우의 하악지는 하방에서 상방으로 향함에 따라 외측으로 넓어지기 때문에 근돌기 및 하악두의 추가성장에 의해서도 상방의 하악지간의 폭경이 증가된다.

치조골은 치열의 발육과 함께 성장을 계속해서 하악체의 고경을 증가시킨다. 치조돌기는 상방과 외방으로 성장하여 넓어지기 때문에 악궁이 커지면서 영구치를 수용하게 된다.

2.5 치아 치열 및 교합의 성장 발육

2.5.1 치아의 성장 발육

1. 치아의 발생

태생 6주 초기에 외배엽성(ectoderm) 조직인 구강상피가 증식되면서 치열궁 형태의 치판(dental lamina)을 형성한다. 태생 8주경 상 · 하악의 치판에서 중배엽성(mesoderm) 조직 내로 증식하는 각각 10개의 치배(tooth bud)가 발생하며 장차 유치로 성장한다. 이들의 치배는 하악 전치부에서 먼저 나타나며 상악 전치부 그리고 구치부 등 순차적으로 나타난다. 대생 영구치 치배는 태생 10주경 유치 치배의 설측에서 발생한다. 제1대구치 치배는 치판의 후방 발육으로부터 생성되고, 제2대구치 치배는 출생 후 1년, 제3대구치는 출생 후 4~5년에 각각 발생한다.

각 치아마다 발육이 시작되는 뇌상기(bud stage)는 세포들의 증식과 치배의 확장을 보이는 모상기(cap stage)로 이행되며 조직분화가 이어지면서 각 부분이 기능적, 형태적으로 특이성을 보이는 종상기(bell stage)로 이행되어 치아의 형태를 이룬다.

치아의 형태를 이룬 다음 각 세포들은 각자 치아 경조직의 형성을 위한 기질을 분비한다. 이미 형성된 기질 내로 무기염이 침착되는 석회화 과정을 거쳐서 치아가 완성되어 간다.

2. 맹출

맹출이란 치아가 치낭의 위치로부터 치조골을 뚫고 구강내로 출현하여 대합치와 교합을 이룰 때까지 이동하는 발육과정을 말한다. 치근형성이 시작되기 전에는 맹출 시작이 일어나지 않으며, 대체로 치근이 ⅓ 정도 형성되었을 때 치관이 구강 내에 출현한다. 각각의 치아가 구강 내에 출현하는 정확한 시기는 평균에서 크게 벗어나지 않는 한 그다지 문제되지 않는다.

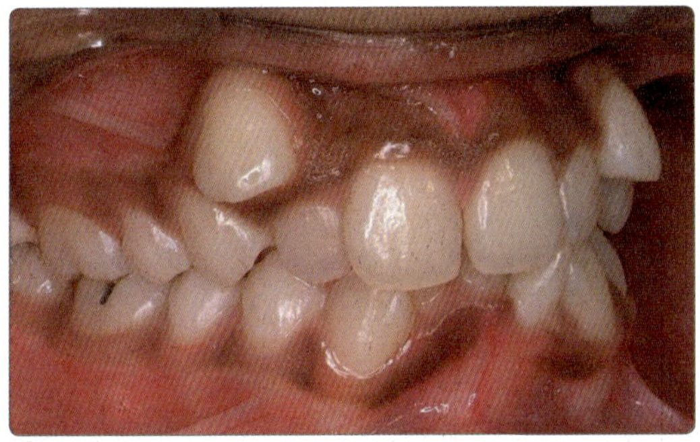

그림 2-15 high canine

유치의 맹출 순서는 A-B-D-C-E이지만 개인차가 많이 있다. 영구치의 상악에서는 인구의 반가량이 6-1-2-4-5-3-7의 맹출 순서를 보이며, 하악에서는 인구의 40%에서 6-1-2-3-4-5-7의 맹출 순서를 보인다. 이러한 맹출 순서로 인해 공간이 부족한 경우에 상악에서는 high canine(그림 2-15), 하악에서는 제2소구치의 locking(그림 2-16) 현상이 빈번하게 나타난다.

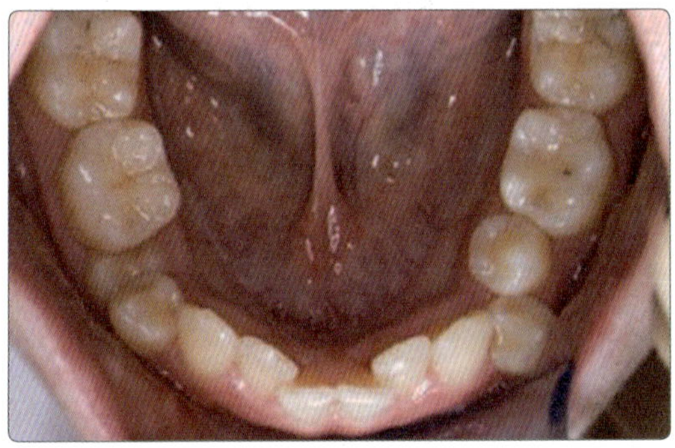

그림 2-16 하악 제2소구치 locking

3. 유치와 영구치의 성장 발육단계(표 2-1, 그림 2-17, 18)

영구치에서는 상악과 하악에 현저한 차이가 있다.

2.5.2 유치열 및 유치교합

1. 유치열의 성장 및 치간공극

생후 8개월에서부터 29개월 사이에 유치열이 완성되며, 유치가 맹출을 완료할 때까지 치열궁은 길이와 폭이 함께 증가하며, 하악은 상악에 대하여 점차 전방으로 이동하게 된다. 유치열이 일단 완성되면 유치열궁의 변화는 거의 없으며, 견치간 폭경은 거의 변화하지 않고 제1유구치간 폭경 및 제2유구치간 폭경은 증가 경향이 약간 있으며, 치열궁의 장경은 오히려 감소하는 경향이 있다.

표 2-1 • 치아의 성장 발육단계

치아			석회화개시(주, 월, 년)	치관완성(월, 년)	맹출(월, 년)	치근완성(년)
유치	유중절치	상악	13~16(주)	1½(월)	10(월)	1½(년)
		하악		2½	8	
	유측절치	상악	14⅔~16½	2½	11	2
		하악	14⅔	3	13	1½
	유견치	상악	15~18	9	19	3¼
		하악	16	9	20	
	제1유구치	상악	14½~17	6	16	2½
		하악		5½		2¼
	제2유구치	상악	16~23½	11	29	3
		하악	17~19½	10	27	
영구치	중절치	상악	3~4(월)	4~5(년)	7~8(년)	10(년)
		하악			6~7	9
	측절치	상악	10~12	4~5	8~9	11
		하악	3~4		7~8	10
	견치	상악	4~5	6~7	11~12	13~15
		하악			9~10	12~14
	제1소구치	상악	1½~1¾(년)	5~6	10~11	12~13
		하악	1¾~2		10~12	12~13
	제2소구치	상악	2~2¼	6~7	10~12	12~14
		하악	2¼~2½		11~12	13~14
	제1대구치	상악	출생 시	2½~3	6~7	9~10
		하악				
	제2대구치	상악	2½~3	7~8	12~13	14~16
		하악			11~13	14~15
	제3대구치	상악	7~10	12~16	17~21	18~25
		하악				

(소아 · 청소년 치과학, 대한소아치과학회 편저, 제4편 인용)

유치열은 3가지 형태의 치간공극이 존재한다. 유치 사이에서 직접 확인할 수 있는 영장류 공극(primate space), 발육공극(developmental space) 등이 있고, 공간분석을 통해 확인할 수 있는 Leeway space가 있다.

영장류 공극은 원숭이 등의 고등 동물에서는 영구치열에서도 정상적으로 발견할 수 있으나 인간의 경우에는 유치열에 존재한다. 상악 유견치의 근심면과 하악 유견치의 원심면에 존재하는 영장류 공극(그림 2-19, 20)은 혼합치열 시기에 상악에서는 영구절치의 배열을 위해 사용되고, 하악에서는 제1대

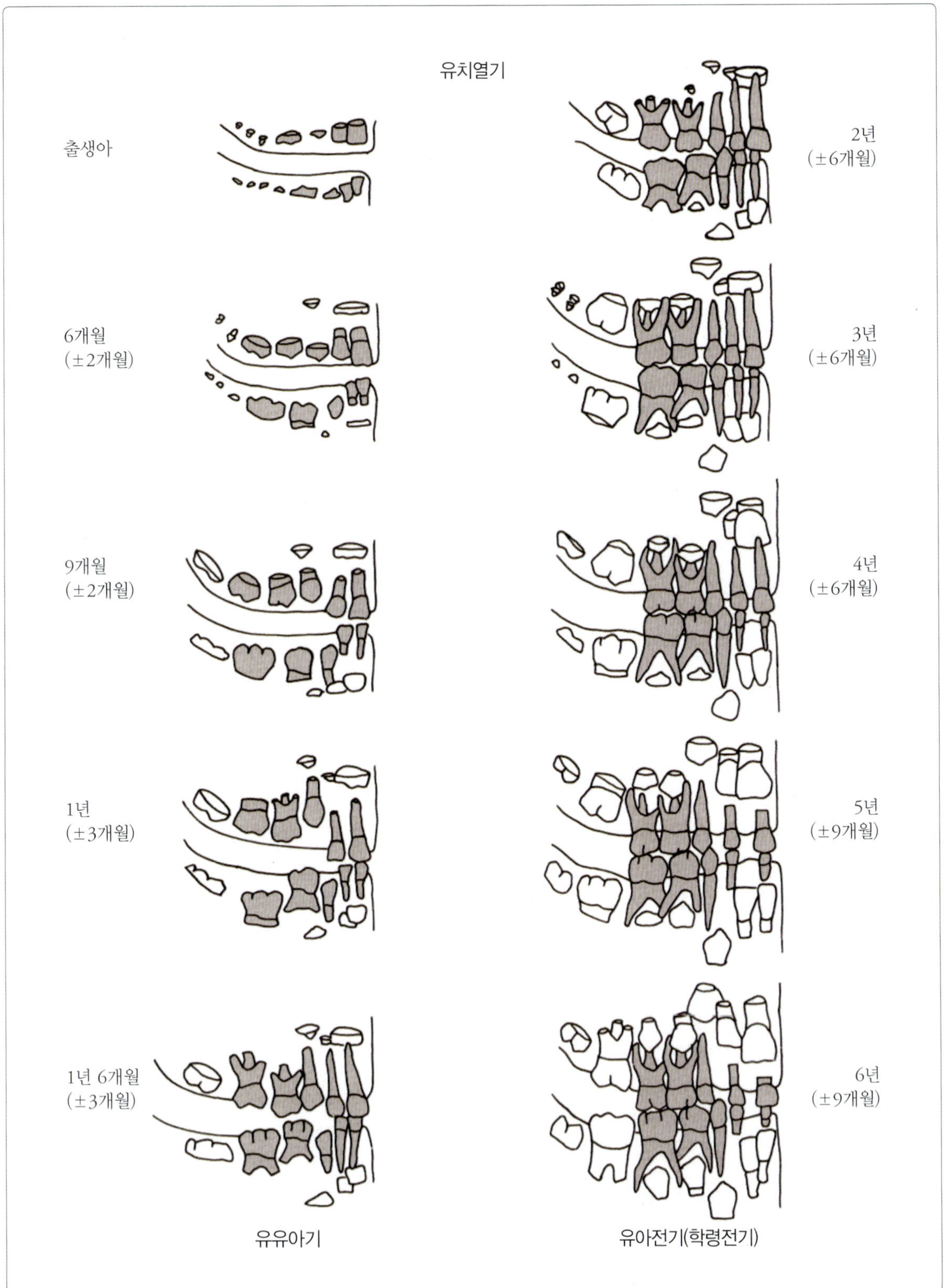

그림 2-17 인체의 치열의 발육(Massler와 Schour)

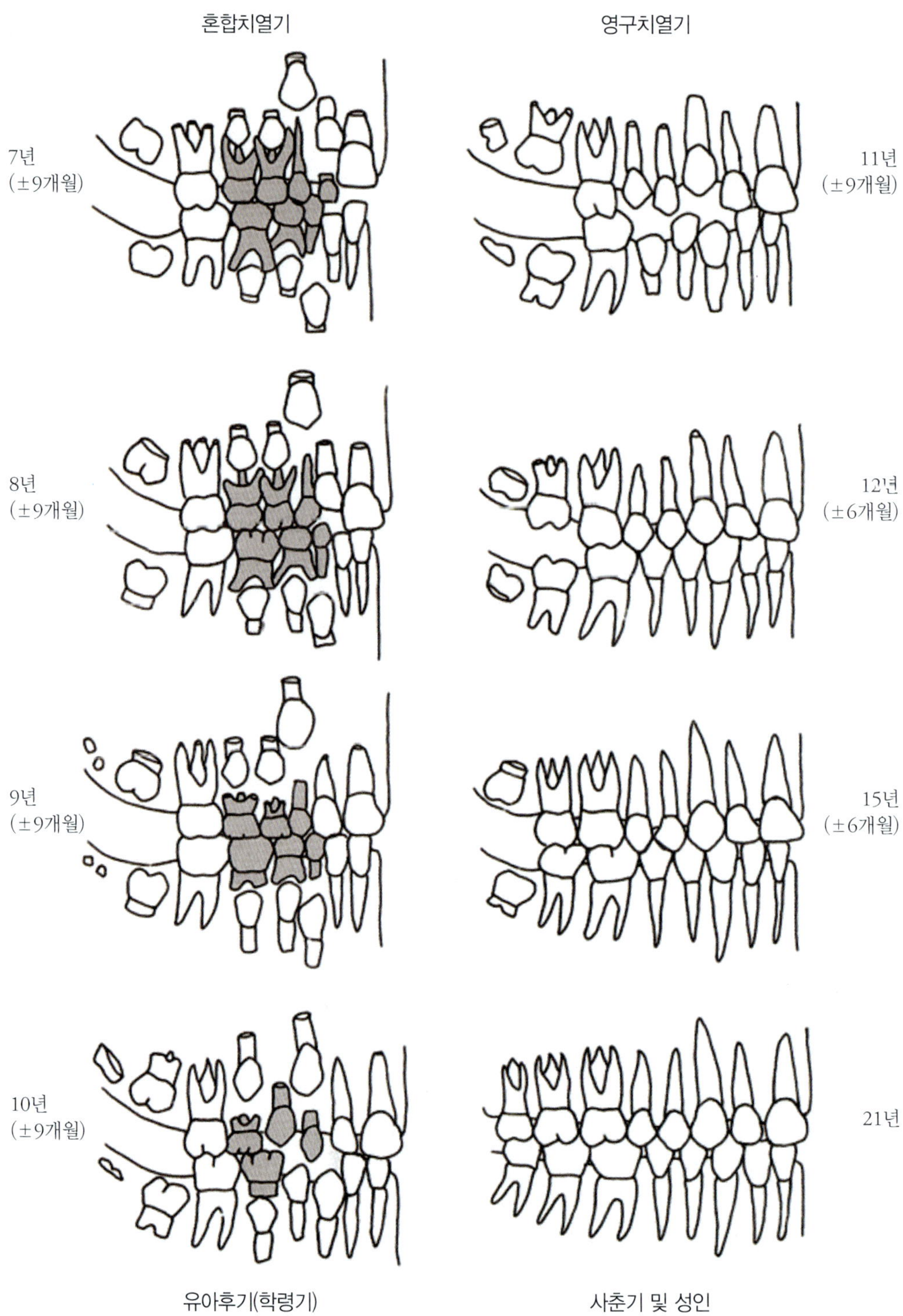

그림 2-18 인체의 치열의 발육(Massler와 Schour)

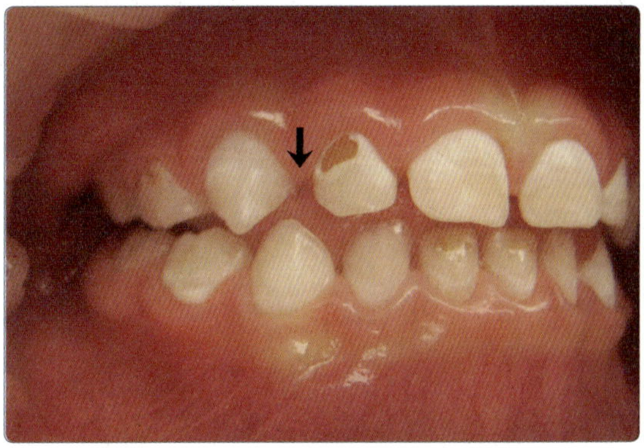

그림 2-19 영장류 공극

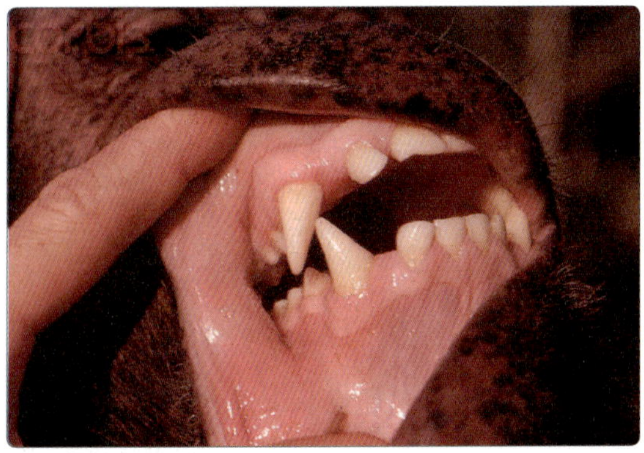

그림 2-20 침팬지 치아

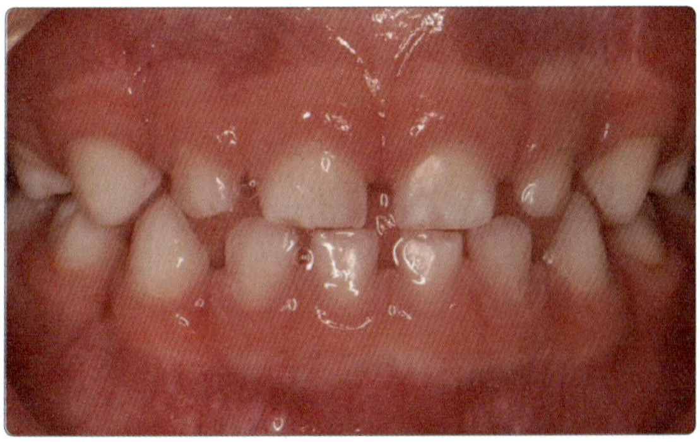

그림 2-21 발육공극

구치의 맹출 시 조기 근심이동(early mesial drift)을 위해 사용된다. 4~5세경에 유전치부에서 발견되는 발육공극은 악골의 성장발육에 따른 현상이라 여겨지며, 치관폭경이 큰 계승 영구절치의 맹출을 용이하게 해준다(그림 2-21).

2. 유치열의 교합

1) 제2유구치 교합

L. J. Baume은 유치열의 중심교합에서 상, 하악 제2유구치 원심면(terminal plane)의 근, 원심적 위치관계를 이용하여 유치열의 교합을 분류하였다(그림 2-22).

(1) 수직형(vertical plane type): 상, 하악 제2유구치의 원심면이 동일 평면상에 있는 경우이며 이런 이유로 flush terminal plane이라고도 한다.

(2) 근심 계단형(mesial step type): 상악 제2유구치의 원심면보다 하악 제2유구치의 원심면이 근심 위치에 있는 경우이다.

(3) 원심 계단형(distal step type): 상악 제2유구치의 원심면보다 하악 제2유구치의 원심면이 원심 위치에 있는 경우이다.

일반적으로 서구인이나 동양인에서 수직형이 제일 많이 나타나며, 동양인에서 근심 계단형이 원심 계단형보다 많은 것으로 알려져 있고, 서양인에서는 동양인과 반대로 원심 계단형이 근심 계단형보다 많은 것으로 알려져 있다. 악골의 발육과 제1대구치의 이동에 의해 수직형과 근심 계단형은 I급, II급, III급 구치교합으로 진행되나 원심 계단형은 모든 경우에 II급 구치교합으로 진행된다.

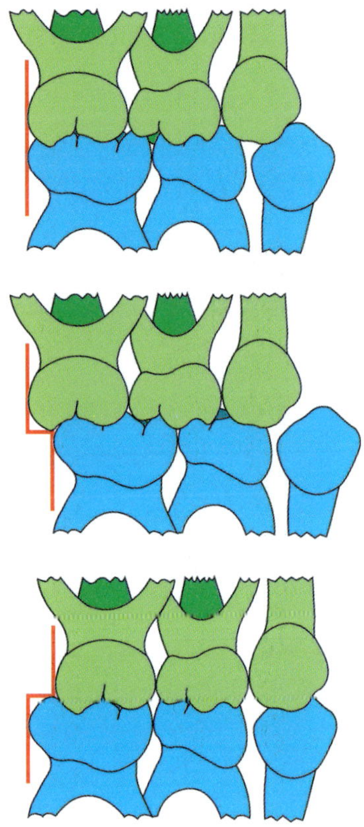

그림 2-22 유치열궁의 전후적 관계(Baume)

2) 유견치 교합

유견치는 이동(drifting)을 별로하지 않으므로 악골이나 구치관계를 정확하게 측정하는데 사용된다.

(1) I급 견치관계: 중심교합 시 상악 유견치의 첨두가 하악 유견치의 원심면과 같은 수직 선상에 있는 경우이다.

(2) II급 견치관계: 중심교합 시 상악 유견치의 첨두가 하악 유견치의 원심면보다 전방에 있는 경우이다.

(3) III급 견치관계: 중심교합 시 상악 유견치의 첨두가 하악 유견치의 원심면보다 후방에 있는 경우이다.

제2유구치의 교합이 근심 계단형이라 하여도 유견치 교합이 반드시 III급이 되는 것이 아니므로 제2유구치 교합과 유견치 교합이 일치하지 않을 수도 있다.

3) 유전치 교합

상 · 하악 전치는 중심교합위에서 수직 및 수평적 피개를 나타낸다. 상 · 하악 전치의 절단 간의 수직적 거리를 수직피개(overbite)라고 하며, 상악전치 절단과 하악전치 절단 간의 수평적 거리를 수평피개(overjet)라고 한다. 상악 전치가 하악 전치를 ⅓ 정도 덮고 있으면서 수평피개 교합이 2 mm 미만인 경우를 정상교합으로 분류하고 있다. 상 · 하악 전치부의 수직교합 관계에 따라 절단교합(edge bite),

과개교합(deep bite), 개교교합(open bite), 교차교합(cross bite) 등으로 분류한다. 유치열이 성숙되어 가면서 수직피개와 수평피개가 감소되는 경향이 있고 하악이 전방 이동되는 모습을 관찰할 수 있기 때문에 심한 경우가 아니면 절단교합, 과개교합 등도 정상교합에 포함시킬 수 있다.

유치의 식립 상태는 영구치와 비교할 때 교합평면에 대해 더 수직적이고 특히 유절치의 경우에는 상악은 두개저, 하악은 하악하연에 대해 수직에 가까워 상·하악의 유절치의 사이의 치축각(interincisal angle)은 영구치보다 크다(그림 2-23).

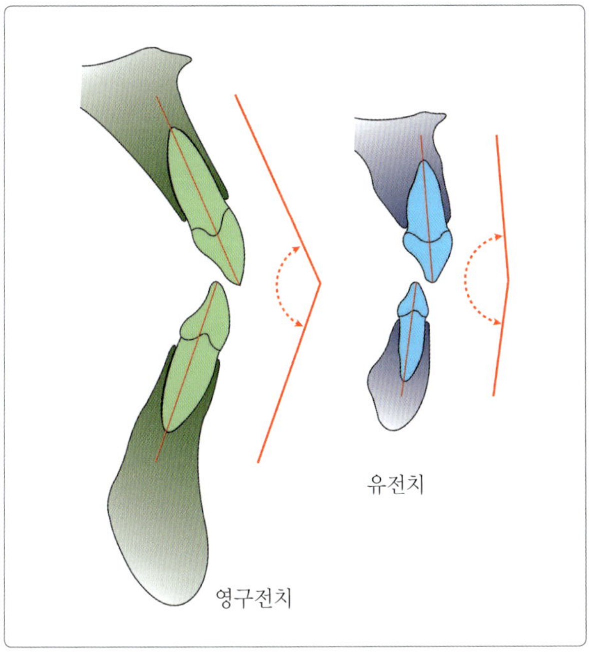

그림 2-23 유전치와 영구전치의 상하 치축관계

3. Leeway space

H. N. Nance(그림 2-24)은 편측의 유견치(C), 제1유구치(D), 제2유구치(E)의 근원심 폭경의 합계에서 편측의 영구견치(3), 제1소구치(4), 제2소구치(5)의 근원심 폭경의 합계를 뺀 차이를 Leeway space라고 하였다(표 2-2, 그림 2-25).

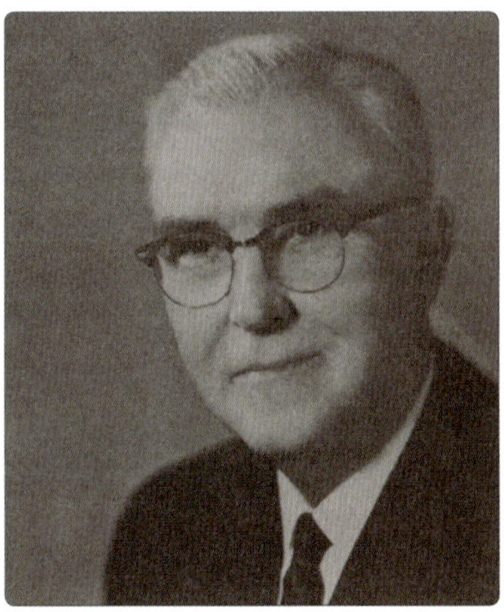
그림 2-24 Hays N. Nance(1893~1964)

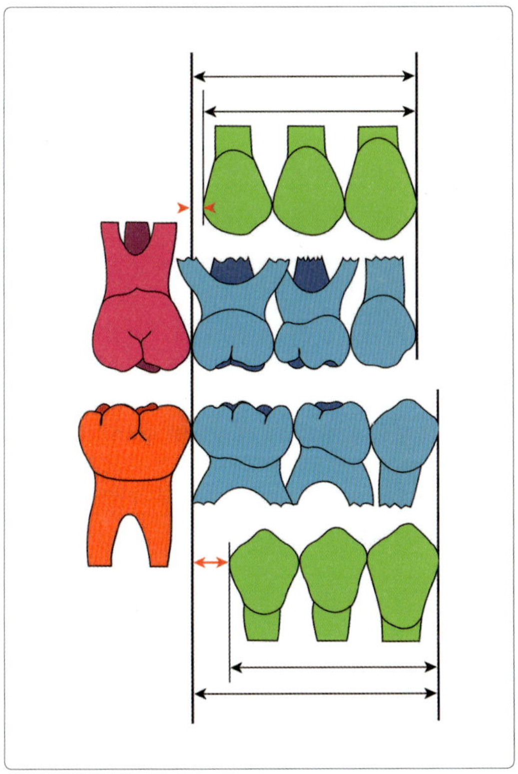
그림 2-25 Leeway space(Nance)

표 2-2 • Leeway space

성별	악골	측방치 치관폭경의 합(mm)		Leeway space (mm)	상·하악 Leeway space 차이(mm)
		C+D+E (편측)	3+4+5 (편측)		
남자	상악	23.5	22.7	0.8	2.0
	하악	24.7	21.9	2.8	
여자	상악	23.2	22.2	1.0	2.0
	하악	24.0	21.0	3.0	

2.5.3 혼합치열 및 혼합치교합

1. 혼합치열

일반적으로 6세가 되면 유치가 탈락하기 시작하고 계승 영구치의 맹출이 시작된다. 따라서 모든 유치가 영구치로의 교환이 끝나는 12세경까지는 유치와 영구치가 치열 내에 함께 섞여 있으므로 이 시기를 혼합치열기라 부른다. 혼합치열기는 전치가 교환되는 전기와 측방치군이 교환되는 후기로 나누어진다.

2. 전치교환

1) 교환시기와 순서

유치 탈락순서는 A–B–A–B이고, 영구치 맹출순서는 1–2–1–2 또는 1–1–2–2로서 6세경의 하악 유중절치 탈락에서 시작하여 9세경의 상악 측절치의 맹출로 전치교환이 끝나나 상당한 개인차를 나타내고 있다.

2) 영구전치와 유전치와의 치관 폭경 차이(incisor liability)

영구 중절치와 측절치를 포함한 4전치의 치관 근원심 폭경의 합은 유치들에 비해 상악에서 7 mm, 하악에서는 5 mm 정도 크다. 이 차이를 W. R. Mayne은 incisor liability라고 하였다. incisor liability는 영구전치의 총생이 일어나지 않도록 전치교환 시 보상되어야 하며 다음과 같은 사항들이 관여한다.

(1) 유견치간 폭경 증가: 악골의 성장 발육이나 맹출 중인 영구전치가 유견치를 원심으로 밀면서 맹출하여 유견치간 폭경이 증가한다.

(2) 유치열의 치간공극: 정상적인 유치열에서는 전치부에 치간공극이 있으며 하악보다는 상악에서 더 많은 공극이 존재한다.

(3) 치열궁의 전방 길이의 증가: 영구전치는 맹출 후 유치에 비해 순측으로 이동하고 유전치에 비해 순측 또는 근심측으로 경사되어 있어 전체적인 치열궁의 길이를 증가시킨다(그림 2–26).

이상과 같이 유견치간 폭경증가에서 3~4 mm, 치간공극에서 2~4 mm, 치열궁의 전방 길이의 증가에서 1~2 mm 얻을 수 있으나 부족하면 총생(crowding)이 나타나게 된다.

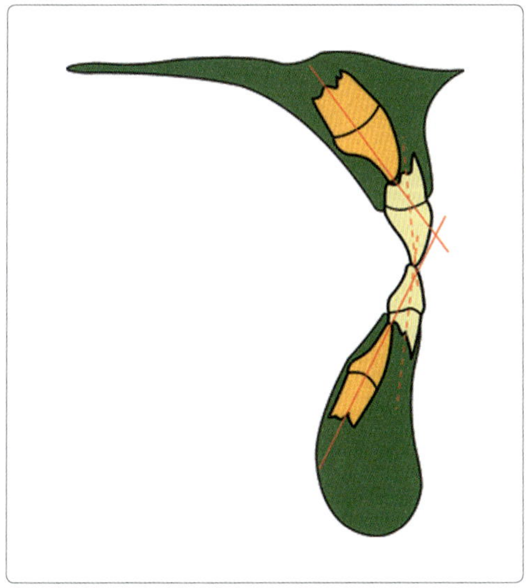

그림 2-26 상 · 하악 전치의 맹출 양상

3) 전치의 맹출

상악중절치는 맹출 시 약간의 원심경사와 함께 정중이개(midline diastema)가 90% 정도 나타나며, 측절치도 맹출 시 악골 내 맹출하고 있는 견치의 영향을 받아 원심으로 기울어져 맹출하는 경우가 많은데 이러한 시기를 미운 오리새끼 시기(ugly duckling stage)라고 부른다. 이것은 견치의 계속적인 맹출에 의해 정중이개도 폐쇄되고 측절치 치축도 정상으로 된다(그림 2-27, 28).

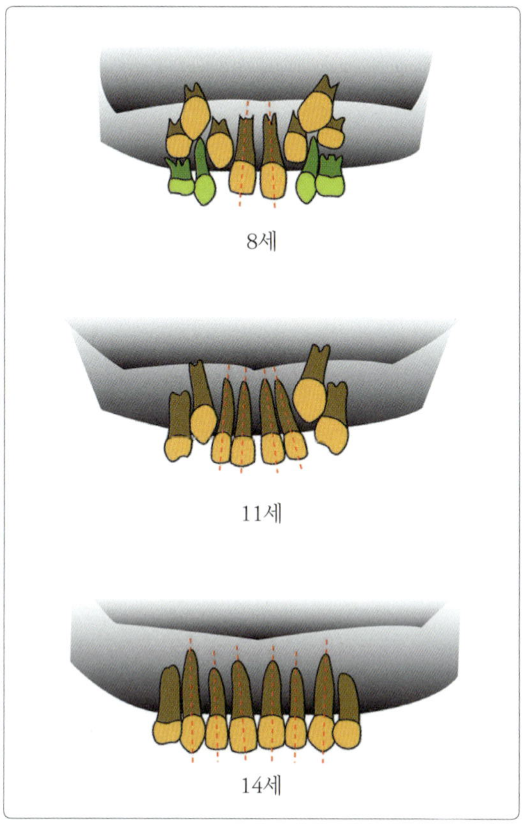

그림 2-27 미운 오리새끼 시기

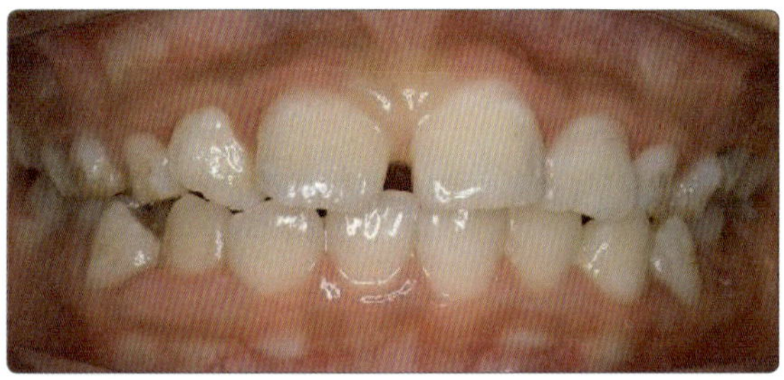

그림 2-28 ugly duckling stage

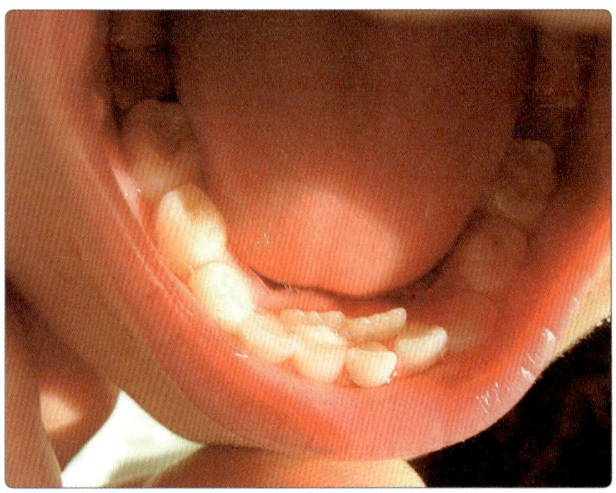

그림 2-29 하악전치 맹출

하악전치는 맹출 시 유전치의 설측으로 흔히 맹출하지만, 유전치가 정상적으로 탈락하면 순측으로 이동하여 제자리에 위치한다. 그러나 정중선에 평행하거나 약간 정중선을 향하여 맹출하는 경향이 있어 혼합치열기 초기에 어느 정도의 총생을 초래하기도 한다(그림 2-29).

3. 측방치군 교환

1) 교환시기와 순서

측방치의 교환시기는 9세경의 하악 유견치 탈락에서 시작하여 11.5세경의 제2소구치 맹출까지가 평균이지만 개인차가 크게 나타난다. 측방치 맹출순서는 상악의 경우 4-5-3 또는 4-3-5이고 하악의 경우는 3-4-5 또는 4-3-5이나 개인차가 매우 크다(그림 2-30).

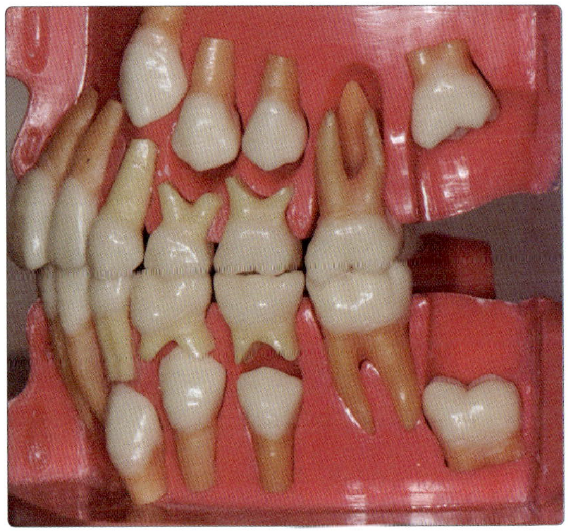

그림 2-30 측방치군

유치가 탈락하고 계승 영구치가 맹출하기까지의 기간은 평균 6개월이고 늦어도 1년 이내이나 견치에서는 장기간 걸리는 경우도 있다. 교환시기가 길어지면 부정교합의 확률도 높아지며, 특히 제2유구치의 조기상실 후 교환시기가 길면 제1대구치가 근심전위하여 치열궁 장경이 짧아지므로 치열궁장경불일치(arch length discrepancy)의 원인이 된다.

2) Leeway space

Leeway space는 남자의 경우 상악 0.8 mm, 하악 2.8 mm이고, 여자의 경우 상악 1.0 mm, 하악 3.0 mm로 상악에 비해 하악이 크다. 따라서 측방치군 교환 시 제1대구치는 Leeway space양 만큼 만기 근심이동(late mesial drift)하므로 하악 제1대구치가 상악 제1대구치보다 많이 근심이동한다. 따라서 유치열의 수직형이 1급 구치관계로 발전할 수 있다.

3) 치열궁의 성장변화

하악견치간 폭경의 증가는 전치맹출 후에 둔화되어 혼합치열 후기에 완전히 정지한다. 상악견치간 폭경은 남자의 경우 영구견치가 맹출할 때 증가하여 12~18세까지 계속되지만, 여자에서는 그 증가가 비교적 적어 약 12세에 완료된다. 소구치부에서는 소구치가 유치보다 약간 협측으로 경사져서 맹출하는 것에 의해 그 폭경이 다소 증가하지만 뚜렷하지는 않다. 치열궁 장경은 Leeway space로 인해 감소를 보인다. 즉 상악보다 하악에서 더 많은 감소가 나타난다.

제 3 장 정상교합과 부정교합

교합관계를 진단할 때에는 두개골에 대한 상악골의 위치 및 하악골의 위치를 점검한 후 상 · 하악을 다문 상태인 형태적인 정적 교합상태뿐 아니라 하악 운동 시의 전 · 후방 및 측방운동 시 상 · 하악 치열의 교합관계를 기능적인 동적 교합상태를 관찰하여야 한다.

교합의 정상여부를 판단하려면, 각 치아의 형태와 교합면의 해부학적인 형태, 개개의 치아 위치, 치열궁의 형태를 관찰하고, 중심교합상태에서 상하 치아의 교합관계를 살펴보아야 한다. 최대교두감합위(maximum intercuspal position; MIP)란 상 · 하악을 자연스럽게 다물었을 때 상 · 하 치아의 교합면이 최대면적으로 접촉하고, 상악 치열에 하악 치열이 가장 안정된 위치로 물릴 때의 교합상태이다. 중심위란 측두골의 관절와 내에서 하악과두가 전상방위에 있고, 또한 그 지점에서 측방운동을 할 수 있는 하악의 위치를 중심위(centric relation; CR)라 한다. 대개는 교합과는 관계가 없는 상악골에 대한 하악위를 말한다.

3.1 정상교합

정상교합(normal occlusion)이란 최대감합위에서 교합관계가 해부학적, 기능적으로 정상적인 경우를 말하며, 상 · 하악골이나 치아의 위치관계, 접촉 관계 같은 해부학적인 개념뿐 아니라 올바른 저작기능을 위해 악관절과 저작근의 기능 같은 동적인 요소도 고려해야 한다.

Angle에 의해 정의된 정상교합이란 상 · 하악 제1대구치의 관계가 적절히 이루어지고(상악 제1대구치의 근심 협측교두가 하악 제1대구치의 근심 협면구에 교합하고)(그림 3-1), 치아들이 교합면상에 부드러운 곡선을 그리며 배열된 상태라고 정의했다.

L. F. Andrews(그림 3-2)는 교정치료를 한 적이 없으나 최적의 교합상태를 갖고 있는 120쌍의 모형에 일관되게 나타나는 6가지 특징을 정상교합의 6가지 key로 정의하여 정상교합의 좋은 지표로 사용하고 있으며, 이 6가지 key는 교정치료의 목표로 설정된다.

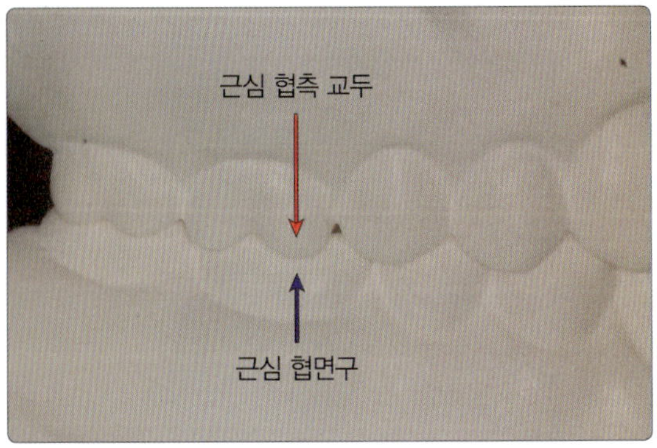

그림 3-1 상 · 하 제1대구치

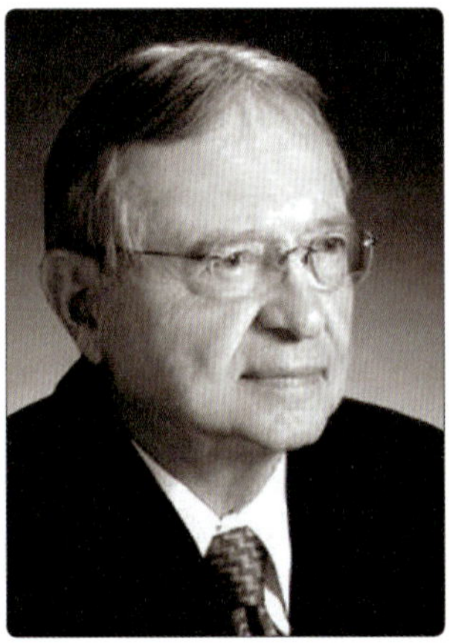

그림 3-2 Lawrence F. Andrews(1915~1976)

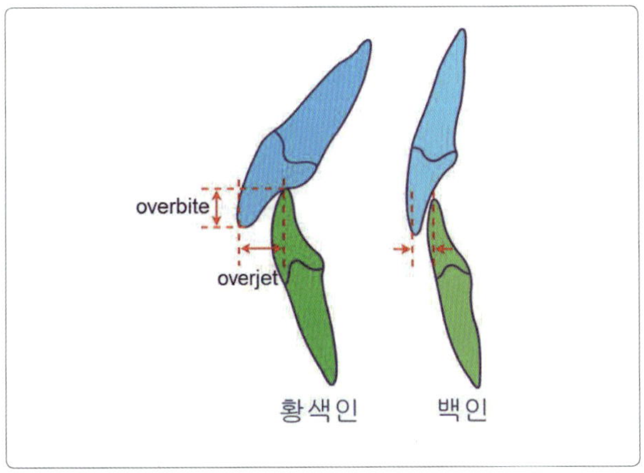

그림 3-3 황색인과 백인의 절치

그러나 인종에 따라 치아의 형태나 치열의 배열상태는 미세한 차이를 보이고 있다. 황색인의 절치 설면은 변연융선이 두드러진 반면, 백인에서는 덜 발달되어 있다. 따라서 정상교합의 요건을 갖추기 위하여 백인의 전치는 황색인보다 더 직립되어야 하고, 수평피개(overjet)의 양이 황색인보다 적어야 한다(그림 3-3). 인종간의 차이는 여전히 존재하나, 인류의 정상적인 치열과 교합양식에는 다음과 같은 공통된 성질을 영구치교합에서 나타내고 있다.

3.1.1 정상적인 치열과 교합의 성립 조건

1. 상 · 하악골의 조화가 이루어진 성장 발육

상 · 하악골이 균형 있게 성장 발육하고, 조화가 유지되어야 한다.

2. 치아의 크기와 악골 크기의 조화

치아의 크기와 형태, 치아수의 균형이 이루어져야 하며, 1치대 2치의 교합관계를 가져야 한다(하악

중절치와 상악 최후방구치는 1치 대 1치).

3. 치아의 정상적인 교합 접촉관계, 인접면의 접촉관계

상악치아는 하악치아의 바깥측을 덮고, 상악전치는 하악전치의 치관길이의 1/3~1/4 정도 피개하여야 한다. 최대교두감합위에서 대합치와의 바른 접촉관계를 가져야 하며, 인접치아는 긴밀히 접촉해야 한다. 하악이 전방운동 또는 측방운동을 할 때에 동적인 접촉관계에서 정상적인 접촉관계를 나타내야 한다.

4. 올바른 치축경사

1) 근원심경사(crown angulation): 치아 장축이 치관이 치근부보다 약간 근심경사를 이루어야 한다.
2) 순설경사(crown inclination): 상악 전치는 순측 경사, 하악 전치는 약간의 설측 경사를 이루고 상악구치는 설측경사, 하악구치는 원심으로 갈수록 심한 설측경사를 나타내야 한다.
3) 상악견치의 첨두가 하악견치의 원심우각부와 접촉한다.
4) 스피만곡(curve of Spee)이 적어야 한다.

5. 근육(근신경계)의 정상적인 발육과 기능

치열과 교합은 연조직의 형태와 기능에 의해 다양한 영향을 받고 있으므로 치열의 내측에서 작용하는 혀의 압력과 외측에서 작용하는 구순, 협근의 기능압력과의 균형이 유지되고 있어야 한다.

6. 치주조직의 건강

7. 악관절의 정상적인 형태와 기능

악관절이 정상적인 형태와 기능을 발휘 할 수 있어야 악골의 편위와 운동장애 등이 발생하지 않는다.

이상과 같은 조건을 갖춘 교합이 정상교합이라 하지만, 실제로 모든 치아가 인접해 있는 치아나 대합치와 이상적인 접촉관계를 가진 경우는 극히 드물다. 따라서 정상교합을 어떻게 정의하느냐에 따라 하나의 교합이 정상교합 또는 부정교합이 될 수도 있다. 다음은 다양한 정상 교합을 분류한 것이다.

3.1.2 정상교합의 분류

1. 가상 정상교합(hypothetical normal occlusion)

A. L. Johnson이 주장한 것으로 치아가 그 기능을 최대로 발휘할 수 있는 가장 이상적인 교합상태를 말한다. 그러나 실제로는 찾아볼 수 없다.

2. 전형 정상교합(typical normal occlusion)

인종적 혹은 민족적으로 공통된 특징을 가지고 있는 정상교합을 말한다.

3. 개성 정상교합(individual normal occlusion)

정상변이 내에 있는 개인차를 인정하는 정상교합으로 각 개인에게 있어서 가장 이상적이라고 생각되는 교합을 말한다(A. L. Johnson은 교정치료의 최종목적을 개성적 정상교합을 재현하는데 두었다).

4. 기능 정상교합(functional normal occlusion)

형태 해부학적으로 다소의 결함은 있지만, 저작, 발음 등의 기능에 이상을 인정하지 않는 교합상태를 말한다.

5. 역령 정상교합(chronological normal occlusion)

유치(젖니) 교합, 혼합치 교합을 거쳐 영구치 교합에 이르는 각 연령에 따른 정상교합을 말한다.

3.1.3 six keys to optimal occlusion

1. inter archrelationships(Key I)

1) 상악 제1대구치의 근심 협측교두는 하악 제1대구치의 근심 협측교두와 원심 협측교두 사이의 협면구에 교합된다(그림 3-4의 b).
2) 상악 제1대구치의 원심 변연융선(distal marginal ridge)은 하악 제2대구치의 근심 변연융선(mesial marginal ridge)과 교합된다(그림 3-4의 a).
3) 상악 제1대구치의 근심 설측교두는 하악 제1대구치의 중심와(central fossa)에 교합된다(그림 3-5의 d, 6의 e).
4) 상악 소구치의 협측교두는 하악 소구치와 cusp-embrasure 관계를 이룬다(그림 3-4의 c).
5) 상악 소구치의 설측교두는 하악 소구치와 cusp-fossa 관계를 이룬다(그림 3-6의 f).
6) 상악 견치는 하악 견치 및 제1소구치와 cusp-embrasure 관계를 이루며 상악 견치의 교두정은 embrasure에서 약간 근심에 위치한다(그림 3-7의 g).
7) 상악 절치들은 하악 절치를 순측으로 피개하며(그림 3-7의 h), 정중선은 일치한다.

2. crown angulation(Key II)

전치는 순측에서, 구치부는 협측에서 보았을 때 facial axis of clinical crown(FACC)과 교합평면에

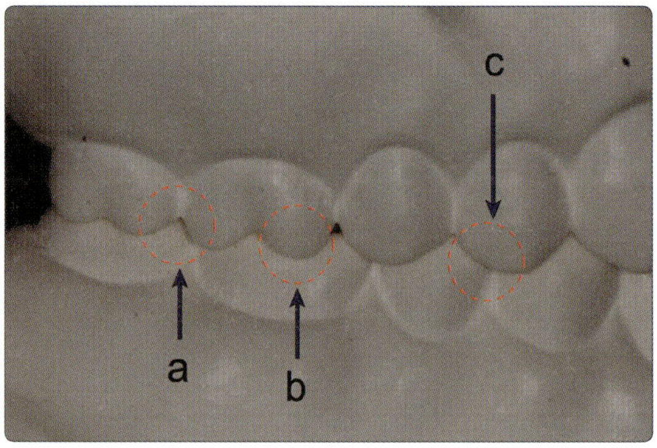

그림 3-4 협측교합

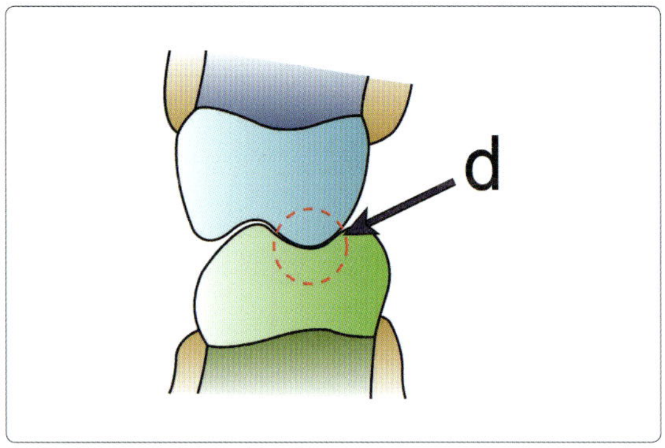

그림 3-5 교두접촉

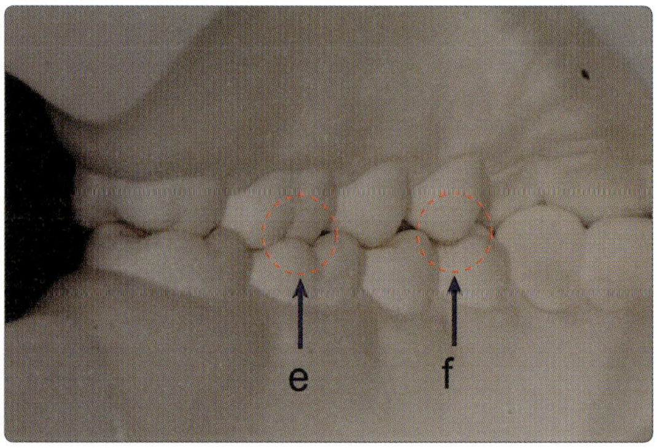

그림 3-6 설측교합

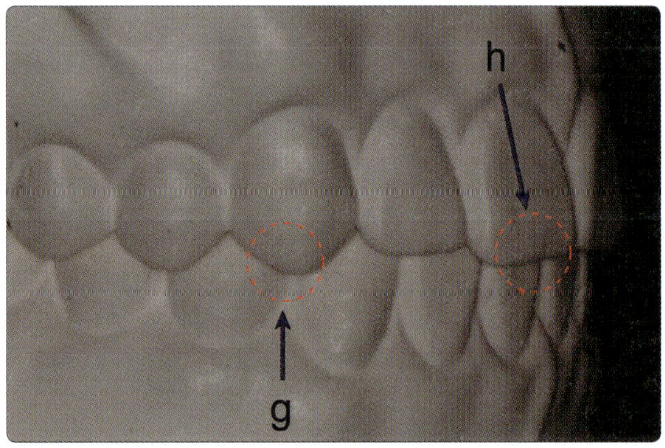

그림 3-7 전치교합

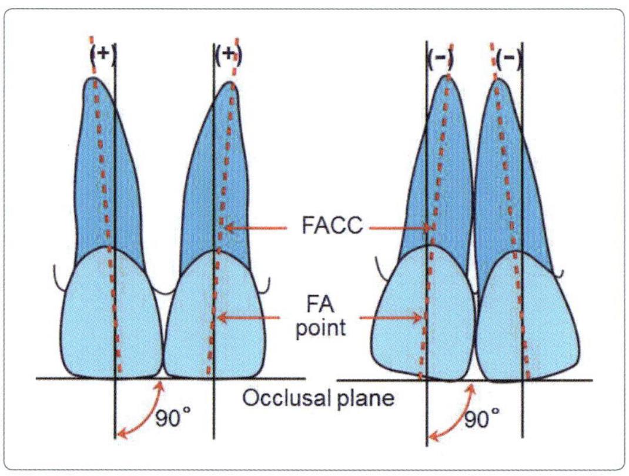

그림 3-8 crown angulation

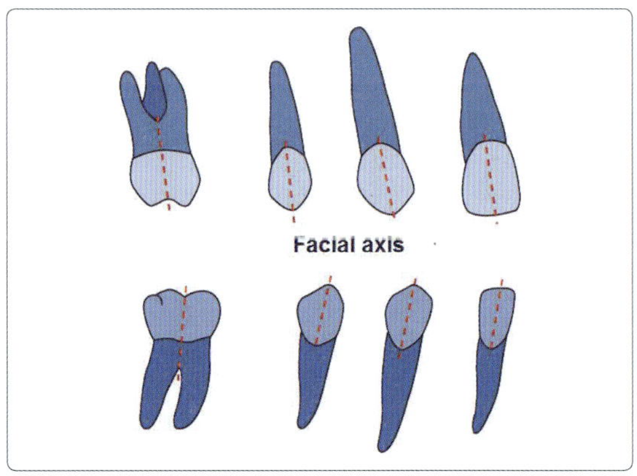

그림 3-9 FACC

대한 수선이 이루는 각도를 말한다(그림 3-8). FACC는 대구치를 제외한 모든 치아에서는 임상적 치관 장축의 2등분 점(facial axis point, FA point)에서 central lobe의 최대 풍융부를 말하며, 대구치에서는 두 개의 협측교두를 분리시키는 협측구를 말한다(그림 3-9). 기본적으로 모든 crown은 posi-

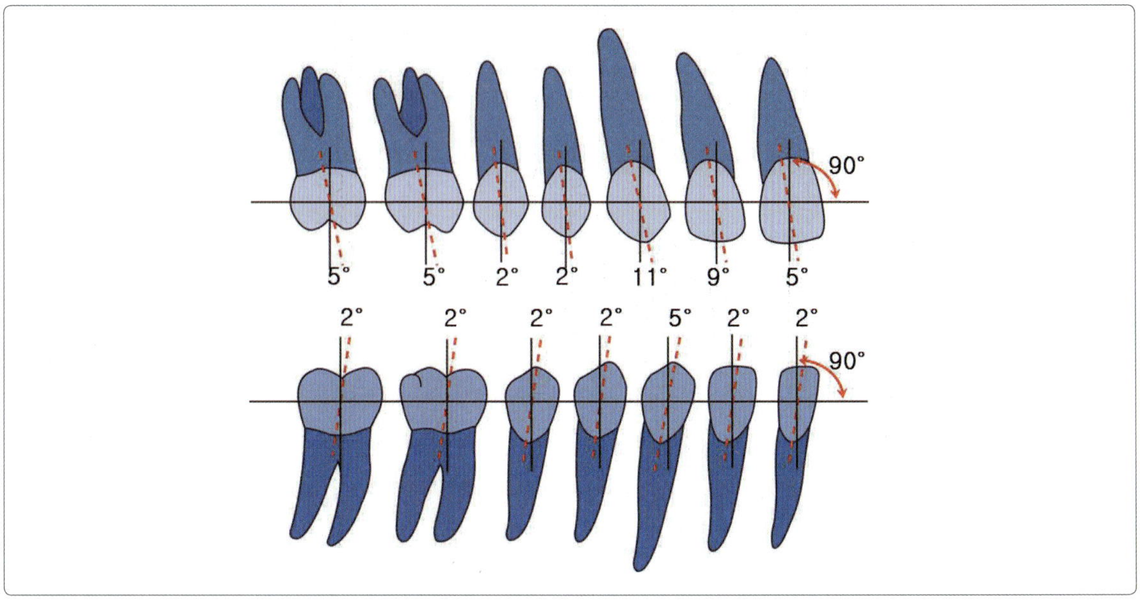

그림 3-10 평균 angulation

tive(+) angulation을 나타내며, 각 치아의 평균 crown angulation은 〈그림 3-10〉와 같다.

3. crown inclination(Key III)

치아를 근원심에서 보았을 때 교합면에 내린 수선과 FACC에 평행하고, 그 중점(FA point)에 접하는 선이 이루는 각을 말한다(그림 3-11).

1) 대부분의 상악 절치들(81.5%)은 positive(+) inclination을 나타내나, 하악 절치는 약간의 negative(−) inclination을 보인다. 대부분의 optimal sample에서 interincisal crown angle은 180° 이하이며, 상악 incisor의 positive(+) inclination 정도는 하악 incisor의 negative(−) inclina-

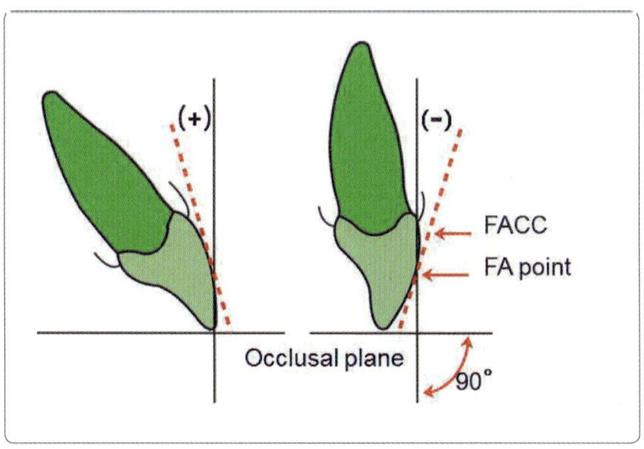

그림 3-11 Crown inclination

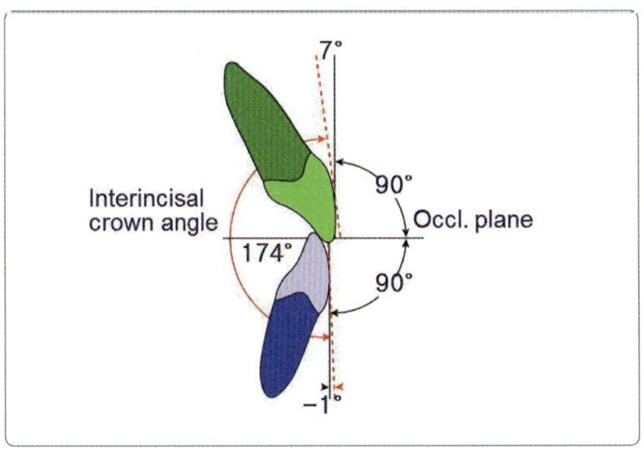

그림 3-12 Incisor inclination

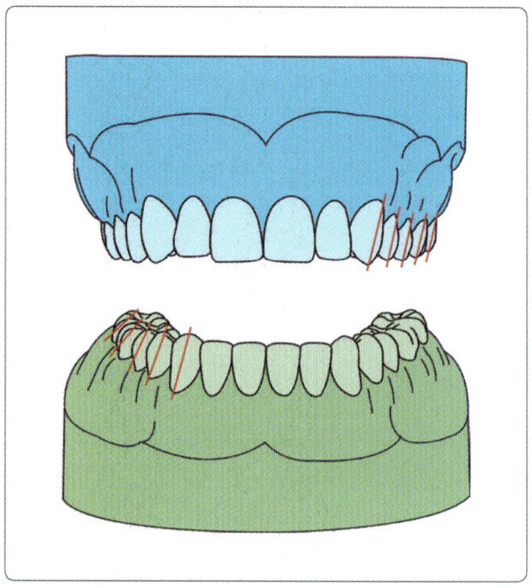

그림 3-13 상 · 하악 구치부 inclinatio

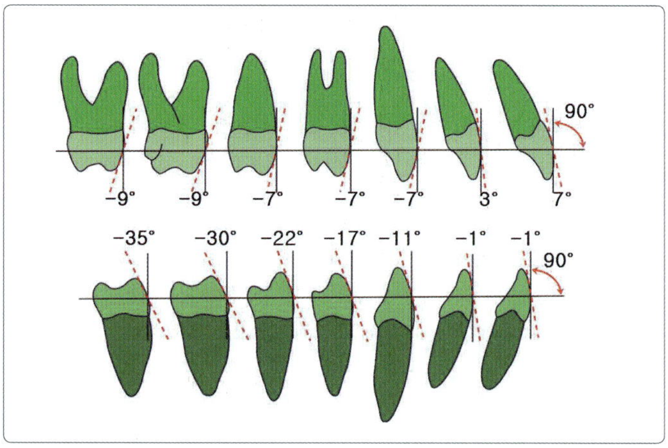

그림 3-14 평균 inclination

tion 정도보다 크다(그림 3-12).

2) 상악 절치는 일반적으로 positive(+) inclination이며 중절치가 측절치보다 더 positive(+)이며, 상악 견치와 소구치는 비슷한 정도의 negative(−)이다. 상악 제1대구치나 제2대구치도 negative(−)인 이유는 견치나 소구치와 같이 최대풍융부에서 계측하지 않고 협측구에서 계측하기 때문이다(그림 3-13).

3) 하악 치아들은 절치에서 제2대구치로 가면서 점진적으로 negative(−) inclination이 증가된다(그림 3-13).

각 치아의 치관 평균 inclination은 〈그림 3-14〉와 같다.

4. rotations(Key IV)

optimal occlusion에서는 치아의 회전이 없어야 한다.

5. tight contacts(Key V)

인접치의 contact point는 서로 일치해야 한다(그림 3-15).

6. occlusal plane(Key VI)

curve of Spee의 깊이는 편평하거나 약간 함몰된다(그림 3-16).

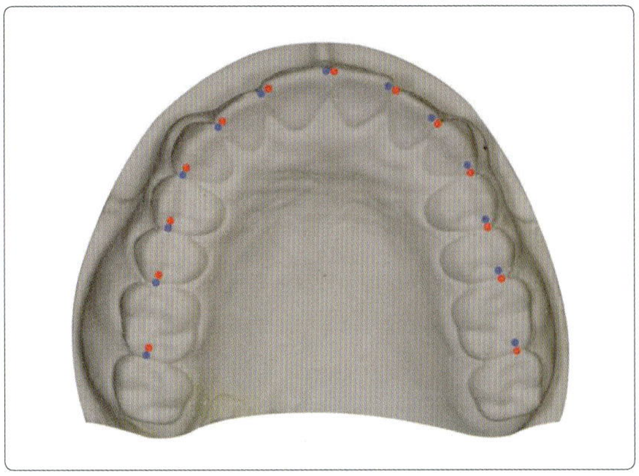

그림 3-15 tight contacts

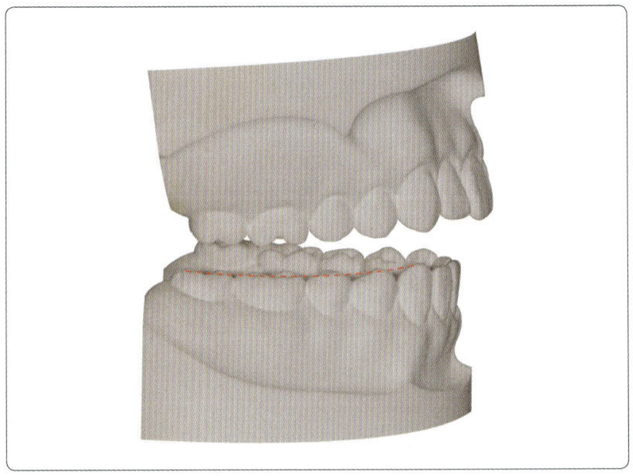

그림 3-16 curve of Spee

3.2 부정교합

부정교합(abnormal occlusion)이란 악안면, 치아 등의 악구강계에 어떤 요인에 의해 형태적 혹은 기능적 이상이 일어나서 정상교합으로서의 특징이 결여되어 있는 상태를 말하는 것으로, 전항에서 서술했던 정상교합에 속하지 않는 것은 모두 부정교합이라 한다. 부정의 상태를 표현하는 술어에는 다음과 같은 것이 있다.

3.2.1 개개 치아의 위치 이상

1. 전위(version)

치열궁 내의 정상적인 위치로부터 치아가 변위되어 있는 상태를 말한다. B. E. Lischer(그림 3-17)에 의해 version(진위)이라고 접미어를 붙이는 것이 일반화되었다.

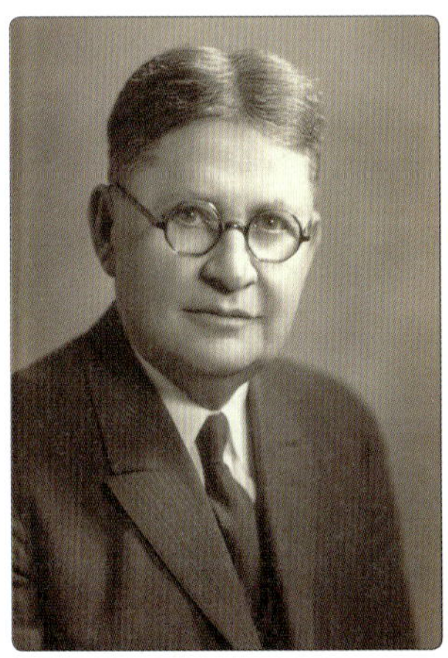

그림 3-17 Benno Edward Lischer (1876~1959)

1) 순측전위(labioversion)

전치가 전방으로 나와 있는 것(그림 3-18)

2) 협측전위(buccoversion)

구치가 측방으로 나와 있는 것(그림 3-18)

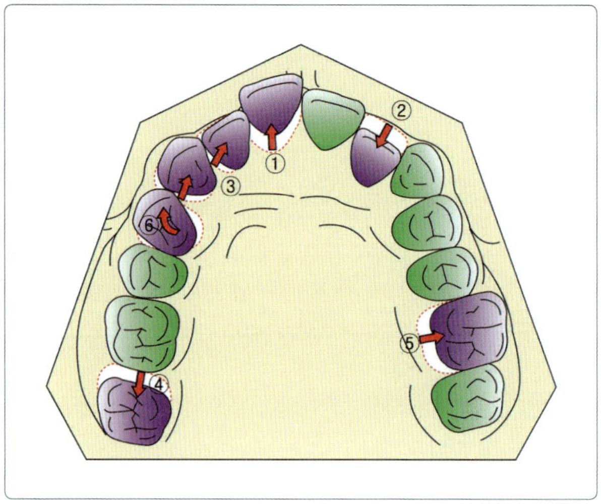

그림 3-18 치아전위 ① 순측전위 ② 설측전위 ③ 근심전위 ④ 원심전위 ⑤ 협측전위 ⑥ 회전

3) 설측전위(linguoversion)

전치, 구치가 설측으로 들어가 있는 것(그림 3-18)

4) 근심전위(mesioversion)

전치가 정중선 가까이, 구치가 치열궁에서 전방 변위해 있는 것(그림 3-18)

5) 원심전위(distoversion)

전치가 정중선에서 멀어지고, 구치가 치열궁에서 후방 변위해 있는 것(그림 3-18)

2. 회전(torsiversion)

치아 장축을 중심으로 회전한 것(그림 3-19)

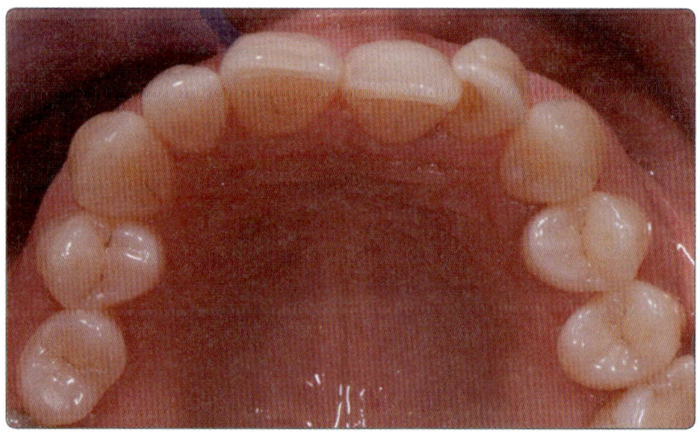

그림 3-19 회전된 제2소구치

3. 경사(axiversion)

치근단은 정상의 위치에 있고 치관이 비정상 위치에 있을 경우를 말한다. 치아가 정상적인 치축보다 많이 기울어진 상태

1) 순측경사, 설측경사

치아 장축을 중심으로 순, 설측으로 경사진 것

2) 근심경사, 원심경사

치아 장축을 중심으로 근, 원심쪽으로 경사진 것

4. 고위(supraversion)

치아가 교합평면을 넘어 과도하게 맹출된 상태

5. 저위(infraversion)

치아 맹출이 완료된 단계에서 교합평면에까지 도달하지 못한 상태(그림 3-20)

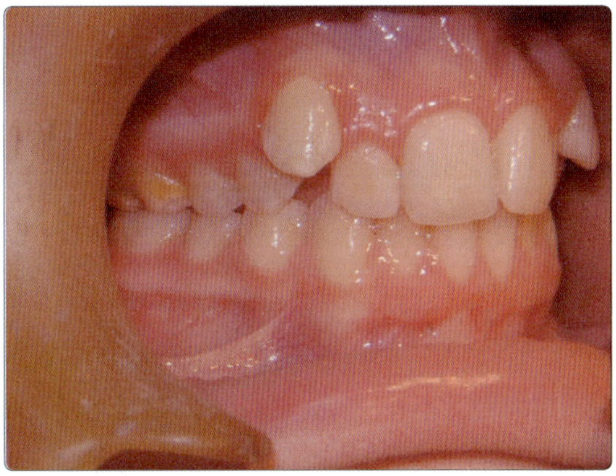

그림 3-20 저위된 견치

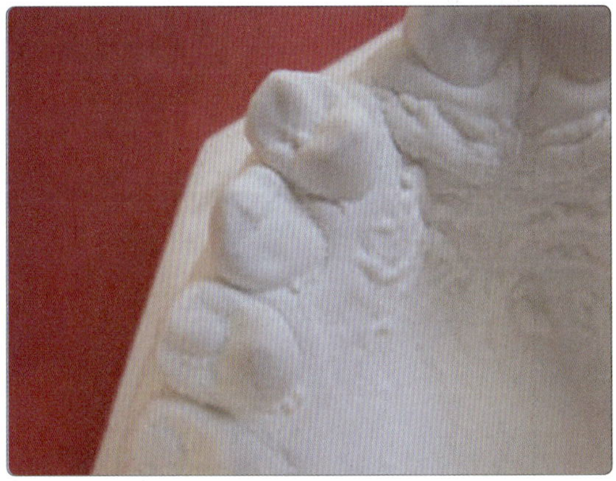

그림 3-21 이전된 견치와 제1소구치

6. 이전(transversion)

두 개의 치아가 서로 그 위치를 교환한 상태(그림 3-21)

3.2.2 치열궁 형태의 이상

치아의 위치이상으로 치열궁이 특이한 형태를 보이거나, 악골의 성장 발육에 이상이 생겨 악골의 변형, 또는 선천적 이상이나 외상에 의한 변형 치열궁도 발생된다.

1. 협착 치열궁(constricted arch)

구치들의 설측전위에 의해 치열의 폭이 좁게 된 치열궁으로 구개의 깊이가 깊은 경우가 많다(그림 3-22).

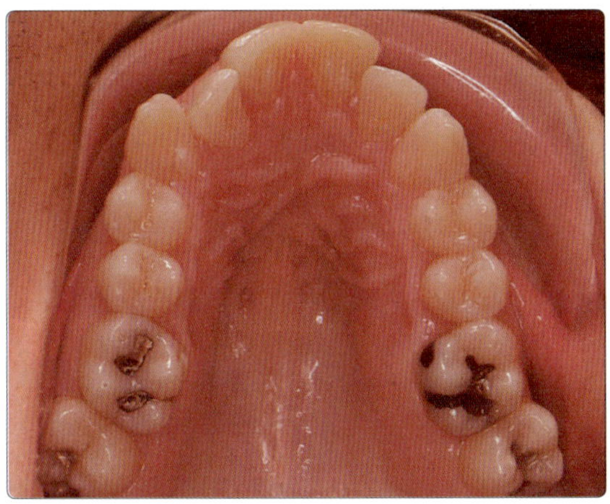

그림 3-22 협착치열궁

2. V자형 치열궁("V" shaped arch)

측방치가 설측전위하고, 전치가 순측에 전위 혹은 경사되어 치열궁이 마치 V자 형을 나타나는 협착 치열궁의 일종이다(그림 3-23).

3. 안장 치열궁(saddle shaped arch)

주로 하악에서 나타나며, 소구치가 설측전위나 설측경사되어 치열궁 전체의 형태가 말안장의 단면형태를 이룬 치열궁이다(그림 3-24).

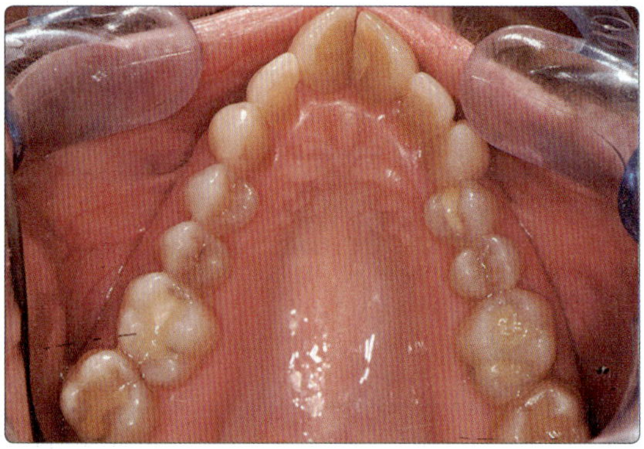

그림 3-23 V장형 치열궁

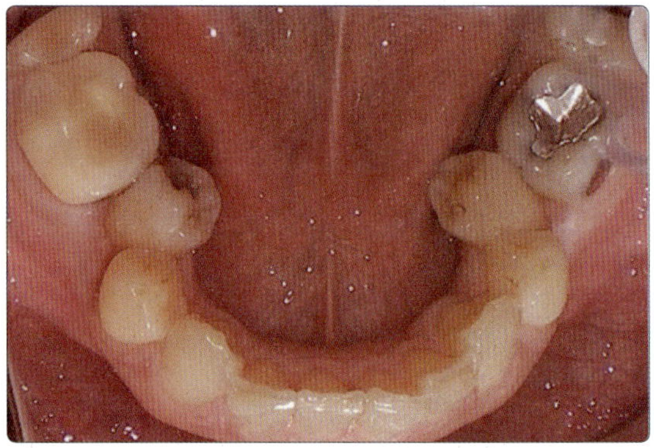

그림 3-24 안장치열궁

4. 공극 치열궁(spaced arch)

치아와 악골의 크기 사이에 부조화로 인하여 치아 인접면 사이에 공간이 있는 치열궁이다(그림 3-25).

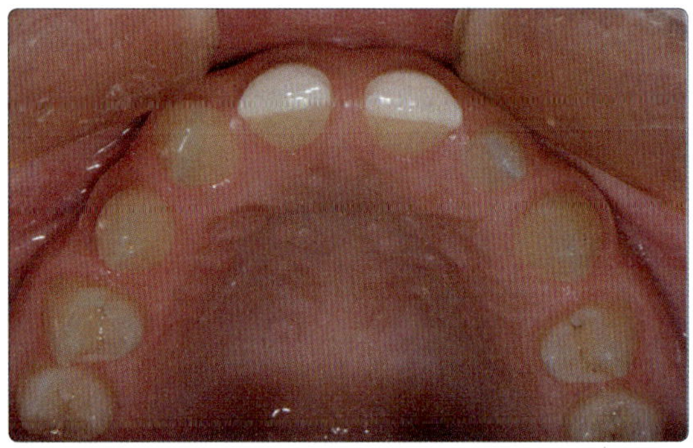

그림 3-25 공극치열궁

3.2.3 상·하 치열궁의 대향관계 이상

1. 근 · 원심(전 · 후) 관계의 이상

1) 상악 근심교합

상악 치열궁이 하악 치열궁보다 근심(전방)에 있는 것으로, 전치부에서는 상악의 전돌양상을 나타낸다.

2) 상악 원심교합

상악 치열궁이 하악 치열궁보다 원심(후방)에 있는 것으로, 전치부는 반대교합 상태를 나타내는 것이 많다.

3) 하악 근심교합

하악 치열궁이 상악 치열궁보다 근심(전방)에 있는 것으로, 전치부는 반대교합 상태를 나타내는 것이 많다.

4) 하악 원심교합

하악 치열궁이 상악치열궁보다 원심(후방)에 있는 것으로, 전치부에서는 상악전돌 상태를 나타내는 것이 많다.

이상의 분류에서 상하치열궁의 관계를 보면 상악 근심교합과 하악 원심교합, 상악 원심교합과 하악 근심교합이 각각 같은 상태를 보여준다. 그러나 상하치열궁을 두개저에 대한 기준을 고려한다면 다른 상태를 보여준다. 그 예로 양악전돌(bimaxilary protrusion)(그림 3-26)과 양악후퇴(bimaxillary retrusion)는 상 · 하치열궁 관계에서는 정상이나 두개저에 대해서는 양악이 돌출되거나 후퇴되어 있음을 표현한다. 반면에 양악치조골 전돌(bialveolar protrusion)은 상 · 하치열궁 관계와 두개저에 대한 양악의 위치가 정상이나 치열과 치조골이 돌출되어 있는 것을 말한다(그림 3-27).

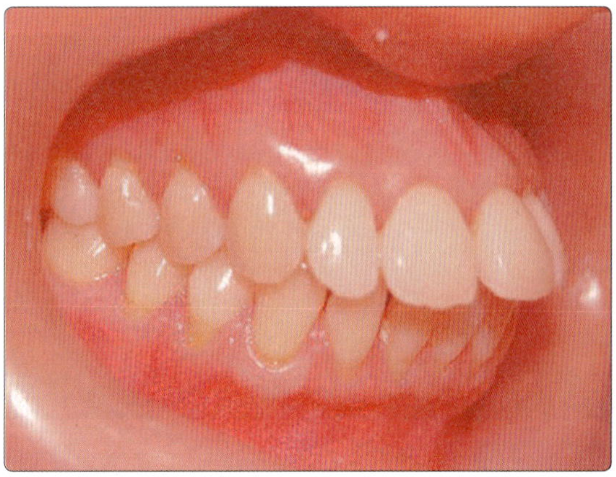

그림 3-26 양악전돌

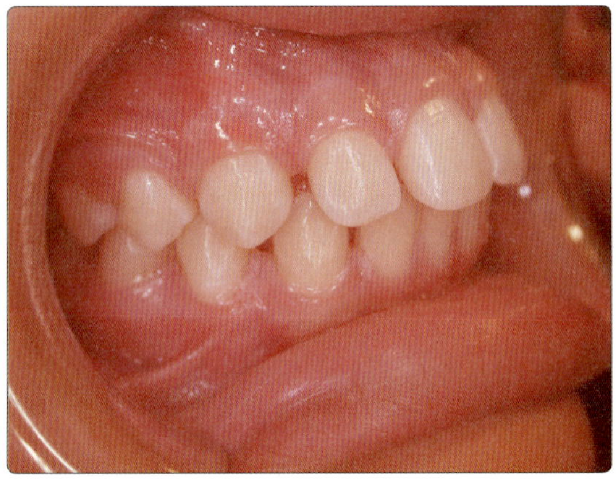

그림 3-27 양악치조골 전돌

2. 좌 · 우(수평) 관계의 이상

상악치열궁과 하악 치열궁의 정중선 불일치(midline discrepancy)가 있을 수 있고(그림 3-28), 일

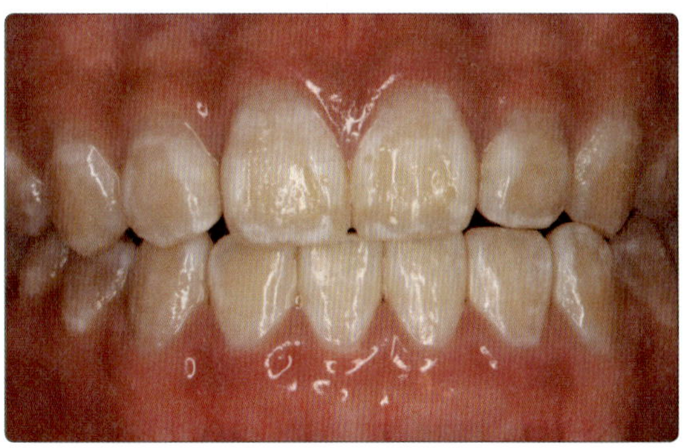

그림 3-28 정중선 불일치

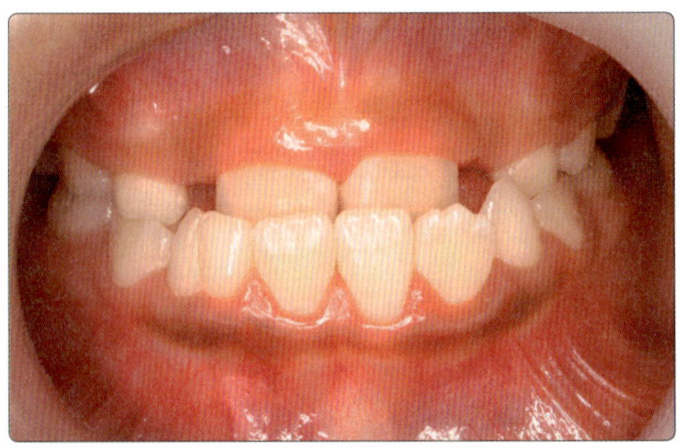

그림 3-29 전치부 cross bite

반적으로 상악치열이 하악치열을 피개하는데 반대로 하악치열이 상악치열을 피개하고 있는 경우를 교차교합(cross bite)이라 하며(그림 3-29), 하악구치가 완전히 설측에 위치하여 상악구치부에서 교합이 이루어지지 않는 경우를 가위교합(scissors bite)이라 한다.

3. 수직(상 · 하) 관계의 이상

1) 개방교합(open bite)

전치부의 여러 치아가 저위를 취하고, 구치부가 고위를 취하기 때문에 중심교합 시 상하 전치의 절단 간에 틈이 생겨 overbite가 없는 상태를 말하며(그림 3-30), 소구치부에 저위가 일어나서 부분적인 개교를 나타내는 경우도 있다. 개교에는 손가락 빠는 습관이나 이상 연하습관에 의한 치조성인 것이 있고 악골의 형태 이상에 의한 것도 있다.

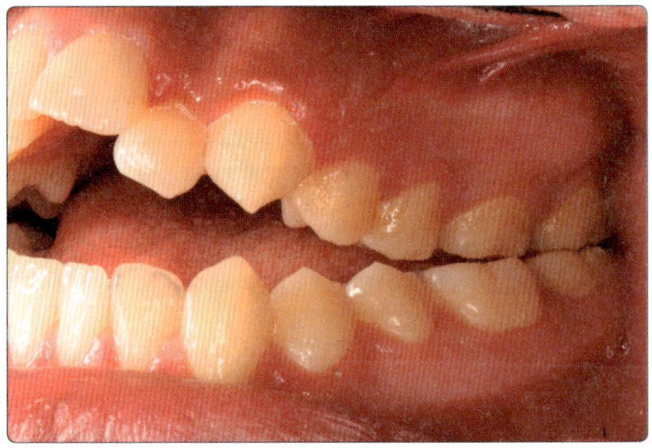
그림 3-30 개방교합(개교)

2) 과개교합(deep overbite)

전치부의 여러 치아가 고위를 취하고 구치부가 저위이므로 overbite의 정도가 심하게 된 것으로 하악 전치의 치관이 2/3 이상 덮인 상태를 말한다(그림 3-31). 개방교합과 과개교합은 다만 치아의 저위, 고위가 원인인 경우도 있으나, 상 · 하악골의 형태적인 이상이 주원인인 경우도 적지 않다.

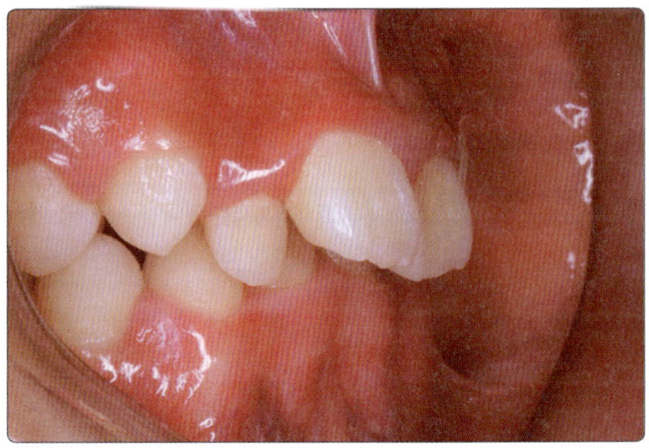
그림 3-31 과개교합

3) 절단교합(edge to edge bite)

상 · 하악 전치가 서로 절단연에서 접하는 교합상태를 말한다(그림 3-32).

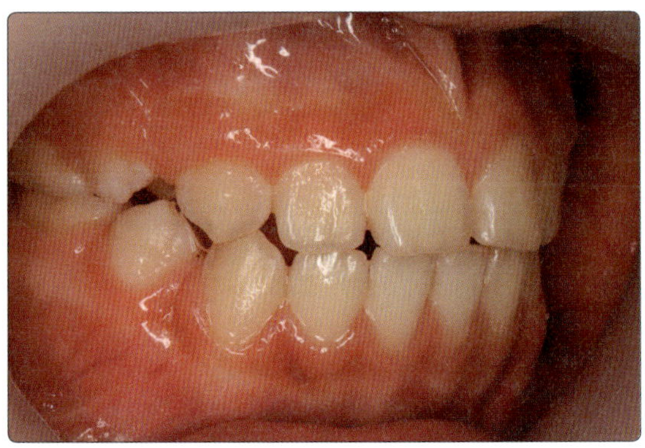
그림 3-32 절단교합

3.3 부정교합의 분류

부정교합에는 여러 가지 유형이 있다. 이러한 각각의 유형에는 공통된 치료법이 있기 때문에 유형에 따라 부정교합을 분류하면 부정교합을 판정할 때 또는 진단이나 치료를 할 때 매우 편리하다. 분류방법은 누구나 용이하게 이해할 수가 있어야 하고 너무 복잡하지 않아서 임상에서 이용하기가 쉬어야 한다.

3.3.1 Angle의 부정교합 분류법

Angle은 미국에서 교정학의 체계를 세우고 그 보급에 공헌했으며, 1899년 그가 창안해 발표한 분류법은 현재에도 세계적으로 널리 사용되고 있다.

Angle 분류법은 상악치열궁에 대한 하악 치열궁의 근 · 원심(전 · 후방) 관계를 기준으로 분류하였으며, 상악 제1대구치의 위치는 두개골에 대해 변화하기 어려운 것으로서 상악 제1대구치를 기준(key to occlusion)으로 하여, 이 치아에 대한 하악 제1대구치의 근원심 관계를 세 가지로 분류하였다. I급 부정교합은 중심교합(neutrocclusion), II급 부정교합은 원심교합(distocclusion), III급 부정교합은 근심교합(mesiocclusion)의 특징으로 분류하였다.

1. 제I급 부정교합(Class I malocclusion, neutrocclusion)

상 · 하악 치열궁의 근원심관계가 정상이며, 즉 상악 제1대구치의 근심 협측교두의 삼각융선이 하악 제1대구치의 근심 협면구에 접해 있으면서 다른 치아에 이상이 있는 교합상태로서 치아의 회전(rotation), 위치이상(malposition), 결손치, 과잉치, 치아크기의 부조화, 공극(spacing), 과개교합, 개방교합 등이 있으며, 구강주위 근육의 기능은 정상이며 부정교합 중 가장 높은 발생 빈도를 나타내는 부정

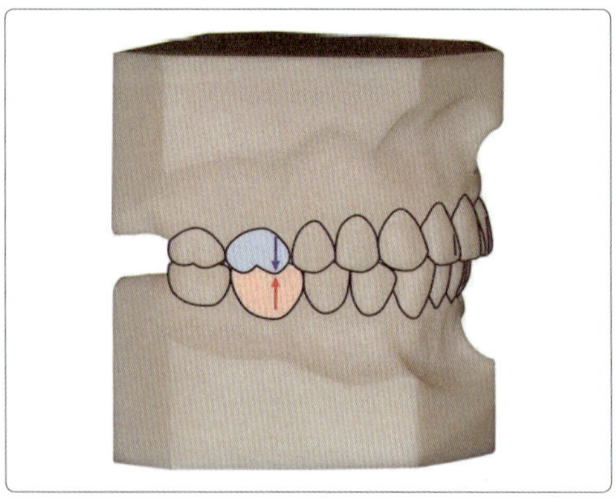

그림 3-33 Angle 분류 제I급

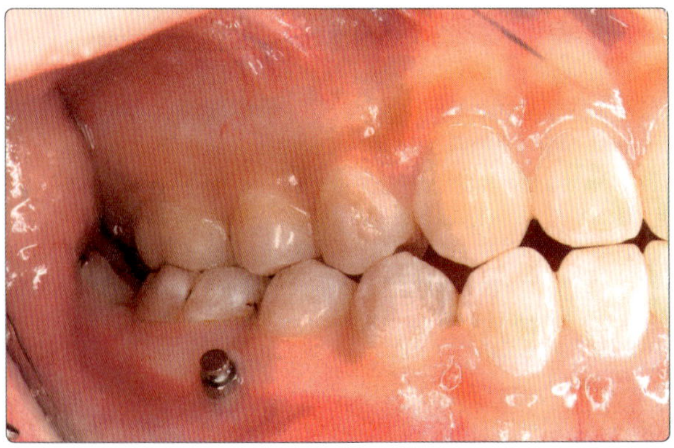

그림 3-34 절단교합을 가진 제I급 부정교합

교합이다(그림 3-33, 34). 전치부 총생(anterior crowding), 양악전돌 등이 여기에 속한다.

2. 제II급 부정교합(Class II malocclusion, distocclusion)

상악 제1대구치 협측 교두정에 대해서 하악 제1대구치가 정상보다 원심으로 교합된 경우로서 하악 치열궁이 상악치열궁에 대해 원심으로 교합한 상태이다.

1) 제II급 1류(division 1)

하악 원심교합으로, 상악전치의 전돌 및 순측 경사를 수반하고, 하순이 상악전치 설측에 접촉한다. 하악전치군의 고위로 Spee 만곡이 심하고, 구호흡이나 엄지 손가락 빨기 등의 습관과 관계있는 부정교합이다. 전치부에서 견치간 폭경(intercanine width)이 작으며, 치열궁 전체가 "V" 형태를 이루어 overbite와 overjet가 정상보다 크다(그림 3-35, 36).

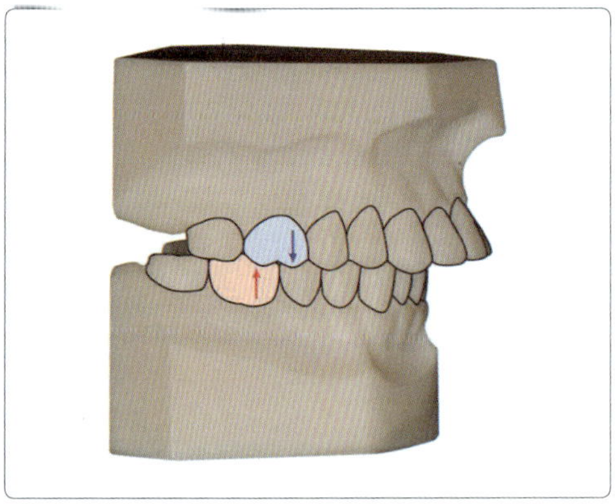

그림 3-35 Angle 분류 제II급 1류

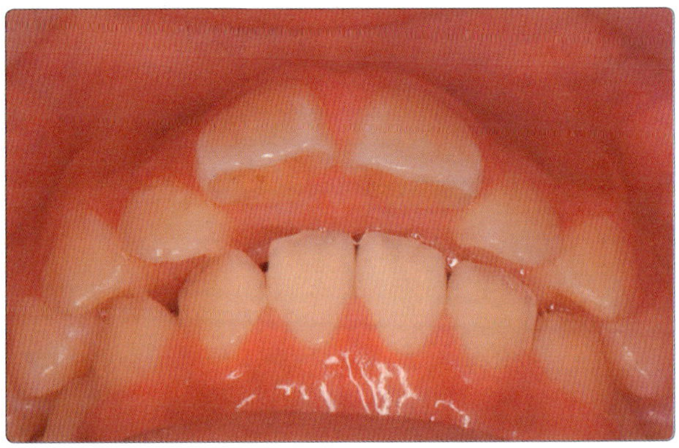

그림 3-36 하악 전치가 상악 구개에 닿는 제II급 부정교합

2) 제II급 2류(division 2)

하악 원심교합으로, 상악중절치의 설측경사와 측절치의 순측경사나 혹은 상악 중·측절치의 설측경사와 견치의 순측경사를 수반하고, 상악전치의 고위를 보이며, 또 정상적인 호흡을 이루는 것으로 전치부에서 견치간 폭경(intercanine width)이 정상보다 크며 치열궁(dental arch)의 형태는 "ㄷ" shape이다. overbite는 깊지만 overjet는 아주 작다(그림 3-37).

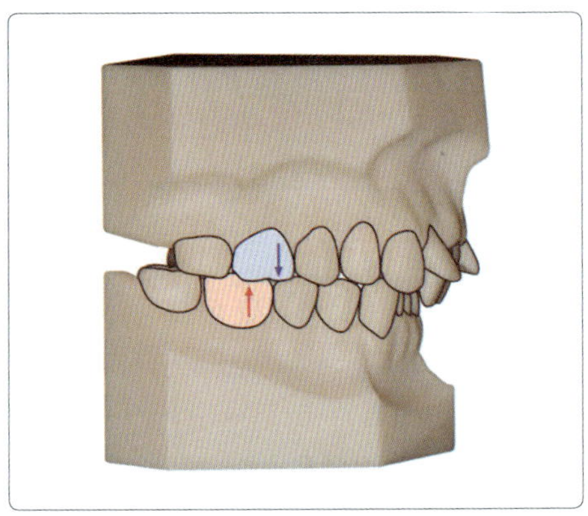

그림 3-37 Angle 분류 제II급 1류

3. 제III급 부정교합(Class III malocclusion, mesiocclusion)

상악 제1대구치 협측 교두정에 대해서 하악 제1대구치가 정상보다 근심으로 교합된 경우로서, 하악 치열궁이 상악치열궁에 대해 근심에 교합되는 상태이다. 보통 전치부 반대교합을 동반하고, 편측성인 경우도 있다. 제III급 부정교합은 골격성인 진성 III급(true Class III)(그림 3-38)과, 가끔 전치나 견치의 교합장애 또는 교합간섭에 의해 습관적으로 하악을 전방으로 내미는 가성 III급 부정교합(pseudo Class III)과 구별되어야 한다(그림 3-39).

Angle 분류법은 부정교합의 분류로서 정상교합은 포함되지 않는다. 이 분류는 매우 간단하면서 특별한 진단장비가 필요 없고, 임상적으로 응용이 용이하다는 장점을 지닌 반면 상악 제1대구치가 탈락되었거나 결손인 경우에는 분류의 문제가 발생하고, 안면두개에 대한 치열궁의 위치관계를 표현할 수 없고, 악궁의 수직적 관계이상이나 좌우수평 관계이상을 표현할 수 없으며, 개개 치아의 위치이상을 표현할 수 없다. 또한 영구치에만 적용되는 단점을 지니고 있다. 이런 단점에도 불구하고 현재 가장 보편적으로 사용되고 있으며, Angle 분류법으로 표현할 수 없거나 미진한 부분은 기타, 다른 분류법을 부가적으로 사용하여 부정교합을 분류하고 있다.

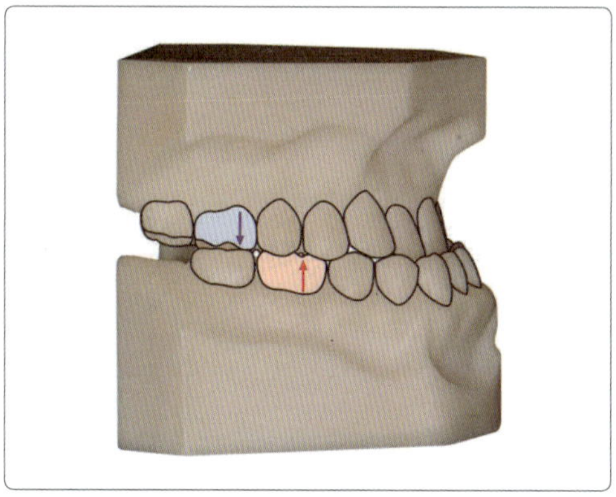

그림 3-38 Angle 분류 제III급

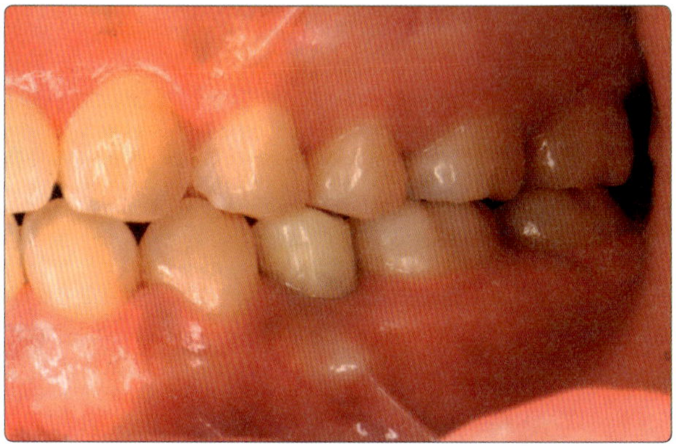

그림 3-39 가성 III급 부정교합(pseudo Class III)

3.3.2 기타 부정교합 분류법

1. Simon의 악태진단법

P. W. Simon(그림 3-40)에 의해 주장된 것으로 3평면(그림 3-41)을 기준으로 삼아 두개안면골격에 대한 치열궁의 위치관계를 3차원적으로 평가하여 부정교합을 분류하였다.

1) 전 · 후방 관계: 치열궁의 위치가 정상인 경우 견치의 위치가 안와평면(orbital plane)과 일치한다는 것을 기준으

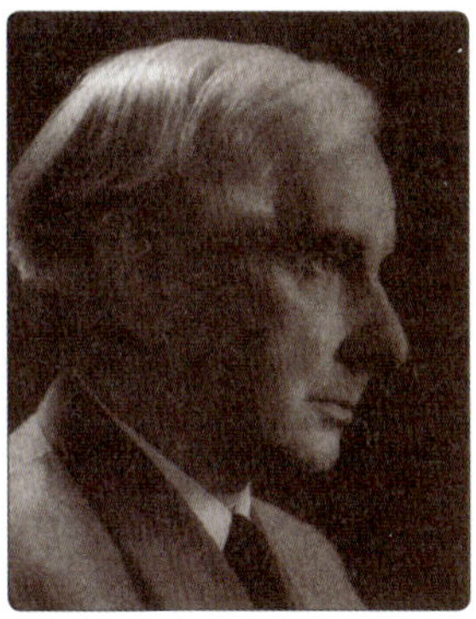

그림 3-40 Paul W. Simon(1883~1957)

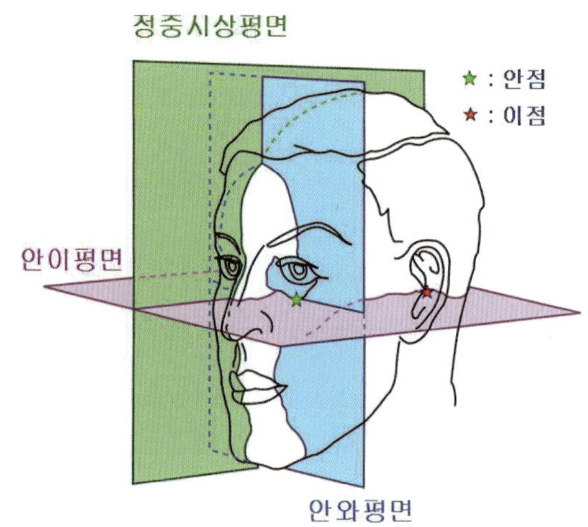

그림 3-41 Simon 3평면

로 하여 치열궁이 이것보다 전방에 있을 때를 전돌(protrusion), 후방에 위치할 때를 후퇴(retrusion)되어 있다고 분류한다.

2) 내 · 외측 관계: 정중시상면(mid-sagittal plane)을 기준으로 하여 치열궁이 정상보다 정중시상평면에 근접해 있을 때를 협착(contraction), 더 멀리 있을 때를 확장(distraction)되어 있다고 분류한다.

3) 수직 관계: 안이평면(FH plane)을 기준으로 하여 치열궁이 정상보다 안이평면에 근접해 있을 때를 단소(attraction), 더 멀리 떨어져 있을 때를 장대(abstraction)되어 있다고 분류한다.

2. Graber의 부정교합

T. M Graber(그림 3-42)에 의해 제시된 부정교합 분류법으로 부정교합을 원인론적으로 볼 때 치아, 골격계, 근육계, 신경계에 개별적으로 또는 복합적으로 발생하는 모든 비정상적인 현상을 의미한다. 이러한 모든 원인 요소를 Graber는 두부 방사선규격사진법(그림 3-43)으로 3군의 큰 부류로 분류하였다. 이 분류법은 악궁을 형태적으로 분류한 Angle의 부정교합 분류법과 Simon의 분류법과는 달리 부정교합 발생 원인에 근간을 두고 분류하였다.

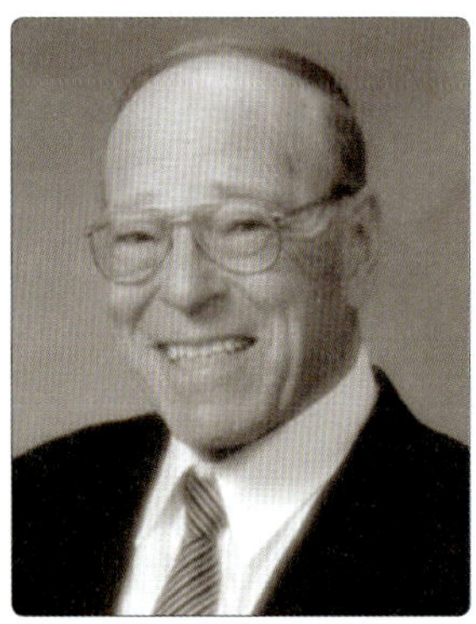

그림 3-42 Thomas M. Graber(1917~2007)

1) 치성 부조화(dental dysplasia): 상 · 하악의 관계는 이상이 없으면서 치아의 위치이상 때문에 나

타난 부정교합

2) 골격-치아 복합성 부조화(skeletodental dysplasia): 상 · 하악 관계의 이상과 치아의 위치이상 때문에 나타난 부정교합
3) 골격성 부조화(skeletal dysplasia): 치아의 위치는 정상적이나 상 · 하악 관계의 이상 때문에 나타난 부정교합

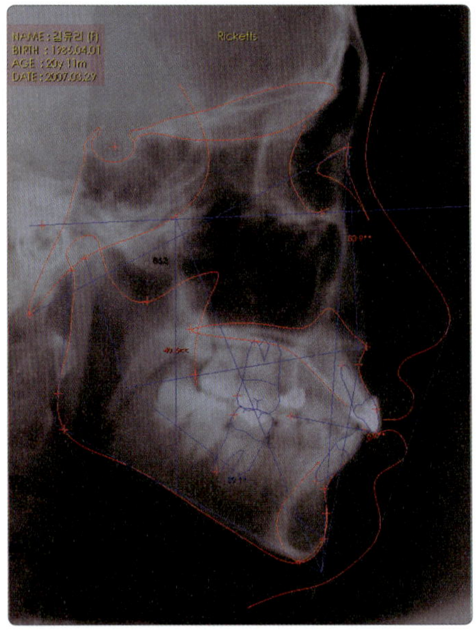

그림 3-43 두부 방사선규격사진법

3.4 부정교합의 원인

부정교합은 통상적인 다른 질환과 마찬가지로 특정한 원인에 의해 발생되거나 진행된 병이라기보다 정상 성장과 발육 중에 정상 범위에서 벗어난 형태적 기능적 변이이다. 어린 시절의 골절에 의한 이차적인 하악골의 발육부전이나 몇몇 유전적 증후군을 수반하는 특징적인 부정교합에서와 같이 원인이 명확한 경우도 있으나 대부분의 부정교합은 성장과 발육에 영향을 미치는 여러 인자들이 복잡한 상호작용에 의한 결과이고, 이것을 특징적인 병인인자로 말하기는 어렵다.

부정교합의 모든 원인을 알아내는 것은 어렵지만 가능한 원인을 추정하여 분류하고 치료에 적용하는 과정은 중요하다. 원인에 대한 분류는 많은 학자들이 제시하였지만 R. E. Moyers(그림 1-3)의 분류와 T. M. Graber의 분류를 일반적으로 사용하고 있다. Moyers는 7가지의 원인을 범주화하였고, Graber는 치열과는 직접 관련이 없는 원인들이 악안면 부정교합 형성에 작용하는 것들을 전신적 원인(general factors)에 포함시켰고, 치열과 직접 관련성이 있는 것들을 국소적 원인(local factors)으로 정의하여 두 범주로 구분하였다.

3.4.1 Graber의 원인요소 분류

1. 전신적 원인(general factors)

1) 유전(heredity, 유전적 상황)

부정교합에는 유전적인 원인에 의한 영향이 강하게 나타나며, 두개안면의 크기는 비교적 유전 가능성이 높고 치열궁의 변이는 유전 가능성이 낮다. 특히 하악전돌은 가계에 이러한 양상이 뚜렷하여, 하악골의 형태가 우성유전하고 있는 것으로 생각된다. 그 외 상악전돌, 개교, 과개교합, 구치부 반대교합, 안모비대칭 등이 유전에 의해 나타난다. 단 부모가 하악 전돌이 아니어도 자녀에게 하악전돌이 나타날 수 있는데 이는 선천적이라는 용어를 사용한다.

2) 선천적 결손(congenital defects)

(1) 구순 구개열(cleft lip and palate)

높은 비율로 나타나는 안면부의 이상으로 좌우의 상아돌기와 비전두돌기가 융합부전을 일으킨 것이다. 구순열의 폐쇄수술은 보통 생후 3~4개월, 구개열의 수술은 생후 1~2년경에 실시한다. 구순 폐쇄 수술방법은 크게 개선되어 반대교합은 격감하였으나, 상악골의 저성장은 남아 있기 때문에 총생을 일으키는 경우가 많다. 또한 구개의 폐쇄 수술에서는 수술 자체에 의해 상악 치열궁의 협착과 총생이 심해지는 경우가 있다. 측절치는 대개 결손되거나 형태 이상을 초래하며 맹출 위치와 맹출 방향의 이상을 초래한다. 우리나라에서는 구순 구개열의 발생빈도가 높은데 이는 유전이외에 흡연, 음주, 스트레스, 약물 복용, 과도한 방사선 조사, 바이러스 감염 등이 원인으로 보고되고 있다.

(2) 선천적 사경(torticollis)

한 쪽 흉쇄유돌근이 짧거나 수축되어 고개가 한 쪽으로 기울어져 있는 결손으로 악골의 비대칭적 성장을 관찰할 수 있다.

(3) 쇄골두개이골증(cleidocranial dysostosis)

상악골과 비골 등 안면의 형성 부전, 영구치 맹출 지연 및 과잉치 등이 나타난다.

(4) 뇌성마비(cerebral palsy)

출생 시의 외상에서 가장 많이 발생하는 것으로 두개 내 병소에서 기인하며 근육계통의 조화 및 조절 기능의 마비 혹은 일부의 기능 부전을 가져오는 질환이다.

(5) 선천성 매독(syphilis)

비정상적인 형태의 치아와 위치 이상 등을 동반한다.

(6) 다운 증후군

대설증이 흔히 관찰되며, 개교 및 치아의 맹출 지연이 나타난다.

3) 환경(environment)

안면, 악골 및 치아의 성장 발육기동안 환경적 영향은 대체로 생리적 활동과 관련된 압력과 힘으로 이루어진다. 비정상적인 태아의 자세는 출생 시 두개골 혹은 안면 비대칭을 유발하는 경우가 있으나, 대개 일시적이고 생후 1년 이내에 사라진다. 출생 전(prenatal) 태아의 외상, 산모의 식이 및 대사, 홍역(german measles), 약제(thalidomide) 등은 악골의 손상을 야기할 수 있다. 출산 시 외상에 의한 뇌성마비(cerebral palsy), 겸자에 의한 TMJ 손상은 경련 및 근육기능의 균형 파괴에 의한 비정상적인 형태의 부정교합을 보인다. 기능은 환경에 적응하게 되므로, 저작, 연하하는 방법은 부분적으로 무엇을 먹는가에 달려 있다. 즉 악골과 치아에 대항하는 압력이 저작 연하 시 일어나, 악골이 성장하고, 치아가 맹출하는 방법에 영향을 줄 수 있다.

4) 대사성 소인과 질환(predisposing metabolic climate and disease)

(1) 내분비계 불균형(endocrine imbalance) 뇌하수체, 갑상선 기능장애로 개교, 하악골의 과성장, 유치의 만기잔존 등이 나타난다.

(2) 대사 장애(metabolic disturbance)

(3) 감염성 질환(infectious disease)은 치아의 크기, 형태 이상 및 맹출 이상을 초래한다.

(4) 근신경계 질환: 소아마비(poliomyelitis)나 근위축증 등은 악궁에 비정상적인 변화를 가져온다.

5) 식이성 문제(dietary problem)

구루병(rickets, 비타민 D결핍증), 괴혈병(scurvy, 비타민 C결핍증), 각기병(beriberi, 비타민 B_2결핍증) 등이 치아에 심한 부정교합을 수반하는 경우가 많다. 이 경우 치아 발육의 정해진 순서를 방해하게 되어 치아의 조기상실, 만기잔존, 조직 건강의 저하, 비정상적인 맹출 경로 등에 의한 부정교합이 발생된다.

6) 비정상적인 압력 습관과 기능 이상(abnormal pressure habits and functional aberration)

(1) 비정상적인 수유(abnormal suckling)

전방 하악위 시키거나, 장기적이고 비생리적 수유로 인해 협근의 과도한 압력을 받는 경우 치열궁의 협착 등이 일어날 수 있다

(2) 손가락 빨기(thumb and finger sucking)

엄지손가락 빨기 습관의 빈도와 흡인력에 따라 증상이 다양하다. 일반적으로 상악전치가 치조돌기와 함께 전방으로 돌출하거나 순측으로 경사하고, 하악은 하후방으로 밀려 내려가기 때문에 상악전돌이 되며, 소구치부와 견치부의 폭경이 좁아져서 V자 형태의 치열궁을 나타내거나 구치부 교차교합을 초래하기도 한다. 또한 엄지가 닿는 상하 전치에는 수직적인 힘이 가해지는 결과 전치부 개교가 되는 경우도 있다.

(3) 혀 내밀기와 혀 빨기 습관(tongue thrust and tongue sucking)

상하 전치 사이에 혀끝을 내미는 습관으로 젖먹이 시절의 연하습관이 남아있어 생기는 비릇이다. 혀 내밀기 습관은 전치부 개방교합의 원인이 되기도 하지만, 반대로 개방 교합 시 연하를 위해 상·하악 전치 사이에 혀가 놓이게 된다. 혀 내밀기는 교정치료 후 재발이 되는 가장 큰 원인이 되므로 치료기간 중 혀 내밀기 습관을 제거하는 장지와 훈련을 병행해야 한다.

(4) 입술, 손톱 물어뜯기 습관(lip and nail biting)

하순을 빠는 경우에는 개교 및 하악 전치의 설측 경사를 일으킨다.

(5) 언어장애(speech defects)

(6) 비인강 질환과 구호흡

장기간에 걸친 코막힘과 같은 만성 비질환과 편도선이나 아데노이드의 비대는 비강 통로를 막아 구호흡을 유발한다. 구호흡을 하게 되면 입을 벌리게 되어 구륜근과 혀에 의한 압력의 불균형으로 구륜근의 힘이 약해져 상악이 전돌 될 수 있다. 또 협근의 이상기능으로 상악골의 폭이 좁아져 영구치 공간이 부족하게 된다.

7) 자세(posture)

가장 큰 영향을 미치는 것은 수면자세이다. 턱을 한쪽으로만 고이는 습관이 굳어지면 성장기 동안 하악의 편위가 나타날 가능성이 많아지고, 구치부의 교차교합과 안면 비대칭으로 이행되기 쉽다.

8) 외상 및 사고

성장기 아동에서 사고에 의해 악골이 골절이나 치아의 외상을 입은 경우 부정교합을 일으킬 수 있으며, 유아기에 악관절 부위에 골절 등 외상을 입은 경우 하악골의 발육이 지연되고 안모 비대칭을 유발하기 쉽다. 그 외에도 안면과 치열궁에 가해진 크고 작은 외상에 의해 영구치의 발육 이상이 발생되기도 한다.

2. 국소적 원인(local factors)

1) 치아 수의 이상(anomalies of number)

과잉치와 선천적 결손치 등은 구순 구개열에서 흔히 나타나며, 선천성 기형, 쇄골두개이골증 등 전신질환과 함께 나타난다. 가장 흔한 과잉치는 상악 중절치 사이의 과잉 정중치(mesiodens)로서 매복되어 있는 경우와 맹출되어 심미적인 문제를 야기하는 경우가 많다. 결손치는 양측성으로 많이 발생하며 유치열보다 영구치에서 더 많이 발생한다.

2) 치아 크기의 이상, 형태의 이상

치아의 크기는 강력한 유전적 요인에 의하며, 개인차가 크다. 크기와 형태의 이상으로 가장 흔한 것은 peg lateralis라 불리는 상악 측절치의 크기 및 형태의 이상이다. 작고 가느다란 형태로 인해 상악 전치부의 공간, 비정상적인 절치 피개 등이 발생한다.

3) 비정상적인 소대

상순 소대의 비대나 하방 위치는 중절치 사이의 공간을 초래하며, 비정상적인 설소대는 혀의 정상적인 운동을 제한하며, 비정상적인 연하습관이나 혀의 저위치 등으로 인해 구호흡과 하악전돌 등을 유발할 수 있다.

4) 치아의 조기상실 및 만기잔존

유치가 조기 상실되면 인접치아의 이동으로 공간 부족, 총생 및 대합치의 과다맹출 등을 초래한다. 특히 제2유구치가 조기 상실되면 제1대구치는 근심으로 경사 또는 이동하게 되며, 이후에 맹출하는 소구치 혹은 견치의 맹출 공간이 부족하게 된다. 반대로 유치가 만기잔존하게 되면 영구계승치의 맹출 위치가 바뀌거나 맹출 경로를 방해할 수 있다.

5) 영구치의 맹출 이상 및 장애

내분비 이상, 영구치의 선천적 결손, 과잉치나 유치 치근이 남아 있는 경우 영구치의 맹출을 지연시킨다. 심한 총생이 예견되는 경우에는 영구치의 맹출 경로에 변이가 일어나며, 영구치가 맹출하며, 인접의 유치 영구치의 치근을 흡수하는 이소성 맹출이 맹출 장애에 속한다.

6) 치아의 유착

유착된 치아는 인접치의 맹출과 치조골의 수직적 성장을 따라가지 못해 그 부위가 함몰되어 치조골의 고른 형성에 장애가 된다.

7) 치아의 우식과 부적절한 치아 수복물

제2유구치의 우식으로 치관 일부가 붕괴되면 제1대구치가 근심이동하게 되어 소구치나 견치의 맹출 공간이 부족하게 된다. 유치를 수복할 경우에는 근원심폭경이 감소되지 않도록 주의해야 한다. 영구치 수복 시 인접면을 과도하게 연장시키면 인접치와의 정상적인 접촉관계를 이루시 못해 회진, 빈대교합, 조기접촉이 일어날 수 있다. 반대로 접촉면이 벌어지거나 불완전한 형태를 갖게 되면 음식물의 삽입에 의해 이차우식, 치주 질환 등의 문제가 야기될 수 있다.

Orthodontic Laboratory Technology

제 4 장 교정 생역학

4.1 교정력(orthodontic force)

4.1.1 교정력의 정의

교정치료 시 이동시키고자 하는 치아나 악골에 주어지는 외부의 모든 힘을 교정력이라 말한다. 치아가 외부의 힘에 의해서 이동한다는 것은 생물학적인 반응으로써 치아에 가해진 힘의 크기 및 양상에 따라서 뼈의 흡수, 생성이라는 치아 주위조직의 변화에 의해 조금씩 움직이게 된다. 교정력은 힘의 발생원에 따라 기계적 교정력과 구강주위 근육에 의한 기능적 교정력 등으로 구분된다.

4.1.2 교정력의 종류

1. 기계적 교정력

각종 교정용 와이어(wire), 고무, 고분자 재료 등의 탄성 및 금속의 강성에 의한 교정력을 기계적 교정력이라 한다.

1) 금속선의 탄성을 이용하는 기계적 교정장치: 굵기가 서로 다른 교정용 와이어(원형선 및 각형선)를 사용하는 labial bow, lingual arch, multibracket appliance, 보조 탄선, 코일 스프링(coil spring)
2) 고무, 고분자 재료 등의 탄성을 이용하는 기계적 교정장치: 각종 고무(elastics rubber), 고무실(elastic thread), 고무 체인(elastic chain, power chain), 치아 포지셔너(tooth positioner), 투

명 교정장치(invisible aligner)

3) 금속의 강성을 이용하는 기계적 교정장치: 확대 나사(expansion screw), 미니 스크루(mini screw)(그림 4-1).

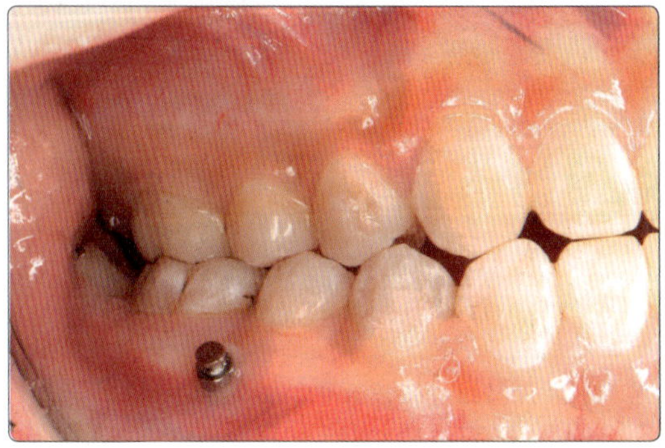

그림 4-1 교정용 미니 스크루의 적용 예

2. 기능적 교정력

기능적 교정력이란 각종 근육 즉 저작근, 구강 주위의 안면근, 설근, 협근, 설골상근군 등 근육의 수축력 혹은 인장력을 이용한 기능적 교정장치에서 발현되는 교정력이다.

1) 저작근을 이용하는 기능적 교정장치: 엑티베이터(activator), 사면판(inclined plane), 교합판(bite plate)
2) 구순압을 이용하는 기능적 교정장치: 입술 범퍼(lip bumper)
3) 협근의 압력을 이용하는 기능적 교정장치: 바이오네이터(bionator), 프랑켈 장치(Frankel appliance), 구강 전정판(oral screen)

3. 악정형력

악골의 성장발육이 왕성한 시기에 악골의 성장을 촉진시키거나 억제하고 성장이 일어나는 방향을 바꾸어 얼굴의 형태를 개선할 목적으로 사용하는 비교적 강한 힘을 악정형력이라고 한다.

1) 상악 전방성장 억제를 위한 악교정장치: 헤드기어(head gear)
2) 상악 전방성장의 촉진을 위한 악교정장치: 상악 전방 견인 장치(face mask)
3) 상악골의 측방확대를 위한 악교정장치: 상악골 급속 확대 장치(RPE)
4) 하악 전하방 성장의 억제를 위한 악교정장치: 이모장치(chin cap)

4.1.3 교정력의 크기

1. 최적 교정력(optimal force)

최적 교정력은 부작용이 적고 치아이동 시 압박을 받는 쪽의 치조골이 빠르게 직접흡수(direct bone resorption)되면서 치아의 이동속도가 최대로 될 수 있는 효과적인 힘을 말한다. 최적 교정력은 각각의 치아에 따라 다르며(차등력), 임상적으로 교정력이 적합한가는 다음과 같은 상태로 판단한다.

1) 이동치의 자발통이 없어야 한다. 장치 조절 후 2~3일 동안은 초기동통을 수반하나, 자연히 소실

되며 장시간의 심한 통증은 없다.

2) 이동치의 타진통이 없어야 한다.

3) 심한 치아 동요가 없으면서 계획된 방향으로 치아 이동 및 치주조직 개조가 명확히 나타난다.

4) 방사선 검사 시 치주조직의 파괴, 치근 흡수, 치조골 흡수 등이 없어야 한다.

2. 과도 교정력(heavy force)

압박을 받는 쪽의 치조골이 과도 교정력을 받으면 치근막 조직이 압박되어 치근막 빈혈과 초자양 변성을 나타내며, 이 부위의 치조벽은 흡수가 되지 않고 치아 이동도 되지 않는다. 이때 압박을 받는 치조벽 하방에서 현저하게 무세포대가 형성되고, 천하성 흡수(undermining bone resorption) 또는 간접성 흡수(indirect bone resorption)가 일어나며 도약적으로 치아 이동이 나타난다. 때로는 과도 교정력때문에 이동치의 치근막에서 섬유의 절단이나 출혈이 나타나기도 한다.

3. 치근의 흡수

과도 교정력으로 치아를 이동시킬 때 치근 흡수가 일어날 수 있다. 치근의 흡수는 교정치료 이외의 전신적인 원인(영양상태, 내분비 질환) 등으로 나타날 수도 있다. 일반적인 교정치료 시 이동하는 치아의 기능과 안정성에 유해한 것은 광범위한 치근 흡수이다. 약간의 치근 흡수는 일어나더라도 큰 장애요소는 되지 않으며, 곧 백악질에 의해 수복되어 치주 인대가 새로운 백악질 층 속으로 들어가서 정상적인 기능을 유지하게 된다. 교정치료에서 일어나는 통상적인 치근 흡수는 대부분 치아의 수명에 별다른 영향을 미치지 않는다.

4.1.4 교정력과 작용시간과의 관계

1. 지속적인 힘(continuous force)

지속적인 힘이란 특정 목표지점까지 치아를 이동시키기 위하여 지속적으로 교정력이 가해지는 것을 말하며, 각종 탄선(spring), 고무줄, 교정용 순측 호선(labial bow) 등이 여기에 포함된다(그림 4–2A).

2. 단속적인 힘(interrupted force)

단속적인 힘이란 치아에 가해진 교정력의 감소 정도가 빠르고, 급격하게 힘이 약해져서 어느 정도의 치아 이동에만 효과적이며, 정기적으로 치아 이동을 의한 교정력을 다시 가해야 할 필요가 있는 경우를 말한다. 결찰선이나 스크루(screw) 등이 여기에 포함되며 교정력은 reactivation 전에 급격하게 0으로 감소한다(그림 4–2B).

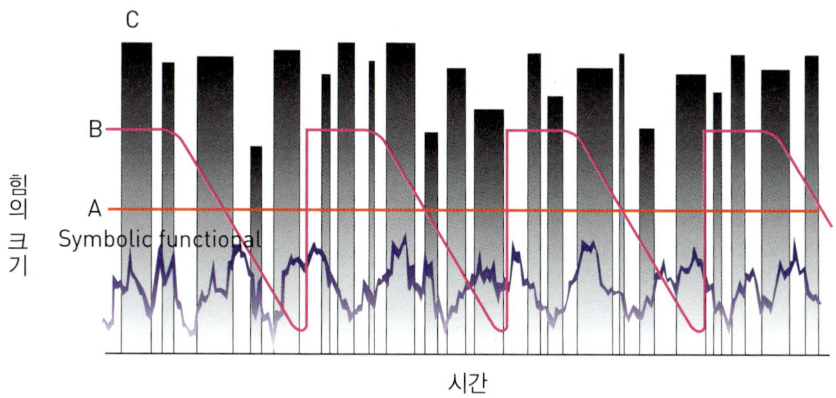

그림 4-2 교정치료 시 적용된 힘과 시간
A. 지속적인 힘: 탄선, 점진적인 힘(고무줄)(spring)
B. 감쇠력(단속적인 힘): screw, ligature
C. 간헐적 힘: 장착 100, 제거 시 0

3. 간헐적인 힘(intermittent force)

간헐적 힘이란 간헐적으로 교정력에 영향을 미치며 부정기적으로 여러번 교정력이 차단되는 것을 말한다. 이는 가철성 장치(사면판, 엑티베이터 등), 헤드기어, 훼이스 마스크(face mask) 등의 장치를 끼고 있는 시간 동안, 근육이 간헐적으로 팽창하고 수축하는 힘을 교정력으로 이용하는 것이다. 이 간헐적 힘이 치아나 악골에 작용할 때 교정력은 100%가 되고, 그렇지 않은 경우 급격히 0이 되어 교정력은 0과 100을 반복한다(그림 4-2C).

4.2 교정력에 의한 치아 이동 시의 주위조직 반응

일반적으로 치아에 가해지는 교정력의 성질이 달라지면 이에 따르는 조직변화도 다르게 나타난다(Stoner의 이론).

교정력이 가해지는 4가지의 특성은 다음과 같다.

1) 힘의 크기(degree of force)

2) 작용 기간(duration of force)

3) 작용 방향(direction of force)

4) 힘의 분포(distribution of force)

4.2.1 교정력에 의한 치아이동 개념

교정력에 의한 치아이동은 치주인대 내의 혈류량과 연관된 압력-신장이론(pressure-tension theory, blood flow theory)과 생물학적 전기이론(biologic electricity theory)으로 설명된다.

압력-신장이론은 화학적으로 설명되는 고전적 개념으로 힘이 가해지면 치아가 치주인대 내에서 이동해 압박측 혈류(pressure side)는 감소하고 인장측 혈류(tension side)는 증가되어 각각 산소량이 감소, 증가됨으로써 압박측은 골이 파괴되며 인장측은 골이 침착된다는 이론이다.

생물학적 전기 이론은 전기적으로 설명되는데, 치아에 힘이 가해지면 치아가 치주인대 내에서 이동되고 이에 따라 교원섬유의 결정격자 내에서 electron이 다른 격자 내로 이동해 piezoelectric signal이 발생하여 생기는 전류가 골대사의 변화에 부분적으로 관여한다는 개념이다.

교정력에 의한 치아이동 시 치아가 이동하는 측에서는 압박이 일어나고 압박측 치근막의 조직압이 상승하여 고유치조골의 골막이 반응하여 파골세포(osteoclast)가 생기고 그 부위의 치조벽을 흡수한다.

인장측에서는 치조벽과 치근을 결합하고 있는 주 섬유가 끌어 당겨져서 주 섬유에 부착되어 있는 고유치조골의 골막에 골모세포(osteoblast)가 생기고 그 부분에 새로운 뼈를 형성하게 된다.

이와 같이 생물학적 반응으로 치아는 이동을 하게 되며 이러한 변화를 조식변화라고 한다.

조직변화는 가해진 힘의 크기에 따라 2가지 형태의 골 흡수, 즉 직접성 골 흡수와 간접성 골 흡수를 보이며 치아를 이동시키게 된다.

4.2.2 교정력에 따른 조직변화

1. 최적 교정력-직접성 골 흡수(direct bone resorption)

1) 압박측(pressure area)

직접성 골 흡수는 치근막 내의 혈관이 완전히 차단되지 않을 정도의 약한 힘을 가했을 때 치아의 압박측에서 볼 수 있다. 교정력이 가해지면 압박부위의 혈류가 감소되고 이에 따라 산소량이 감소해 치근막에서 파골세포(osteoclast)가 만들어진다. 이때 형성된 파골세포가 치근막에 인접한 표면에 작용하여 골 흡수를 일으키게 된다.

2) 인장측(tension area)의 변화

치아이동 시 인장측의 늘어난 치주섬유는 원래 섬유의 변화에 의해 재형성된다. 또한 인장측의 치조골벽에는 골모세포(osteoblast)가 나타나 골 첨가가 일어난다.

2. 과도 교정력-간접성(천하성) 골 흡수(indirect bone resorption, under-mining)

1) 압박측(pressure area)의 변화

간접성 골 흡수는 강한 교정력이 가해지면 압박부위의 치근막에 혈액공급이 안되어 산소 부족에 의해 국소적인 퇴행성 변화나 괴사(무세포대)가 생기는데 이러한 치주조직의 변성을 초자화(hyalinization)라 한다.

이때 압박부위의 치조벽 내에서는 흡수가 일어나지 않으며 주위의 치근막과 골수에 파골세포가 나타난다. 이 파골세포에 접한 치조골에서 골 흡수가 나타나며 점차 무세포대의 초자양 변성조직도 흡수된다.

2) 인장측(tension area)의 변화

직접성 골 흡수와 비슷한 양상을 나타낸다. 인장 측에서는 치아에 힘이 가해지면 치근막 섬유가 늘어나면서 가늘어진다. 강한 교정력이 가해지면 섬유의 일부가 절단되는 경우도 생기며 곧이어 이 부분에 섬유모세포가 증식하고 섬유형성이 왕성해져서 섬유의 재배열이 나타난다. 그리고 치조골을 따라서 치근막 내에 골모세포가 나타나서 늘어난 섬유 속에서 골 첨가가 일어난다.

3. 과도 교정력의 증상

1) 이동치의 압박측 치근막에서 현저하게 무세포대가 나타나고, 천하성 골 흡수가 생긴다.
2) 이동치의 치근 흡수가 나타난다.
3) 이동치의 치근막에서 섬유의 절단이나 출혈이 나타난다.

4.3 치아의 이동 양상

치아의 이동양식은 교정력을 가하는 방법에 따라 경사이동, 치체이동, 회전, 압하, 정출, 치근이동 등으로 분류한다.

1. 경사이동(tipping movement)

경사이동은 치근부보다 치관부가 더 많이 이동하는 치아이동 형태로 비조절 경사이동(uncontrolled tipping)과 조절 경사이동(controlled tipping)으로 다시 분류한다.

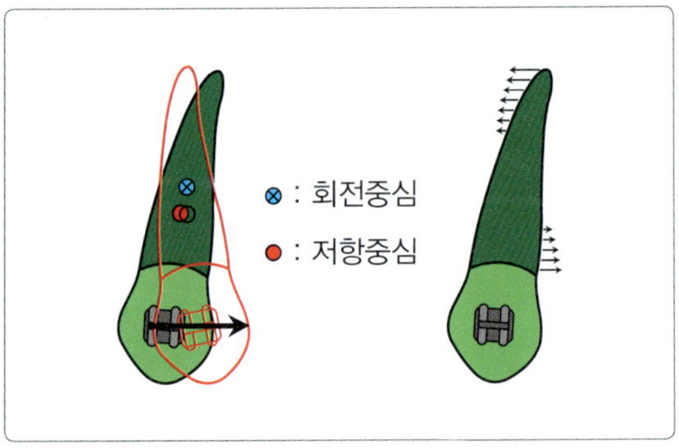

그림 4-3 비조절 경사이동

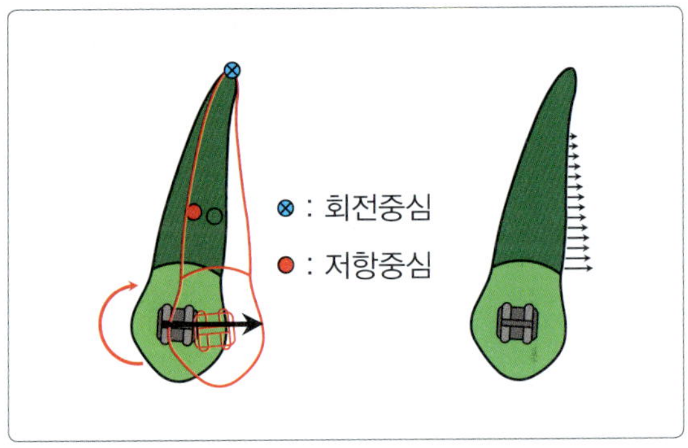

그림 4-4 조절 경사이동

경사이동은 힘이 치근첨과 치조골 정상(alveolar crest)에 집중되기 때문에 과다한 교정력은 피해야 한다.

1) 비조절 경사이동(uncontrolled tipping movement)

비조절 경사이동은 저항중심과 치근첨 사이에 회전중심이 위치하는 치아이동이다.

즉 치근단 1/3 지점에서 치관부와 치근단부가 각각 반대 방향으로 이동한다(그림 4-3).

이는 가장 단순한 형태의 치아이동으로 대개 바람직하지 않은 치아이동 양상이다.

2) 조절 경사이동(controlled tipping movement)

조절 경사이동은 치근첨에 회전중심이 있는 치아이동 양상이다.

이는 치관부위에 힘을 적용할 때 부가적으로 모멘트를 함께 적용하여, 치아의 회전중심을 치근첨 부위에 위치하도록 조절한 치아이동을 말한다(그림 4-4).

여기서 모멘트란 어떤 물체의 저항중심이 아닌 다른 지점에 힘이 가해졌을 때 물체가 회전하려는 경향을 말한다.

임상적으로 모멘트는 각형(rectangular)의 와이어(wire)를 비틀어주거나(torque), 루프(loop) 주위를 구부려(bending)줌으로써 얻을 수 있다.

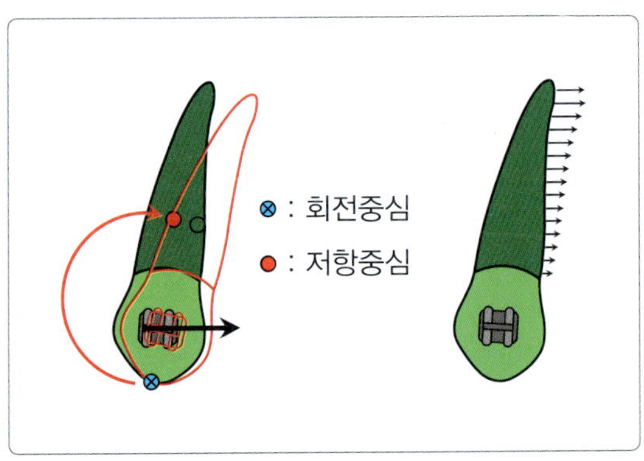

그림 4-5 치근이동

2. 치근이동(root movement)

치근이동은 치아의 회전중심을 치관의 절단면 혹은 브라켓 부위에 위치시키고 치관부보다 치근부의 이동량을 많게 하는 것이다. 치관부의 회전

중심을 기준으로 치관부보다 치근부의 이동이 많기 때문에 큰 교정력과 모멘트가 필요하다(그림 4-5).

3. 치체이동(bodily movement, translation)

치체이동은 치아의 장축 변화 없이 치관과 치근단이 같은 방향으로 평행하게 이동하는 것이다(그림 4-6).

교정력의 작용선이 치아의 저항중심을 통과하면 치아는 치체이동을 하게 되는데 이때 회전중심은 무한대에 있게 된다. 이렇게 치체이동을 시키는 방법은 교정력을 치아의 저항중심에 적용해야 한다. 그러나 치아의 저항중심이 치근부에 있기 때문에 실제 임상에서는 적용이 어렵다.

그러므로 교정력을 치관부에 주면서 적절한 모멘트를 함께 사용하여 치아장축의 경사변화 없이 치아를 이동시킨다. 이 치체이동 방법은 힘의 분산이 가능하기 때문에 큰 교정력도 사용할 수 있다.

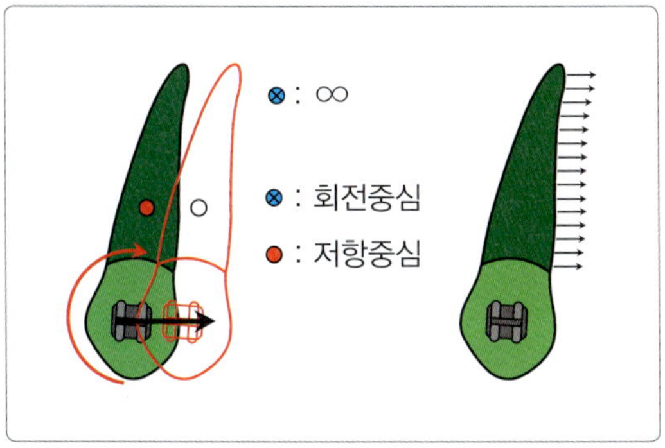

그림 4-6 치체이동

4. 압하(intrusion)

압하는 치아가 치아장축 방향의 치조골 내로 이동하는 것이다(그림 4-7A).

치조섬유의 주행 방향은 교합력이 주어지는 방향에 잘 저항하도록 배열되어 있으므로 적은 교정력으로는 압하가 가능하지 않을 수도 있다. 그러나 과도한 압하력은 치근의 흡수를 유발할 위험성이 크다.

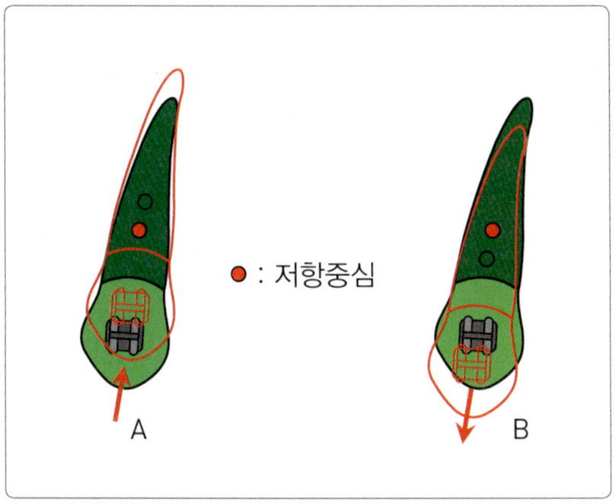

그림 4-7 A. 압하 B. 정출

5. 정출(extrusion)

정출은 치조골에서 치아장축 방향으로 치아가 빠져 나오는 것이다(그림 4-7B). 정출에 필요한

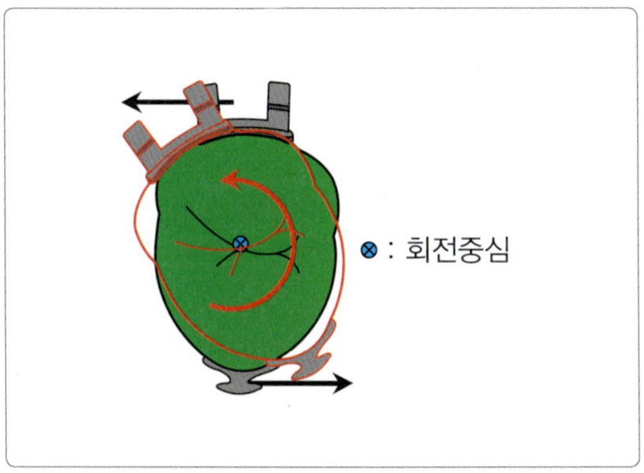

그림 4-8 회전이동

힘은 비교적 약해도 그 목적을 이룰 수 있다.

6. 회전이동(rotation)

회전이동은 치아의 장축을 중심으로 치아가 근심 또는 원심으로 회전하는 것이다(그림 4-8).

4.4 고정

4.4.1 고정의 정의

고정(anchorage)이란 변위(displacement)에 대한 저항(resistance)을 뜻한다. 즉 어떤 치아를 이동시킬 때 교정력을 가하면 반작용이 있게 되는데 이 반작용에 버티(저항)는 것이 고정이다.

원칙적으로 버텨주는 치아는 원하지 않는 치아이동을 최소화해야 한다. 이때 치아나 치열, 악골이 교정치료 시 교정력을 가할 때 버티는 부위를 고정원(저항원)이라 한다.

치아의 이동에는 뉴튼의 제3법칙인 작용과 반작용의 법칙이 적용되어 움직이는 부분(moving part)과 저항부분(resistant part)으로 나뉜다. 이때 저항하는 부분은 치아의 크기가 크거나 치아 수가 많아야 한다.

4.4.2 고정의 분류

고정은 다음의 여러 가지 방법으로 분류된다.

1. 힘의 적용방법에 따른 분류

1) 단순고정(simple anchorage)

고정원이 경사지면서 교정력에 저항하는 것을 말한다.

2) 정지(부동)고정(stationary anchorage)

고정원이 경사되지 않고 치체이동 형태로 교정력의 반작용에 버티는 고정으로 단순고정보다 저항이 강하다.

3) 상호고정(reciprocal anchorage)

두 개 혹은 그 이상의 치아가 고정치도 되고 피이동치도 되는 경우로 반대방향으로 움직이는 치아가 서로 버티기도 하고 이동하기도 한다.

2. 연관된 악골에 따른 분류

1) 악내고정(intramaxillary anchorage)

고정원이 되는 치아가 이동되는 치아와 동일한 악골 내에 있는 고정이다.

2) 악간고정(intermaxillary anchorage)

고정원이 되는 치아와 이동되는 치아가 서로 다른 악골 내에 있는 고정이다.

3. 고정원의 위치에 따른 분류

1) 구내고정(intraoral anchorage)

고정원이 구강 내에 있을 때를 말하며, 치아나 점막 혹은 다른 구강 내 조직을 사용한다.

2) 구외고정(extraoral anchorage)

고정원이 구강 밖에 있는 것으로, 일반적으로 그 저항원은 두부 혹은 경부에서 얻는다.

(1) 경부 고정은 고정원으로 목을 사용하는 경우이다.

(2) 두개부 고정은 고정원으로 두개골이 포함되는 경우로 head gear는 후두골이 고정원으로 사용된 예다.

(3) 안면부 고정은 고정원으로 안면이 포함되는 경우로 face mask가 예이다.

3) 근육고정(muscle anchorage)

고정원이 근육의 활동으로 유도되는 경우이며 예로 lip bumper가 있다.

4. 고정원의 수에 따른 분류

1) 단일치아고정(single anchorage)

고정원이 한 개의 치아만을 포함하는 경우의 고정이다.

2) 다수치아고정(compound anchorage)

고정원이 두 개 혹은 그 이상의 치아를 포함하는 경우의 고정이다.

3) 보강된 고정(reinforced anchorage)

고정력을 강화하기 위하여 다른 저항원을 보강한 고정으로 특히 점막, 근육, 두개골 등 비치아성 고정원을 사용하는 경우의 고정을 말한다.

5. 고정력의 정도에 따른 분류

하악 구치부의 근심이동이 발치 공간 쪽으로 얼마나 이동되었나를 기준으로 다음과 같이 분류한다.

1) 최대고정(maximum anchorage)

고정원이 발치공간의 1/4 이내로 근심이동하는 경우의 고정을 말한다.

2) 중간고정(moderate anchorage)

고정원이 발치공간의 1/4~1/2 이내로 근심이동하는 경우의 고정을 말한다.

3) 최소고정(minimum anchorage)

고정원이 발치공간의 1/2 이상 근심이동하는 경우의 고정을 말한다.

4.4.3 고정의 조절

임상에서는 고정을 잘 조절하여야 좋은 치료 결과를 얻을 수 있다. 다시 말해서 움직이고자 하는 치아는 최대로 잘 움직일 수 있도록 해주고 고정원은 고정이 적절히 유시될 수 있도록 해주어야 한다. 그러기 위해서는 저항부분에 가능한 많은 수의 치아를 포함시키고, 점막, 악골, 두개골 등 가능한 치아 외에서 고정을 얻어야 한다. 또한 움직이는 부분과 고정원 사이에서 적용하는 힘의 크기, 방향, 적용방법들을 적절히 조절하여야 한다.

제 5 장 교정장치의 분류

5.1 교정장치의 정의와 개념

교정치료를 목적으로 사용되는 모든 상지를 광의의 교정장치(orthodontic appliance)라고 한다.

교정장치는 치아나 악골을 이동시키고, 성장 발육을 촉진 억제하여 악골을 개조시키며, 구강악습관을 제거하는 장치이다. 또한 동적치료 후 정적치료 시 사용하는 보정장치도 교정장치에 포함된다.

교정치료는 술식이나 술자에 따라 매우 다양하기 때문에 모든 연령, 모든 부정교합에 적응할 수 있는 만능 교정장치는 아직 없다. 그러므로 교정장치의 사용에 있어서는 그 특징과 용도를 잘 이해하여 그 효과를 최대한 발휘시켜야 한다.

5.2 교정장치의 분류

교정장치는 적응목적, 교정력이 발생되는 방법, 고정원의 위치, 장착장소, 사용재료, 환자 자신이 착탈할 수 있는지의 여부에 따라 여러 가지로 분류될 수 있다.

또한 교정장치가 분류방법의 기준에 따라 다른 분류 속으로 들어갈 수도 있다. 예를 들면 화물자동차라고 하는 하나의 차종이 자가용인가 영업용인가, 소형차인가 대형차인가, 가솔린차인가 디젤차인가라는 분류 방법을 취하면 다른 분류 중 하나로 포함될 수 있다.

5.2.1 적응목적에 따른 분류

1. 교정장치(협의의)

치아나 악골의 이동을 목적으로 만드는 교정장치가 대부분 여기에 속한다.

2. 정형장치

악골의 성장발육이 왕성한 시기에 비교적 강한 힘을 이용하여 골격의 개조를 목적으로 만드는 장치로 head gear(상악 전방성장 억제), face mask(상악 전방성장 촉진), RPE(상악골 급속 확대), chin cap(하악 전하방성장 억제) 등이 있다.

3. 보정장치

동적치료 후 정적치료인 보정을 목적으로 만드는 각종의 보정장치가 여기에 속한다(7장 보정편 참조).

5.2.2 교정력을 발생시키는 방법에 의한 분류

이동하는 대상이 치아나 악골이라도 이동을 일으키는 원동력은 교정력이다. 교정력의 대부분은 금속선이나 고무링의 탄력성을 이용하고 있지만, 환자 자신의 근육 기능력을 이용하는 것도 있다.

1. 기계적 교정장치

금속선이나 고무링의 탄력성을 이용하여 치아나 악골을 이동시키는 장치로 스크루(screw)나 스프링(spring)이 있는 상교정장치(active plate)가 있다.

2. 기능적 교정장치

두개안면골에 부착하는 근육의 움직임(기능력)을 교정력으로 이용하는 장치로 치아나 악골에 과대한 힘으로 작용하는 일은 적지만 응용범위에 한계가 있다. 엑티베이터(activator), 바이오네이터(bionator), 펑션레귤레이터(FR),구강전정판(oral screen) 등이 있다.

5.2.3 고정원의 위치에 따른 분류

교정력이 어떠한 복잡한 작용을 한다고 해도 그것을 분류해서 생각하면 압박과 견인의 두 가지이다. 누르는 힘이나 끄는 힘이나 그것이 유효하게 작용하기 위해서는 그들의 힘에 대항하는 저항원이 완전하지 않으면 안된다.

교정학에서 고정원이라 하는 것은 여기에서 말하는 저항원과 동의어이다.

따라서 이 분류는 이동하는 대상에 대해서 고정원이 어디에 있는가에 따라 나누어진 것이다.

1. 악내고정장치

이동되는 치아와 고정원이 같은 치열, 같은 악내에 있는 것을 악내고정장치라고 한다. 설측호선에 보조탄선을 붙여 치아를 이동하는 경우, 보조탄선에 의해 그 치아에 가해지는 교정력에 대해 같은 악에 장치되어 있는 설측호선 전체가 그 저항원으로 되어 있기 때문에 이같은 교정력의 움직이는 방법을 악내고정법이라 한다.

2. 악간고정장치

이동되는 치아나 악골에 대해 대합치아나 대합악골이 저항원으로 되어 있는 것을 악간고정장치라 한다. 상악치열 전체를 고정원으로 하악의 근심이동이나 원심이동 또는 하악 전치의 설측이동을 행하는 장치도 그 한 예이다.

3. 악외고정장치

상악 혹은 하악의 치아나 악골을 이동하려 하는 경우 커다란 교정력이 필요하여 치아나 악으로 고정원을 했을 경우 안정성이 약할 경우, 상 · 하악 이외의 경부, 후두부에서 고정원을 구할 수가 있다. 상악 제1대구치의 원심이동을 위해 경부에 고정원을 구하는 경부고정장치가 그 한 예이다. 또한 하악골의 발육에 따른 전진을 억제하거나 하악골 전체를 후퇴시키기 위한 이모장치(chin cap)도 자주 사용되는 악외고정장치의 하나이다.

5.2.4 장착 장소에 따른 분류

1. 순측장치

상하 어느 치열이라도 치열궁의 외측(순, 협측)에 장착되는 것으로 순측호선(labial arch)이 있다.

2. 설측장치

치열궁 내측(설측, 구개측)에 장착되는 것으로 설측호선(lingual arch)이 있다.

3. 순 · 설측장치

장치가 순측과 설측의 양방에 걸쳐 있는 것으로 기능적 장치인 엑티베이터 등 대부분의 상교정장치가 여기에 포함된다.

4. 악외장치

장치가 구강 외에 장착된 것으로 이모장치(chin cap), 헤드기어(head gear), 페이스 마스크(face mask) 등이 있다.

5.2.5 사용재료에 의한 분류

1. 선교정장치

교정력의 발생원이 주로 금속선의 탄성에 의해 발생하기 때문에, 이 금속선을 보조하기 위해 밴드(band)가 사용되고 있어도 통상 선교정장치로 분류한다. 설측호선, 순측호선 장치 등이 대표적인 예이다.

2. 상교정장치

상악의 구개, 하악의 설측에 레진상(resin plate)을 가진 장치로 이 상을 보존하기 위해 클래스프(clasp)나 순측에 금속선이 사용되고 있어도 통상 상교정장치로 분류하며, 순측에 사용된 금속선이 교정력 발현의 주체가 되고 있을 경우에도 상이 있을 때에는 상교정장치라고 불리워진다. 상교정장치(active plate), 교합판(bite plate), 사면판(inclined plane) 등이 있다.

5.2.6 고정성, 가철성에 의한 분류

장치가 구강 내에 고정되어 있어 술자에 의해서만 착탈이 가능한 것을 고정성 장치라 하고, 환자가 구강 외로 철거할 수 있는 장치를 가철성 장치라 한다.(5.3과 5.4에서 추가설명)

5.2.7 Adams에 의한 교정장치의 분류

현대 치과교정학의 권위자인 아담스(C. Philip Adams)는 치과교정장치의 유형을 크게 가철성 교정장치와 고정성 교정장치로 분류하였으며, 가철성 교정장치는 클래스프에 의해 유지되는 가철성 교정장치와 기능적 장치로 분류하였다.

1. 클래스프가 있는 가철성 교정장치(clasped removable appliance)

이들 장치들은 고정원의 역할을 하는 레진상(resin plate)과 개개치아 혹은 여러 개의 치아에 교정력을 발휘할 수 있는 능동적 요소(active element)로 구성되며 구강 내에서 클래스프에 의해 유지되는 장치를 일컫는다. 간단한 하얼리 장치(Hawley appliance)로부터 능동적 요소로 스프링(spring), 고무줄(elastic band), 스크루(screw)를 사용하는 능동적 상교정장치(active plate－예를 들어 Sagittal appliance, Schwarz appliance, cetlin appliance, Nord appliance) 등을 포함한다.

2. 기능적 장치(functional appliance)

기능적 장치는 치아의 이동을 촉진하고 안면과 악골의 성장 패턴을 변화시키기 위해 하악골의 위치를 바꾸어서 안면, 악골, 악궁의 근육과 연조직의 기능적인 작용(예를 들어 인장력) 등을 통해 교정력을 발휘하는 장치를 말한다.

1) 기본적 악정형장치(basic orthopedic appliance)

미리 정해놓은 위치나 관계로 악골이나 치아를 유도하기 위해 사용되어지는 장치로 사면판(inclined plane), 교합판(bite plate), 쓰베드 장치(sved appliance), 나이트가드(night guards), 이모장치(chin cap) 등이 있다.

2) 기능적 악정형장치(functional orthopedic appliance)

전형적인 기능적 장치(functional appliance)로 전술한 바와 같이 골격계의 변화, 악궁넓이의 조절, 악골을 재위치시키기 위해 고안된 장치들이다. 능동적 상교정장치를 구성하는 요소들을 모두 포함하며, 장치가 상 · 하악 양쪽 모두에 장착된다. 이들 장치들과 이들 장치 시스템의 명칭이 너무 많고 다양하나 대개 모노블록(monobloc), 트윈블록(twin－block), 듀오블록(duo－block), 바이오네이터(bi－onator) 등과 같은 이름을 포함하며, 대개 창시자의 이름을 따서 안드레센(Andresen), 비믈러(Bim－ler), 프랑켈(Frankel), 하볼드(Harvold)라 부르기도 한다.

3. 고정성 장치(fixed appliance)

밴드(band)나 브라켓(bracket)과 같은 부착물을 부착한 치아를 고정원(anchor teeth)으로 하여 여기에 여러 가지 장치를 통해 조작 · 운용하여 교정력을 발휘하는 장치를 말한다. 이들 장치들에는 순설장치(labiolingual appliance), 멀티밴드 장치(multiband appliance) 등이 포함되며, 특히 Angle이 1929년 발표한 이래 가장 널리 사용되는 엣지와이즈 장치(Edgewise Appliance)는 현재까지도 계속 발전되어 멀티밴드 장치의 중심으로 되고 있다. 이들 장치들은 주로 치료실 내에서 치과의사에 의해서 장착 · 운용된다.

치과기공사에 의해 제작되는 고정성 장치(fixed appliance)로는 밴드 앤 루프 공간유지장치(band & loop space maintainer), 설측호선(lingual arch), 낸스장치(Nance appliance), 횡구개호

선(TPA, Transverse Palatal Arch), 급속구개확대장치(RPE, Rapid Palatal Expander), 쿼드헬릭스(quad helix)와 같은 납착된교정장치(soldered appliance)들이 이에 속한다.

5.3 고정성 장치

환자가 임의로 삽입 철거 못하며 의사의 시술에 따라 삽입, 철거하는 교정장치로 환자의 빈번한 착탈로 인한 장치물의 변형을 감소시킬 수 있으며 술자가 원하는 방향, 위치로 빠르게 교정시킬 수 있는 장점이 있다. 하지만 구강 청결이 어려우며, 우식 이환율이 높은 환자에게는 적용이 곤란한 점 등의 단점이 있다.

1. 설측호선(lingual arch)

굵은 원형 와이어(round wire)로 양 대구치를 연결하여 악궁의 길이나 제1대구치의 위치를 유지시키거나 제1대구치를 교정시키는 장치이다.

2. 고정성 공간유지장치(fixed space maintainer)

고정성 공간 유지 장치는 치아 특히 유치의 조기 탈락에 의해 생긴 공간의 소실을 방지하기 위한 장치로 밴드 앤 루프(band and loop), 크라운 앤 루프(crown and loop) 등이 있다.

3. 급속구개확대장치(RPE: rapid palatal expander)

상악골의 정중구개봉합을 분리시켜 악궁을 확대하는 장치로, 상악골이 협착된 성장기 환자의 경우 상악골을 급속 확장시킨다. 또한 페이스 마스크의 악내장치로 많이 사용된다.

5.4 가철성 장치

환자가 임의로 장치물을 구강 내에 삽입, 철거할 수 있는 교정장치로 능동형 가철장치와 수동형 가철장치로 구분이 된다.

1. 능동형 장치(active appliance)

장치에 능동적 요소(active element)를 포함하고 있어 치아나 악골에 교정력을 발휘하여 교정적 목적을 달성할 수 있는 장치

1) 구외장치

구외장치는 악정형의 목적으로 사용하며, 구강 내 치아를 움직이게 하거나 보강고정을 위해서도 사용한다.

(1) 헤드 기어(head gear)

상악 성장을 억제하기 위해 사용한다.

(2) 페이스 마스크(face mask)

열성장된 상악골의 성장을 촉진시켜주는 장치이다.

(3) 이모장치(chin cap)

과성장된 하악골의 성상을 익제시기는 장치이다.

2) 구내장치

(1) 립 범퍼(lip bumper)

하악 제1대구치를 원심 이동시키거나, 양측 하악 중 · 측절치를 순측으로 flaring시킬 때 혹은 하순을 깨무는 습관을 조절할 때 사용된다.

(2) 능동형 상교정장치(active plate)

한 개 또는 여러 개의 치아이동을 목적으로 사용하는 장치로 용도에 따라 스크루(screw)나 스프링(spring) 등을 포함하기도 한다.

(3) 치아 포지셔너(tooth positioner)

교정치료 후 약간의 치아이동과 보정의 목적으로 사용되는 장치이다.

2. 수동형 장치(passive appliance)

능동적 요소(active element)없이 공간유지나 보정 등 치아나 악골에 교정력을 가하지 않고 교정적 목적을 달성할 수 있는 장치

1) 가철성 공간유지장치(removable space maintainer)

사용 목적은 고정성 공간 유지장치와 비슷하며, 특히 다수의 치아가 탈락했을 때 치열의 유지를 위해 사용하는 장치이다.

2) 교합판(bite plate)

과개교합(deep bite)의 치료를 위해 사용되며, 구치부의 치아이동을 원활하게 하기 위해서도 사용된다.

3) 보정장치(retainer)

교정치료 후 정상적인 치아 및 악골관계가 원래의 위치로 되돌아가려는 현상을 막기 위해 사용되는 장치로 허얼리 타입(Hawley type), 베그 타입(Begg type) 등이 있다.

5.5 기능적 장치(functional appliance)

구강안면 영역의 신경근계 환경을 변화시켜 교합의 발달과 안면두개골의 성장을 개선시켜주는 장치이다.

1. 베스티블라 어플라이언스(vestibular appliance(oral shield, oral screen))

입술 깨물기(lip biting)나 입술 빨기(lip sucking)를 개선시키는 장치이다.

2. 악정형장치(FJO(functional jaw orthopedic) appliance)

하악골 위치를 바꾸어주어 근육이 치아나 악안면 골격을 변화시키게끔 하는 구내장치이다.

1) 엑티베이터(activator)

2) 바이오네이터(bionator(by Balters))

3) 펑션레귤레이터(FR(function regulator))

3. 헙스트 장치(Herbst appliance)

하악골의 열성장 시 하악골을 지속적으로 전방 위치시키는 장치이다.

5.6 교정장치의 사용 시 주의사항

교정장치는 교정재료의 발달에 따라 그 작용효과도 매우 증진되었다. 그러므로 장치의 사용 시 그 특징을 올바르게 이해하고 잘 취급해야 한다.

1. 술자의 주의사항

1) 환자에 적합한 장치를 잘 선택해야 한다.
2) 가급적 단순한 형태를 선택한다.
3) 교정력의 방향, 크기, 작용시간 등이 적절한가 유의한다.
4) 장치가 환자의 조직이나 안면을 상하지 않도록 유의한다.
5) 환자 내원 시 장치가 변형 또는 파손되지 않았나 검사한다.

2. 환자의 주의사항

1) 장치의 목적과 효과에 대하여 충분히 인지한나.
2) 장치가 꼭 끼거나 느슨해진 경우, 혹은 장치장착 후 심한 통증이 계속되거나 장치 파손 시에는 내원한다.
3) 식사 후에는 반드시 양치질을 한다.
4) 점착성이 있거나 딱딱하여 장치의 변형이나 파손이 우려되는 음식이나 당분이 많아 치아우식증의 원인이 되는 음식물은 섭취를 제한한다.

제 6 장 교정장치의 구성요소

교정장치는 제1편 제5장에서 기술된 것과 같이 여러 가지로 대별될 수 있어 구성요소를 간단히 설명하기에는 문제가 있으나 이 책의 목적에 따라 치과기공사들이 자주 다루게 되는 가철성 교정장치(특히 상교정장치)의 기본 구성요소를 살펴보기로 한다.

상교정장치는 클래스프 등에 의해 구강 내에 유지되는 레진상을 주체로 한 교정장치의 총칭으로, 형태나 기능상 다양한 종류가 있다.

상교정장치는 단순한 허얼리 타입(Hawley type)의 상교정장치 같이 금속선이나 고무링의 약한 힘(light force)을 사용하는 자연적인 장치, 엑티베이터(activator), 사면판(inclined plane)과 같이 하악골에 부착되는 근육의 기능력을 이용하는 기능적인장치, 강력한 교정력이 발휘되는 확대 나사(expansion screw)를 써서 정중구개봉합을 이개하기 위한 기계적인 장치 등 다양한 많은 장치가 있으므로 상교정장치를 일괄해서 논하는 것은 용이하지 않다. 그러나 다소의 예외가 있긴 하나 비교적 많은 상교정장치에 공통되는 점은 다음과 같다.

첫째, 고정장치는 움직임이 없는 것으로 본다. 상교정장치는 대개 클래스프에 의해 유지 되며, 유지치는 보통 제1대구치가 쓰인다. 개개 치아는 이들 유지치와 접하고 있고, 레진상은 이를 고정원으로 해서 이동치를 상대적으로 이동 시킨다. 따라서 부정이 뚜렷한 개개 치아를 최적의 위치로 이동시키는 것으로 전악에 걸쳐 재배열하고자 하는 것은 아니다.

둘째는 하악성 이동을 기대한다. 상교정장치는 치조성의 이동에 의해 개개 치아를 움직이는데, 이것은 경사이동이며 치축의 기울기가 변하지 않는 이동인 치체이동(bodily movement)이 일어나는 것은 아니다. 따라서 발치공간의 폐쇄나 대구치의 원심이동 등에 대해서는 상교정장치는 효과적이지 못하다. 이 때문에 하악전돌, 상악전돌의 Angle II, III급 부정교합을 교정하기 위해서는 하악성 이동에 의

존하게 된다. 기능적 악교정장치(제16장 참조) 등이 이것을 위한 전형적인 장치라 할 수 있다.

셋째는 약한 힘을 사용한다는 것이다. 급속확대장치 등의 예외는 있지만, 대개 상교정장치에 의한 교정력은 비교적 약한 것이 보통이다. 이 장치는 주로 클래스프에 의한 유지력에 의존하고 있기 때문에 강한 교정력이 발휘되는 것은 장치를 불안정하게 하는 결과가 되어 치료효과가 없어지게 된다. 상교정장치에 의한 치료목표는 강력한 치아의 재배열보다는 오히려 약한힘에 의해 국소적인 부정을 바로 잡고, 기능적 장애의 제거나 그 후의 성장 정상화를 기대하고, 이것에 의해 정상교합을 획득시키고자 하는데 있다.

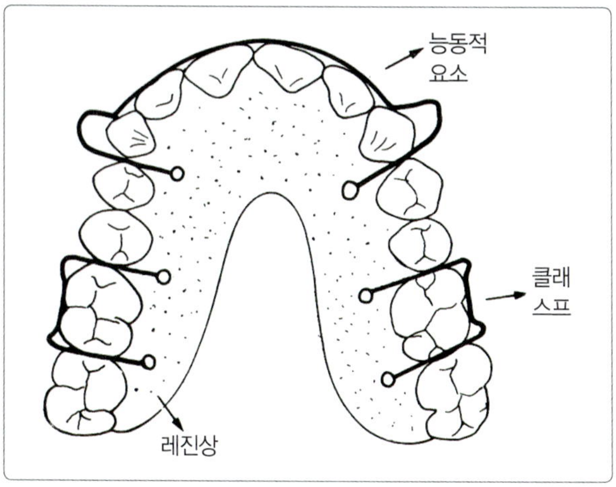

그림 6-1 상교정장치

상기한 것에 기초한 상교정장치(active plate)의 장점은 약한 힘을 사용하므로 결찰 같은 것에 의해 치아를 고정하는 일이 없기 때문에 치근의 흡수 등 치주조직에 대한 부작용이 적고, 가철성 장치이기 때문에 구강청결이 용이하다. 또, 장치의 구조가 간단하고, 대개 특수한 기구나 재료를 필요로 하지 않아 제작이 간편하고, 진료시간이 짧다. 그리고 치료중의 성장촉진 효과를 기대할 수 있고, 기능적인 근육의 힘을 이용하는 경우에는 생리적인 치아이동이 가능하다.

그에 반해, 상교정장치는 가철성 교정장치이므로 환자의 협력정도에 따라 치료효과가 크게 좌우되며, 복잡하고 어려운 증례에 대한 적용범위가 그리 넓지 못하다. 그리고 치료기간이 길고, 개개 치아의 정교한 이동이 불가능하다는 단점을 가지고 있다.

상교정장치(active plate)는 자가중합 레진으로 제작되어 모든 부속물을 유지시켜주는 레진상과 장치의 유지를 위해 사용되는 유지부(clasp), 그리고 교정력을 발생시키는 부분으로서의 능동적 요소(labial bow, spring, screw, elastic)로 구성되어 있나(그림 6-1).

6.1 레진상(resin plate)

주로 자가중합 레진으로 제작되며, 교정장치의 순측호선, 클래스프나 기타 모든 부속물들을 유지시켜 주는 기능을 한다.

레진상의 역할은 첫째, 모든 부속물(working part)들을 유지하고 지탱해주는 역할을 하며, 치아이동 시 스크루(screw), 고무줄(elastic), 스프링(spring) 등에서 오는 반작용력을 분산시켜 준다. 둘째, 고정원의 기능을 담당하며 레진상에서 고정원의 효과를 충분히 얻지 못하면 클래스프(clasp)로 보강한다. 셋째, 특수한 경우 레진상 자체가 이동부(active part)가 된다.

보철물(국소의치나 총의치)의 상(base plate)에서는 저작 등의 기능 발휘 시 유지나 지지를 얻어야 하나 교정장치는 이와는 의미가 다르다. 교정장치의 상은 고정(anchorage) 효과나 다른 부속물을 보호하고 유지시키는 역할을 담당하므로 유지, 지지, 견고성은 크게 고려하지 않아도 된다. 따라서 고정 효과나 부속물의 보호 · 유지, 이물감을 고려하여 작은 체적으로 제작한다.

모든 부속물들을 모형(cast)상에 스티키 왁스(sticky wax)로 고정시킨 후, 주로 자가중합 레진을 이용하여 제작한다. 두께는 보통 파라핀 왁스(paraffin wax) 한 장 정도(2~2.5 mm)로 하며, 레진상(resin plate)의 가장자리(border)는 둥글게 하여 자극이나 이물감이 없도록 한다. 상악에서는 연구개까지 상을 연장시키지 않으며, 앞에 기술한 바와 같이 음압에 의한 유지력은 고려할 필요가 없으므로 대개 구개 중앙부가 개방된 'U자형'으로 만든다.

하악은 혀의 공간이 있으므로 상악보다 약간 두껍게 하며, 활동성이 많은 설 소대(lingual frenum)에 자극을 주지 않도록 제작한다. 대개 구치부 쪽이 설측경사가 심하므로 블록아웃(block out)을 해야 할 경우가 많다.

레진상은 치아가 이동되거나 맹출하는 부분에서는 충분히 삭제해서 치아의 이동과 맹출이 가능해야 하고 그밖의 부위에서는 치경부에 밀접하게 접촉하여 고정원으로 작용하여야 한다.

연마는 구개면 만을 하고 조직면은 하지 않는다. 가장자리는 작용력이 클 때 충분한 고정 효과를 얻도록 면 접촉(surface contact)이 되도록 하여야 하나 충치 이환율이 높은 환자에게는 나이프 엣지(knife edge) 형태로 연마한다.

6.2 교정용 클래스프(retentive component)

가철성 교정장치가 제 기능을 발휘하기 위해서는 구강 내에서 제자리에 안전하게 유지되어야 하며, 장치의 유지는 적합한 설계와 클래스프의 선택에 달려 있다.

구강 내에서 유지력이 좋은 장치는 치료결과도 좋게 나온다. 상교정장치의 구성요소들이 정확히 제자리에 위치하므로 최대의 효과를 얻을 수 있고 치조점막에 잘 적합하므로 고정원을 최대로 할 수 있다.

클래스프(clasp)는 보통 안정성이 크며 견고하고 이동되지 않는 치아에 설계되는데 이 치아는 대개 제1대구치가 되며 치아의 주위조직이 건강해야 된다. 또한 클래스프의 치간부(cross arm)가 지나가는 교합면 치간공극 부위에 교합 장애가 적어야 한다.

따라서 교정장치에는 여러 가지 형태의 클래스프가 이용될 수 있으며, 각 증례에 따라 적절한 형태의 클래스프를 선택하여 제작 사용할 수 있다.

6.2.1 아담스 클래스프(Adams clasp)

1950년 Adams가 개발한 클래스프(clasp)로 arrowhead clasp를 변형(기능상으로 바꾼 것으로 모양은 다름)시킨 것으로 modified arrowhead clasp라고도 한다. 이 클래스프의 장점은 체적이 작아 이물감이 적으며, 유치, 영구치 모두에 사용할 수 있다. 맹출 중인 치아에도 사용할 수 있으며, 특수 플라이어(pliers)가 없어도 제작이 가능하다. 모양을 술자 마음대로 변형시킬 수 있으며, 견고 · 정밀하며, 강력한 유지력을 발휘하기에 충분한 탄력성을 지닌다. 구외력(extraoral force)에도 사용할 수 있다. 대체로 0.7 mm 와이어(wire)를 사용하며 단일치아(single tooth)에 적용된다.

1. 아담스 클래스프(Adams clasp)의 부분명칭

아담스 클래스프(Adams clasp)는 치아의 협면부를 감싸는 수평부(bridge), 교합면의 치간부를 지나가는 치간부(cross arm), 치아의 협면 치경부 언더컷(undercut)에서 유지를 얻어주는 루프(arrowhead(loop)), 레진상 속에서 유지를 얻는 유지부(tag)로 구성되어 있다(그림 6-2).

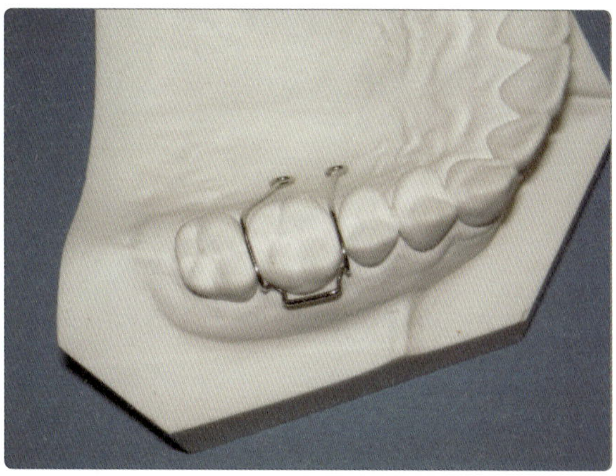

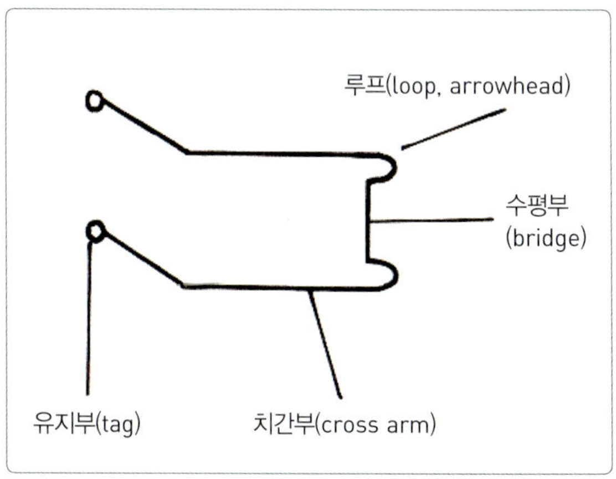

그림 6-2 아담스 클래스프와 부분 명칭

2. 아담스 클래스프(Adams clasp)의 제작

아담스 클래스프(Adams clasp) 제작은 먼저 모형에서 arrowhead가 접촉될 부위의 치은을 다듬는다. 그리고 적당한 길이로 와이어를 절단하여 수평부의 길이를 결정한다. 수평부의 길이는 상악에서

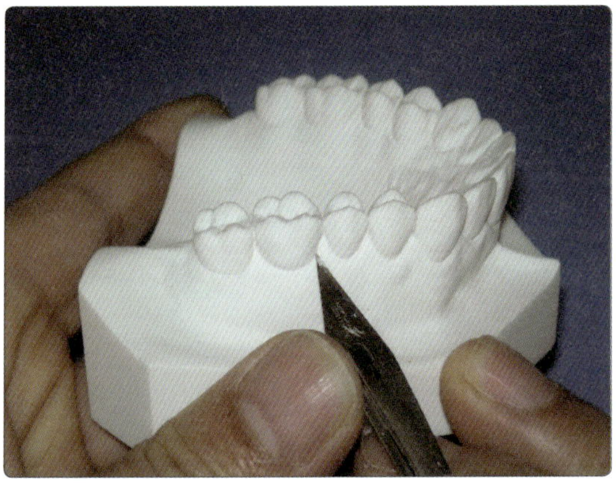

그림 6-3 arrowhead 부위의 치은 삭제

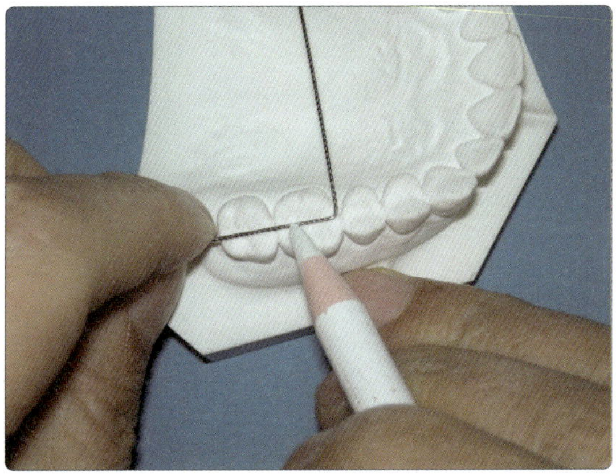

그림 6-4 수평부 길이 결정

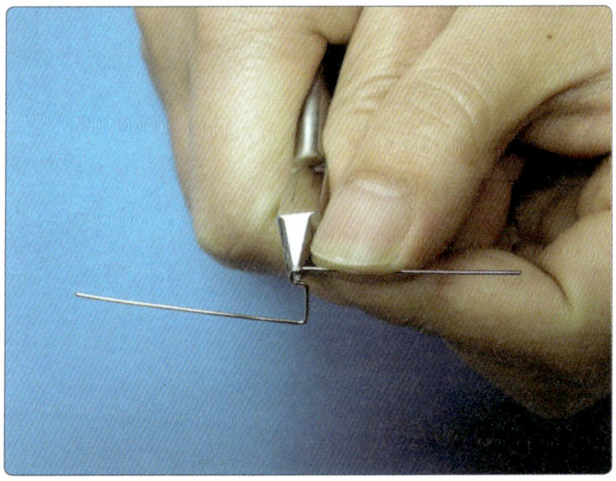

그림 6-5 arrowhead의 굴곡

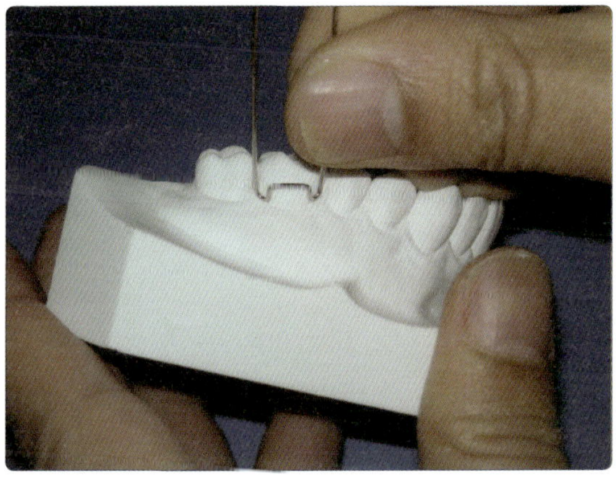

그림 6-6 arrowhead 시적

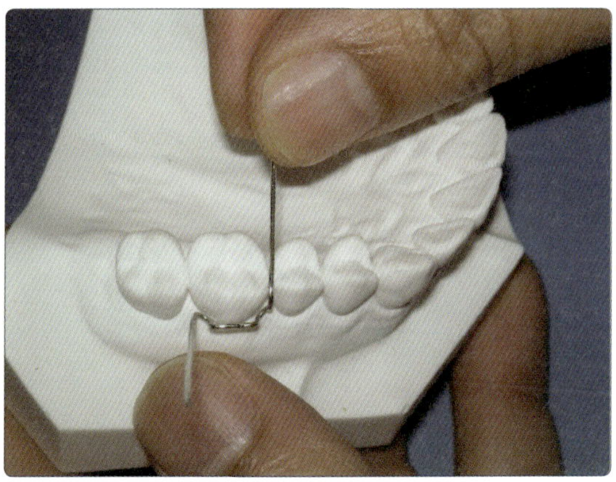

그림 6-7 치간부 굴곡

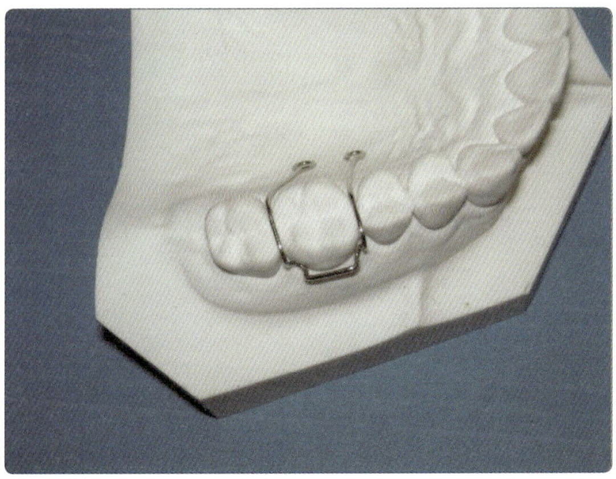

그림 6-8 클래스프(clasp) 완성

근원심 폭경의 2/3, 하악에서는 근원심 폭경의 3/4으로 한다. arrowhead는 수평부로부터 와이어의 두께를 포함하여 길이가 3 mm 되도록 제작한다. 치간부는 교합면의 치간에 긴밀히 접촉하여 교합의 장애가 없도록 한다. 끝으로 구개나 설측면에 유지부를 형성하여 와이어가 레진상에서 유지되도록 제작한다(그림 6-3, 4, 5, 6, 7, 8).

Adams 클래스프 제작 시 주의사항으로는

첫째: 치아의 맹출이 충분하지 않은 경우나 치은에 덮여 있는 협측 근원심부에 arrowhead부의 적합이 잘 되도록 치은이 눌리지 않는 정도로 치은부를 삭제한다.

둘째: 부드러운 곡선 형태로 구부리되 같은 부위를 반복하여 구부렸다 펴지 않아야 한다.

셋째: 와이어를 최소한의 힘으로 파지하여 압흔이 생기지 않도록 주의한다.

넷째: 수평부가 치관의 1/2~1/3을 통과하는 길이로 한다.

다섯째: 하악의 경우 수평부가 너무 높으면 대합치가 교합장애를 일으키므로 주의한다.

여섯째: 수평부는 협측 치면에서 1 mm 정도 뜨게 한다.

일곱째: 근 · 원심 arrowhead는 치면과 접촉되어야 하고 치간부는 긴밀하게 접촉되어야 한다.

6.2.2 써컴퍼렌셜 클래스프(circumferential clasp)

구조가 간단하고 제작이 간편하여 많이 사용되는 클래스프(clasp)이다. 대구치는 0.9 mm 와이어로, 유견치 및 소구치는 0.6 mm, 0.7 mm 와이어로 제작하나 전치부 유지력의 보강을 위해서는 0.9 mm 와이어로 제작한다.

레진상으로부터 원심교합면 치간공극(disto-occlusal embrasure)을 통과하여 협측의 근심 함몰부위(undercut)로 주행하며 단일치아에 적용한다(그림 6-9).

일명 "C" clasp라고도 하며 클래스프(clasp) 끝 부분은 일반적으로 근심 쪽에 위치하지만 상황에 따라(인접치 상실 등) 원심 쪽에 위치할 수도 있다. 모든 치아에 사용할 수 있는 클래스프(clasp)이며 보정장치, 교합판과 같이 강한 유지력이 필요 없는 장치에 주로 사용된다.

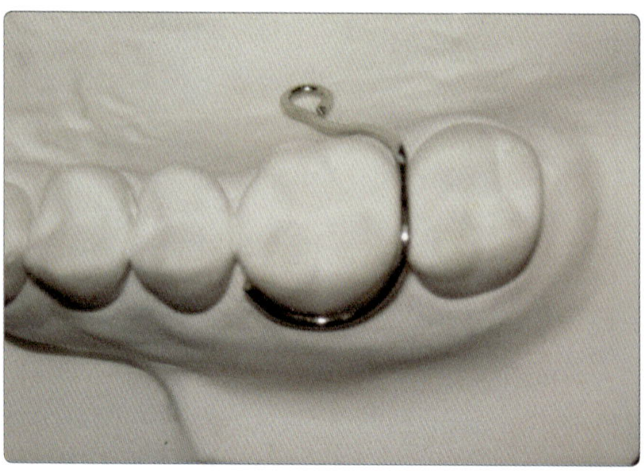

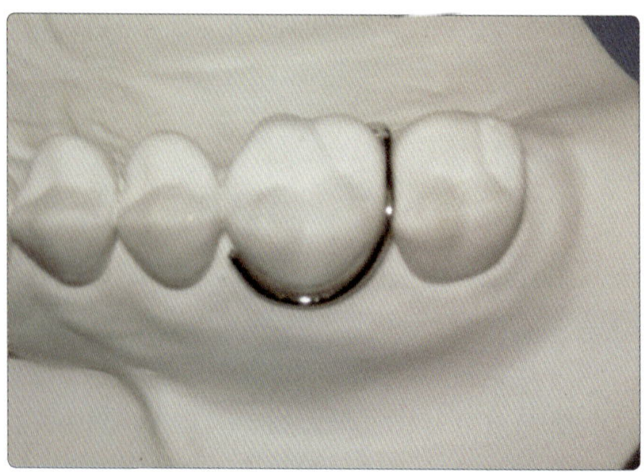

그림 6-9 써컴퍼렌셜 클래스프(circumferential clasp)

6.2.3 볼 클래스프(ball clasp)

인접치아 접촉점(approximal contact) 하방에 접촉하며, 대개 0.7 mm 와이어로 제작한다(그림 6-10). 큰 유지력이 필요 없는 교정장치에 주로 사용한다. loop clasp와 같이 굴곡(bending)하여 클래스프 끝을 은납(silver solder)으로 둥글게 납착하여 구슬처럼 만든다. 여러 직경의 기성품화된 제품을 사용하면 제작이 간편하다.

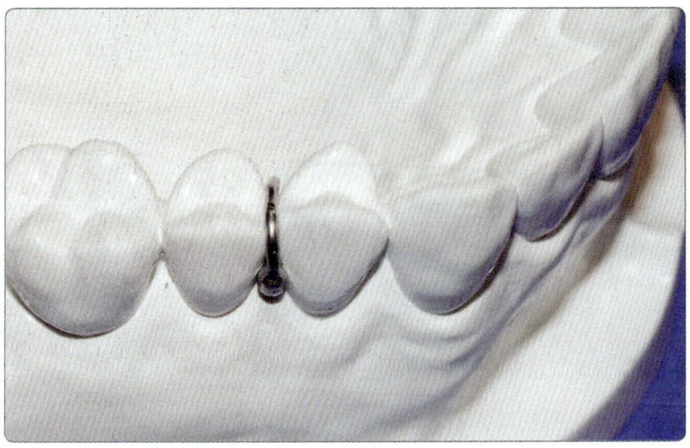

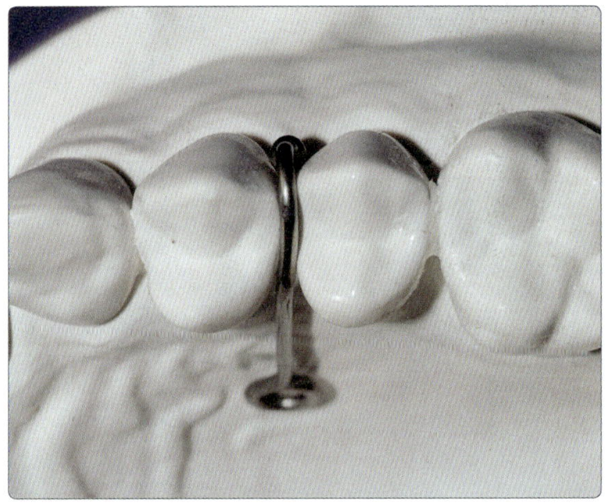

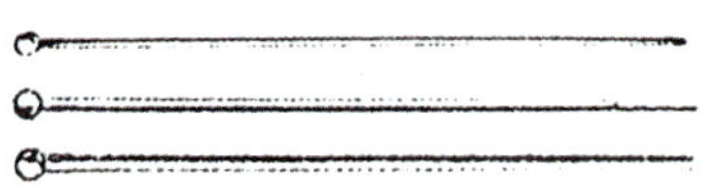

그림 6-10 볼 클래스프(ball clasp)

6.2.4 잭슨 클래스프(Jackson clasp)

1906년 V. H. Jackson이 개발한 클래스프(clasp)로 제1대구치에 주로 적용되며, 협측에서 보았을 때 근원심의 함몰부위를 이용한다(그림 6-11). 유치의 협측에는 함몰부위가 적어 적용이 곤란하며, 장치물

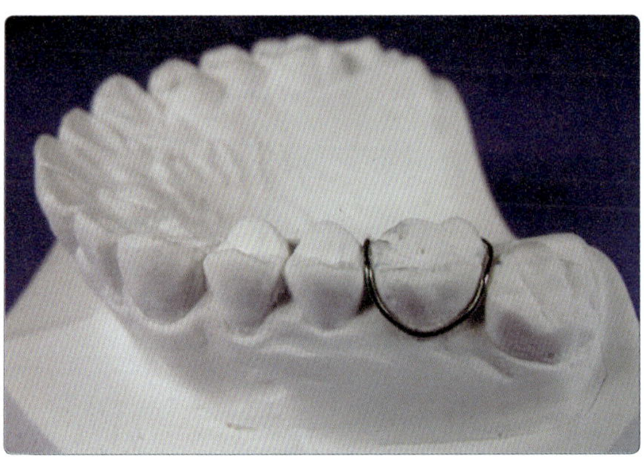

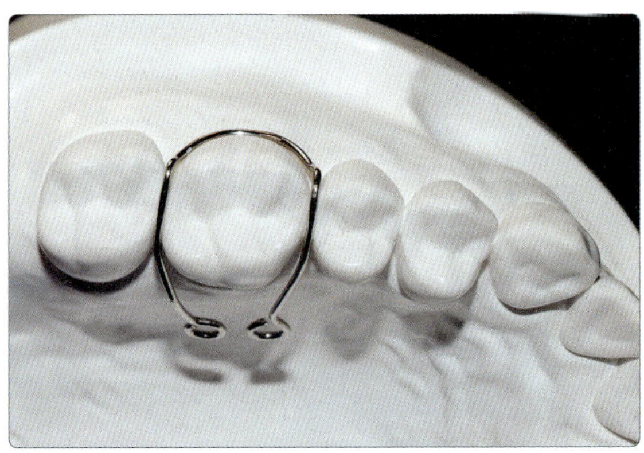

그림 6-11 잭슨 클래스프(Jackson clasp)

에 스프링이 많이 부착되어 있을 때는 유지력이 약해진다. 또한 치경부의 맹출이 완료되지 않은 치아에는 함몰부위가 적어 사용할 수 없고 대체로 0.7 mm 와이어로 제작한다. 단일치아에 적용된다.

6.2.5 크로젓 클래스프(Crozat clasp)

1920년 Crozat이 개발한 클래스프(clasp)로 협측의 근원심 함몰부위를 이용하는 것은 잭슨클래스프(Jackson clasp)와 유사하다. 주선(0.8 mm)은 함몰부위 상방으로 굴곡시키며, 여기에 보조선(0.6 mm)의 양 끝을 협측 근원심 함몰부위에 위치시킨 후 납착한다(그림 6-12). 강한 유지력을 발휘하며, 유구치에도 유용하다. 단일치아에 적용된다.

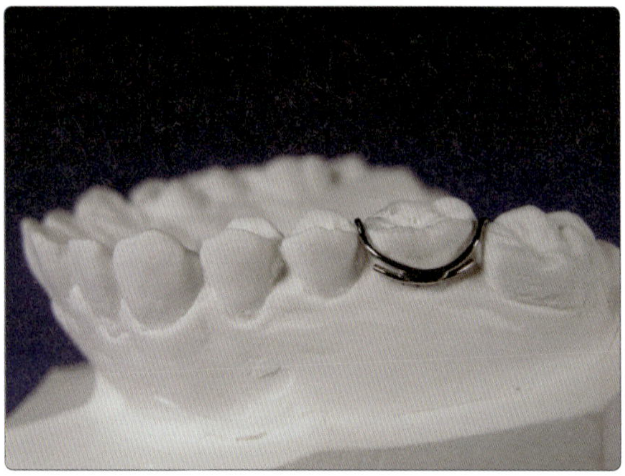

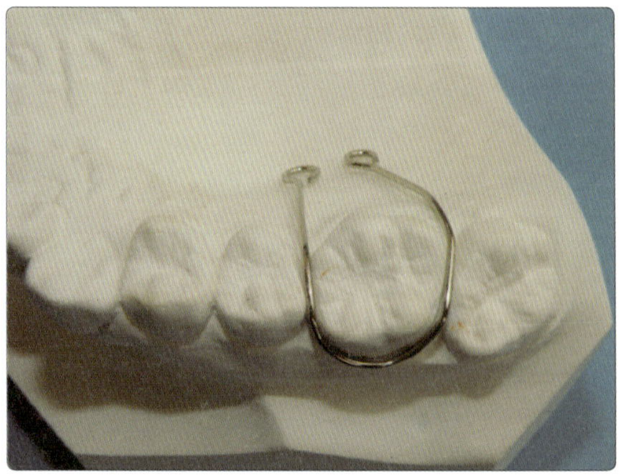

그림 6-12 크로젓 클래스프(Crozat clasp)

6.2.6 애로우헤드 클래스프(arrowhead clasp)

1935년 A. M. Schwarz가 개발한클래스프(clasp)로 가장 강력한 유지력을 발휘하며 교합장애가 없는 것이 특징이며 협측 치아군에서 강한 유지력이 요구될 때 주로 사용한다. 맹출이 완료되지 않은 치아에서도 양호한 유지력을 얻을 수 있다.

특수한 플라이어(arrowhead forming plier=Teschler pliers)를 사용하여 제작하며 단일치아에는 사용할 수 없으며, 연속적으로 접촉하고 있는 치아와 치아 사이의 함몰부위를 이용하는 것으로 환자가 이물감을 많이 호소한다. 대체로 0.7 mm 와이어를 사용한다(그림 6-13).

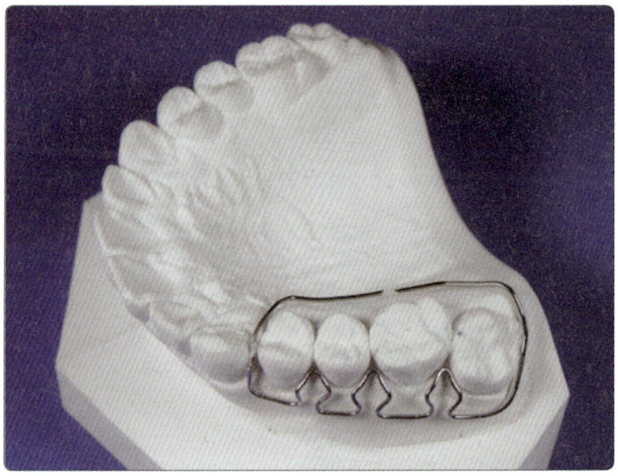
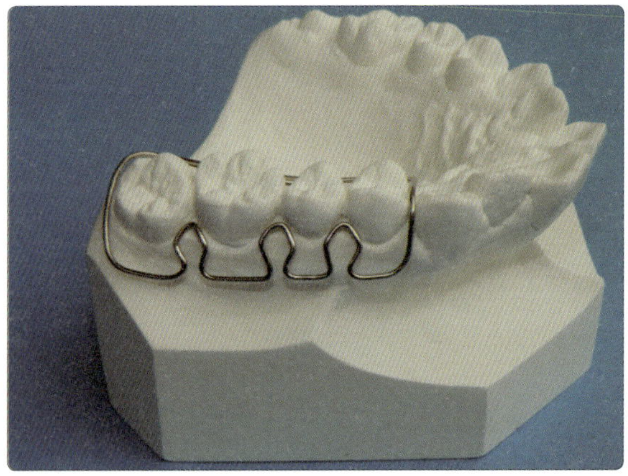

그림 6-13 애로우헤드 클래스프(arrowhead clasp)

6.2.7 루프 클래스프(loop clasp)

1973년 Heideborn이 개발한 클래스프(clasp)로 인접치아 접촉점 하방에 접촉한다(그림 6-14). 강한 유지력이 필요 없는 보정장치나 엑티베이터에 사용되며, 대체로 0.7 mm 스테인리스 스틸 와이어로 제작한다.

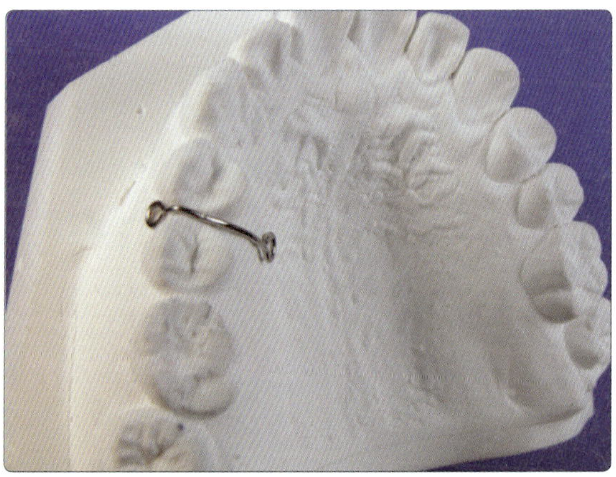
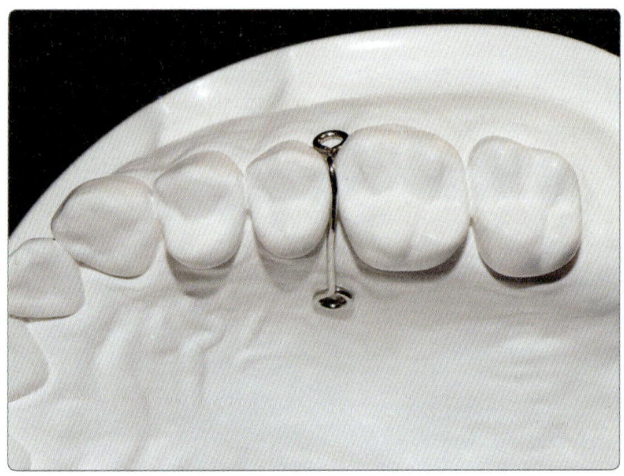

그림 6-14 루프 클래스프(loop clasp)

6.2.8 모이어 클래스프(Moyer clasp)

루프 클래스프(loop clasp)와 적용범위와 제작방법이 유사하다. 루프 클래스프(loop clasp)의 고리 부분에 레진을 첨가하여 볼(ball)을 만든다(그림 6-15).

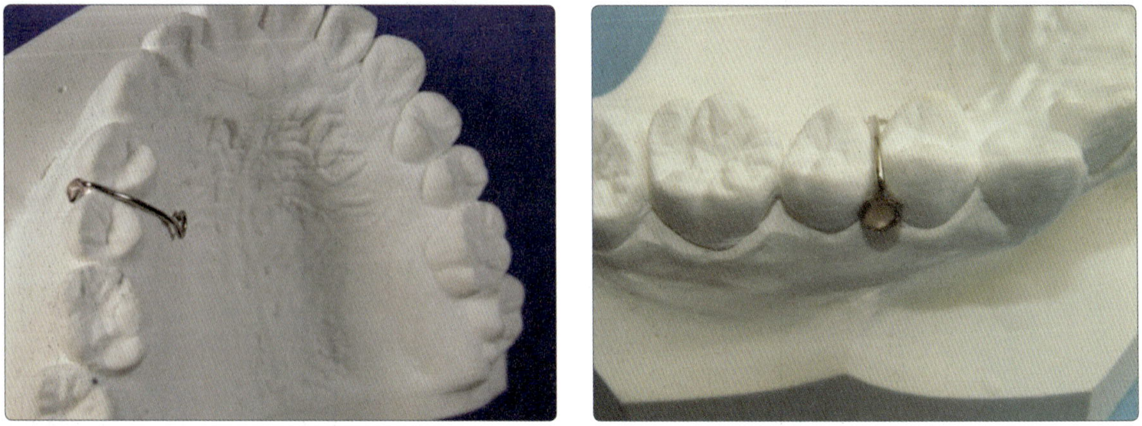

그림 6-15 모이어 클래스프(Moyer clasp)

6.2.9 비직 클래스프(Visick clasp)

협측(buccal surface)의 함몰부위 뿐만 아니라 설측(lingual surface)의 함몰부위도 이용할 수 있는 클래스프(clasp)이다. 0.7 mm 와이어를 사용하여 협측에는 잭슨 클래스프(Jackson clasp), 설측 치경부에는 볼 형태의 클래스프(clasp)를 추가하여 유지력을 보강한다. 단일치아에 적용하며 상악소구치 및 대구치에 사용한다(그림 6-16).

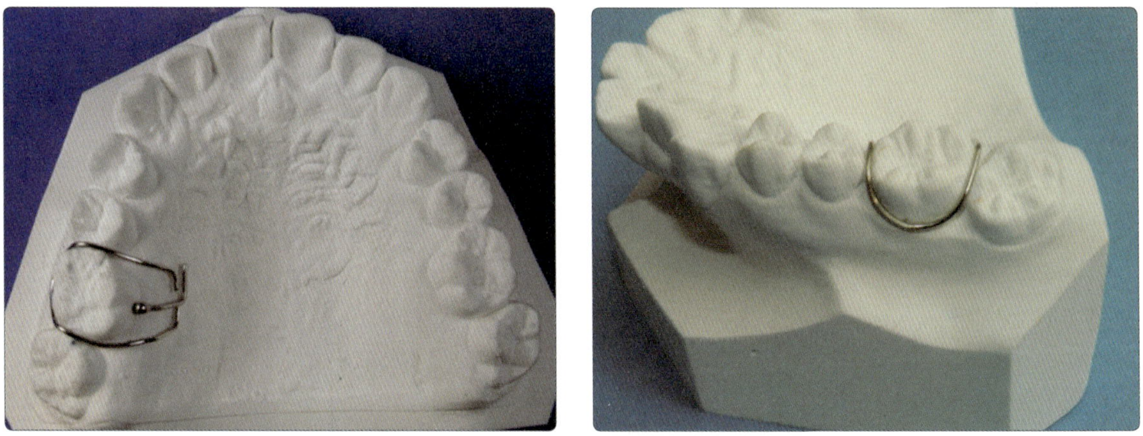

그림 6-16 비직 클래스프(Visick clasp)

6.2.10 더징 클래스프(Duyzing clasp)

협측의 근 · 원심 함몰부위에 적용하며, 대개 0.7 mm 와이어로 제작한다. 레진상으로부터 근심교합면 치간공극을 통과하여 협측의 함몰부위 상방을 치아 중심부에서 돌아 치아의 근심으로 주행하는 클

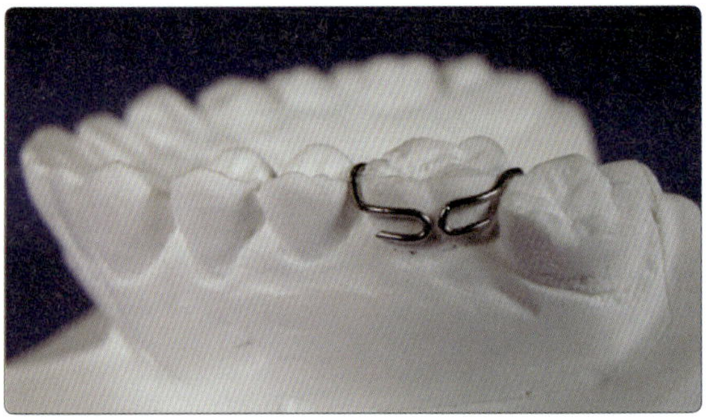
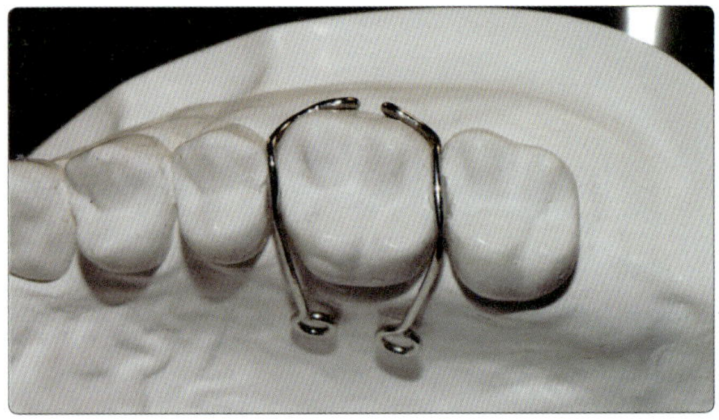

그림 6-17 더징 클래스프(Duyzing clasp)

래스프와 원심교합면 치간공극를 통과하여 함몰부위 상방을 치아 중심부에서 돌아 원심으로 주행하는 클래스프(clasp) 2개로 구성된다(그림 6-17). 경우에 따라서는 이 클래스프(clasp)의 반쪽만 사용하는 경우도 있다. 클래스프(clasp)의 두 끝이 근 · 원심부의 함몰부위 내에 들어가 유지력을 발휘한다. 단일 치아에 적용한다.

6.2.11 로치 클래스프(roach clasp)

보통 0.7 mm와 0.8 mm 와이어를 사용하며, 형태는 국소의치의 로치 클래스프(roach clasp)와 비슷하다. 소구치 부위에 부수적인 유지력을 얻기 위해 제작하며 교합면을 지나지 않으므로 교합장애가 없다. 순측호선에 클래스프(clasp)를 납착하여 제직힌디(그림 6-18).

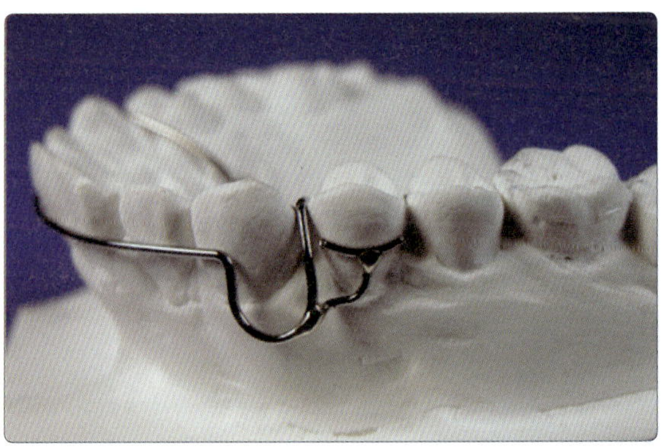
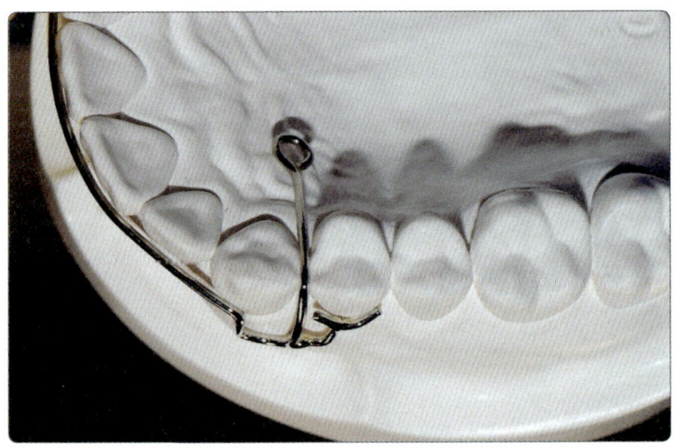

그림 6-18 로치 클래스프(roach clasp)

6.2.12 트라이앵귤라 클래스프(triangular clasp)

치은부에 손상이 적으며 유지력도 우수하다. 유지는 인접치아 접촉점 하방의 치간 사이의 공간에서 얻는다(그림 6-19). 구조가 간단하므로 클래스프(clasp)의 변형 시 수리가 용이하다.

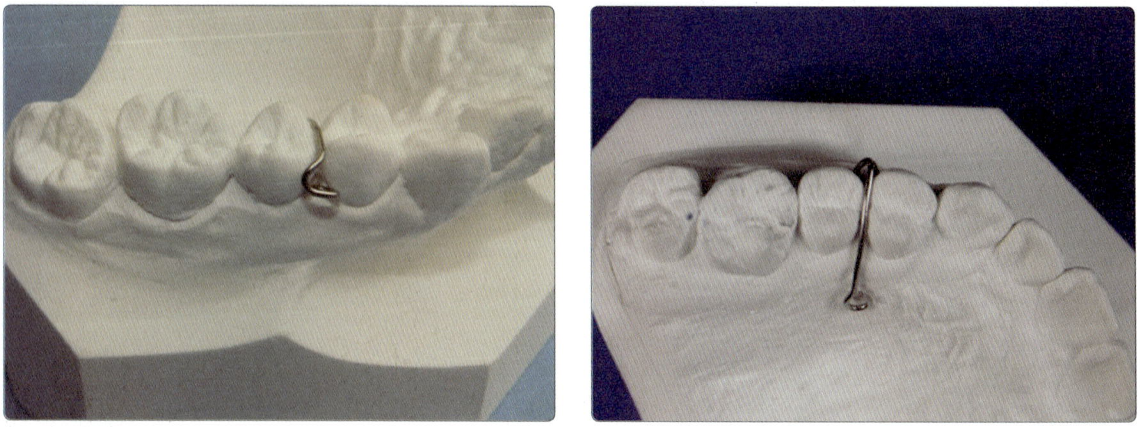

그림 6-19 트라이앵귤라 클래스프(triangular clasp)

6.2.13 아이랫 클래스프(eyelet clasp)

트라이앵귤라 클래스프(triangular clasp)와 유사하며, 협측 치아군을 이용하여 쉽게 제작할 수 있는 것으로 종류에는 single eyelet clasp, double eyelet clasp, continuous eyelet clasp가 있다. 예리한 굴곡(sharp bend) 없이 만들어지고 치은조직으로부터 떨어져 있으므로 조직부에 손상이 적다. 0.7mm 와이어로 주로 제작한다(그림 6-20).

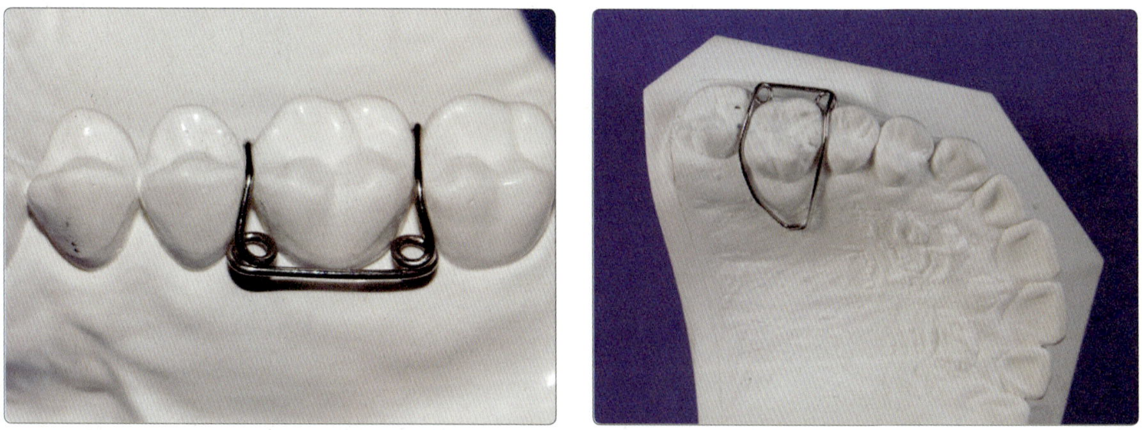

그림 6-20 아이랫 클래스프(eyelet clasp)

6.2.14 애로우 핀 클래스프(arrow pin clasp)

루프 클래스프(loop clasp), 볼 클래스프(ball clasp)와 유사하며, 인접치아 접촉점 하방에 접촉된다. 클래스프(clasp)의 끝 부위를 삼각형 모양으로 만들어 유지력을 발휘하게 한다(그림 6-21).

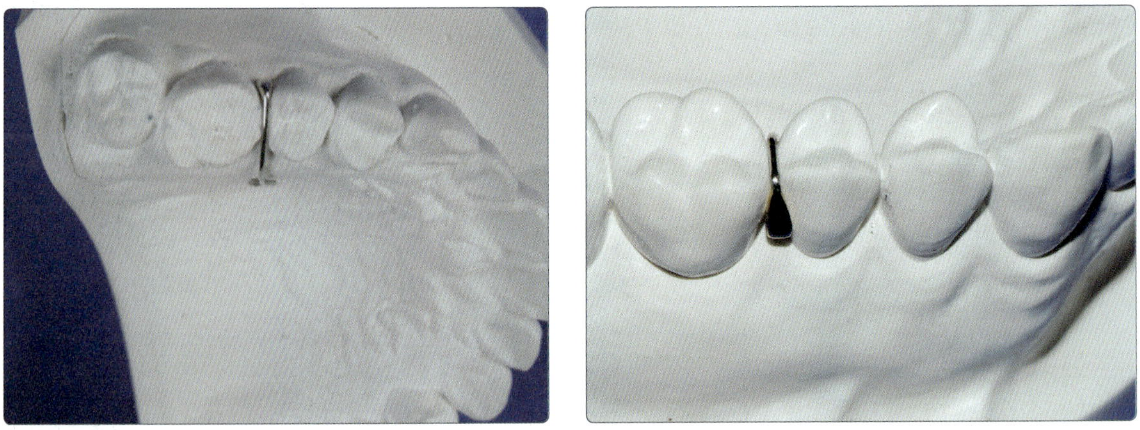

그림 6-21 애로우 핀 클래스프(arrow pin clasp)

6.3 능동적 요소(active elements)

치아를 실제로 이동시키는 힘을 발휘하는 장치로서 순측호선(labial bow), 스프링(springs), 스크루(screws), 고무줄(elastics) 등이 있다.

6.3.1 순측호선(labial bow)

상 · 하악 전치 순면 중앙부에 적용되며 장치의 유지력 증강과 정치의 위치고정이나 U-loop를 약간 조여 순측경사가 심한 치아에서 설측이동력을 줄 경우에 하며 이때 치아 이동을 할 경우에는 0.7 mm 와이어를 사용한다. 또한 핑거스프링 등의 부속물을 연결시켜 치아의 이동에도 사용된다.

제작방법은 후술하는 "순측호선 제작"에서 자세히 기술하기로 한다(그림 12-1 참조).

6.3.2 스프링(springs)

가철성 교정장치에서 치아를 원하는 방향으로 이동시키려 할 경우 주로 스프링을 이용한다. 스프링은 제작된 와이어의 굵기, 지지(support), 형태, 치아의 이동 형태에 따라 다음과 같이 분류할 수 있다.

1. 제작된 와이어(wire)의 굵기에 따른 분류

1) 굵은 와이어(thick wire)

강한 교정력(heavy orthodontic force)을 발휘하고 변형이 적으나 작용범위(range of action)가 짧아 장치의 빈번한 수정이 필요하다(0.6 mm 이상).

2) 가는 와이어(thin wire)

약한 교정력(mild orthodontic force)을 발휘하며 코일을 추가함으로써 작용범위를 증가시킬 수 있으나 주위조직의 손상이나 장치가 변형될 우려가 많다(0.5 mm 이하).

2. 지지(support)에 따른 분류

1) self supporting spring

0.6~0.7 mm 정도의 굵은 와이어로 제작되며 충분한 강도를 지니므로 구강 내 연 조직의 충돌이나 이동시 연조직에 손상을 가하지 않고 스스로 지지되며 짧은 작용범위를 갖는다(그림 6-22).

2) protected or guided spring

0.5 mm 이하의 가는 와이어로 제작되며, 작용범위가 길어져 효과적인 이동을 일으킨다. 스프링(spring) 자체가 유연하므로, 교정력 발휘 시 변형되기 쉽고, 구강 내에서 탈락되어 손상을 줄 수 있다. 스스로 지탱할 수 없어 protected or guided wire가 필요하다.

가이드 와이어는 스프링의 변형을 막고, 치면의 경사도에 관계없이 스프링이 치면에 대하여 직각으로 유지되어 작용할 수 있도록 구개나 치은에 대해 평행하게 위치되어야 한다(그림 6-23).

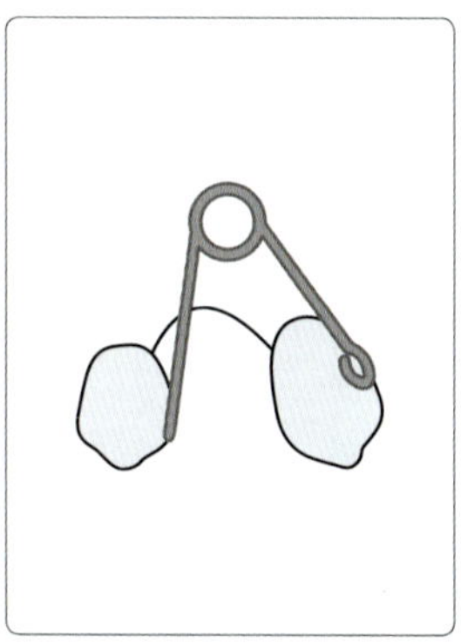

그림 6-22 self supporting spring

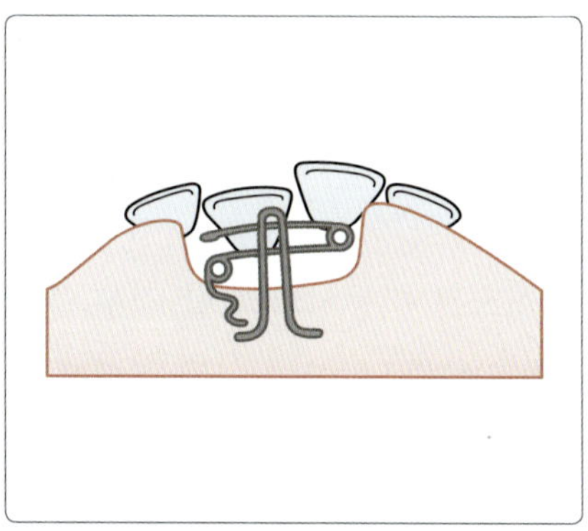

그림 6-23 guided spring

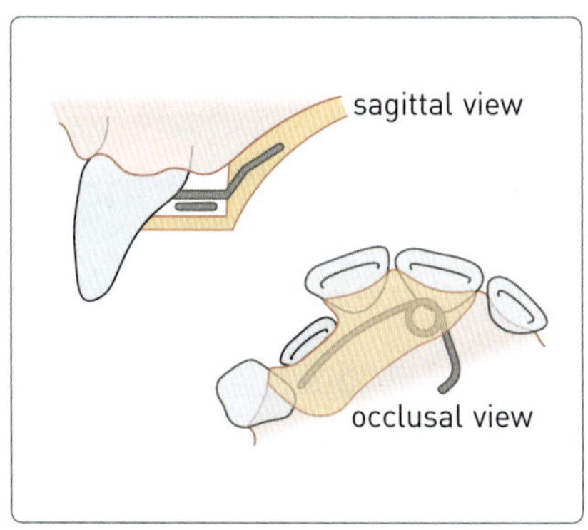

그림 6-24 boxing guide spring

박싱(boxing)은 스프링의 작용범위를 왁스로 블록아웃하여 레진상 제작 시 가이드를 주어 스프링이 레진 하방에서 작용하므로 스프링의 변형을 막아준다. 이때 박싱 공간이 너무 적으면 스프링 free end가 마찰이 생기므로 주의해야 한다. 반면에 공간이 많으면 레진상이 두꺼워질 수 있고, 음식물 찌꺼기가 침착되기 쉬우며, 세척 시 스프링이 변형되기 쉽다(그림 6-24).

3. 형태에 따른 분류

1) 클로즈드 타입(closed type)

스프링의 선단이 모두 유지부(tag)가 되어 레진상 속에 들어가는 것으로 루프스프링(loop spring), 패들스프링(paddle spring), 티 스프링(T-spring)이 해당된다(그림 6-25).

2) 오픈 타입(open type)

스프링의 선단이 한쪽만 유시부를 형성하여 레진상 속에 들어가는 것으로 에스 스프링(S-spring), 헬리컬 코일 스프링(helical coil spring), 캔틸레버 스프링(cantilever spring) 등이 해당된다(그림 6-26).

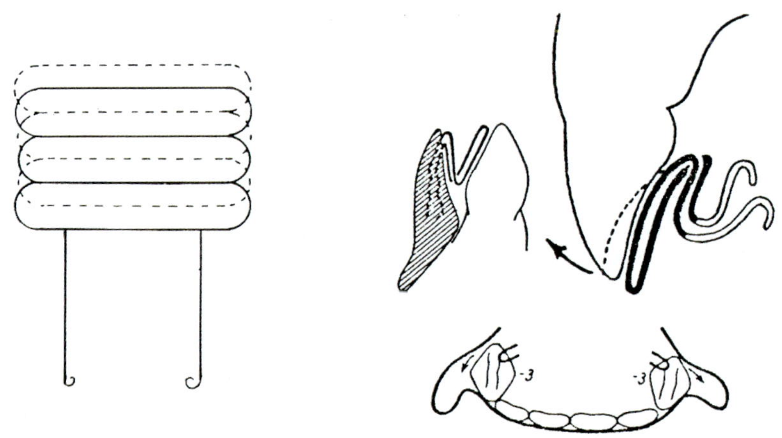

그림 6-25 클로즈드 타입(closed type)

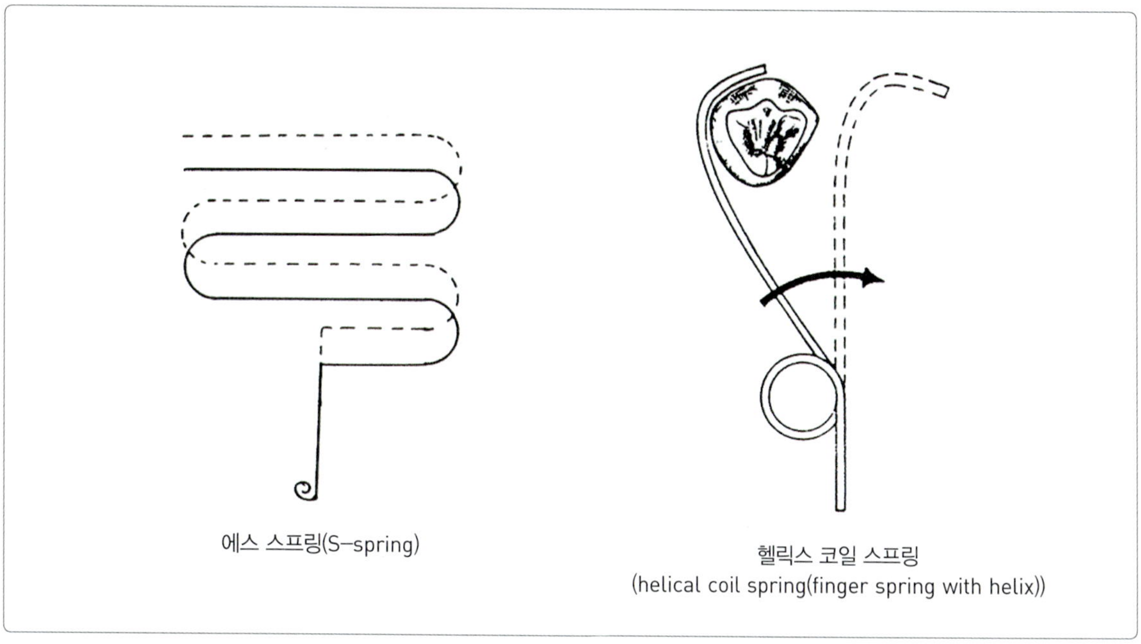

그림 6–26 오픈 타입(open type)

4. 치아 이동 형태에 따른 스프링(spring)

1) 근원심 방향의 치아 이동을 위한 스프링

(1) 팔라탈 핑거 스프링(palatal finger spring)

절치부의 공간 폐쇄에 사용되며 치아를 치열궁에 따라서 근심 또는 원심으로 이동시킬 때 사용한다. 캔틸레버 타입(cantilever(free end) type)이 간단한 형태이나 지속적으로 약한 힘을 발휘하기 위해서는 헬리컬 코일(helical coil)을 추가하여 사용한다(그림 6–27).

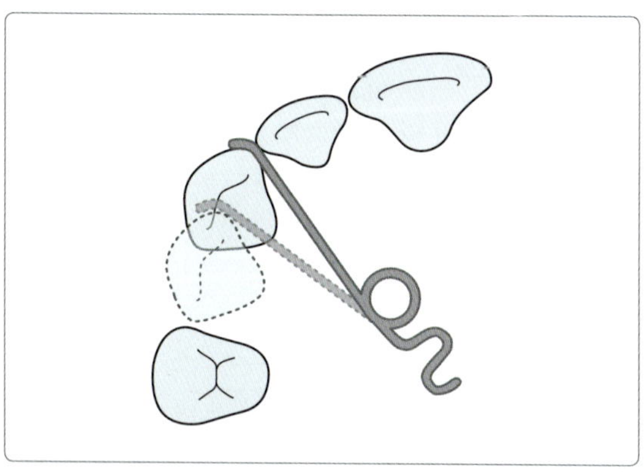

그림 6–27 palatal finger spring

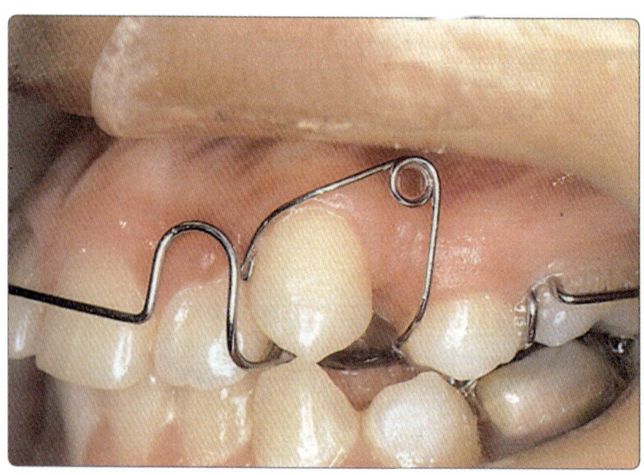

그림 6–28 buccal canine retractor

(2) 버칼 캐나인 리트렉터(buccal canine retractor)

소구치 발치 후 견치 후방견인에 사용하며, 협측에서 치아에 접근하며 헬리컬 코일의 스프링 작용이 풀리는 것이 아니라 감기는 독특한 형태의 스프링으로 셀프 서포팅(self–supporting)하는 장치이다(그림 6–28).

2) 순협측 방향의 치아 이동을 위한 스프링

(1) 팔라탈 스프링(palatal spring)

절치의 순측이동에 사용하며, 팔라탈 핑거 스프링(palatal finger spring)의 작용방향을 바꾸어 준 형태이다(그림 6–29).

(2) 더블 캔틸레버 스프링(double cantilever spring(Z–spring=double helix spring)

크기가 작아 개개 치아의 순측이동에 많이 사용한다(그림 6–30).

(3) 루프 스프링(loop spring)

설측에 위치한 전치의 순측이동에 사용한다(그림 6–31).

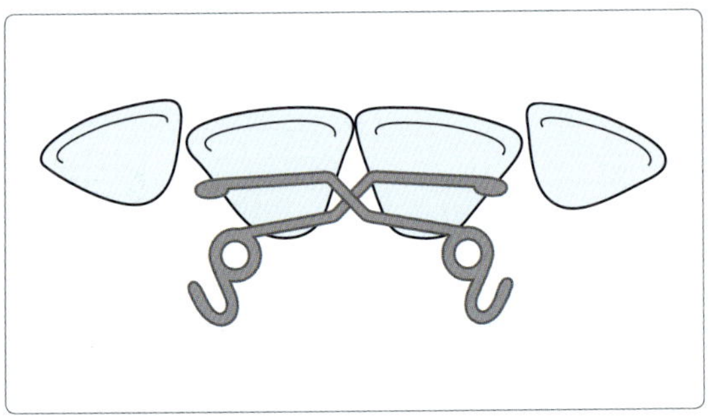

그림 6–29 팔라탈 스프링(palatal spring)

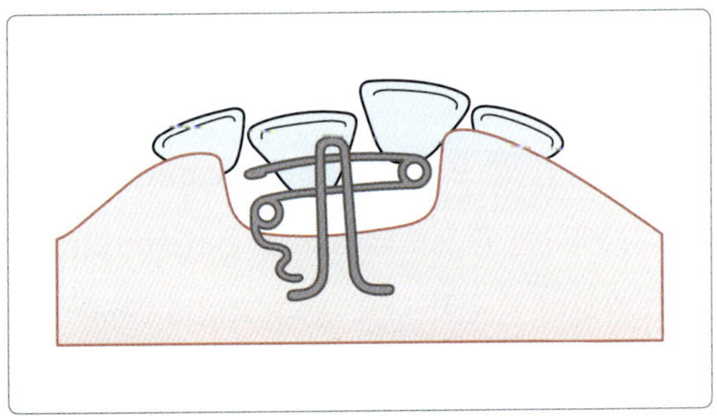

그림 6–30 더블 캔틸레버 스프링(double cantilever spring)

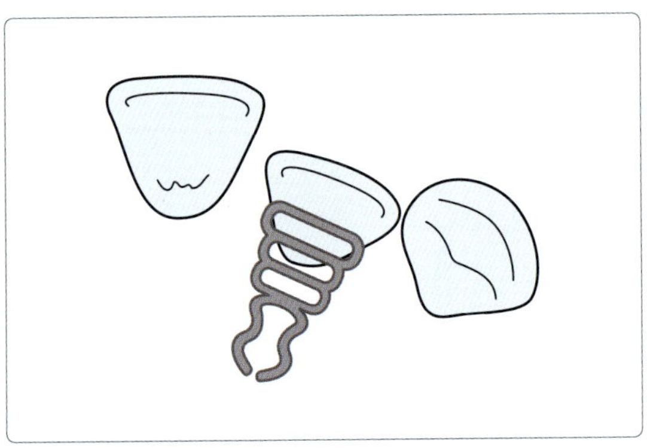

그림 6–31 루프 스프링(loop spring)

(4) 티 스프링(T-spring)

소구치의 협측이동에 사용한다(그림 6-32).

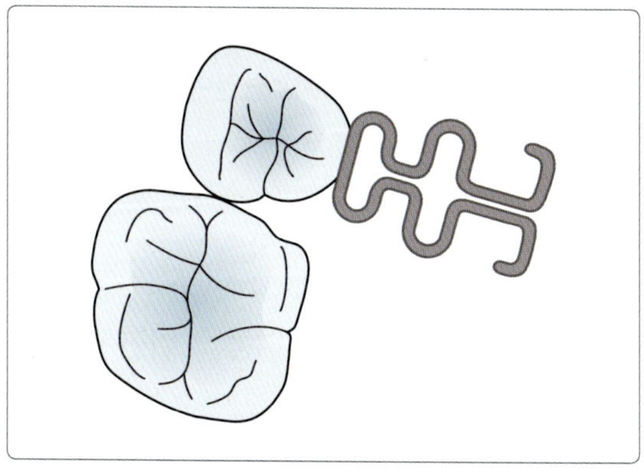

그림 6-32 티 스프링(T-spring)

3) 설측 방향의 치아 이동을 위한 스프링

(1) 몰라 스프링(molar spring)

대구치의 설측이동에 사용한다(그림 6-33).

(2) 싱글 인사이살 스프링(single incisor spring)

개개 절치의 설측이동에 사용한다(그림 6-34).

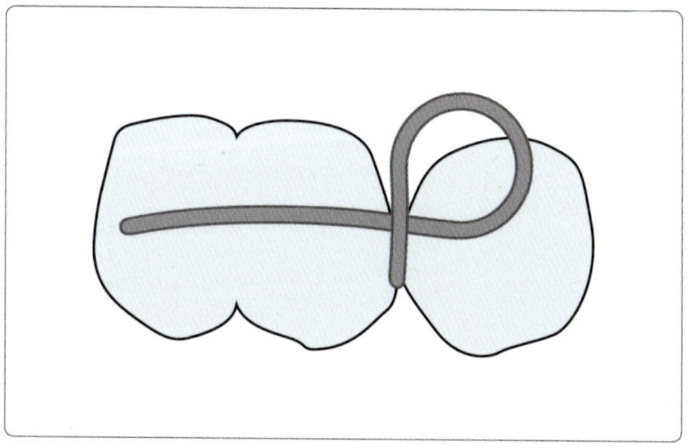

그림 6-33 몰라 스프링(molar spring)

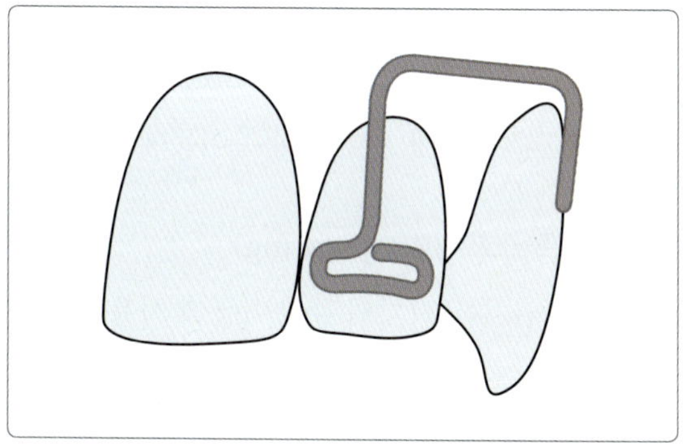

그림 6-34 싱글 인사이살 스프링(single incisor spring)

(3) 캐나인 앤 프리몰라 스프링(canine & premolar spring)

버칼 캐나인 리트렉터(buccal canine retractor)의 변형된 형태로 견치이동 후 견치 견인장치의 루프를 조정하여 사용할 수도 있다(그림 6-35).

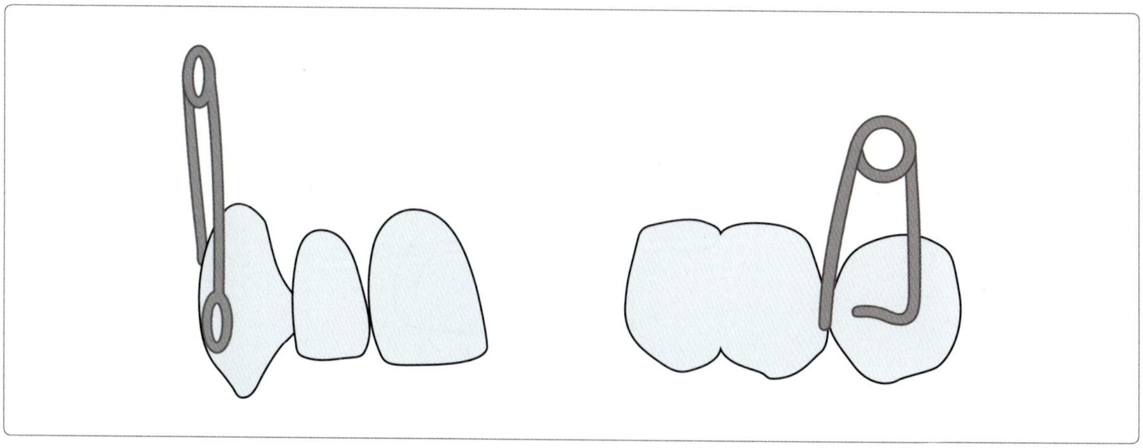

그림 6-35 캐나인 앤 프리몰라 스프링(canine & premolar spring)

(4) 기타 납착된 스프링(soldered auxiliary spring)

아담스 클래스프의 수평부에 납착하여 사용한다(그림 6-36).

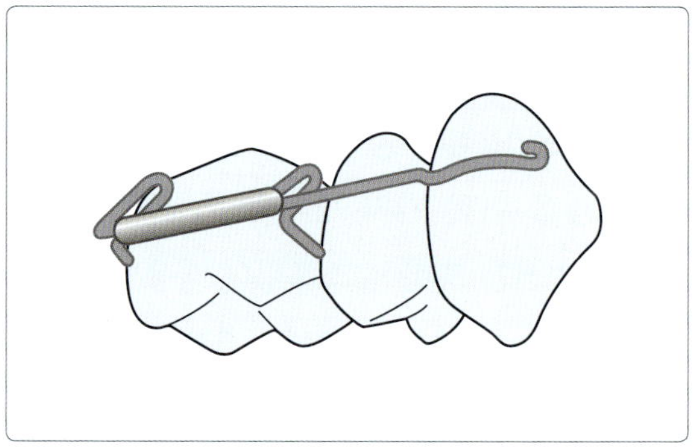

그림 6-36 기타 납착된 스프링(soldered auxiliary spring)

4) 악궁 확장에 이용되는 코핀 스프링(Coffin spring)

Coffin(1881)에 의해 고안된 스프링(spring)이다. 악궁 확대는 주로 스크루를 사용하나, 경미한 확대의 경우에는 1.25 mm 와이어의 코핀 스프링을 사용할 수 있다. 코핀 스프링(Coffin spring)은 치열궁을 좌우로 밀어내는 작용을 하며 강한 힘이 작용하기 때문에 많은 유지력이 필요하므로 대개 4개의 클래스프(clasp)를 이용한다. 구개 깊숙이 위치시켜 이물감을 최소화해야 한다(그림 6-37).

코핀 스프링에서 활성화에 따른 힘의 분포는 다음과 같다. 첫째, 스프링의 전방 양쪽 곡선부에 활성을 주면 구치부에 확장력이 발생한다. 둘째, 스프링의 후방 곡선부에 활성을 주면 소구치부에 확장력이 발생한다. 셋째, 스프링의 전 · 후방 곡선부에 활성을 주면 치열궁 전체의 협측 확장력이 발생한다(그림 6-38).

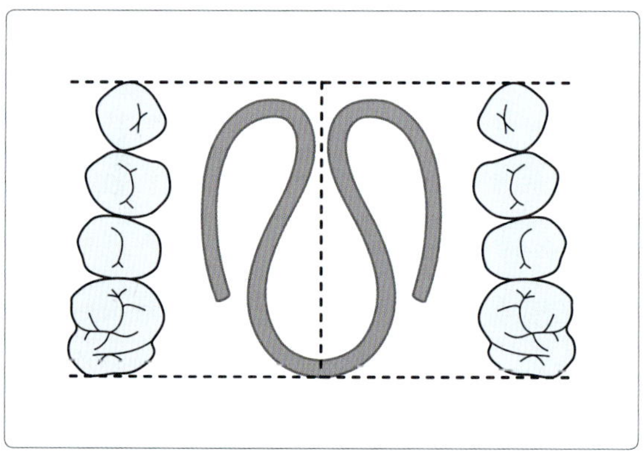

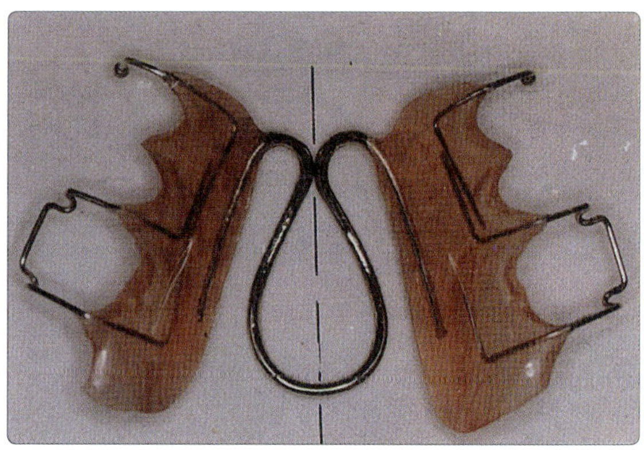

그림 6-37 코핀 스프링(Coffin spring)

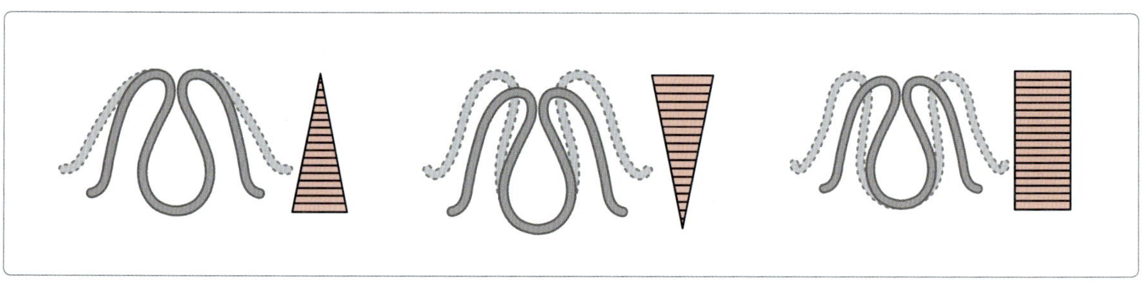

그림 6-38 활성화에 따른 힘의 분포

5. 스프링(spring)의 부분명칭 및 작용기전(mechanism)

1) 스프링의 부분명칭

스프링은 여러 가지 형태의 종류가 있으나 여기서는 충분한 스프링의 작용범위(range of action)를 가지며 기계적으로 단순한 형태의 심플 캔틸레버 스프링(simple cantilever spring)에 대하여 설명한다.

심플 캔틸레버 스프링(simple cantilever spring)은 3부위로 구성된다. 스프링 암은 이동될 치아에 접촉되는 부분이며, 코일(coil)은 활성 파트(active part)이고, 유지부(tag)부위는 기초상(base plate)에 삽입되어지는 부위이다(그림 6-39).

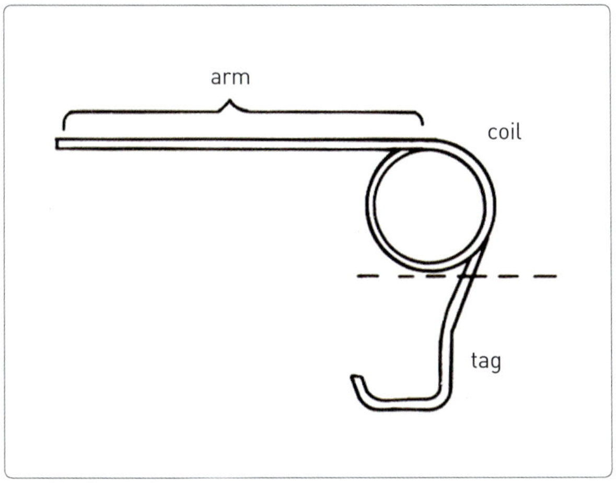

그림 6-39 cantilever spring의 부분명칭

2) 스프링의 작용기전

(1) 스프링의 힘의 방향과 작용범위

스프링의 힘의 방향은 항상 스프링 암(arm)에 대하여 직각이어야 한다. 스프링 암의 길이가 길수록 작용범위는 커진다. 따라서 스프링의 길이가 증가하면 동일한 힘을 발휘하기 위해서는 굵은 와이어를 사용해야 한다. 또한 스프링 암을 증가시키지 않고 코일을 추가하여도 작용범위는 커진다.

코일의 감기는 방향은 스프링 작용 시 치아 이동 방향에 영향을 미치기 때문에 치아가 이동하는 방향쪽으로 코일이 풀어질 수 있도록 설계한다. 스프링의 교정력이 치아에 정확하게 전달되기 위해서는 레진상에 고정된 코일이 최대한 근접하는 것이 효과적이다(그림 6-40).

(2) 스프링의 길이와 힘(force)과의 관계

스프링의 설계 시 적당한 강도(strength) 및 가요성(flexibility)을 유지하기 위해서는 와이어의 길이와 직경과의 상관관계를 알아야 한다. 단면이 원형인 와이어로 제작된 스프링의 탄성원리는 아래의 McKeag(1926) 공식이 적용된다. 와이어 직경(T)의 4제곱에 반비례(와이어가 굵을수록 D는 감소)하고, 스프링 길이(L)의 3제곱에 비례(스프링의 암이 길수록 D는 증가)한다.

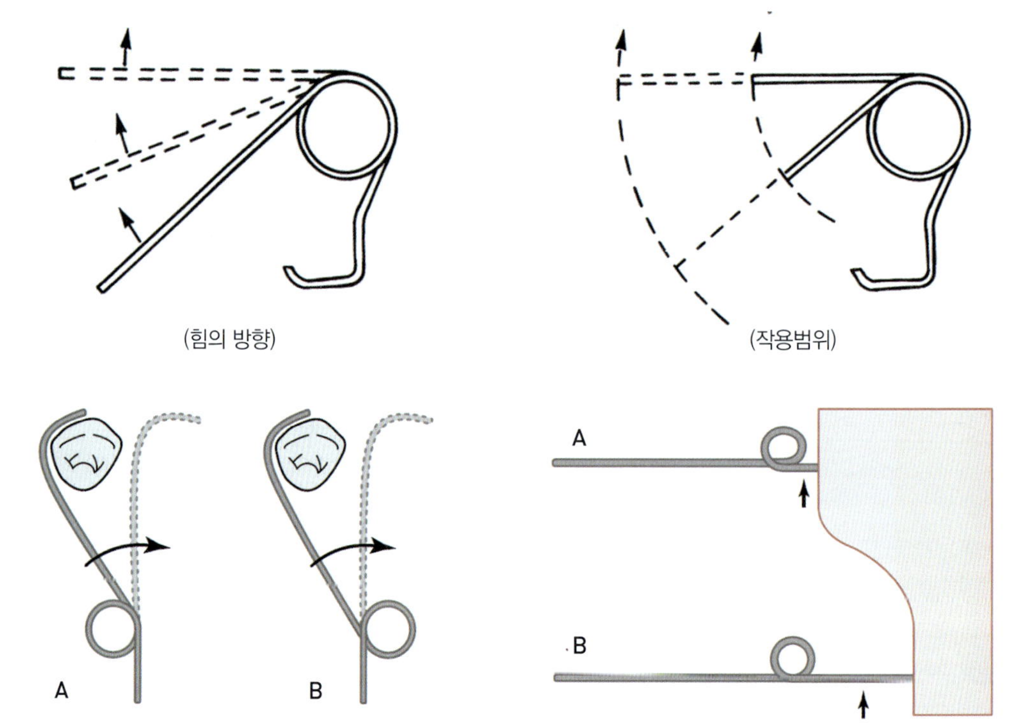

그림 6-40 spring의 힘의 방향과 작용범위

$$D \propto \frac{P+L^3}{T^4}$$

D: load deflection rate(하중굴곡률)
P: pressure(힘을 가하는 것)
L: length(스프링의 길이)
T: thickness(와이어의 직경)

3) 스프링 적용 시 고려사항

스프링 적용 시에는 먼저 스프링의 힘이 치아 장축에 직각으로 전달되어야 한다. 직각으로 가해지지 않는 경우 스프링이 제 위치를 벗어날 수 있다. 다음은 스프링의 교정력은 가능한 치아 장축과 평행한 치면에 가한다. 그렇지 않을 경우 장치가 탈락하려는 힘이 발생하거나 원하지 않는 치아의 이동이 유발될 수 있다. 마지막으로 교합면에서 보았을 때 치아의 저항 중심에 힘을 가한다. 저항 중심에 힘이 가해지지 않은 경우 치아가 회전하며 이동된다(그림 6-41).

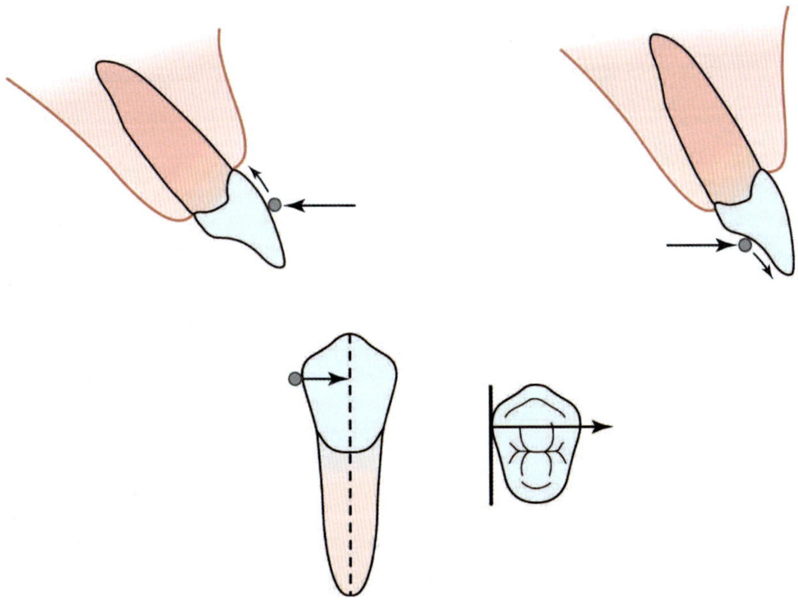

그림 6-41 스프링 적용 시 고려사항

6.3.3 스크루(screws)

가철성 스크루는 용도에 따라 각종의 형태와 크기로 생산, 시판되며 200여종 이상의 종류가 있으며 주로 사용되는 것은 10여종이며, 그 사용법도 간단한 편이다. 교정용 스크루가 주로 이용되고 있는 형태는 치열궁 확대장치로서 이는 확대 나사(expansion screw)를 기초상에 내장시키고 정중선부를 분할한 것이다.

사용원리를 살펴보면 레진상을 2~3개로 나누고, 그 자체가 작은 부분(moving part) 또는 큰 부분(anchor part)으로 작용하기도 하고 양측이 동일한 크기라면 상호 고정 작용을 하게 된다. 이러한 원리를 이용하여 스크루 내의 톱니나사를 회전시켜 스크루의 길이를 늘이거나 줄임으로써 악골 또는 치열궁의 측방확대, 개개 치아 또는 다수 치아의 이동과 공간의 확대나 폐쇄를 시킬 수 있다.

환자상태에 따라서 다르나 일반적으로 스크루는 조직에 해를 가하지 않으면서 치아이동이나 치열궁 확대를 얻기 위해서는 처음 일주일에 한번, 다음에는 4~5일 만에 한 번씩 스크루 키를 1/4(90°) 회전시키고, 성인은 7~10일에 한 번씩 회전시킨다. 이는 스크루가 1/4 회전 시 0.2 mm 벌어지게 되어 한쪽 치아로는 0.1 mm씩 이동된다. 보통 총 40회전(1/4 회전 시)할 수 있으며 8 mm의 이동이 가능하다.

스크루의 종류는 유도핀(guide pin)의 유무, 용도, 형태에 따라 다양 다종하며 또한 같은 구조일지라도 사용방법은 반드시 일정하지는 않다. 이 책에서는 용도나 구조에 따라 다음과 같이 분류하여 본다.

1. 스크루(screw)의 종류

1) 스켈레톤 스크루(skeleton screw)

치열궁의 확대나 다수 치아의 이동에 널리 쓰여지고 있는 스크루이다.

반대교합된 상악소구치 및 대구치를 협측이동(lateral expansion) 시키는데 사용된다(그림 6-42).

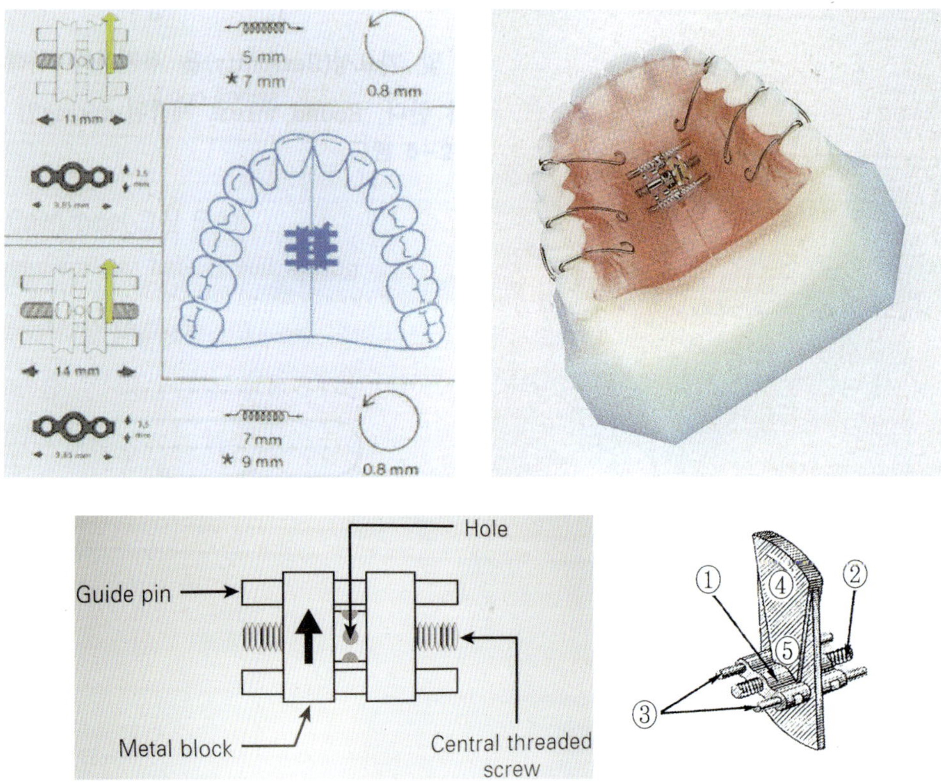

그림 6-42 스켈레톤 스크루(skeleton screw) 및 그 구조
① 본체 ②스쿠루 축 ③ 유도핀 ④ 손잡이 ⑤ key hole

2) 쎅셔널 스크루(sectional screw)

다수 치아의 전 · 후, 측방이동 시에 사용되는 스크루이다. 스크루 유도핀의 한쪽이 U-자 모양으로 제작되어 한쪽 방향으로만 확장력이 발휘된다(그림 6-43).

전치의 순측이동 시 스크루를 치아에 직각으로 위치시키면 설측의 레진상이 두꺼워지므로 이것을 방지하기 위하여 U-자 모양의 유도핀이 경사진 스크루도 있다.

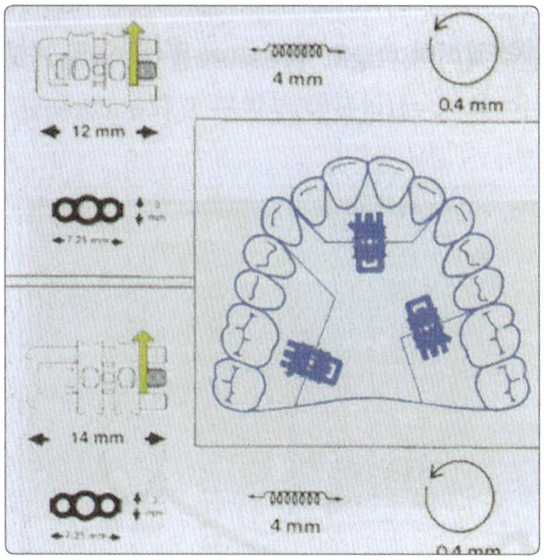

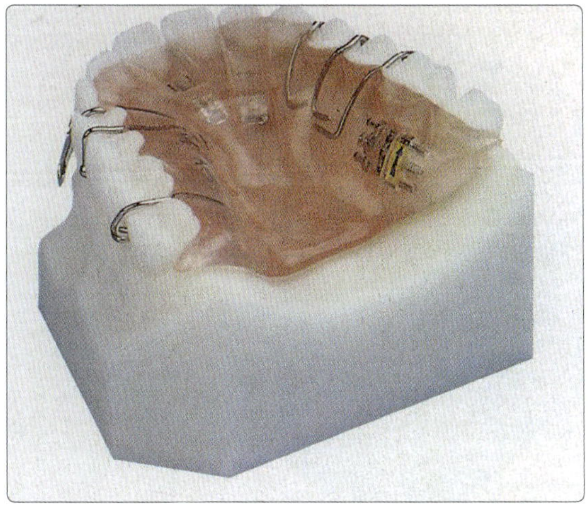

그림 6-43 쎅셔널 스크루(sectional screw)

3) 트렉션 스크루(traction screw(pulling screw))

이개(diastema)된 치아의 공간 폐쇄에 사용되며 U-자 모양의 유도핀이 부착되어 있다(그림 6-44). 스크루 사용 시 치아의 경사(tipping)를 방지하기 위해 치아는 레진상과 넓은 면적으로 접촉되도록 설계한다.

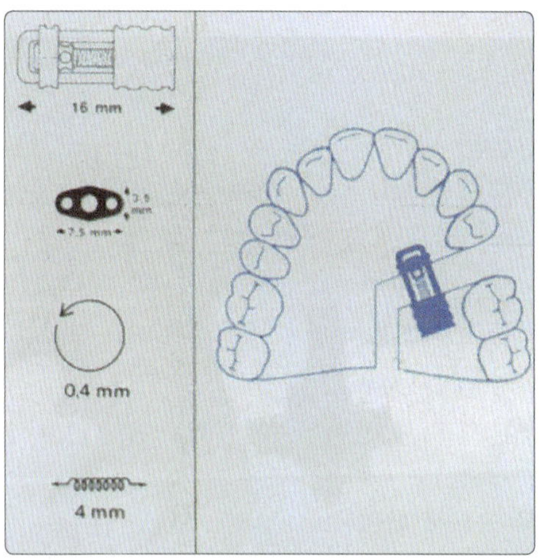

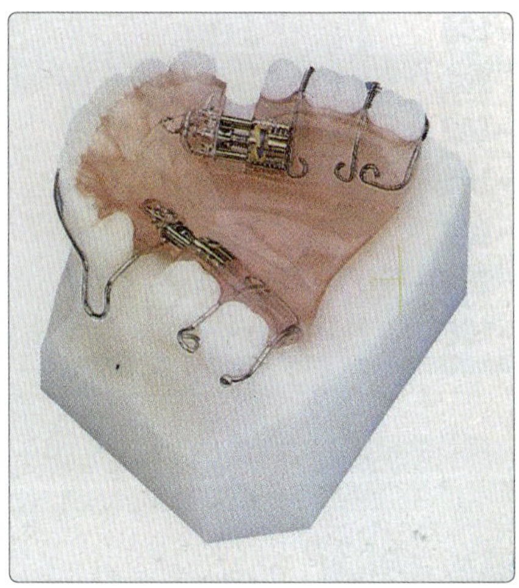

그림 6-44 트렉션 스크루(traction screw(pulling screw))

4) 피스톤 스프링 스크루(piston spring screw)

스크루 안에 스프링이 들어 있어 지속적이고, 탄력적이며, 약한 힘을 치아에 가해 이동시키는 스크루이다(그림 6-45). 묶음(set)으로 구성되어 있으며 구성물로는 피스톤 스프링 스크루(4, 6, 8 mm), 하우징 너트, 포지셔닝 스크루가 있다.

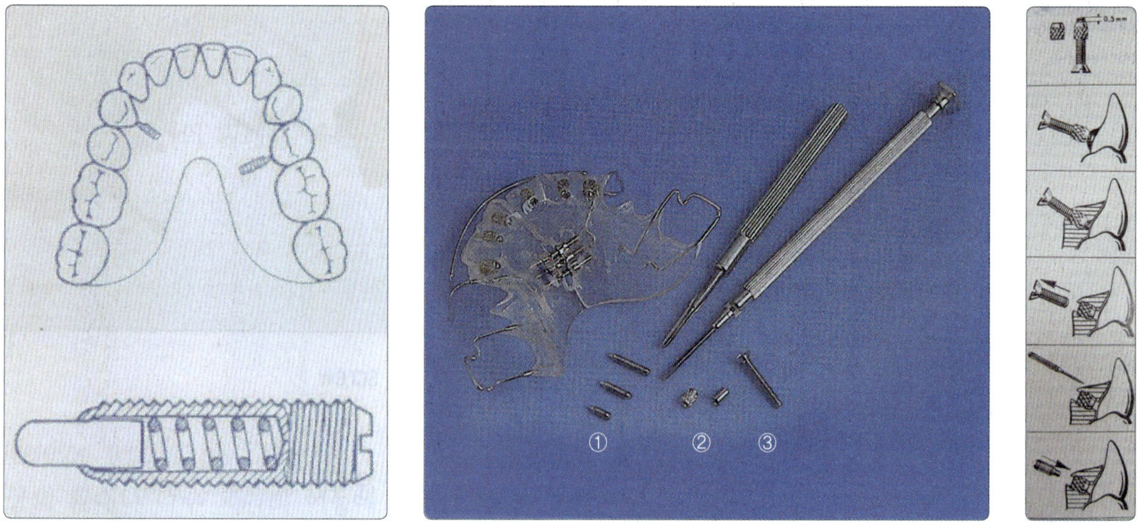

그림 6-45 피스톤 스프링 스크루(piston spring screw)
① piston spring screw ② housing nut ③ positioning screw

5) 쓰리 디멘셔널 스크루(three dimensional screw)

독립된 각각의 세 방향으로 이동을 시킬 때 사용하는 스크루이다(그림 6-46).

치열궁 전체를 전방과 양 측방으로 동시에 확대시킬 경우에 사용하며 구개부위의 레진상이 두꺼워지는 것을 방지하기 위해 곡선형의 스크루 종류도 있다.

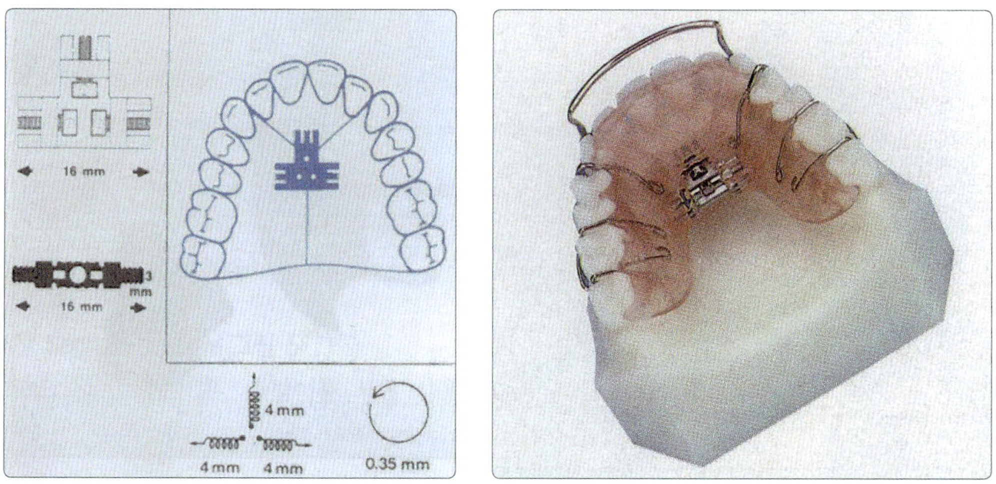

그림 6-46 쓰리 디멘셔널 스크루(three dimensional screw)

6) 휀 타입 익스팬션 스크루(fan type expansion screw)

상악 전치부의 부분적 확대(sectional expansion)를 위해 사용된다. 스크루를 돌리면 양쪽의 이동 궤도가 곡선 형태라서 전치부(전치 및 견치)만 협측으로 많이 확대되고 구치부(대구치)는 거의 이동

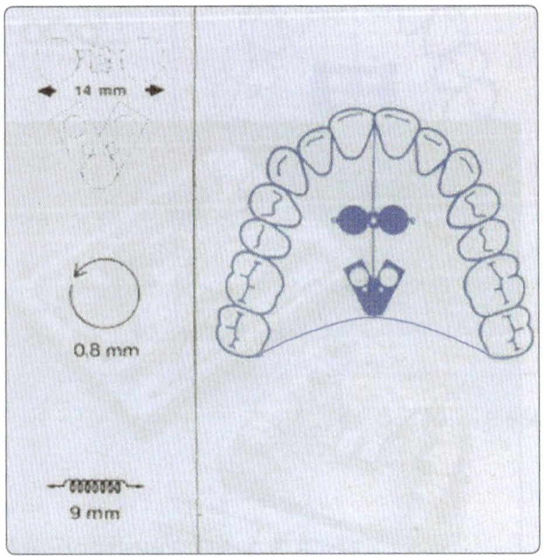

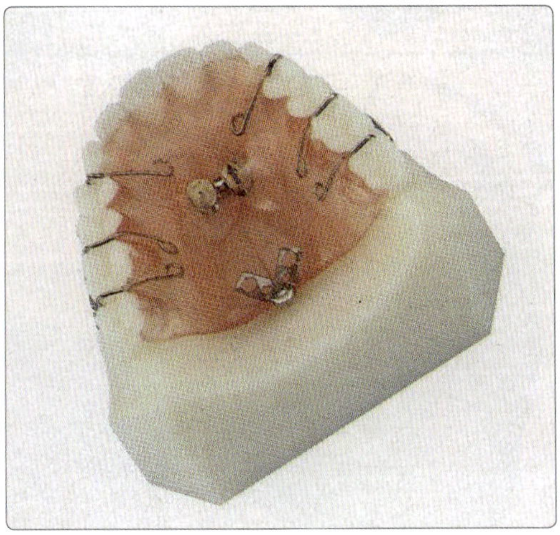

그림 6-47 휀 타입 익스팬션 스크루(fan type expansion screw)

(expansion)되지 않는다(그림 6-47).

7) 맨디블라 보우 스크루(mandibular bow screw(N. Muller))

하악 전치부의 측방 및 전 · 후방 확대에 사용된다. 유도핀은 원호 모양으로 휘어 있으며 이는 하악 교정장치를 보강해 주는 역할을 한다(그림 6-48).

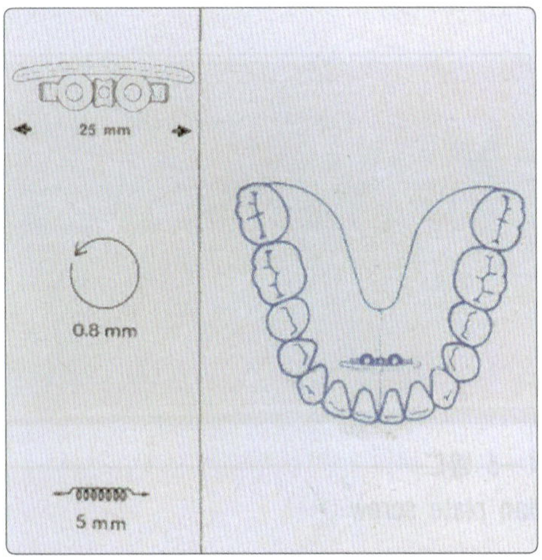

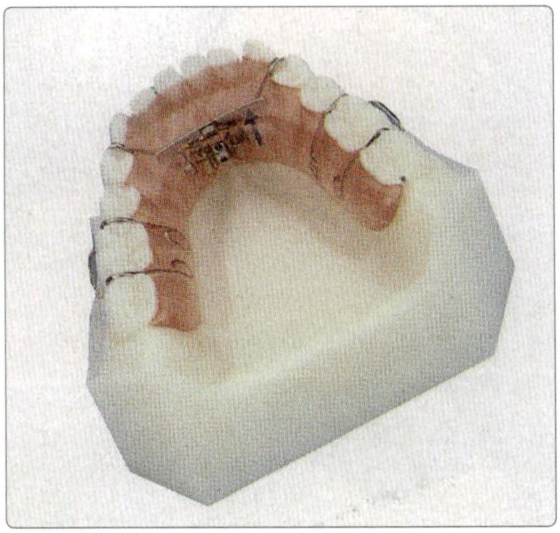

그림 6-48 맨디블라 보우 스크루(mandibular bow screw(N. Muller))

8) 하이렉스 익스팬션 스크루(Hyrax expansion screw)

레진상이 없는 고정식 장치물에서 치열궁 확대 시 사용한다. 하이렉스 익스팬션 스크루(Hyrax expansion screw)는 와이어가 납착된 밴드와 함께 사용된다. 이 스크루는 급속확대를 시행하여 상악골

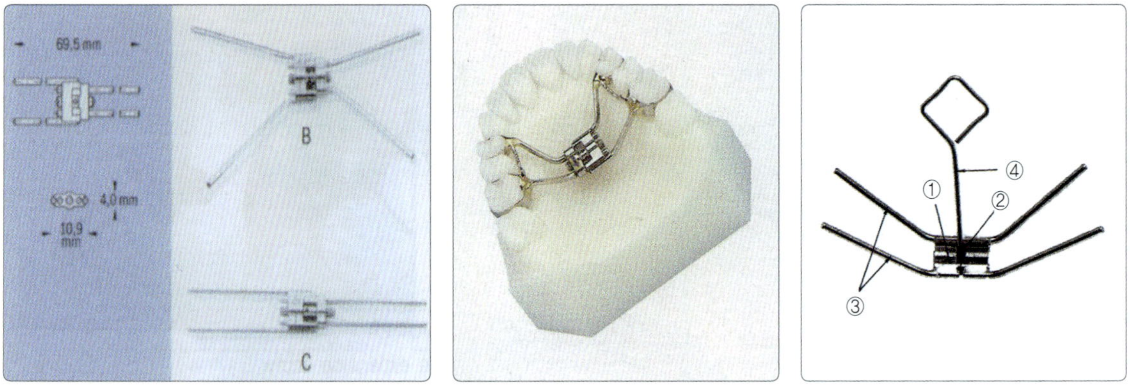

그림 6-49 하이렉스 익스팬션 스크루(Hyrax expansion screw)
① 본체 ② 회전을 위한 key hole ③ 유지부 ④ Screw key

의 정중구개봉합(midpalatal suture)을 이개시키는 급속구개확대장치(RPE)에 사용되는 것으로서 제작이 간편하고, 구강청결이 쉬운 것이 장점이다(그림 6-49).

9) 노르웨인 플레이트 스크루(Norwegian plate screw(Weise jack screw))

엑티베이터에 첨가해서 치아의 이동을 유도하는 강력한 스크루이다(그림 6-50).
하악전돌증(mandibular protrusion) 환자의 경우 상악전치 순측이동에 사용된다.

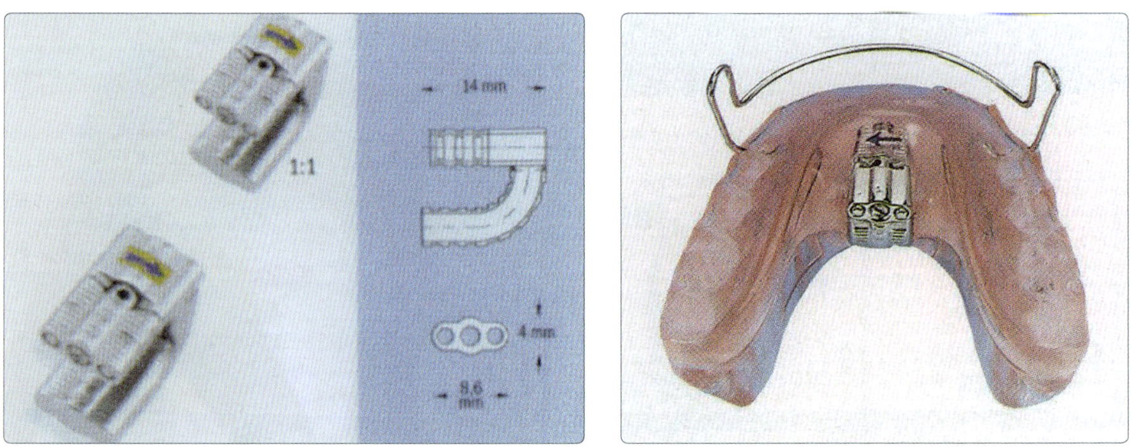

그림 6-50 노르웨인 플레이트 스크루(Norwegian plate screw(Weise jack screw))

10) 텔레스코픽 익스팬션 스크루(telescopic expansion screw)

원심이동이나 측방이동을 하기 위해 직사각형의 유도핀을 지닌 스크루이다(그림 6-51).

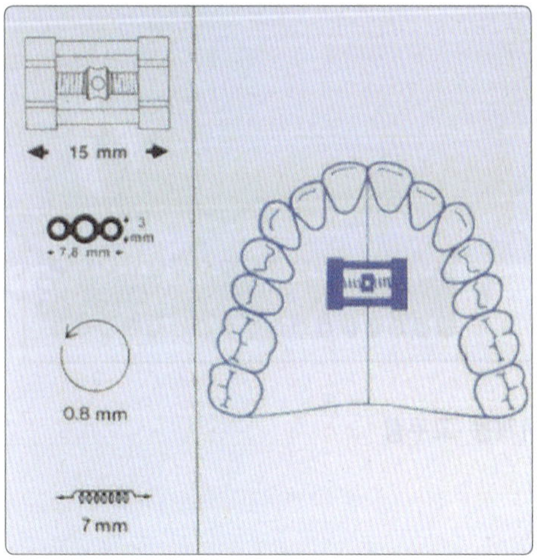

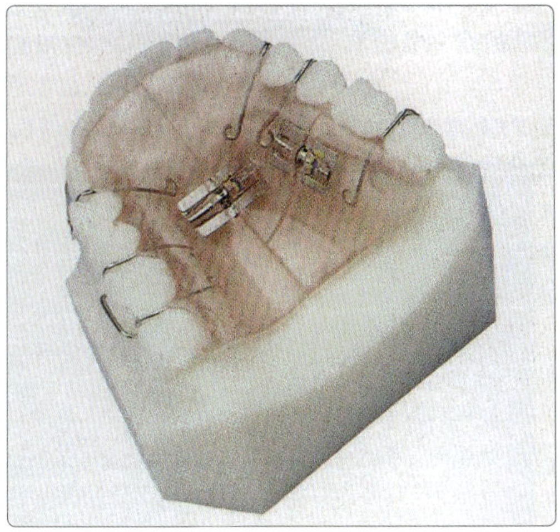

그림 6-51 텔레스코픽 익스팬션 스크루(telescopic expansion screw)

2. 스크루(screw)의 위치

장치에 적용되는 스크루의 위치는 다음과 같은 사항을 고려하여야 한다. 먼저 스피만곡(curve of Spee)을 고려해야 한다. 구치부의 후방이동을 위한 장치의 제작 시 스피만곡에 따라 스크루가 위치

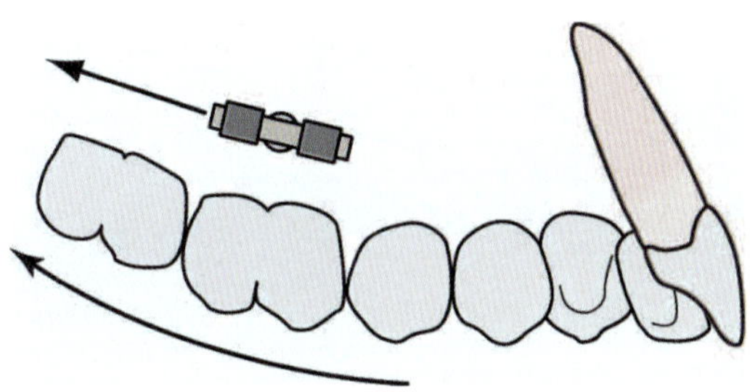

A

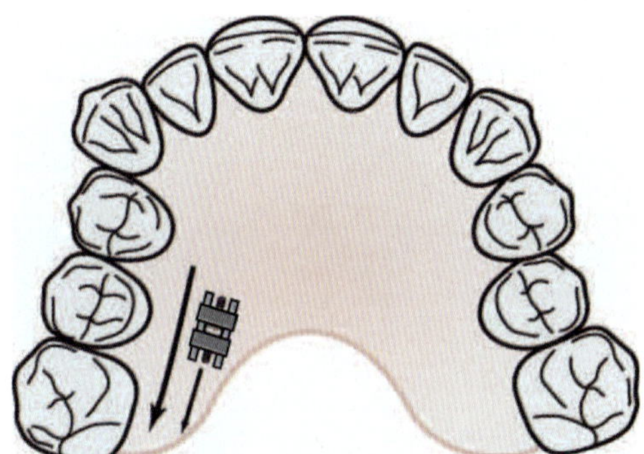

B

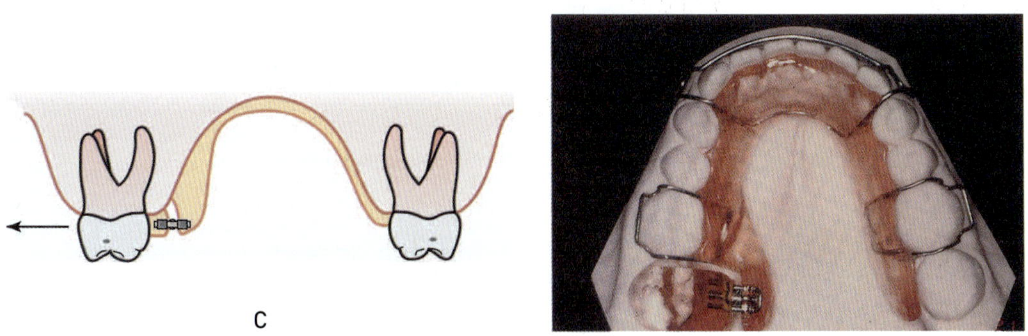

C

그림 6-52 스크루(screw)의 위치 결정

되어야 치아가 이동되면서 장치가 탈락하지 않는다(그림 6–52A). 다음은 악궁의 형태에 따라 스크루를 배열한다. 구치의 후방이동 시, 치아의 이동방향과 스크루의 활성 방향을 맞추어 위치시킨다(그림 6–52B). 마지막으로 구치의 협측이동 시 교합면과 스크루가 평행하게 배열해야 장치의 탈락을 피할 수 있다(그림 6–52C).

6.3.4 고무줄(elastic)

각 치아에 밴드, 브라켓이 장착되고 아치 와이어가 결찰되면 여기에 부가적인 교정력이 적용된다. 그 대표적인 수단으로 고무링의 사용이 있다. 주로 라텍스가 이용되는데 크기는 3/4~1/8 inch까지 다양하고, 각각의 두께에 따라 강하고 약한 것 등 용도에 따라 몇 단계로 구분되어 있다. 고무줄(elastic)의 교환은 1일 1회 시행하는 것이 이상적이다. 동일한 엘라스틱이 1일 이상 구강 내에 잔존하게 되면 타액의 수분을 흡수하여 탄성의 변화가 오며 비위생적인 여건을 조성하게 된다.

고무줄(elastic)과 크기의 선택은 약한 힘이 필요할 경우에는 라텍스 재료를, 강한 힘의 발휘 시에는 폴리우레탄 재료를 선택하고, 크기의 선택은 고무줄(elastic)이 걸리는 후크 간 거리의 1/3 크기의 고무줄(elastic)을 선택한다. 그 이유는 고무줄(elastic) 크기가 3배로 늘어났을 때 최상의 교정력을 발휘할 수 있기 때문이다. 고무줄(elastic)은 주로 고정성 장치에서 악내, 악간 견인이나 치간이개 시 이용하지만, 가철성 장치에서도 사용된다(그림 6–53, 54).

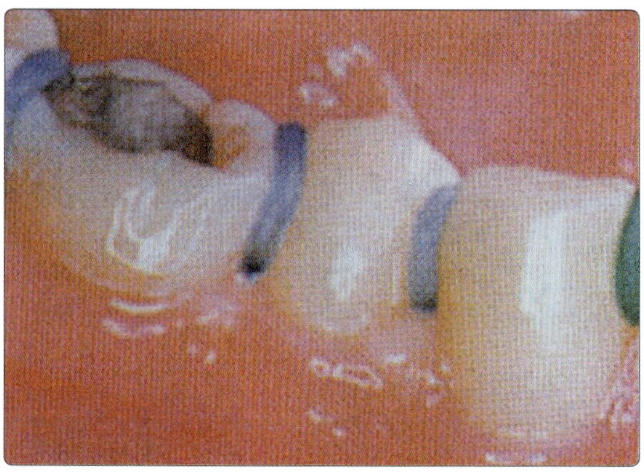

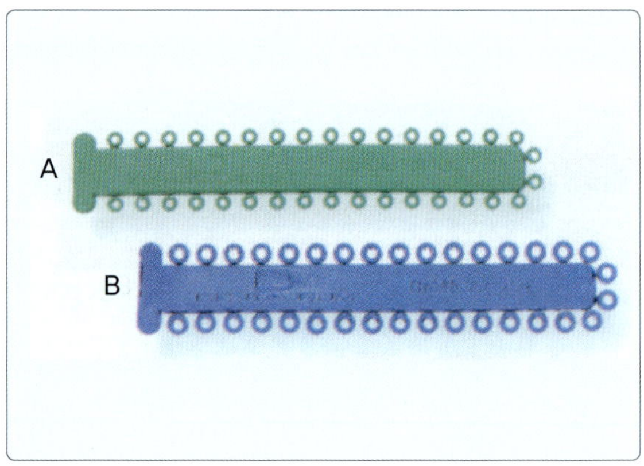

그림 6–53 치간이개용 고무링

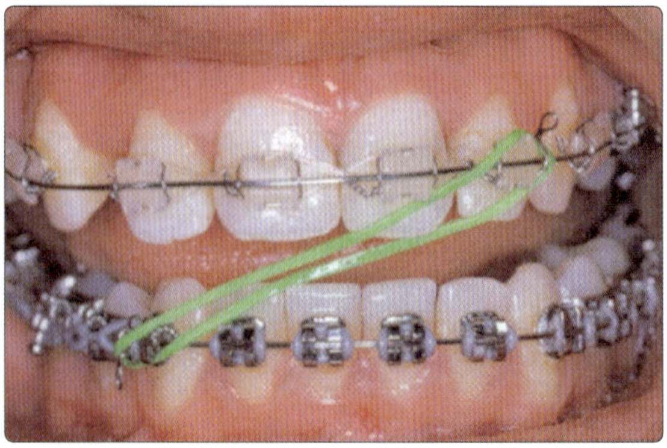

악간 고무줄(elastic)

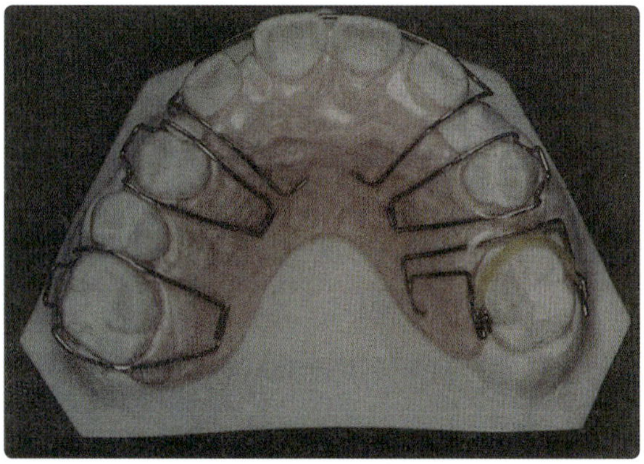

공간확보장치(space regainer)

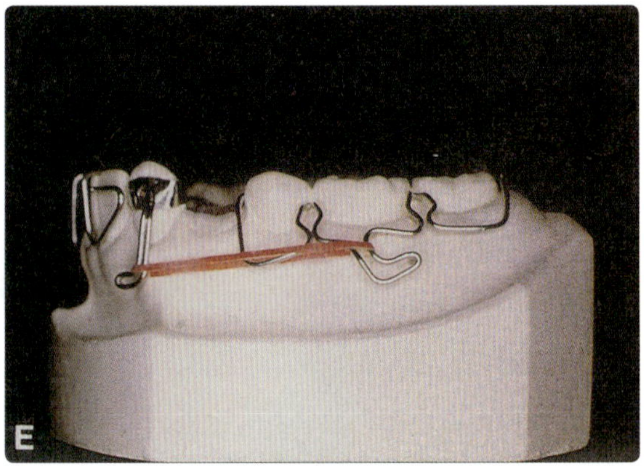

견치에 후크를 납착한 후
고무줄(elastic)을 이용하여 치아 이동

그림 6-54 고무줄(elastic)의 적용

제 7 장 보정

7.1 정의

보정(retention)이란 교정치료에 의해 이상적인 위치로 이동되어진 치아나 악골이 그 상태로 유지될 수 있도록 주위 조직과의 적응, 안정을 도모하는 것을 말하며, 이를 위해서 사용하는 여러 가지 교정장치를 보정장치(retainer)라 한다.

보정은 교정치료 시 고려해야 할 중요한 것으로서 J. D. McCoy는 "동적 처치는 제1치료(primary treatment)이고 보정은 제2치료(secondary treatment)"라고 정의했듯이 보정은 교정치료에 있어서 최종적인 처치인 것이다. 그러므로 보정의 결과는 모든 교정치료의 성패를 좌우하는 요인이라고 해도 무방할 것이다.

비정상적인 위치에 있던 치아나 악골은 장기간에 걸쳐 주위 환경에 적응하여 안정된 상태로 있었기 때문에 기계적, 기능적 교정치료에 의해 단기간 내에 새로운 위치로 이동하여도 그 새로운 환경에 적응하지 못하고 원래의 위치로 돌아가려 한다. 이렇게 교정치료 후에 얻어진 정상적인 치아 및 악골관계가 원래의 위치로 되돌아가려는 현상을 재발(relapse)이라고 한다. 반면 교정치료 후의 결과가 그대로 유지되는 것을 안정(stability)이라고 하며, 보정은 이러한 재발을 방지하고 치료결과의 안정을 얻는 데 그 목적이 있다.

7.2 재발의 원인

1. 치은조직과 치주조직의 재형성

치아 이동 후 치은, 치주조직은 새로운 치아의 위치에 적응하기 위해 조직 재형성 과정을 위한 시간이 필요하다. 이 기간 동안 적절한 보정을 해주지 않으면 치은, 치주조직은 새로운 환경에서 재형성을 하지 못하고 재발을 보이게 된다.

2. 악안면의 성장변화

동적치료는 보통 영구치 교합의 완성기에 종료되지만, 그러나 이 시기에 악안면의 성장은 완전히 끝난 것은 아니다. 때로 성장이 성인이 되어서도 멈추지 않는 경우가 있다. 이와 같이 성장이 교정치료 완료 후에도 지속된다면 재발의 원인이 될 수 있다.

3. 근 기능의 이상

치아의 정상 배열 후에도 남아있는 주위 근육의 불안정, 불균형은 비정상적인 근력을 발생시켜 재발의 원인이 될 수 있다.

4. 악습관의 잔존

손가락을 빨거나 혀를 내미는 습관 등의 구강악습관은 이상 압력을 발생시켜 재발이 일어나게 된다.

5. 올바른 위치로의 치아 배열 실패

정상적인 치아의 위치 배열이나 상 · 하악 치열궁 관계를 얻는 데 실패했을 때 재발이 될 수 있다.

7.3 보정의 종류

일반적으로 보정의 종류에는 자연적인 보정과 기계적인 보정이 있다.

7.3.1 자연적 보정(natural retention)

교정 치료를 통해 얻은 새로운 양호한 상태를 기계적 장치 등을 사용하지 않고 생리적인 구강 자체의 상태로 안정화를 유지시키는 것을 자연적 보정이라고 하며, 자연적 보정을 위한 조건에는 다음과 같은 것이 있다.

1) 올바른 교두감합 및 인접치아와 접촉관계를 이루어야 한다.
2) 치아의 식립 상태가 치조기저와 조화를 이루어야 한다.
3) 치주조직(경조직, 연조직)의 개조기전이 종료되어 있어야 한다.
4) 근육(저작근, 안면근, 설근)의 기능, 압력이 균형을 이루고 있어야 한다.
5) 구강 악습관이 제거되어야 한다.
6) 성장 발육의 조화가 이루어져야 한다.

교정치료의 최종 목적은 자연 보정이 가능한 교합의 확립에 있으므로 자연적 보정이 확립되기까지는 기계적 보정이 필요하게 된다. 임상에서는 동적 처치 후 즉시 자연적 보정으로 되는 경우는 드물며 대부분의 경우에서는 기계적 보정을 필요로 하게 된다.

7.3.2 기계적 보정(mechanical retention)

자연적 보정의 조건이 충분하지 못할 때에 그 조건을 얻을 때까지 기계적 장치를 이용하여 보정하는 것을 기계적 보정이라고 하며, 기계적 보정을 필요로 하는 경우는 다음과 같다.

1) 치아의 회전이나 총생인 경우
2) 골격성 형태 이상인 경우
3) 긴밀하지 못한 교두 감합인 경우
4) 치열궁에 가해지는 근육의 내외 압력이 부적절한 경우
5) 구강 악습관이 남아 있는 경우

7.4 보정장치

7.4.1 보정장치(retainer)의 구비조건

보정장치는 재발을 막아 보정의 목적을 충분히 달성할 수 있어야 하며, 치열의 성장 발육을 방해하지 않아야 한다. 발음 및 저작 등의 구강기능을 저해하지 않아야 하고, 저작 시 개개 치아의 생리적 동요를 허용해야 하며, 장치를 착용한 채로 식사가 가능해야 하고, 이물감이 적고 교합장애가 일어나지 않아야 한다. 심미적인 장치는 환자의 협조를 얻는데 유리하다. 또한 구강 내 청결을 유지할 수 있어야

하고, 제작이 간단하며 견고하고 조절이 쉬워야 한다.

7.4.2 보정장치의 종류

보정장치의 종류에는 가철성과 고정성이 있다.

1. 가철성 보정장치(removable retainer)

1) Hawley 보정장치

2) Begg 보정장치(circumferential 혹은 wrap-around retainer)

3) 스프링 보정장치(spring retainer)

4) 치아 포지셔너(tooth positioner)

5) 엑티베이터(activator)

2. 고정성 보정장치(fixed retainer)

1) 임시 보정

설측호선 장치(lingual arch)

견치간 보정장치(canine to canine retainer)

2) 영구 보정

교정치료 후 장기간 보정장치를 사용해도 재발되는 경우에 보철(연속 inlay, bridge)적으로 영구적인 보정을 하는 것을 말한다.

7.4.3 Hawley 보정장치

Hawley 보정장치는 가장 많이 사용되는 장치로 구개의 점막을 덮는 레진상(resin plate) 과 클래스프 및 순측호선(labial bow)으로 구성되어 있다. 레진상은 “U”자 형의 아크릴 레진으로 제작되며, 전치아 설면의 일부를 덮도록 한다. 순측호선은 주로 직경 0.8~0.9 mm의 교정용 와이어로 제작되며 절치 및 견치와 접촉한다. 유지부는 대개 0.7 mm 교정용 와이어의 Adams 클래스프나 0.9 mm 교정용 와이어의 환형 클래스프(circumferential clasp)로 제작된다(그림 7-1).

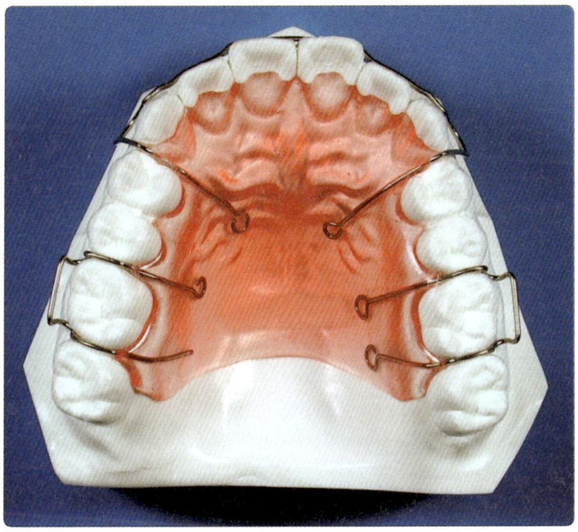

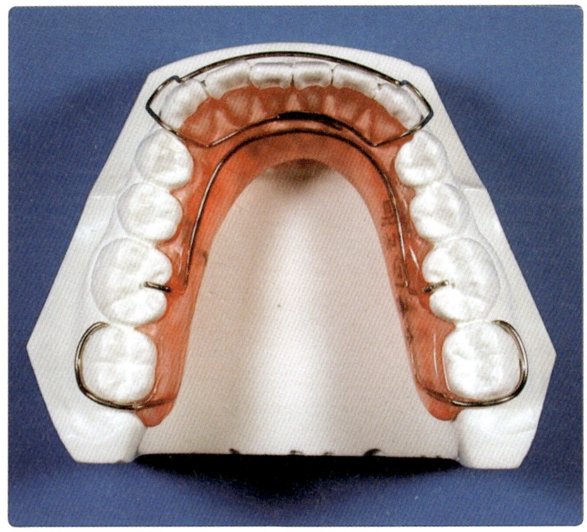

그림 7-1 Hawley 보정장치

7.4.4 Begg 보정장치(circumferential 또는 wrap-around retainer)

순측호선이나 클래스프가 교합면을 넘어가는 것이 없이 교합장애를 피할 시 사용되며, 특히 발치를 동반한 교정치료를 했을 경우 교정치료로 폐쇄된 발치공간이 재 이개되는 것을 방지하기 위해 사용한다. 소구치와 대구치의 협측 변위를 막기 위해 사용된다. 양측 제2대구치에서 주로 유지를 얻고 탄력과 조절을 위해 견치 또는 소구치 부위에 루프를 첨가하며, 긴 순협측호선의 상하이동을 막기 위해 측절치와 견치 사이에 또는 견치와 소구치 사이에 가는 보조선(auxiliary wire)을 넣기도 한다(그림 7-2). 긴 순협측호선의 제작이 어렵고 와이어의 변형이 오기 쉽고 협측치은에 자극을 가할 위험성이 있다.

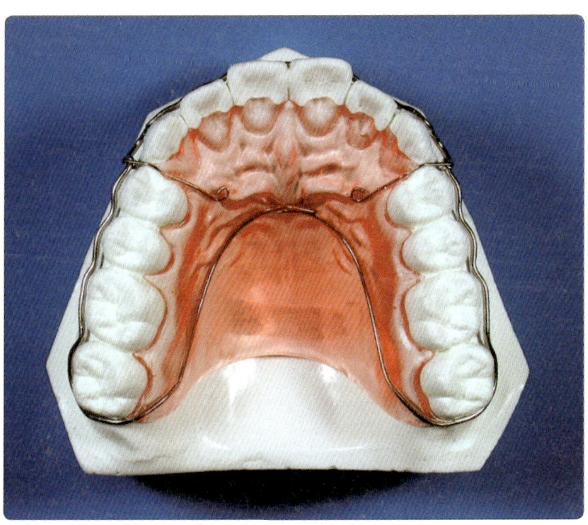

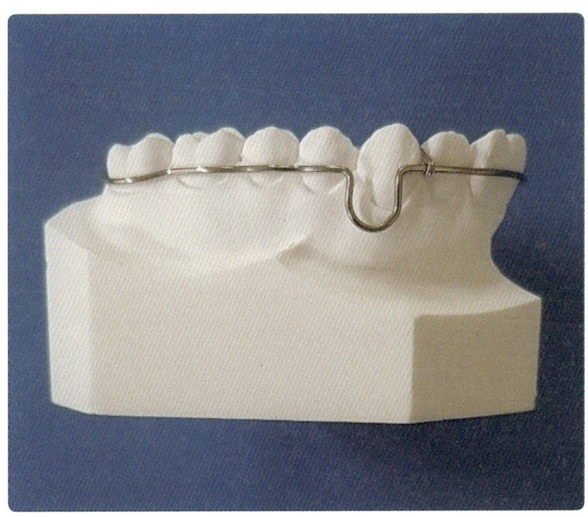

그림 7-2 Begg 보정장치

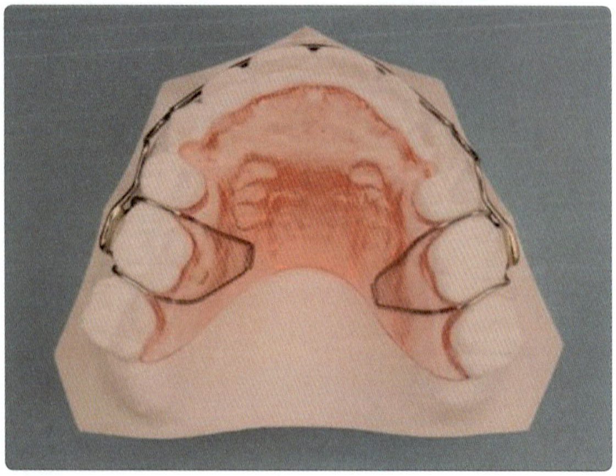

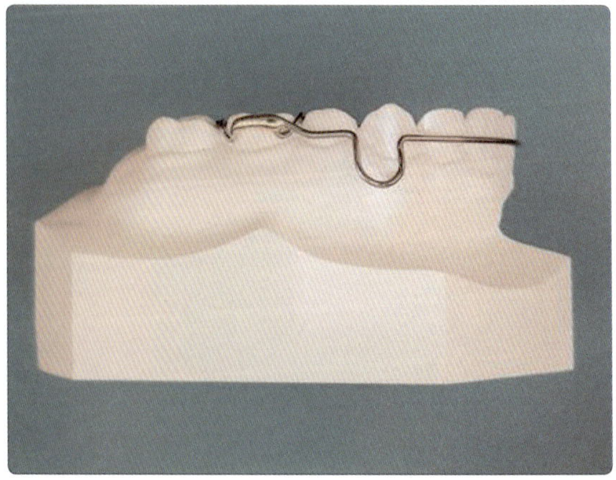

그림 7-3 순측호선 납착 보정장치(soldered labial bow retainer)

또한 제 2대구치가 맹출이 부족하거나 연조직에 많이 덮여 있으면 유지력을 얻기가 쉽지 않다. 이럴 경우 유지력을 얻기 위하여 변형된 Hawley type을 사용하기도 하는데 제1대구치에 아담스 클래스프를 구부리고 순측호선을 아담스 클래스프의 수평부까지 연장해 납착하는 방식으로 제작한다(그림 7-3).

7.4.5 스프링 보정장치(spring retainer)

주로 보정 중 혹은 보정 후에 생기는 하악 전치의 가벼운 회전이나 총생을 치료하고, 치료 후에는 그대로 보정장치로 쓰이는 가철성 동적 보정장치이다. 이상적인 악궁의 형태로 재배열한 셋업 모형 상에서 제작한다(그림 7-4).

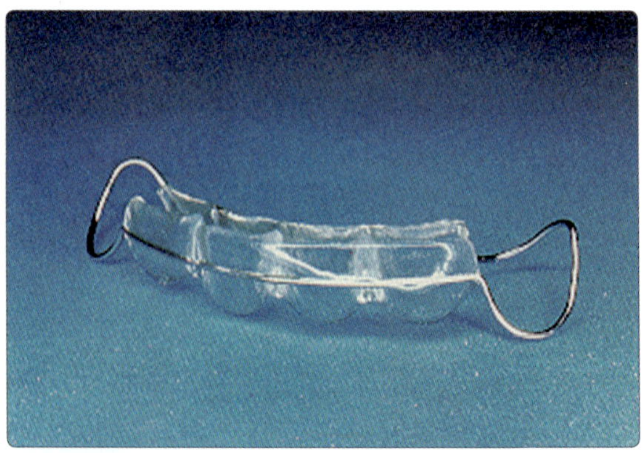

그림 7-4 스프링 보정장치

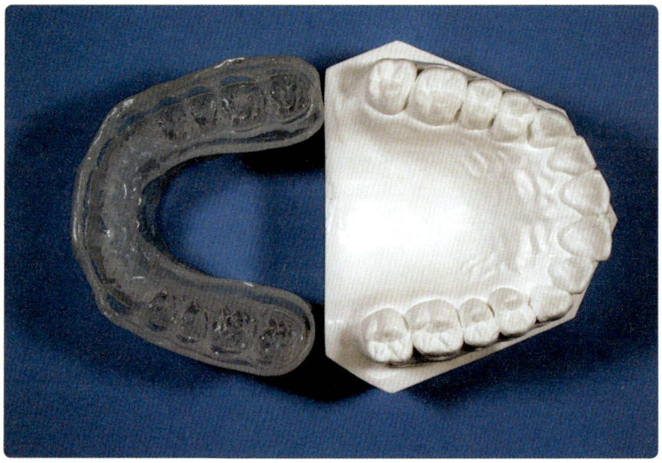

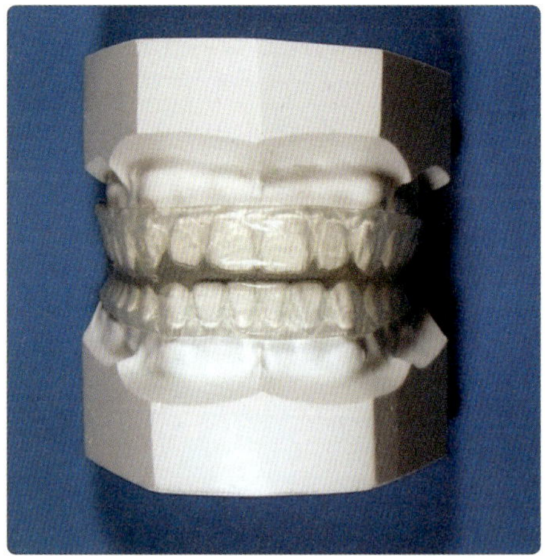

그림 7-5 치아 포지셔너(tooth positioner)

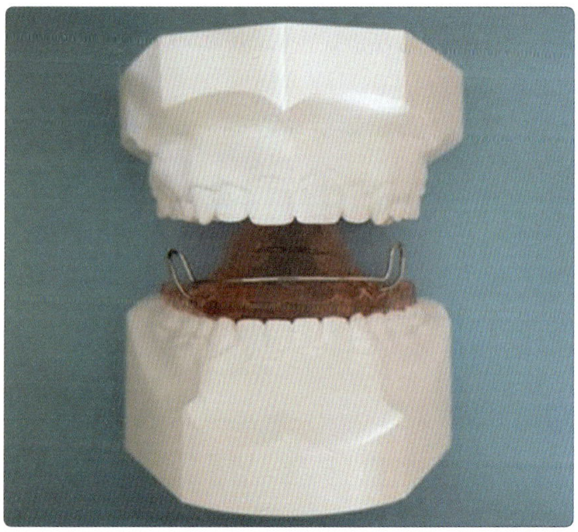

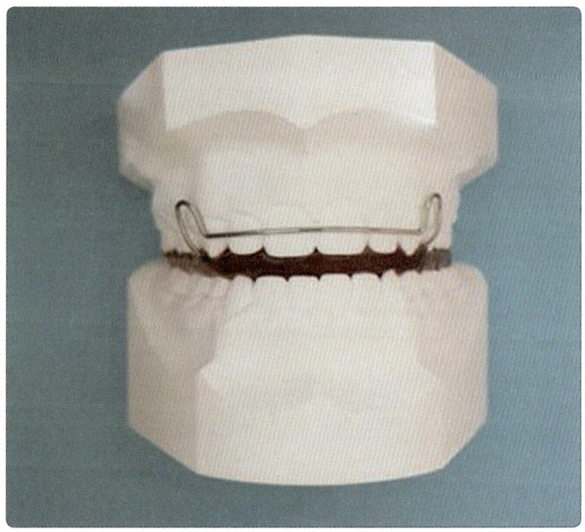

그림 7-6 엑티베이터(activator)

7.4.6 설측호선 장치 (lingual arch)

설측호선은 혼합치열기에서 영구치열기 초기까지 하악 치열궁의 공간을 유지하기 위한 보정장치로도 사용할 수 있다. 장기간 사용 시 치아우식에 주의해야 한다(그림 7-7).

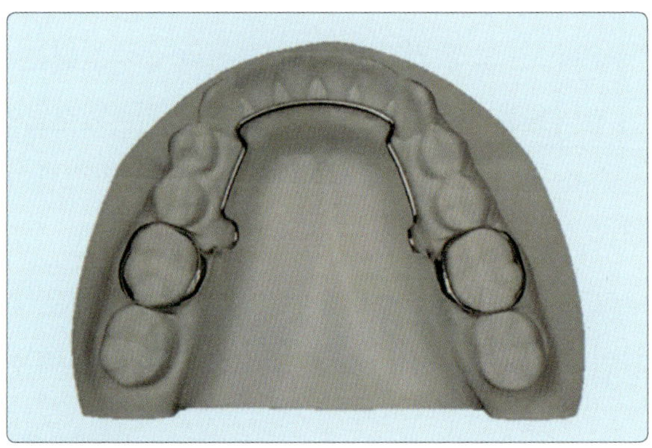

그림 7-7 설측호선 장치

7.4.7 견치간 보정장치(canine to canine retainer)

하악 절치부의 회전이나 총생이 심했던 경우 교정치료 후 치주조직의 탄성섬유에 의한 재발이 지속적으로 우려될 경우와 가철성 보정장치를 이용하는 환자의 협조도가 좋지 않은 경우에 효과적이며 심미적이다. 하악전치의 설면에 부착하여 총생의 재발을 막을 때 사용한다. 교정선으로 양 견치만을 접착하여 고정하는 방법이 있고, 전치의 회전이동이 클 때 전치를 모두 접착하는 방법이 있다(그림 7-8).

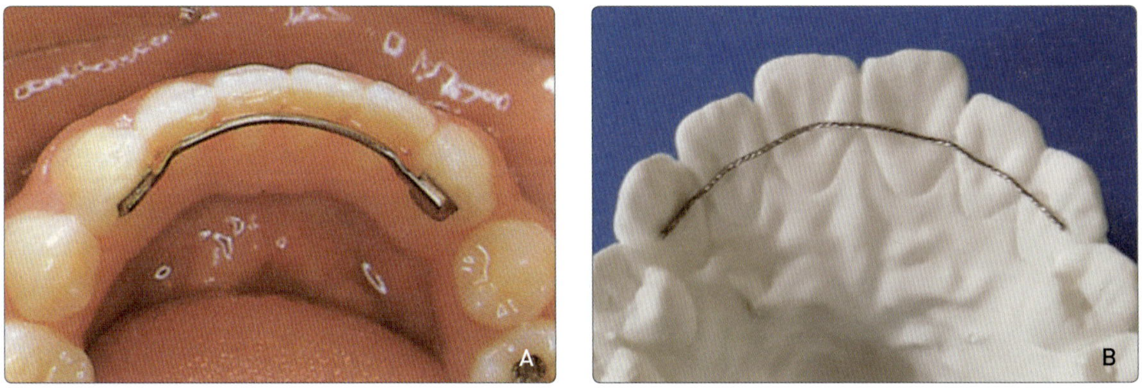

그림 7-8 견치간 보정장치 A: 하악 B: 상악

7.5 보정 기간

보정을 언제까지 하느냐 하는 것은 자연적 보정의 요건이 확립될 때까지이지만 이를 판단하는 것은 매우 어렵다. 보정 기간을 결정하는 요건으로 환자의 연령, 부정교합의 원인과 종류, 교합상태, 치료기간, 사용된 교정장치, 이동된 치아의 수와 이동거리 등이 있다.

Angle은 보정 기간을 상악 절치의 순측전위는 수 일, 맹출 기간 중에 이동한 치아는 수개월, 치조골의 발육완료 후 이동한 치아는 2년 이상, 회전치아는 장기간이라고 주장하였다. 일반적으로 나이가 많을수록 장기간 보정을 해야 하고 또 구강악습관이 고쳐지지 않는 경우 등에서는 영구적인 보정이 필요하다.

교정 치료 후 약간의 재발은 불가피하기 때문에 재발을 최소로 하려는 노력이 필요하다. 또한 재발에 관한 장기적인 관찰이 진행되어야 하며, 이를 통한 연구와 노력이 필요하다.

제 8 장 기구 및 재료

이 장은 교정 장치 제작에 필요한 기구 및 재료 등에 관하여 설명하고, 이를 통하여 올바른 교정 장치를 효율적으로 제작할 수 있도록 하는데 그 목적이 있다.

치과 교정 장치는 일반 치과 보철물과 달리 이미 기공된 금속재료 등에 물리적인 힘을 가하여 유용하게 변형시켜 자가중합수지와 함께 장치를 형성하거나, 납착(soldering) 또는 전기용접(welding) 등을 통해 제작되어진다. 이와 같은 이유로 일반적으로 사용되는 기본적인 치과기공용 기구나 재료 이외에 교정 장치 제작을 위한 전용의 기구나 재료 등이 고안 · 사용되어져 왔다. 특히 올바른 교정 장치를 제작하는 비결은 관련되어지는 기구 및 재료를 사용하는 능력과 이에 관한 지식에 달려있다고 해도 과언이 아니다.

8.1 교정용 와이어(orthodontic wire)

최적의 교정적 치아 이동은 약하고 지속적인 힘에 의해 일어나게 된다. 일반적으로 교정 장치들은 이러한 힘을 전달할 수 있는 기계적 요소들을 포함하고 있으며, 이러한 기계적 요소들에 의해 전달되는 힘에 대한 치아의 반응에 있어서, 사용되는 탄성재료의 성질과 역학적 요소가 교정 장치의 설계에 고려되어야 한다. 대부분의 교정 장치는 악궁내의 치아를 수동적으로 유지시켜주거나, 능동적으로 치아를 움직이기 위해 제작되어진다. 오늘날 이러한 교정 장치에 사용되어지는 교정용 와이어는 주로 스테인리스 스틸로 되어 있으며, 이들은 제조회사에 따라 여러 가지 크기와 길이 그리고 그 기계적 성질 등이 서로 상이하게 되어 있다. 특히 이들 교정용 와이어들은 부식을 촉진하는 온도, 습도, pH 농도 등 구강 내의 환경조건 아래 있으므로 부식에 대한 높은 저항성을 가지고 있어야 한다. 그러므로 구강 내에서 사용되는 교정용 와이어는 다음과 같은 요구조건을 갖추어야 한다.

① 적당한 탄력성이 있으면서 강력함이 필요하다.
② 주된 와이어 재료와 저작력 등에 의해 변형이 없어야 한다.
③ 납착이 용이하고 열처리를 하여도 탄성과 강도를 유지해야 한다.
④ 구강내에서 산화 등의 화학적 변화에 의한 부식을 일으키지 않아야 한다.
⑤ 납착을 위해 열전도도가 낮아야 한다.
⑥ 취급이 용이하고 독성, 자성, 역함이 없어야 한다.

8.1.1. 교정용 와이어의 구분

현재 사용되는 교정용 와이어는 일반적으로 제작되는 재료에 따라 구분되어지며, 이를 살펴보면 다음과 같다.

1. 스테인리스 스틸(stainless steel, SS)

현재 치과기공사에 의해 제작되는 대부분의 교정 장치에 사용되는 와이어는 크롬-니켈-철 합금인 스테인리스 스틸에 의존하고 있다. 다른 합금에 비해 가격이 저렴하고 부식에 대한 저항성이 높아 일반 교정용 와이어의 재료로 가장 많이 이용되고 있다. 스테인리스 스틸의 부식에 대한 저항은 비교적 높은 크롬 함량에서 비롯된다. 교정용으로 사용되는 스테인리스 스틸 와이어의 전형적인 금속 함량의 비율은 18%의 크롬과 8%의 니켈이다. 따라서 이들을 18-8 스테인리스 스틸 와이어라 부르기도 한다.

2. 크롬-코발트 합금(Cr-Co alloy)

스테인리스 스틸과 더불어 거의 모든 교정 분야에 사용되어지는 크롬-코발트 합금 와이어(Elgiloy®, 제조사 RMO)는 스테인리스 스틸과 유사한 성질을 가지고 있으나 보다 연하여 더 큰 성형성을 가진 상태로 공급되어지는 장점을 가지고 있다. 또한 엘질로이는 크롬과 코발트 외에 몰리브덴을 함유하고 있으며, 날카로운 각으로 구부려져도 파절에 대한 우수한 저항성을 가지고 있다. 엘질로이는 각각의 서로 다른 성질을 가진 4가지 종류로 공급되고 있으며, 이들은 와이어의 끝부분에 각기 다른 색깔(Blue, Yellow, Green, Red)로 표시되어 분류된다.

Blue 엘질로이는 가장 부드러운 성질을 가지고 있으며 일반적인 아치 와이어의 탄성을 가지고 있다. 이것은 매우 쉽게 조작되어질 수 있으며 낮은 온도로 전기용접 및 납착이 가능하다. 일반적으로 .020인치(0.5 mm) 이상의 와이어가 사용되어질 때나 많은 양의 와이어를 구부릴 때 또는 전기용접 및 납착 시에 권장할만하다. 일반적으로 설측호선(lingual arch)이나 보정장치(retainers) 또는 가철성 장치(removable appliances)의 제작에 유용하다.

Yellow 엘질로이는 Blue 엘질로이에 비해 약간 더 단단하면서도 유연한 성질을 가지고 있다. 보다 직경이 큰 Yellow 엘질로이에 조심해서 전기용접이나 납착이 가능하며, Blue 엘질로이에 비해 보다 큰 탄성이 요구되는 곳에 유용하게 사용될 수 있다.

Green 엘질로이는 매우 좋은 탄성을 가지고 있으며 손가락이나 플라이어를 가지고 쉽게 성형이 가능하다. Green 엘질로이는 납착이나 전기용접을 해서는 안된다.

Red 엘질로이는 아주 높은 탄성을 가진 단단한 와이어다. 따라서 너무 예각으로 날카롭게 구부리는 것은 파절의 문제 때문에 피하는 것이 좋다. 특별하게 열처리 후의 조작이 요구되지 않는다면 일반적으로 열처리하는 것은 권장하지 않는다.

모든 엘질로이 와이어는 탄성의 증가를 위해 열처리되어질 수 있으며, 이러한 열처리는 와이어를 구부리는 동안 내재되었던 응력(stress)을 제거시킨다.

3. 니켈-티타늄 합금(Ni-Ti alloy)

니켈-티타늄 합금으로 된 와이어의 첫 세대는 나이티놀(Nitinol®, 제조사 Unitek)로 1970년대 말에 시판되있다. 이 합금의 주요한 성질로는 형상기억(shape memory)과 뛰어난 탄성(superelasticity), 그리고 스테인리스 스틸이나 다른 합금으로 된 와이어와 비교해 볼 때 낮은 견성(low stiffness)을 들 수 있다(표 8-1).

표 8-1 • 교정용 아치와이어의 stiffness 비교[주1]

스테인리스 스틸	1.0
크롬-코발트(엘질로이)	1.0
나이티놀	0.26
베타 티타늄	0.42

주 1: Burstone, C. J., Goldberg, J. A.:Beta-titanium:A new orthodontic alloy. Am J Orthod 1980;77:121~132.

4. 베타 티타늄 합금(Beta Titanium alloy)

1980년대 들어와 먼저 개발된 티타늄 합금과는 매우 다른 티타늄 합금인 베타 티타늄(Beta Titanium®, 제조사 Ormco)과 티타늄-몰리브덴합금(TMA®)이 교정용으로 개발되었다. 베타 티타늄은 스테인리스 스틸과 비교했을 때 충분한 강도와 탄성 그리고 높은 성형성을 가지고 있어 보조스프링이나 루프 제작 등에 만족스럽게 사용되어지며 고정성 교정치료에 유용하게 사용되어지고 있다.

5. 컴포지트 플라스틱(composite plastic)

Optiflex®(제조사 Ormco)와 같은 비금속성 와이어는 우주항공산업의 재료로 사용되는 복합플라스틱(composite plastic)으로 만들어진다. 이러한 유형의 와이어는 일반적으로 3개의 층으로 이루어진다. 제일 내부의 심층부(core)는 강도를 부여하기 위한 것으로 silicon dioxide(SiO_2)로 되어 있으며 중간층은 습기로부터 심층부를 보호하기 위해 silicon resin으로 구성되어 있다. 맨 바깥층은 와이어에 가해지는 충격을 방지하고 강도를 증가시키기 위해 나일론(nylon)으로 형성된다. 이러한 와이어는 매우 뛰어난 심미성을 가지고 있으며 가까운 미래에는 이런 형태의 와이어가 고정성 교정치료의 임상에 보편적으로 사용되어질 것으로 예견된다.

8.1.2. 교정용 와이어의 형태 및 표시단위

교정용 와이어는 단면의 형태에 따라 기본적으로 원형(round), 정사각형(square), 직사각형(rectangular)와이어로 구분되어지며 1/1000인치 단위로 측정되어 그 치수가 매겨진다. 원형와이어는 단면의 직경(예를 들어 .030인치)으로 그 치수를 나타낸다. 이에 반해 정사각형이나 직사각형 와이어는 단면의 폭과 나머지 한 면의 길이 즉 단면의 가로와 세로의 길이(예를 들어 .018인치×.022인치)를 가지고 나타낸다. 그러나 몇몇 나라의 경우 임상에서 와이어를 사용할 때 치수의 단위를 mm로 사용하고 있는데 이는 각 나라마다 도량형 기준이 다르기 때문이다. 우리나라의 경우에는 미터법을 주로 사용하므로 와이어 치수의 단위를 mm로 많이 사용하나 교정용 와이어는 1/1000인치 단위로 제작하여 공급된다. 교정용 와이어의 단위 표기는 인치

표 8-2 • 인치-밀리미터-게이지 비교

INCH	MM	GAUGE
.016	0.40	26
.018	0.45	25
.020	0.51	24
.023	0.57	23
.025	0.64	22
.028	0.72	21
.032	0.81	20
.036	0.91	19
.040	1.02	18
.045	1.15	17
.051	1.29	16

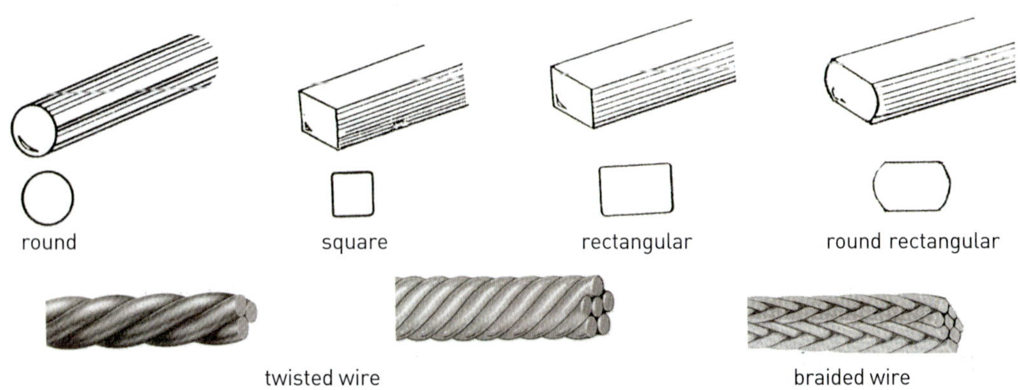

그림 8-1 교정용 와이어의 형태

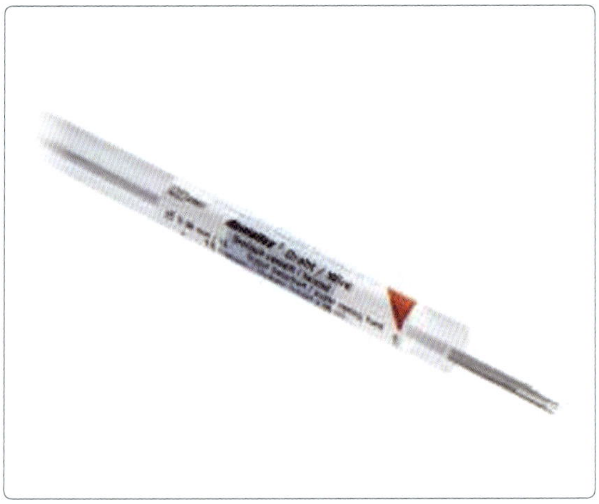

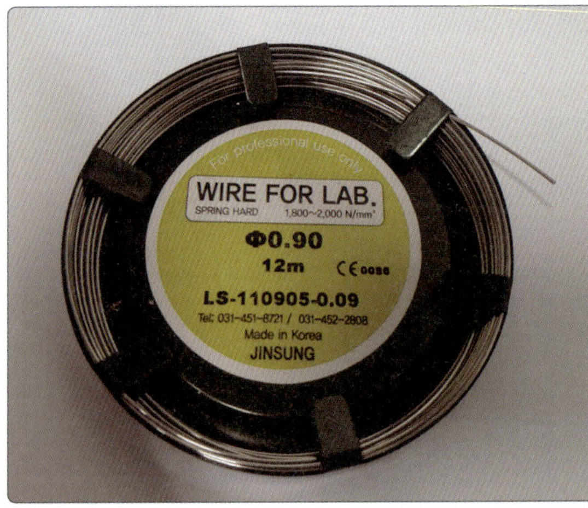

그림 8-2 교정용 와이어의 공급형태

(inch 또는 ″) 단위가 세계적으로 널리 이용되고 있다. 여기에서는 사용자의 편의를 위해 주로 사용되어지는 와이어의 치수를 인치와 밀리미터, 그리고 게이지로 도량형을 환산해 놓았다(표 8-2).

일반적으로 치과기공소(실)에서 제작되는 대부분의 교정 장치는 표준 원형와이어가 사용되어지며 포괄적 교정치료를 위한 고정성 장치의 제작을 위해 직사각형이나 정사각형의 난번을 가진 와이어가 종종 사용되어지기도 한다(그림 8-1).

와이어는 규격화된 와이어(예를 들어 .030인치 standard round)가 10 또는 14인치 길이로 몇 개씩 튜브에 들어있거나 롤(roll)의 형태로 생산업자로부터 공급된다(그림 8-2).

또한 장치의 특별한 요구사항에 따라 보다 가는 여러 가닥의 원형 또는 직사각형의 와이어가 꼬여져 공급되는 트위스트 와이어(twisted wire)가 이용된다(그림 8-1). 이 밖에도 단면의 모서리 부분이 둥글게 형성된 직사각형 와이어(rounded rectangular wire)도 있는데, 이는 고정성 교정치료에 있어 세라믹 브라켓을 장착한 동안 이에 가해지는 응력을 감소시킬 목적으로 치료실에서 사용된다(그림 8-1).

8.1.3. 와이어의 직경과 길이의 효과(effects of wire diameter and length)

와이어의 고유한 특성은 강도(strength), 탄성(springness), 그리고 범위(range)로 나누어진다. 공학적인 측면에서 볼 때 이들 성질 중 어느 한 가지의 변화는 나머지 다른 성질의 보상적인 변화를 수반하는 상관관계를 가지고 있다.

강도는 일반적으로 변형과 파절에 저항하는 와이어의 능력으로 정의할 수 있다. 와이어의 직경이나 단면적이 두 배가 되면 강도는 큐빅의 효과, 즉 3제곱으로 8배의 강도의 증가를 가져온다. 와이어 길이의 증가 역시 와이어의 성질에 큰 영향을 미치는데 길이가 2배 증가하면 강도는 1/2로 감소하게 된다

표 8-3 • 와이어의 직경과 길이의 변화에 관련된 성질의 변화(cantilever beam의 경우)

성 질	와이어 직경이 2배로 증가했을 경우의 효과	와이어의 길이가 2배로 증가했을 경우의 효과
강 도	8X	1/2X
탄 성	1/16X	8X
범 위	1/2X	4X

McLaughlin R P, Bennett J C: Bracket placement with preadjusted appliance. Journal of Clinical Orthodontics 29(1995), 302~311.

(표 8-3).

탄성은 와이어의 경직(stiffness), 즉 얼마만큼 와이어가 뻣뻣한가 또는 탄력성을 가지고 있는가를 나타내는 기준이다. 탄력성을 가진 와이어는 이보다 더 뻣뻣한 와이어에 비해 치아에 보다 약한 힘을 가할 수가 있으며 이는 보다 효율적으로 치아를 이동시킬 수 있다. 탄성은 직경이 2배로 증가하면 1/16로 줄어들고 길이가 2배로 증가하면 8배로 증가하게 된다(표 8-3).

범위는 와이어에 내재되어 있는 힘의 정도를 나타내는 기준으로 와이어가 얼마만큼 멀리까지 치아를 이동시킬 수 있는 능력을 가지고 있는가로 표현되어질 수 있다. 즉 와이어가 영구변형이 일어나기 전에 탄성적으로 구부러질 수 있는 거리를 나타낸다. 일반적으로 범위는 와이어의 직경이 2배 증가하면 1/2로 감소하고 길이가 2배로 증가하면 4배로 증가한다(표 8-3).

교정치료 시 치아에 발생하는 효율적이고도 생리적인 치아이동을 위해 적절한 와이어의 선택은 매우 중요하며, 이를 위해서는 각각의 와이어에 대한 폭넓은 이해가 선행되어져야 한다.

8.2 교정용 플라이어

와이어를 구부리는데 사용하는 교정용 플라이어의 종류는 매우 다양하며 적당한 플라이어를 선택하는 것은 일반적으로 술자의 기호에 따른 문제라고 할 수 있다. 그러나 bird-beak 플라이어와 three-prong 플라이어 이 두 가지는 매우 훌륭한 결과를 나타내어 거의 모든 교정 장치의 제작에 유용하게 사용되어진다. 여기에서는 이 두 가지 플라이어 뿐만 아니라 교정 장치 제작에 유용한 몇 가지 광범위한 용도의 교정용 플라이어에 대해서도 설명하고자 한다.

1. bird-beak 플라이어(그림 8-3)

#139 혹은 bird-beak 플라이어는 와이어를 구부리는데 기본이 되는 플라이어로 가장 널리 사용된

다. 이 플라이어는 새의 부리 모양의 생김새를 가지고 있어 bird-beak 플라이어로 불리워지며 광범위한 용도를 가지고 있어 유니버살 플라이어라고도 한다. 이 플라이어는 와이어를 각이 지도록 구부리거나 호선(arch) 또는 루프(loop) 등을 조절할 때 사용되어질 수 있는 각진 피라미드형의 부리부분과 균일한 만곡이나 루프를 구부리는데 사용되어지는 둥그런 원추형의 부리부분으로 구성되어 있다. 플라이어의 경첩(hinge)부위에 가까이 있는 굵은 부위는 충분한 강도를 가지고 있어 굵은 와이어를 구부리는데 사용되며 매우 작은 끝 부위는 가는 와이어의 섬세한 조작에 사용된다. Angle 플라이어(Angle wire bending plier)로 불리워지기도 한다.

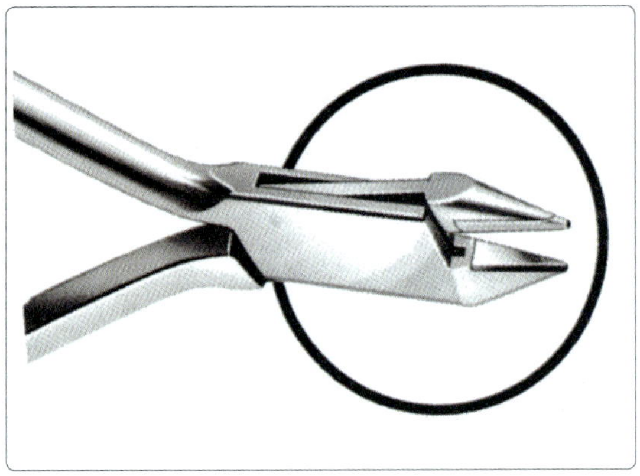
그림 8-3 bird-beak 플라이어

2. three-prong 플라이어(그림 8-4)

#200 혹은 three-prong 플라이어는 그것의 다양한 기능뿐만 아니라 특수한 용도 때문에 장치의 제작에 매우 유용하게 사용되어지고 있다. 거의 모든 교정용 플라이어가 플라이어를 회전시키거나, 플라이어는 고정시킨 상태에서 손가락의 힘을 가지고 와이어를 구부린다. 그러나 three-prong 플라이어는 플라이어를 간단하게 잡아주기만 해도 와이어에 힘이 가해져 구부려질 수 있도록 설계되었다. 따라서 three-prong 플라이어는 직경이 굵은 와이어에 예리한 각을 주거나 제한된 부위의 작업 예를 들어 호선이나 보정장치 그리고 클래스프 등의 조절에 매우 유용하다. Aderer 플라이어 또는 three jaw bending 플라이어라고도 한다.

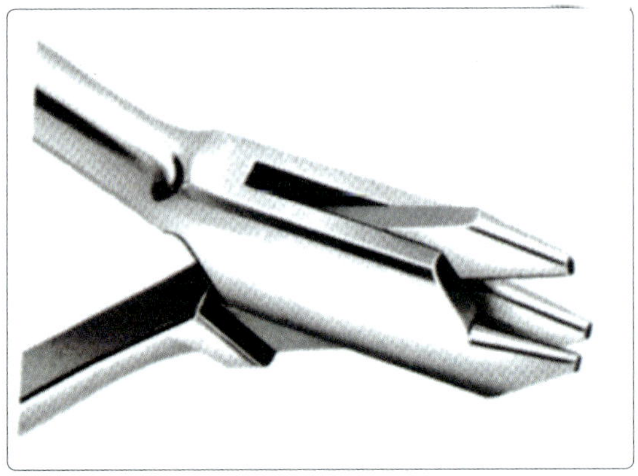
그림 8-4 three-prong 플라이어

3. Young 플라이어(그림 8-5)

Young's 플라이어는 와이어를 집는 부분이 한 쪽은 각진 피라미드형으로 되어 있으며, 나머지 한 쪽은 선단쪽으로 점점 작아지는 3단계의 원통형으로 구성되어 있다. 따라서 와이어를 각지게 구부리거나 다양한 크기의 루프를 구부리는데 유용하다. 내면에 홈이 파여져 있어 와이어를 파지하기에 편한 다목적의 플라이어이다. 다만, 플라이어의 선단부에서 .028″(0.7 mm) 이상의 와이어를 구부려서는 안된다.

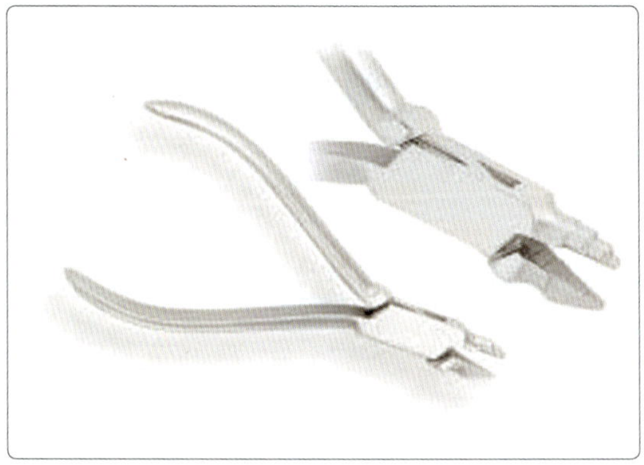

그림 8-5 Young 플라이어

4. arch forming 플라이어(그림 8-6)

와이어를 집는 부분이 한쪽은 볼록하고 한쪽은 오목하여 플라이어를 잡아주기만 하면 호선 형태로 구부려지도록 설계되었다. arch forming 플라이어는 다양한 굵기의 와이어의 호선을 형성하거나 호선을 조절하는데 매우 편리한 플라이어이다. arch contouring 플라이어라고도 한다.

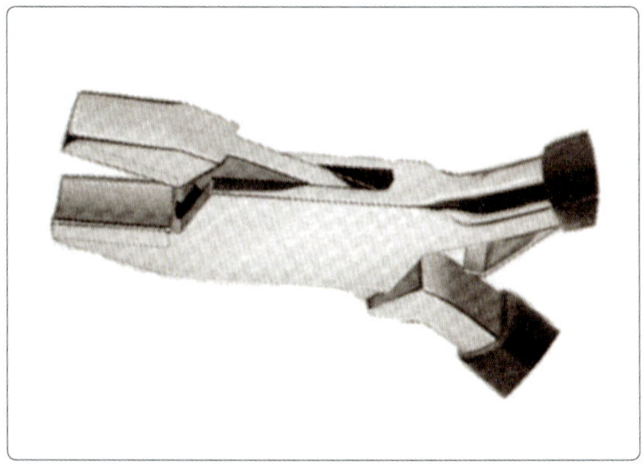

그림 8-6 arch forming 플라이어

5. Jarabak 플라이어(그림 8-7)

Jarabak 플라이어는 가는 와이어를 정밀하게 구부리는데 유용한 플라이어이다. 플라이어의 선단 내면에 홈이 있어 와이어가 미끄러지지 않아 가는 와이어를 가지고 마감부 고리(closing loop) 또는 스프링의 나선(helix) 부위를 구부리는데 적합하다.

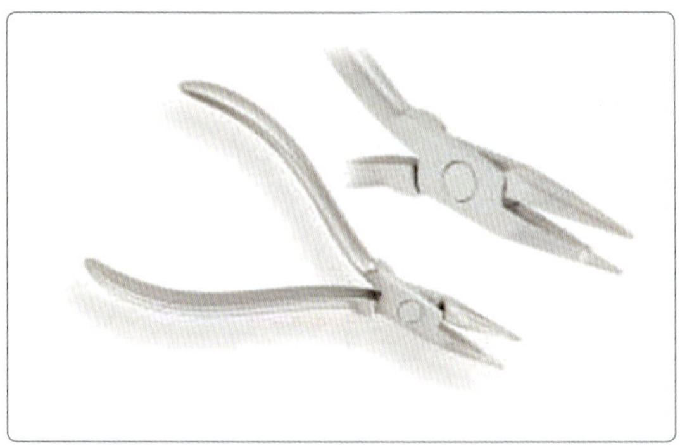

그림 8-7 Jarabak 플라이어

6. lingual lock-forming 플라이어(그림 8-8)

이 플라이어는 교정용 밴드의 설측 쉬스(sheath)에 고정되는 반고정성 장치에 있어서, 쉬스에 삽입되는 와이어 부분을 구부리는데 유용한 플라이어다. 대개 쉬스에 삽입되는 와이어 부분은 .030″ 또는 .036″와이어가 두겹 또는 세겹으로 겹쳐져 구부려지는데, 이런 두겹 혹은 세겹 구부림(double-back and triple-back bends)을 위해 설계되었다. 밴드의 설측 쉬스에 삽입될 수 있는 반고정성 설측호선을 구부리는데 효과적이기 때문에 lingual arch forming 플라이어라고도 한다.

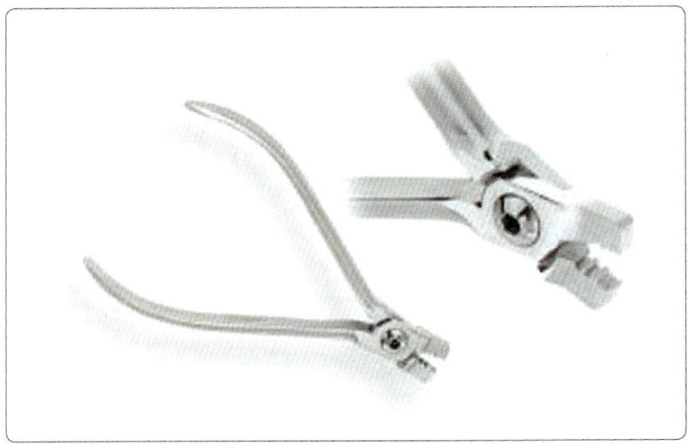
그림 8-8 lingual lock-forming 플라이어

7. Adams 플라이어(그림 8-9)

애로우헤드 클래스프(arrowhead clasp)의 굴곡에 적당하다. 양측 모두 내면은 평평하여 겸자를 오므렸을 때 선단은 접촉하지만 관절부위에는 약간의 틈이 있기 때문에 굴곡 시에 와이어는 미끄러지지 않는다. 면에서 와이어를 파지하기 때문에 비교적 상처가 나기 쉽다.

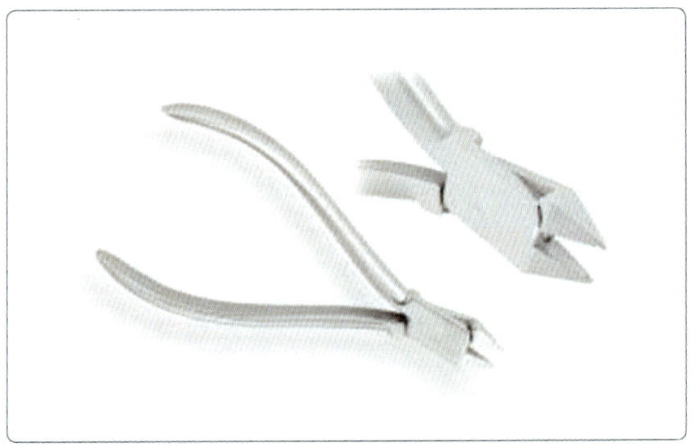
그림 8-9 Adams 플라이어

8. arrow forming 플라이어(Tischler pliers)(그림 8-10)

애로우헤드 클래스프 제작을 위한 특수 플라이어이며 제작순서는 아래 그림과 같다.

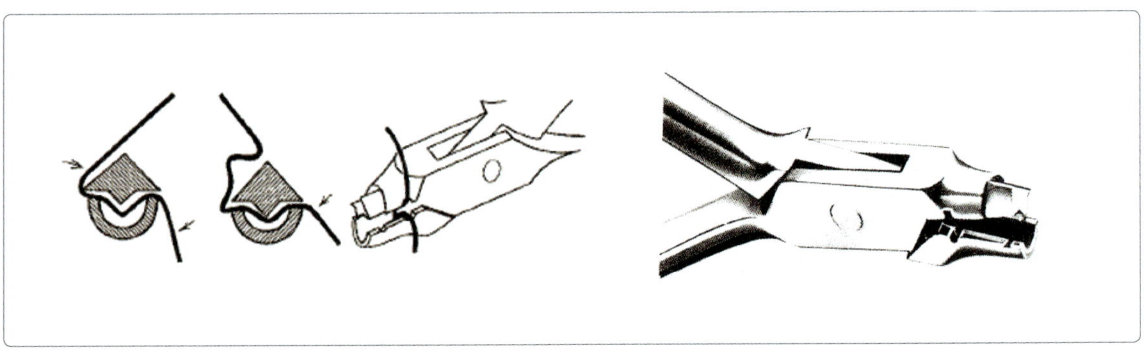
그림 8-10 arrowhead forming 플라이어

9. Johnson contouring 플라이어(그림 8-11)

밴드(band)를 조절하는데 사용하는 플라이어로 플라이어의 선단부가 arch forming 플라이어처럼 한쪽은 오목하고 한쪽은 볼록하여 밴드의 변연부위에 굴곡을 형성하거나 조이는데 유용하다. band contouring 플라이어라고도 한다.

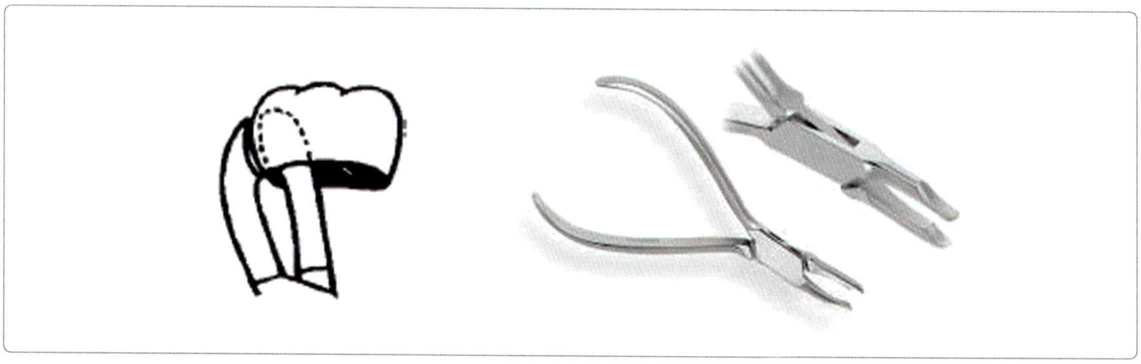

그림 8-11 Johnson contouring 플라이어

10. band removing 플라이어(그림 8-12)

밴드의 제작적합 과정이나 치료완료 시 밴드의 철거에 사용된다. 굴곡부의 선단을 절단연이나 교합면에 대고 짧은 편의 선단을 밴드의 치경부측의 테두리에 대어 플라이어를 오므리면 밴드는 철거된다.

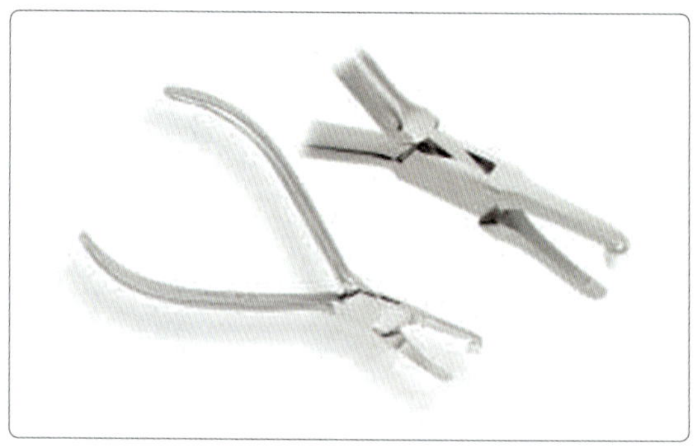

그림 8-12 band removing 플라이어

11. band pusher(그림 8-13)

밴드 압입이나 밴드 변연의 압접 또는 적합하는데 사용된다. 이때 선단의 가장자리로부터 미끄러지지 않게끔 선단에는 가느다란 홈이 있다.

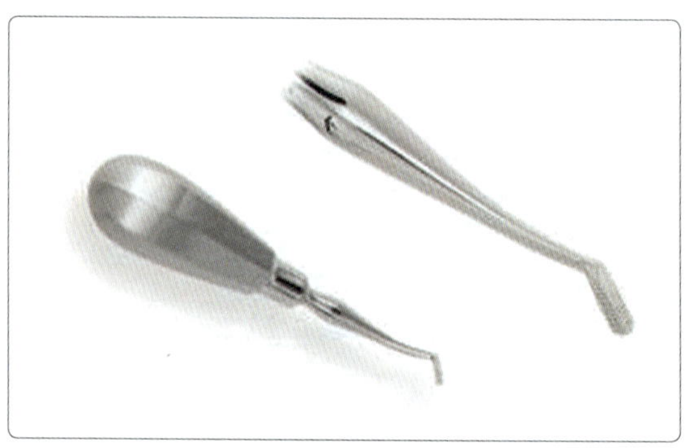

그림 8-13 band pusher

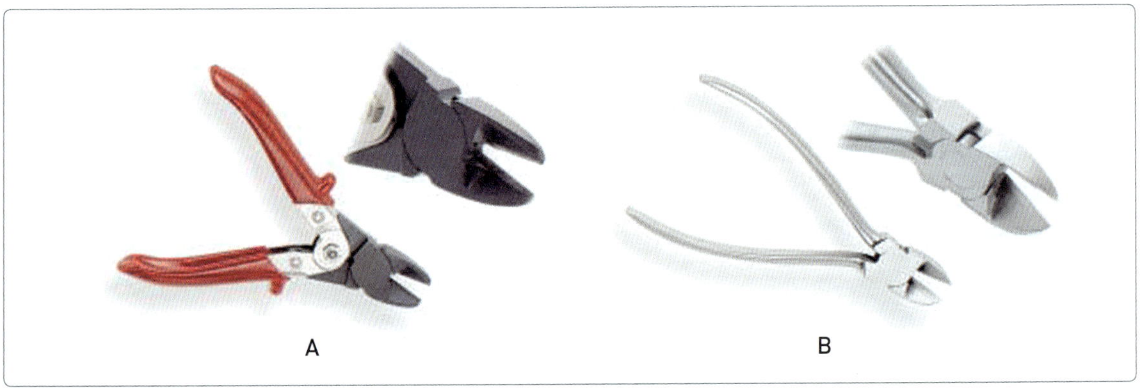

그림 8-14 와이어 컷터(A. 헤비 와이어 컷터 B. 라이트 와이어 컷터)

12. cutting 플라이어(와이어 컷터)(그림 8-14A, B)

교정용 와이어를 절단하는데 사용되어지는 컷터 역시 매우 다양하게 공급되고 있다. 그러나 치과기공소(실)에서 교정 장치의 제작시 와이어의 절단에 사용되는 컷터는 크게 두가지 종류가 있다. 하나는 가는 와이어로부터 굵은 와이어까지 대부분의 와이어를 절단할 수 있는 헤비 와이어 컷터(heavy wire cutter)이며, 다른 하나는 결찰용 와이어(ligature wire)나 작은 핀 그리고 보조 와이어(auxillary wire)나 스프링 등을 만드는 작고 가는 와이어를 자를 때 사용하는 라이트 와이어 컷터(light wire cutter)이다. 헤비 와이어 컷터의 경우에는 컷터날의 맞물림이 섬세하지 못해 아주 가는 와이어의 절단에는 효과적이지 못하다. 그러나 라이트 와이어 컷터의 경우는 그 크기가 비교적 작고 날의 맞물림이 섬세해서 헤비 와이어 컷터의 접근이 어려운 부분의 절단이나 가는 와이어의 절단에 매우 효과적이다.

8.3 교정용 밴드 및 밴드용 재료 (bands and band material)

치과기공소(실)에 의뢰되어지는 교정 장치 중에는 납착이 요구되는 여러 가지의 고정성 장치들이 있다. 이러한 납착이 요구되는 장치(soldered appliances, fixed)들은 주로 치료실에서 보내져 온 작업모형에 이미 장착된 기성 밴드에 와이어의 납착이 요구되거나, 그냥 작업모형에서 치과의사가 의뢰한 치아부분에 밴드재료를 이용하여 밴드를 형성한 후 와이어를 납착하는 경우가 대부분이다.

기성품으로 제작 공급되어지는 밴드는 상 · 하악에 따라 전치부용과 구치부용이 크기별로 나뉘어지며, 이들은 각각 밴드에 아무 것도 부착되어 있지 않은 순수한 밴드(pure band)와 여러 가지 부착물(attachments: bracket, tube, sheath, hook, button etc) 등이 부착되어 있는 밴드로 나뉘어진다(그림 8-15).

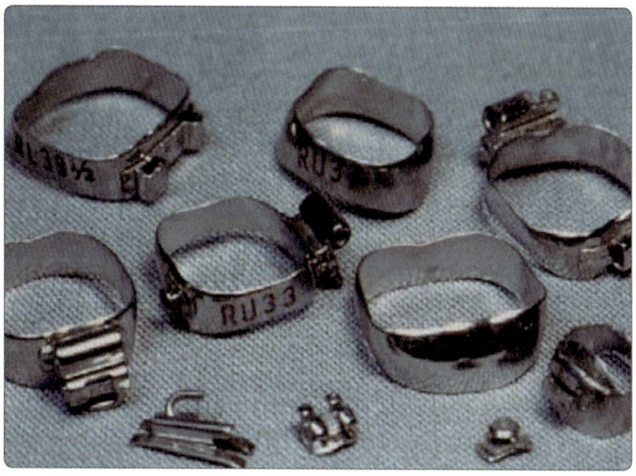

그림 8-15 여러 가지 종류의 밴드

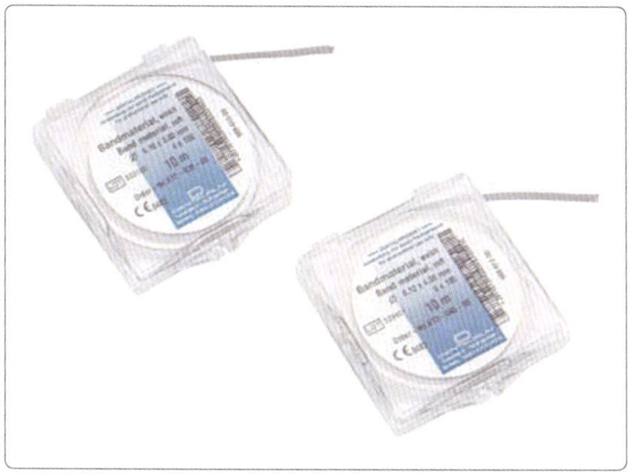

그림 8-16 밴드용 재료

치과기공소(실)에서 직접 밴드를 형성하는데 사용하는 밴드용 재료는 리본 롤(ribbon roll) 형태로 공급되는 것과 스트립(strip) 형태로 공급되는 것이 있다(그림 8-16). 치과기공소(실)에서 제작되는 밴드는 대개 리본 롤 형태로 공급되는 밴드용 재료를 치아에 맞게 잘라서 사용하는 경우가 대부분이다. 밴드용 재료의 규격은 두께와 폭(예를 들어 .003인치×.150인치 또는 .08 mm×3.8 mm)을 가지고 그 치수를 나타낸다. 통상적으로 사용되는 두께는 .003인치(.08 mm)~.006인치(.15 mm)이며, 폭은 .125인치(3.2 mm)~.180인치(4.6 mm)로 다양하게 공급된다.

이러한 치과교정용 밴드의 요구조건은 다음과 같다.

① 치아에 정확하게 적합하고 작업이 쉬워야 한다.
② 얇고 강하여 저작력등에 의해 찢어지거나 갈라지거나 벗겨지지 않아야 한다.
③ 융착 및 납착이 쉬워야 한다.
④ 구강내에서 산화등의 화학적 변화에 의한 부식을 일으키지 않아야 한다.
⑤ 독성, 자성, 역함이 없어야 한다.

8.4 납착용 기구 및 재료

1. 납착용 합금(solder)

교정 장치 제작에 사용되는 납착용 합금은 주로 은납(silver solder)이 사용된다(그림 8-17). 은납은 구리와 아연에 약간의 은을 섞어 변색에 대한 저항을 높여주고 용융점을 낮추어 주었다. 용융되었을 때 유동성이 좋아야 하며 구강 내에서 녹에 의한 변색에 대한 저항성이 좋아야 한다.

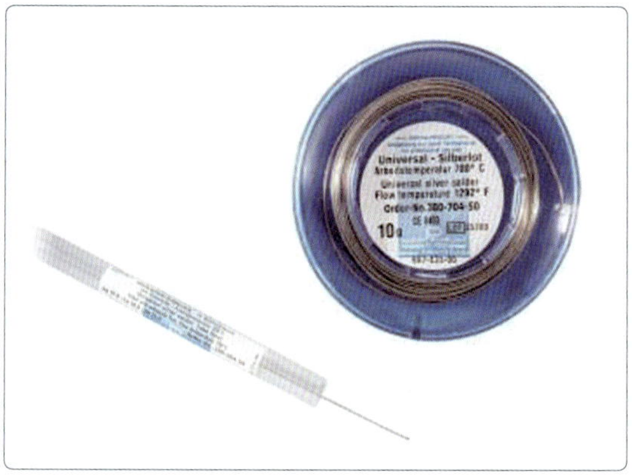

그림 8-17 납착용 합금

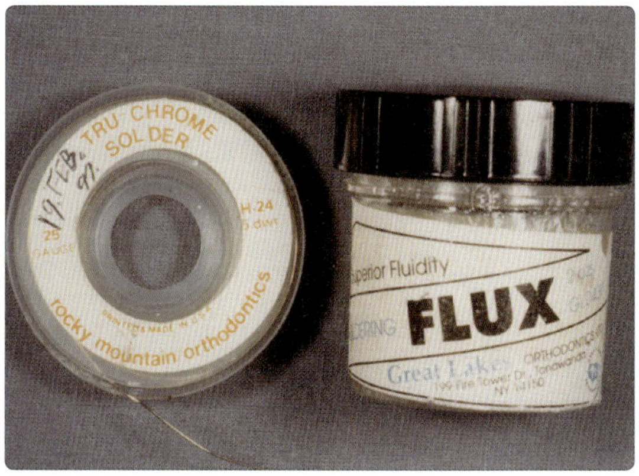

그림 8-18 납착용 융제

2. 융제(flux)

플럭스 역시 교정 장치 제작을 위해 은납을 이용한 납착 시 사용하는 교정용 재료이다(그림 8-18). 교정용 와이어 및 밴드의 납착 시 산화를 방지하고 유동성을 좋게 할 목적으로 사용되어진다. 조성성분으로는 일반 주조용 플럭스와 달리 붕사 외에 스테인리스 스틸 와이어의 크롬에 의해 생기게 되는 피막(passivating film)을 없애기 위한 불화붕산칼륨(potassium fluoborate)이 첨가되어 있다. 반죽(paste)상태로 공급되며 건조해지면 증류수를 첨가하여 점도를 조절해서 사용할 수 있다.

참고. solder paste

Solder paste(제조사 Unitek)는 고운 분말로 된 은(silver) 그리고 플럭스 및 청소제가 혼합되어 반죽상태로 공급되는 특별하게 고안된 제품이다. 이 제품은 은납 및 플럭스가 별도로 필요치 않으며, 모형 및 아크릴 수지 부위 등에 손상을 주지 않으면서 빠른 시간 안에 납착을 끝내야 하는 부위 등을 납착하는데 유용하게 사용된다.

3. 블로우 파이프(blow pipe)

교정 장치의 제작을 위한 납착 전용의 블로우 파이프(그림 8-19)로 혼합가스(산소-프로판 또는 공기-프로판)를 사용하므로 화력이 좋고, 불길이 가늘고 예리해서 작고 섬세한 납착이 요구되는 부위에 사용하기 편리하다. 이런 전용의 블로우 파이프가 없을 경우에는 마이크로-토치(micro-torch)를 주로 사용한다.

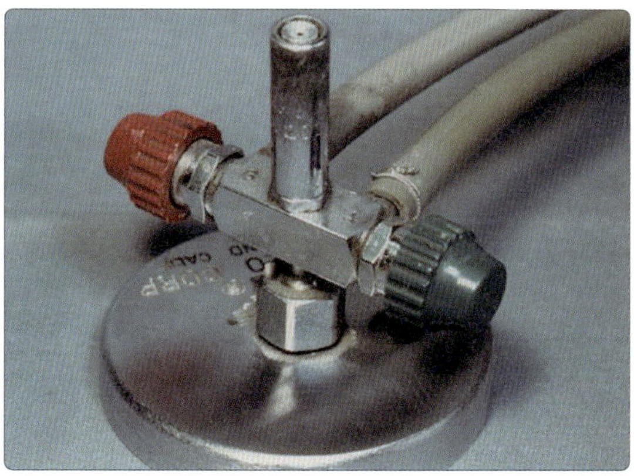

그림 8-19 블로우 파이프

4. 납착용 클램프(soldering clamp)

클램프의 본체(base)와 팔(arm)부분이 관절구조(ball joint)로 되어 있어 모든 방향으로 자유자재로 움직여질 수 있도록 고안된 클램프이다(그림 8-20). 교정용 와이어의 납착 시 석고나 클레이를 가지고 고정할 수 없는 경우에 유용하다.

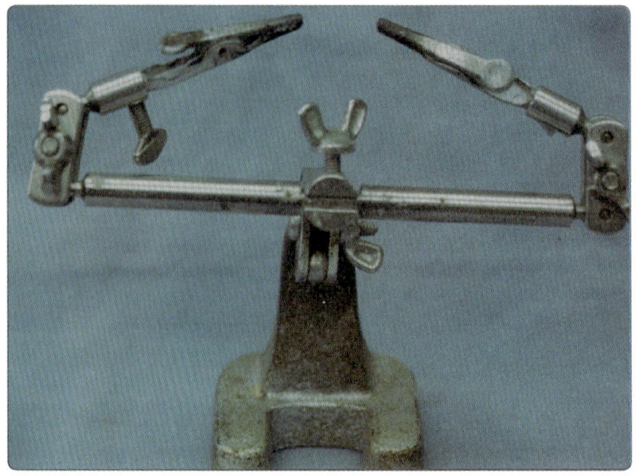

그림 8-20 납착용 클램프

8.5 교정용 아크릴 수지(orthodontic acrylic resin) 및 이와 관련된 재료

1. 교정용 자가중합수지(cold-cure orthodontic acrylics)

교정 장치에 사용되는 아크릴 수지는 거의 자가중합수지(cold cure 또는 auto polymerizing acrylic)이다(그림 8-21). 중합체(polymer)는 흰색의 분말로 공급되어지며, 단량체(monomer)는 주로 투명한 것(clear)과 분홍색(pink)으로 공급된다. 교정용 아크릴 수지는 "salt and pepper" technique을 구사하는 조작의 특성상 다른 용도의 아크릴 수지에 비해 조작시 구개부의 중심으로 아크릴 수지가 흐르는 경향을 최소화하기 위해 낮은 유동성을 가지고 있다. 교정용 아크릴 수지는 이러한 기본형 외에도 장치의 특성상 고밀도와 높은 강도를 요구하는 교합장치(splint)와 같은 장치의 제작을 위한 교합장치 전용의 아크릴 수지가 공급되고 있다. 그리고 환자의 다양한 기호에 맞춰 장치를 제작할 수 있도록 여러 가지 색깔의 단량체와 첨가물들이 제조 · 시판되고 있다.

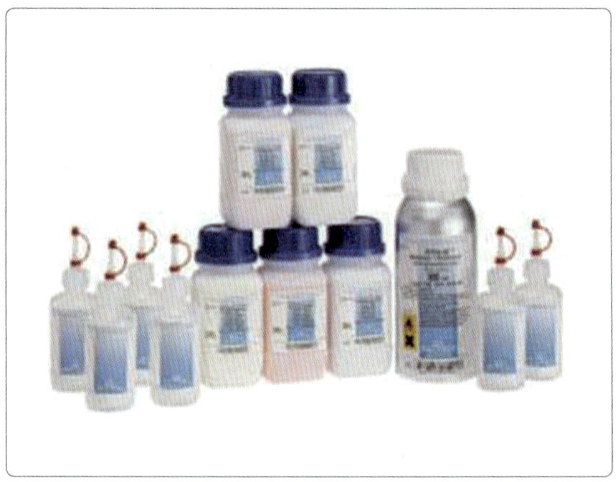

그림 8-21 교정용 아크릴 수지와 모노모 및 폴리머용 용기(dispenser)

2. 교정용 레진 분리제(orthodontic resin separator)

교정용 아크릴 수지를 위한 분리제는 화학적으로 석고에 형성된 피막이 물이나 단량체에 녹지 않도록 반응한다(그림 8-22). 이러한 특징은 아크릴 수지의 중합 후 모형으로부터 장치를 분리하는데 효과적으로 작용한다. 바람직한 사용 방법은 붓으로 균일하게 도포하여야 하며 과도하게 도포된 분리제는 덩어리를 형성하므로 주의하여야 한다.

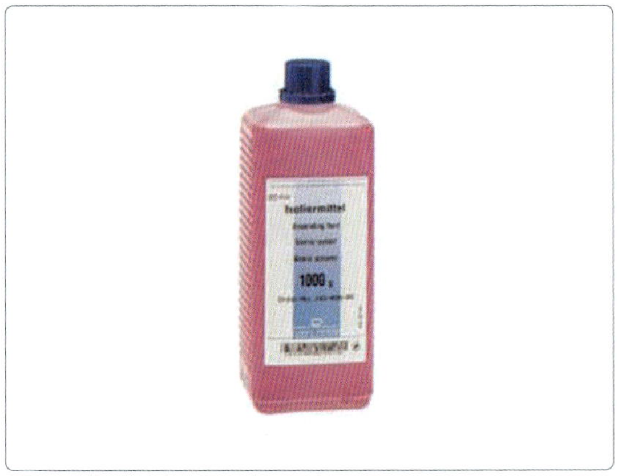

그림 8-22 교정용 레진 분리제

3. 용기(dispenser)

교정용 아크릴 수지의 전형적인 조작방법인 “salt and pepper” technique을 위해 전용의 용기(dispenser)가 공급된다(그림 8-23). 모노머(단량체) 용기는 구부러진 모양의 튜브와 특별한 꼭지부분을 가지고 있어 아크릴 수지의 조작 시 모노머가 새거나 흐르시 않으며 첨가하는 모노머의 양을 쉽게 조절할 수 있다. 또한 이 특별한 꼭지부분은 주사기 바늘과는 달리 조작 시 꼭지가 중합체 분말에 접촉되더라도 갑자기 막히는 등의 염려가 없다.

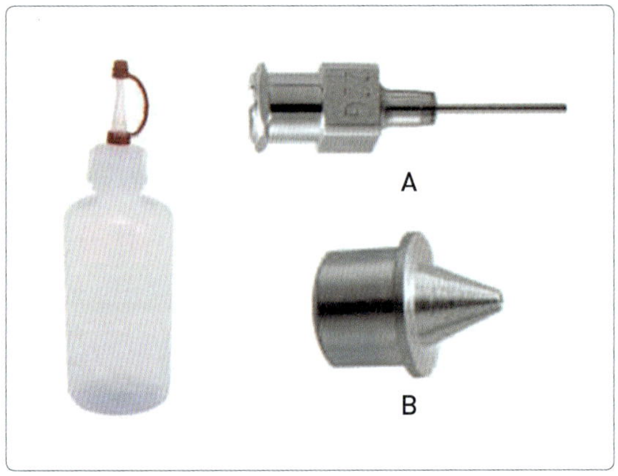

그림 8-23 용기(dispenser)
A:monomer용 B: polymer용

4. 압력중합기(pressure pot)

압력중합기는 교정 장치 제작에 필수적인 장비 중 하나이다(그림 8-24). 교정 장치 제작에 이용되는 자가중합수지가 조절된 압력조건하에서 중합되도록 고안된 장비이다. 중합된 아크릴 수지의 밀도를 높여줘 외관 및 기계적 성질을 향상시켜 줄 수 있다.

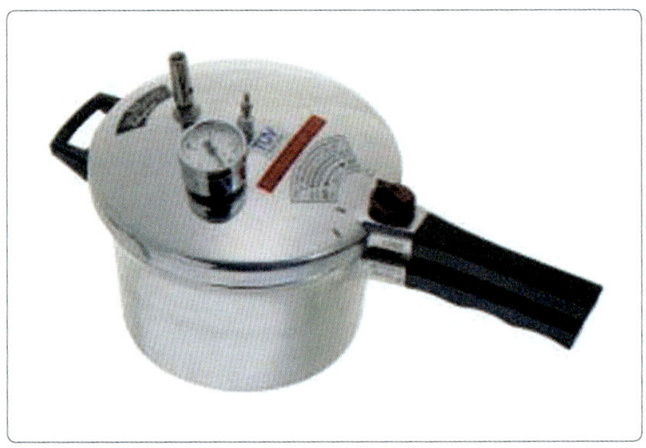
그림 8-24 압력중합기

8.6 기타 기구 및 재료

1. 모델 홀더(model holder)

와이어를 구부리거나 납착 시 모형을 원하는 위치에서 작업할 수 있도록 잡아주는 기구이다(그림 8-25). 홀더의 테이블과 베이스 사이가 볼 조인트(ball joint)로 이루어져 테이블을 자유자재로 움직일 수가 있어 작업을 편리하게 할 수 있다. 또한 테이블은 그림에서와 같이 2부분으로 나뉘어져 있는데 스프링으로 연결되어 모형의 크기에 관계없이 사용이 가능하며 모형을 견고하게 잡아줄 수 있다.

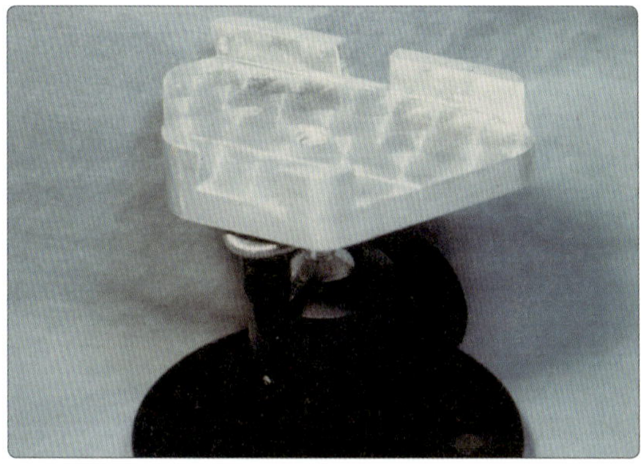

그림 8-25 모델 홀더

2. 전기용접기(welder 또는 welding machine)

블로우 파이프나 플럭스, 납착용 합금 없이 순간적인 전기 저항열을 발생시켜 용접할 수 있도록 고안된 교정용 기구이다(그림 8-26). 현재 제조 · 시판되고 있는 웰더들은 다목적용으로 밴드에 브라켓이나 기타 부착물의 스포트 웰딩(spot welding)뿐만 아니라 전기납착(electro-soldering), 와이어의 소둔(annealing) 및 열처리(heat treatment)를 행할 수 있다.

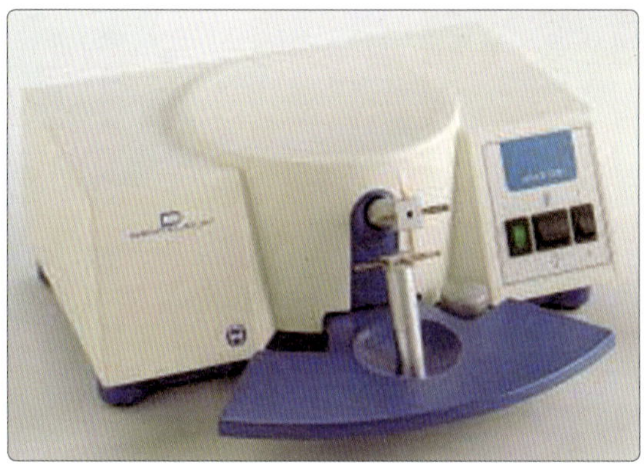

그림 8-26 웰더

3. 교정용 모형 트리머(orthodontic model trimmer)

교정용 연구모형은 다른 모형들과 달리 특별한 규칙에 맞도록 제작되어야 한다. 이 트리머는 연구모형을 제시된 특별한 규칙에 따라 효율적으로 제작할 수 있도록 고안되었다(그림 8-27). 트리머의 날은 거친 날과 고운날 두 가지로 나뉘어져 있고, 모형 기저부의 각도 및 모형의 높이를 측정하면서 트리밍할 수 있는 보조기구가 있다. 교정용 연구모형을 제작하는데 있어 다른 트리머에 비해 시간과 노력을 절약할 수 있다.

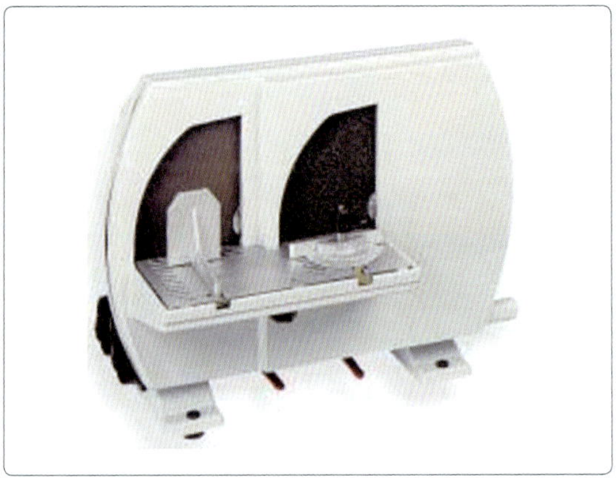

그림 8-27 교정용 모형 트리머

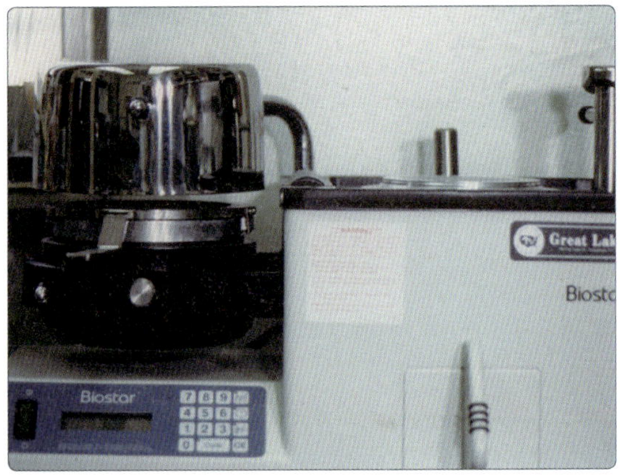

그림 8-28 진공성형기(vacuum former)

4. 진공성형기 및 재료(vacuum former & materials)

여러 치과기공 분야에서 진공성형기가 사용되지만 비교적 교정분야에서 가장 폭넓고 빈번하게 사용되고 있다(그림 8-28). 제작 · 시판되고 있는 진공성형기 중 교정 장치 제작을 위한 훌륭한 장비로는 "Biostar®"(제조사 Scheu-Dental)가 있다. 이 장비는 일반기공 분야에서 제작하는 의치상(denture base)이나 임시 치관(temporary crown) 뿐만 아니라 교정전문 치과기공소로 자주 의뢰되는 교합장치, 미백 트레이, 마우스 가드, 보정장치 등의 제작 및 모형의 복제에 매우 유용하다. 일반적으로 이런 진공성형기들은 제조회사에서 지시하는 전용의 재료를 사용하여야 한다. 이런 재료들은 제작되는 장치의 종류에 따라 모양, 단단한 정도, 색깔 등이 다양하게 공급되어진다.

5. verticulator 또는 fixator

주로 기능적 악교정 장치(functional orthopedic appliances)의 제작에 사용되며, 모형의 정확한 수직, 수평관계를 유지하도록 고안된 기구다(그림 8-29). 상부구조물(upper beam)과 하부구조물(lower beam) 그리고 상부구조물 또는 하부구조물에 끼워져 수직관계를 조절할 수 있는 활주형 이음 고리(sliding collar)로 구성되어 있다. 상부구조물이 열리고 닫히는 접번형(hinge type)의 fixator도 있다.

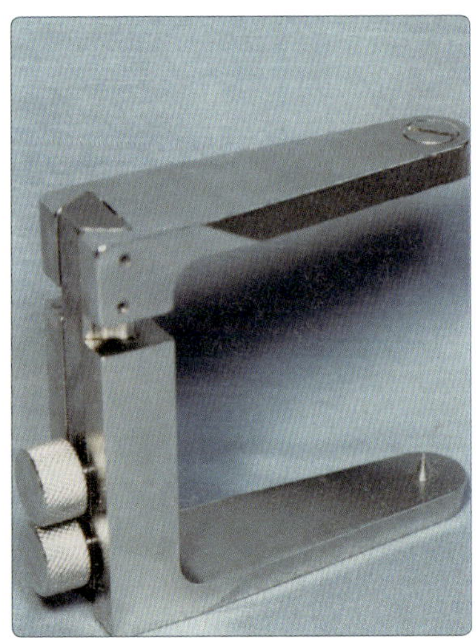

그림 8-29 fixator

6. 전해연마기(electro-polisher)

전해연마기(Electro-polisher)는 납착된 장치의 표면에 형성된 산화막이나 와이어의 열처리에 의한 산화막 및 이에 따른

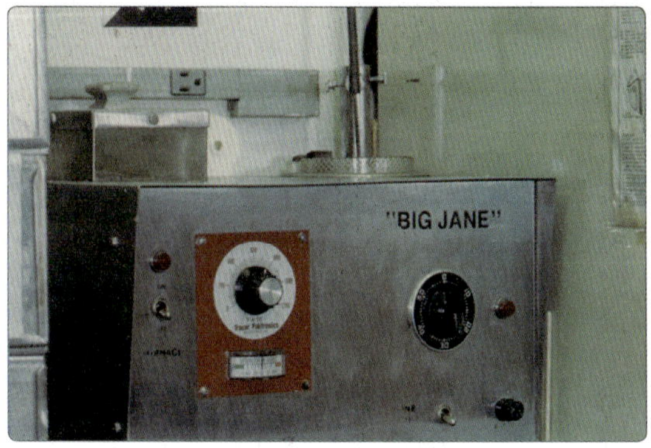

그림 8-30 전해 연마기

변색을 제거하여 합금재료의 고유의 색과 광택을 얻기 위해 사용되어진다(그림 8-30). 치과기공소에서 제작되는 여러 가지의 납착된 고정성 장치들은 소둔, 풀림 열처리, 응력해소를 위해 열처리를 하게 되는데 이들의 연마시 헝겊휠에 퍼미스를 묻혀 행하는 연마는 장치가 변형되는 등의 문제점을 가지고 있다. 교정용으로 제작·시판되는 유용한 전해 연마기로는 Big Jane®(제조사 Esmadent)이 있는데 이 장비는 전해 연마뿐만 아니라 브라켓의 청소 및 시멘트의 제거를 위한 작은 전기로(furnace)가 내장되어 있는 등 교정 전용으로 고안되었다.

7. 브라켓 포지셔닝 게이지(bracket positioning gauge)

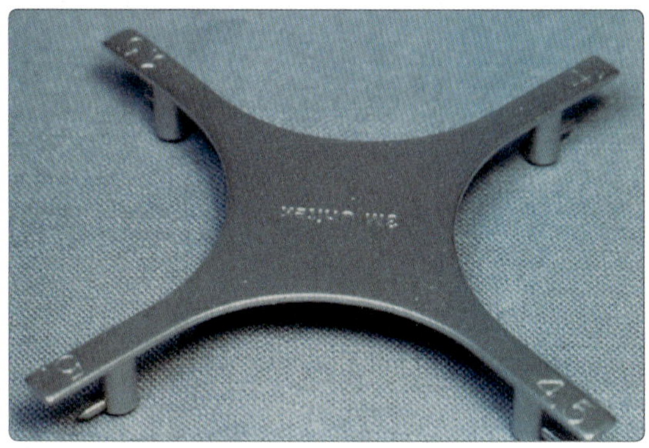
그림 8-31 브라켓 포지셔닝 게이지

브라켓 포지셔닝 게이지는 치아에 브라켓을 부착할 위치를 측정하기 위해 고안된 기구이다. 네 갈래로 나뉘어진 스테인리스 스틸판에 각각 원통형의 다리가 부착되어 있고 여기에 스테인리스 스틸판으로부터 3.5, 4, 4.5, 5 mm 아래에 핀이 고정되어 있다(그림 8-31).

스테인리스 스틸판을 치아의 절단 또는 교합면에 위치시키면 핀이 치아의 순면 또는 협면에 위치하게 되어 브라켓을 부착할 위치를 측정하거나 결정할 수 있게 되어 있다. 치과기공소(실)에서는 주로 브라켓의 간접접착법(Indirect bonding technique)에 있어서 브라켓의 부착위치를 결정하는데 사용된다.

이상으로 교정 장치 제작에 이용되는 기구 및 재료에 대하여 살펴보았다. 여기 설명된 것들 외에도 광 중합기(light curing machine), 교정용 교합기(SAM® articulator), 다양한 종류의 modification attachments(예를 들어 expansion screw, 기성 clasp, 기성 wire form 등), 교정용 투명격자(orthodontic measuring grid), 교정용 마킹펜슬(marking pencil) 등 여러 가지 교정용 기구 및 재료들이 있다. 그러나 여기 소개된 기구 및 재료는 주로 교정 임상기공실무와 관련하여 비교적 중요하고 빈번하게 사용되는 기구 및 재료들을 중심으로 그 개요가 서술되었다. 일반기공 분야와 중복되는 기구 및 재료는 되도록 피했으며 미비한 부분은 각 장치의 제작을 다루게 되는 각 장에서 더욱 자세히 설명되어질 것이다.

제 9 장 기본기술

치과 교정장치 제작에 필요한 기본적인 기술에 익숙하지 못한 치과기공사나 치과대학 및 치기공(학)과 학생들에게 다음과 같은 교정장치 제작에 필요한 기본기술을 이해하고 습득시키는데 그 목적이 있다. 이 장에서는

- 교정용 와이어(wire) 구부리기(bending)
- 교정용 와이어(wire)의 납착(band 또는 wire)
- 밴드(band)에 브라켓(bracket)의 전기용접(welding)

기술에 대해 상세하고도 명료하게 서술하고자 한다.

9.1 교정용 와이어 구부리기 (bending orthodontic wire)

치과 교정용 와이어(wire)는 교정장치를 구성하는 부분 중 가장 중요한 부분이다. 이러한 와이어는 호선(arch, 아치)나 클래스프(clasp), 또는 스프링(spring) 등의 제작을 위해 사용되며, 장치의 각 부분을 연결시켜 주는 역할을 담당한다. 앞장에서 언급된 바와 같이 오늘날 사용되고 있는 교정용 와이어의 주종은 스테인리스 스틸 와이어(stainless steel wire)이다. 물론 이밖에도 다양한 크기, 길이, 성질의 와이어가 제작 공급되고 있으며, 적당한 와이어를 선택하는 것은 치과 교정장치 제작 시 와이어가 어느 부위에 어떻게 사용되는가에 따라 결정된다(그림 9-1).

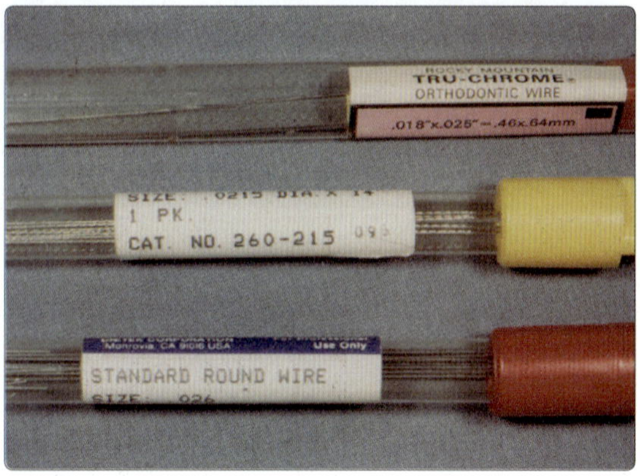

그림 9-1 교정용 와이어

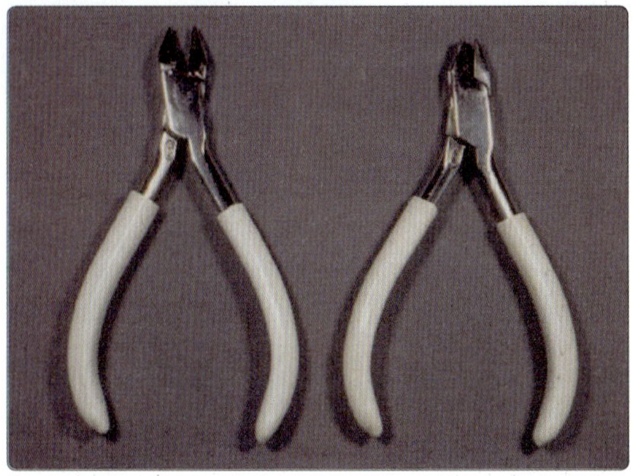

그림 9-2 교정용 플라이어 bird-beak plier(좌측)와 three-prong plier(우측)

9.1.1 와이어(wire)를 구부리는데 사용되는 기구들

- bird-beak plier(#139)
- three-prong plier(#200)
- arch forming plier
- Jarabak plier
- wire cutter
- model holder
- 교정용 marking pencil

교정용 와이어는 손가락과 플라이어(plier)를 이용하여 원하는 형태로 형성할 수 있다. 거의 모든 구부림이 bird beak plier(#139)와 three prong plier에 의해 가능하다(그림 9-2). bird beak plier를 유니버살 플라이어 라고도 부르며, 다목적으로 매우 유용한 플라이어이다. 둥그런 부리부분은 균일한 만곡(curvature)이나 루프(loop)를 형성하는데 사용되며, 피라미드 형태의 각진 부리부분은 각이 지도록 구부리거나 개방된 고리(open loop) 등의 조절 시에 사용된다. 다른 광범위한 용도의 교정용 플라이어 역시 유용하며, 이들 각 플라이어들은 와이어 조작에 있어 각가의 특별한 형태를 낼 수 있지만, bird beak plier(#139)와 three prong plier가 와이어를 구부리는 기술을 증진시키는데 매우 유용하게 이용되어진다.

9.1.2 와이어를 구부릴 때 기본적으로 알아두어야 할 사항

1) 각종 굵기의 교정용 와이어를 손가락으로 구부려 그 경도나 탄성을 이해한다.
2) 와이어의 굴곡(bending)에 임하여 플라이어 파지의 강도를 알아야 한다. 즉 0.9 mm 지름의 교정용 와이어를 Peeso plier의 중앙으로 잡고, 플라이어의 면과 직각으로 굴곡시켜 보아 플라이

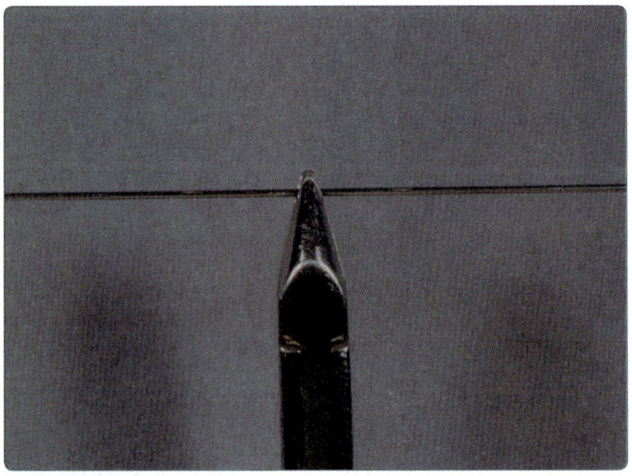

그림 9-3 와이어는 양 부리부위에 직각으로 유지

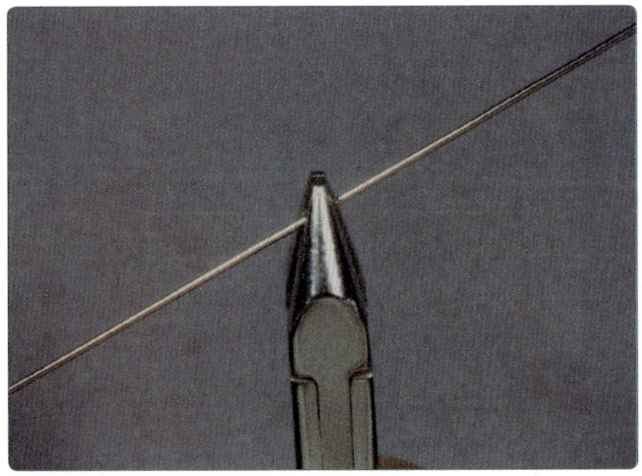

그림 9-4 플라이어에 대한 와이어의 부적당한 위치

어의 선단이 벌어지지 않는 최소한의 파지가 좋다.

3) 와이어를 구부릴 때에는 항상 플라이어 파지의 강도가 작아야 하며, 와이어에 접촉되는 플라이어의 압흔(indentation)이 최소한일 것이 요구된다(와이어에 만들어진 압흔은 응력 집중원으로 작용되고, 그 부분으로부터 파절현상이 나타나기 쉽기 때문이다).

4) 와이어를 굴곡 시 힘의 분실이 가장 적은 방법은 플라이어 부리부분의 축에 와이어가 직각으로 위치해야 와이어를 양 선단 면에 대해 직각 방향으로 구부릴 수가 있으며(그림 9-3), 그렇지 않을 경우 구부림의 방향을 예견할 수 없다(그림 9-4).

5) 요컨대 와이어를 어떤 방향으로 굴곡시키려 할 때 굴곡 전과 굴곡 후 두 가닥의 선으로 만들어지는 평면을 상정하고 그 평면에 대해 와이어가 직교하게끔 금속선을 유지하면 희망하는 방향으로 정확한 굴곡이 가능하다. 와이어를 구부리는 경우에 무의식적으로 그 굴곡법을 행하고 있는 사람과 플라이어를 강하게 쥐고 와이어를 미끄러지지 않게 잡으면서 꽤 강인하게 희망하는 방향으로 구부리고 있는 사람과의 두 형태가 있지만, 후자와 같은 굴곡법으로는 와이어에 압흔에 의한 상처가 생기기 쉬울 뿐만 아니라, 굴곡에 임하여 불필요한 힘을 낭비하고 있는 것이다. 초심자는 먼저 본인이 희망하는 방향으로 정확히 구부릴 수 있는 굴곡법을 습득하는 것이 무엇보다 중요하다.

6) 플라이어는 와이어를 파지하는 역할을 하며, 굴곡은 엄지손가락으로 누르도록 한다. 예각의 굴곡에는 플라이어 부리에 가까운 곳을 누르고, 완만한 굴곡에서는 떨어진 곳을 눌러 구부린다. 플라이어는 와이어를 파지하기 위한 수단이며, 결코 플라이어로 와이어를 조이며 구부려서는 안 된다.

7) 다음단계의 굴곡으로 이행하는 도중에 앞부분에서의 변형이 일어나지 않도록 주의한다.

8) 어떤 부분에 적합이 완료되고 다음 부분에 굴곡을 행하고 있을 때 앞부분의 적합이 나쁘게 될 것 같이 보일 수도 있지만, 이것은 이번에 행한 굴곡에 미비한 점이 있기 때문이므로 절대로 앞부분을

고쳐 굴곡하는 일을 해서는 안 된다(특히 초보자는 5)의 주의점을 명심해야 한다).

9) 각 단계마다 교정용 마킹펜슬(marking pencil)을 이용하여 와이어에 표시해가면서 단계(step by step)별 순서로 구부린다.

10) 와이어 절단 시 끝부분이 튀어나가서 인체에 상해를 입지 않도록 바닥을 향하거나 손으로 잡고 절단한다(그림 9-5).

11) 와이어를 구부릴 때에는 항상 마음을 안정시키고 즐거운 마음으로 시행한다.

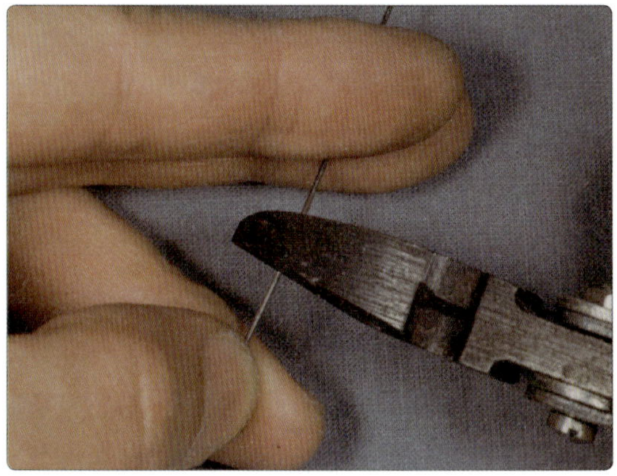

그림 9-5 와이어를 자를 때 잘려진 부분이 위험하게 튀는 것을 방지하기 위해서는 자를 때 와이어의 양쪽 끝을 손가락으로 파지하여야 한다.

9.1.3 중요한 기본 기술

실제 연습에 들어가기에 앞서 빠르고, 효과적이고, 심미적인 교정장치를 제작하기 위해 몇 가지 사항이 강조되어야 할 필요가 있다. 구부리고자 하는 방향으로 와이어를 구부리기 위해서는 플라이어에 대한 와이어의 위치가 매우 중요하다.

와이어가 플라이어의 어디에 위치하느냐에 따라 구부러짐의 형태가 달라질 수 있다. 만약 루프나 큰 원형의 굴곡을 형성하려면 와이어를 비교적 직경이 큰 부리(beak)의 기저부에 위치시켜야 하고(그림 9-6), 만약 보다 작은 구부림이 요구된다면 비교적 직경이 작은 쪽으로 와이어를 위치시켜야 한다(그림 9-7).

플라이어 부리부분의 각 직경보다 더 큰 직경의 와이어를 해당 부분에서 구부려서는 절대 안 된다. 만

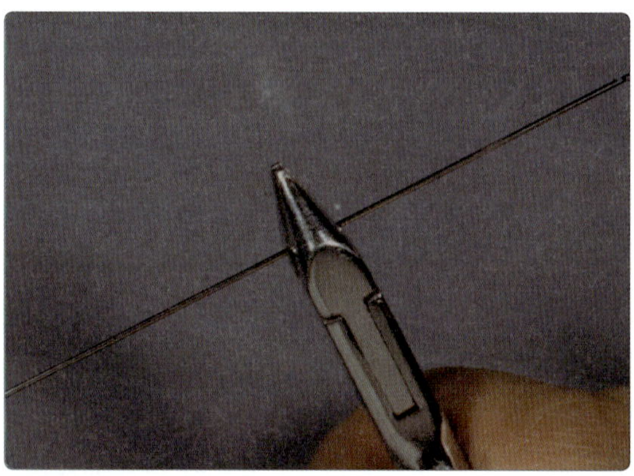

그림 9-6 루프(loop)나 크고 둥근 만곡을 구부리기 위해서는 플라이어 부리의 기저부에 위치시킨다.

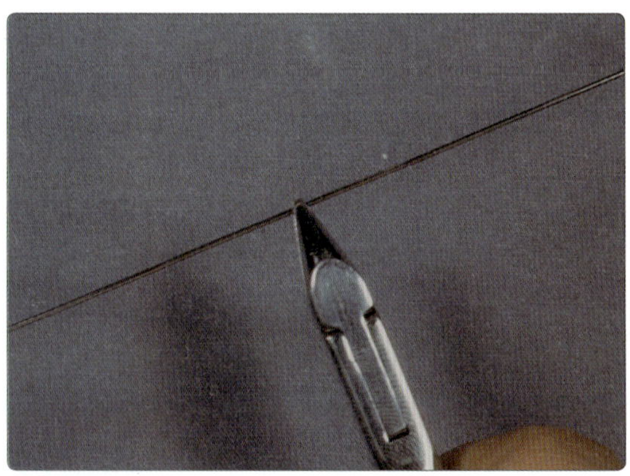

그림 9-7 보다 예각으로 구부리기 위해서는 플라이어 부리의 끝 부위에 위치시킨다.

약 그렇지 않으면 플라이어의 부리는 망가져 버릴 것이다. 일반적으로 부리 끝부분의 2 mm내에서는 와이어를 구부리는 것이 바람직하지 않다.

〈그림 9-8〉은 2차원적인 편평하고 정사각형 모양의 구부림을 시도했을 때 와이어의 방향이 부적당하게 형성된 것을 보여주고 있다. 가끔 3차원적인 구부림을 의도적으로 행하기도 하지만 이러한 것은 초보자에게는 요구되지 않는 사항이다.

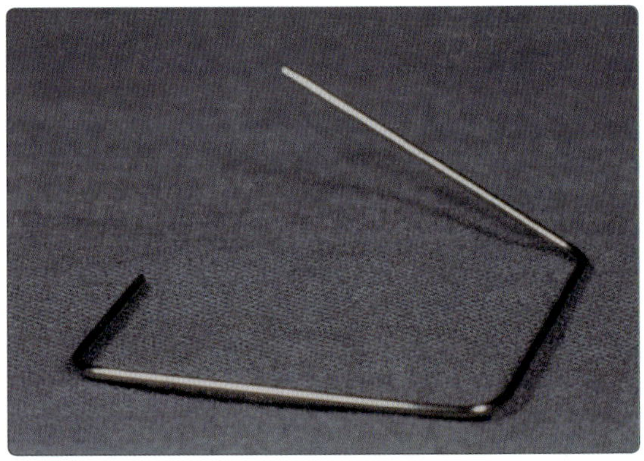

그림 9-8 편평하고 정사각형 모양의 구부림이 시도되었으나 부리 부위에 부정확하게 위치되었던 와이어 때문에 와이어가 3차원적으로 구부려졌다. 이와 같은 구부림은 변형된 장치의 형태를 야기하는 것을 의미한다.

교정용 와이어를 구부릴 때 대부분의 플라이어는 파지하는 기구로만 이용하고, 손가락을 이용해서 구부려야 한다. 와이어를 플라이어에 견고하게 유지하기 위하여 플라이어를 자기의 주된 손으로 잡는다. 만약 플라이어가 견고하게 유지되어 있지 않다면 구부리는 동안에 플라이어에서 미끄러질 것이다. 플라이어에 잡혀 있는 와이어를 구부리기 위해서는 다른 한 손의 손가락(엄지손가락이 적당함)이 사용된다. 엄지손가락은 가능한 플라이어에 근접하여 와이어를 구부린다(그림 9-9). 플라이어로부터 엄지손가락이 벗어나서 위치한다면 와이어의 구부림에 있어서 부정확성 내지는 변형을 야기할 것이다.

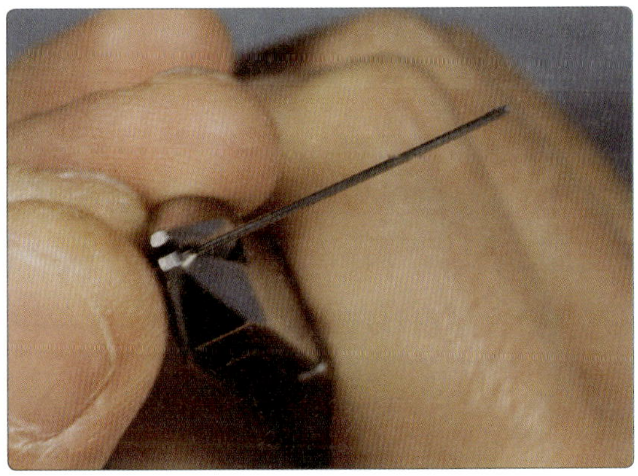

그림 9-9 정확한 구부림을 위해서 엄지손가락은 플라이어에 대해 가능한 한 가깝게 위치시켜야 한다.

일반적으로 와이어의 구부림은 적용되는 힘을 조절하기 위해 가슴으로부터 어느 정도 간격을 두고 하는 것이 바람직하다. 와이어가 악궁에 적용되어질 때 장치가 환자의 구강 내에서 잘 맞도록 와이어의 구부림이 정확하게 시행되어야 한다.

이는 일반적으로 교정용 마킹펜슬을 가지고 구부리고자 하는 위치에 표시하는 것이 요구된다. 표시가 되면 플라이어를 위치시키는데 일반적으로 플라이어는 표시된 바로 뒤(직전) 또는 와이어 굵기만큼 뒤에 위치시킨다. 만약 플라이어가 표시된 바로 그곳이나 막 지난 곳에 위치된다면 구부림은 실제적으로 구부리려고 하는 부분보다 지나서 구부려질 것이다(그림 9-10, 11)

와이어의 어떤 부위에 있어서도 과도한 구부림이나 흠집을 피하기 위해 주의를 기울여야 한다. 만

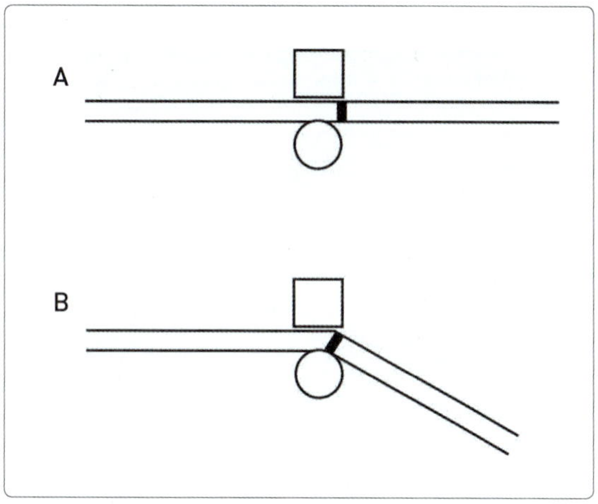

그림 9-10 플라이어의 부리부위가 정확한 구부림을 위해(B), 표시한 부위에 바로 못 미쳐 위치되었다(A).

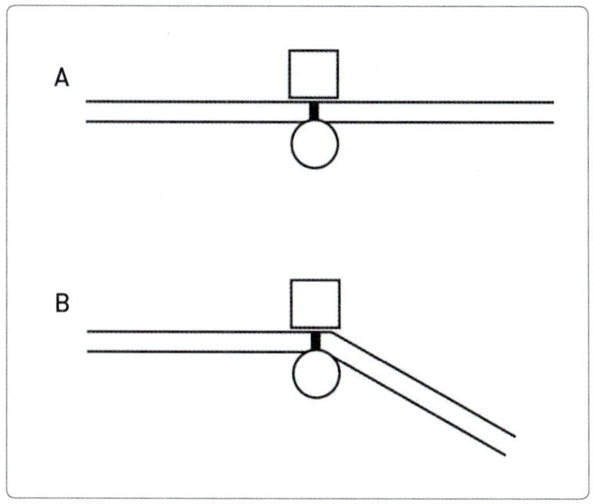

그림 9-11 플라이어의 부리부위가 표시부위에 정확하게 위치하거나 바로 지난 부위에 위치된다면(A), 구부림은 원하는 부위를 지나서 구부러질 것이다(B).

약 와이어가 반복되어 구부려지거나 하는 특별한 구부림의 어려움을 가지고 있다면 와이어가 냉간가공(cold work)되어 질 수 있고 약해질 수 있는 결과를 초래한다.

환자의 구강 내에서 와이어가 파절된다면, 약해진 이 부위가 주된 원인이 될 것이다. 와이어에 있어서 날카로운 흠집부위는 이 부위에 있어서 응력을 집중시키고 파절의 여지가 있는 부위가 된다. 흠집은 일반적으로 플라이어의 각진 부리부위에서 구부려질 때 생긴다. 그러므로 와이어는 되도록 둥근부리 주위에서 구부려야 한다. 만약 와이어가 필요 이상으로 반복되어 구부려졌거나 과도하게 흠집이 난다면 폐기하거나, 장치를 새로운 와이어로 교체하여야 한다.

교정장치 제작에 있어서 장치는 일반적으로 악궁의 한쪽에서 시작해서 나머지 한 쪽으로 마무리되거나, 중앙부위로부터 시작하여 양쪽으로 마무리 될 것이다.

와이어를 구부릴 때에는 각 단계에서 다음 단계로 옮겨가기 전에 완벽하게 구부리는 것이 바로 기술이다. 구부릴 때 문제가 있던 부분을 그대로 지나친 후, 와이어를 거의 구부린 후에 문제가 되었던 부분으로 다시 돌아와서 수정을 하려고 한다면, 일반적으로 수정하는데 많은 시간이 요구되며 재수정의 문제와 변형을 야기하게 됨으로 처음부터 완벽하게 구부린 후 다음단계로 넘어간다.

예를 들어 하얼리(Hawley) 보정장치의 순측호선(labial bow)은 다음 전치로 옮겨가기 전에 먼저 시작된 전치에 완벽하게 적합되어야 한다. 이는 모형에 매번 와이어를 되돌려 맞추어 확인하는 것이 요구되며, 일반적으로 매번 구부릴 때마다 시행하고 반드시 정확하게 위치되는지 확인해야 한다(그림 9-12).

이것은 또 한 가지 중요한 원칙을 끌어낸다. 와이어를 구부리는 동안 잘 맞았었는데 갑자기 완성되기 직전에 맞지 않는다면 어떻게 하여야 하는가의 문제다. 만약 와이어가 어떤 특별한 구부림 전까지

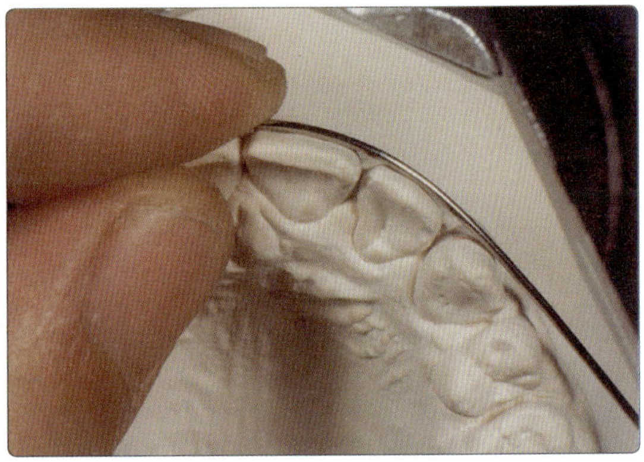

그림 9-12 와이어를 매번 구부릴 때마다 모형에 다시 위치시켜 정확하게 구부려졌는지 확인해야 한다.

잘 맞았었다면 마지막 구부림을 원상복귀 시킨다. 그리고 와이어를 모형에 다시 적합 시켜서 남은 부분이 잘 맞는가를 확인한 다음 모형과의 적합도를 높이기 위해 약간 다른 형태로 와이어의 구부림을 다시 시도한다. 이와 같은 방법은 마지막 구부림에서 야기된 실수를 확실히 할 수 있으며, 문제가 있는 곳을 찾을 때의 좌절, 노력, 시간 등을 절약할 수 있다.

다시 말해 모형에 빈번하게 와이어를 맞추어 보는 것은 매우 중요하며, 다음 단계의 구부림으로 가기 전에 현재까지의 각 단계를 확실하게 마무리하여야 한다.

장치는 항상 모형에 대해 수동적으로 적합되어야 한다. 와이어를 수축, 확장, 변형되게 제작하여 맞추는 것은 곧 능동적인 교정력의 발생을 의미하며, 능동적 교정장치는 술자가 원하지 않는 치아의 이동을 초래할 것이다. 따라서 와이어는 모형에 수동적으로 안착되는 것이 바람직하다.

9.1.4 연습을 위한 예제

와이어를 구부리는 기술을 습득하기 위한 연습을 위해 여기 두 가지 형태가 주어졌다. 정사각형의 구부림, 루프, 그리고 둥근 호선이 대부분의 장치의 기본적인 구성요소이며 두 개의 그림표에 나와 있다. 이것들은 와이어로 쉽고 빠르게 만들 수 있으며, 장치 제작을 시작하는 초보자의 준비에 지침이 될 수 있을 것이다.

이 연습에 사용되는 기구는 bird-beak plier(#139), .030" 표준원형 교정용 와이어, 와이어 컷터와 교정용 마킹펜슬이다.

1. 첫 번째 연습(그림 9-13)

1) 와이어를 〈그림 9-13〉에 있는 모양의 윗선에 위치시킨다. 첫 번째 구부릴 곳을 와이어에 표시한다(우측상단 모서리부분).
2) 플라이어의 부리부분을 와이어의 표시한 곳 바로 직전에 위치시키고 오른쪽 직각부위를 구부리기 시작한다. 우선 1/3만 구부려 보고 모양에 맞추어 본 후 구부려진 위치

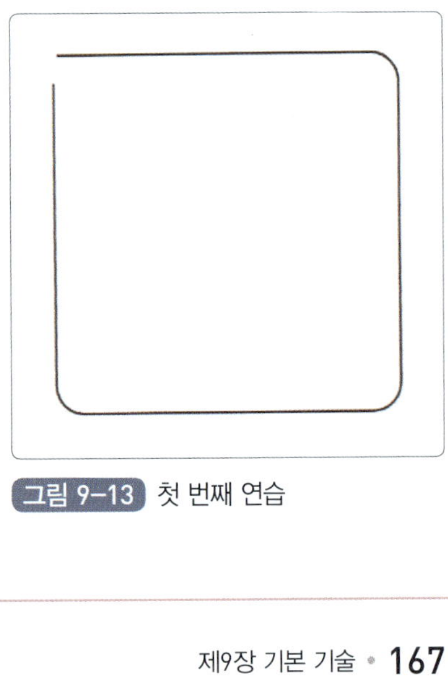

그림 9-13 첫 번째 연습

가 정확하다면 부리부위에 재위치 시킨다. 만약 맞는다면 구부림을 완성한다.

3) 와이어를 모양에 위치시키고, 두 번째 직각부분을 구부린다.

4) 플라이어를 표시한 곳의 바로 직전에 위치시키고 와이어가 부리부분에 대해 확실히 직각이 되도록 한다. 역시 1/3 정도 구부려 확인해 본 다음 구부림을 완성한다. 〈그림 9-8〉은 연습을 하는 동안 와이어가 플라이어의 부리에 대해 직각으로 잡히지 않았을 경우 야기된 결과를 보여주고 있다.

5) 세 번째 각을 만드는 것 도 같은 방법을 사용한다. 사각형이 와이어에 의해 중첩되지 않도록 와이어의 끝을 자른다.

6) 구부린 와이어의 모양을 편평한 곳에 놓는다. 만약 와이어와 편평한 바닥사이에 약간의 공간이 존재한다면 손가락을 이용해 약간의 조절이 가능하다. 어떠한 흠집도 있어서는 안 되며, 모든 구부림이 매끄러워야 한다.

2. 두 번째 연습(그림 9-14)

1) 엄지손가락과 집게손가락을 사용하여 모양의 크게 굴곡된 부분을 구부린다. 또는 와이어의 양끝을 양 손가락으로 잡고 힘을 주어 적당한 호선이 형성되면 양손을 앞뒤로 반복적으로 움직이는 수평운동을 통해 균일한 호선을 형성할 수도 있으며(그림 9-15), 플라이어를 가지고 많은 작은 구부림을 통해 형성될 수도 있다.

2) 첫 번째 루프를 위해 점을 표시한다. 점 a에서 직각으로 구부린다.

3) 이제 루프를 형성한다. 루프의 넓이(일반적으로 3~5 mm)를 결정하고, 루프의 크기와 같은 직경의 부리부분(거의 부리의 기저부)을 찾아 와이어를 둥근 부리부분에서 180°돌린다.

4) 와이어를 그림에 되돌려 맞추어 보고 다음에 직각으로 구부려질 곳(점 b)을 표시한다.

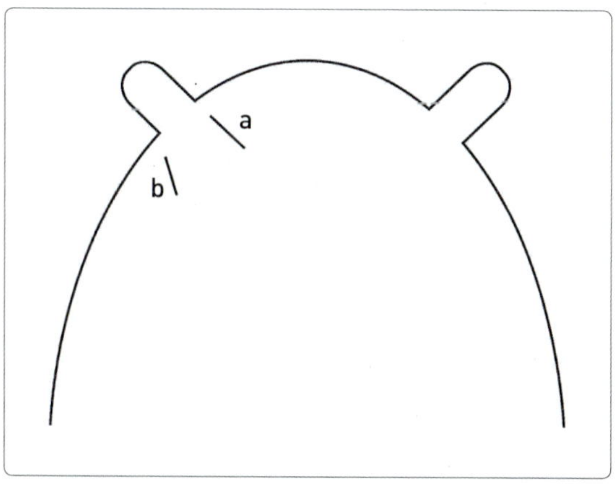

그림 9-14 두 번째 연습

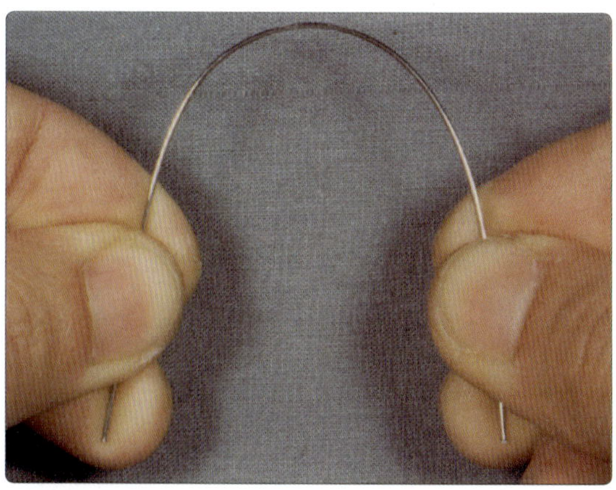

그림 9-15 양손으로 와이어를 잡고 구부린 후, 힘을 주어 앞뒤로 수평운동을 하면 균일한 만곡의 호선을 형성할 수 있다.

5) 우측의 루프도 이와 같은 과정이 반복되어진다. 와이어가 올바른 길이가 되도록 와이어의 끝을 절단한다.

6) 모든 만곡과 루프는 매끄러워야 하고 불규칙적이어서는 안 된다. 형성된 와이어를 편평한 곳에 놓았을 때 수평면과 편평하여야 하며, 와이어에 흠집이 보여서는 안 되고 정확하게 모양과 일치되어야 한다. 이러한 연습은 와이어 구부리기가 수월하다고 느껴질 때까지 몇 번이고 반복해서 해보는 것이 좋다.

3. 응용연습

다음에 제시된 두 개의 그림은 이미 연습한 기본적인 기술들을 응용하여 와이어를 구부리는 기술을 숙달하고 그 성질을 파악하기 위한 것이다(그림 9-16A, B). 〈그림 9-16A〉는 .028"(0.7 mm) 와이어를 〈그림 9-16B〉는 .036"(0.9 mm) 와이어를 사용하여 구부리는데, 모든 구부림이 제시된 모양으로 수평면상에 편평하게 놓여지도록 구부려야 한다.

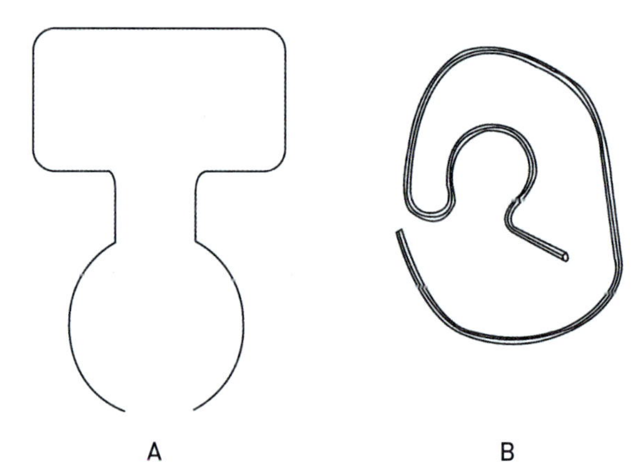

그림 9-16 응용연습

기본 원칙들은 동일하며, 구부려져야 될 와이어 부위에 항상 표시하는 습관을 들이는 것과 전 단계까지 구부려진 와이어를 다음 과정으로 넘어가기 전에 그림에 항상 맞추어 보는 것은 누누이 말해도 지나치지 않을 것이다. 각각의 완성된 와이어는 흠집이 없어야 하며 그림의 모양에 정확하게 맞아야 한다.

다음에 제시된 그림들은 각종 루프와 다양한 와이어 굴곡의 명칭을 나타낸 것이다(그림 9-17). 이와 같은 모양들을 구부리는 연습은 각종 장치의 와이어 부분을 빠르게 구별 · 인식하는데 도움을 줄 것이다. 〈그림 9-17〉에 제시된 모양을 연습하는 데는 .014~.028"의 와이어를 사용하며 비교적 작고 섬세하게 와이어를 구부려야 하므로 bird beak plier의 부리 끝 부분을 이용하여 구부리거나 Jarabak plier를 이용하면 보다 쉽게 구부릴 수 있다.

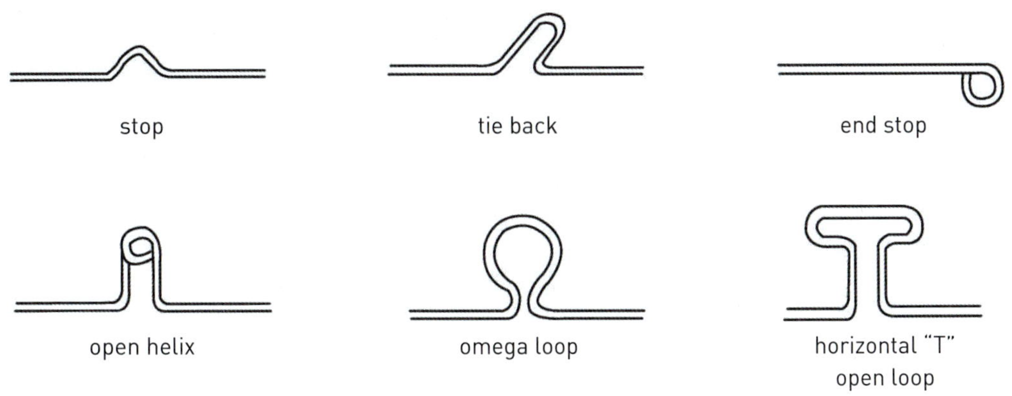

그림 9-17 응용연습 II

9.2 교정용 와이어의 납착 (soldering orthodontic wire)

많은 장치들이 교정용 와이어가 스테인리스 스틸 밴드(stainless steel band) 또는 다른 와이어에 납착되어 지는 것이 요구된다. 밴드 & 루프 공간유지장치(band & loop space maintainer), 설측유지호선(lingual holding arch), 급속구개확대장치(rapid palatal expander) 그리고 쿼드 헬릭스(quad helix) 등은 구치부의 밴드와 교정용 와이어와의 납착이 요구된다.

더욱이 가는 보조스프링(light auxillary spring) 또는 정지부(stop) 등이 굵은 와이어에 납착될 수 있으며, 클래스프(clasp) 등이 순측호선에 납착 될 수 있다. 납착은 결합될 금속부분 주위와 사이에 흐르는 용융된 납착용 합금에 의해 밴드(또는 와이어)와 와이어 사이의 기계적인 결합을 허용한다.

이것은 금속의 분자융착이 일어나는 전기용접과는 다르다. 납착 결합부의 강도는 납착이 완전히 와이어를 피개하고 있는가와 직접적인 관계가 있다. 납착 될 모든 표면들은 최대의 기계적 부착력을 획득하기 위해 깨끗해야 하며, 납착에는 2가지 방법이 있다.

- 전기 납착법(electro-soldering)
- 가스 납착법(air-gas flame soldering)

여기에서는 공기-가스불길을 이용한 납착법에 대해 설명하고자 한다. 공기와 혼합된 가스를 이용하는 불꽃(불길)을 가진 교정용 블로우 파이프(blow pipe)는 불꽃의 높이가 3/4~1인치 정도가 되도록 조정되어야 하며, 약한 쉿 소리가 들릴 수 있도록 공기를 조절한다.

교정용 블로우 파이프 대신에 사용되는 기구로 "Hydroflame®"(제조사 Unitek)이 있다. Hydroflame®는 매우 정교한 불길(flame)을 낼 수 있어 작고 세밀한 납착부위에 유용하게 사용할 수 있는 훌륭한 기구이다. 납착에 사용되는 모든 재료는 제조회사의 지시에 따라 사용하여야 하며, 납착에 사용되는 그 밖의 재료들로는 와이어, 석고, 모형상의 제 위치에 장착된 밴드, 융제(flux)와 은납(silver solder) 등이 있다.

9.2.1 납착기술

1. 납착을 위한 모형을 준비한다. 납착될 밴드와 와이어의 면들을 깨끗하게 하여야 하며, 서로 수동적으로 접촉하여야 한다. 와이어는 납착되지 않을 곳 중 한 부분을 스티키 왁스(sticky wax)나 컴파운드(compound) 또는 석고(plaster)로 고정하여 안정되도록 하여야 한다(그림 9-18).
2. 납착될 와이어와 밴드면 위에 약간의 융제를 도포한다. 납착용 합금은 오로지 융제가 도포된 부분만큼 따라 흐를 것이다(그림 9-19).
3. 한 손을 가지고 융제가 원래의 흰색에서 투명한 상태로 될 때까지 융제를 가열한다.
4. 다른 손을 가지고 납착용 합금을 공급하는 동안 가열을 계속한다(그림 9-20). 계속되는 불길은 납착용 합금이 연결부위로 바람직하게 흘러 들어갈 때까지 계속되어야 한다. 연습은 연결 부위로부터 불길을 얼마만큼 띄운 채 유지해야 하는지를 가르쳐줄 것이다. 납착용 합금이 빨갛게 되거나 밴드가 빨갛게 되도록 가열해서는 안 된다. 필요한 만큼의 충분한 유동성을 갖도록 충분히 가열하면 된다. 과열되는 것을 방지하고 납착용 합금이 편중되는 것을 방지하기 위해 불길을 골고루 하여야 한다. 납착용 합금은 불길을 따라(찬 곳으로부터 뜨거운 곳으로) 흐를 것이다. 만약 불길이

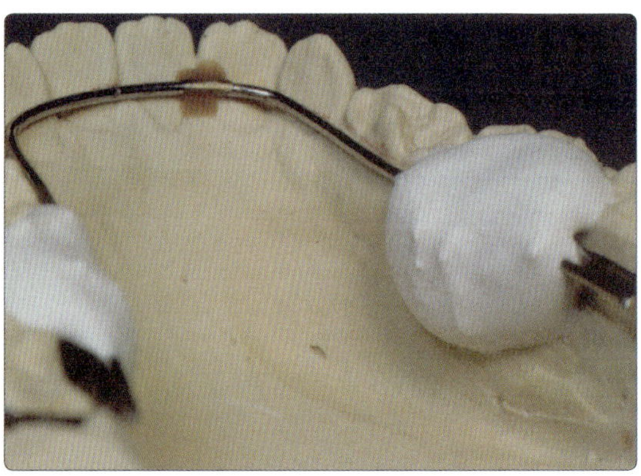

그림 9-18 와이어는 sticky compound나 스티키 왁스 또는 석고(plaster)로 모형상에 위치(고정)되어야 한다.

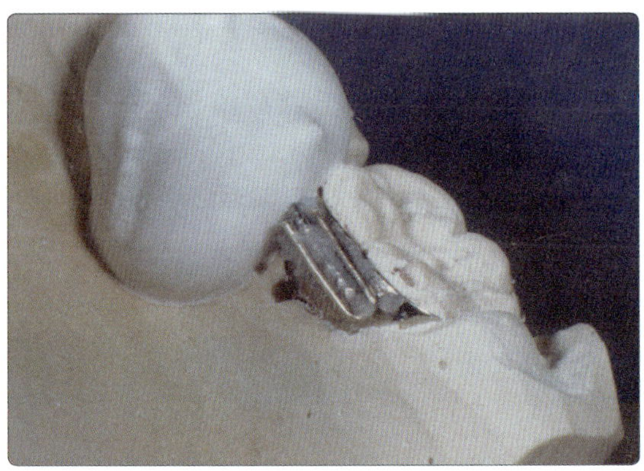

그림 9-19 융제(flux)는 납착될 부위에 위치되어야 한다. 또한 융제는 납착용 합금에도 발라져야 한다.

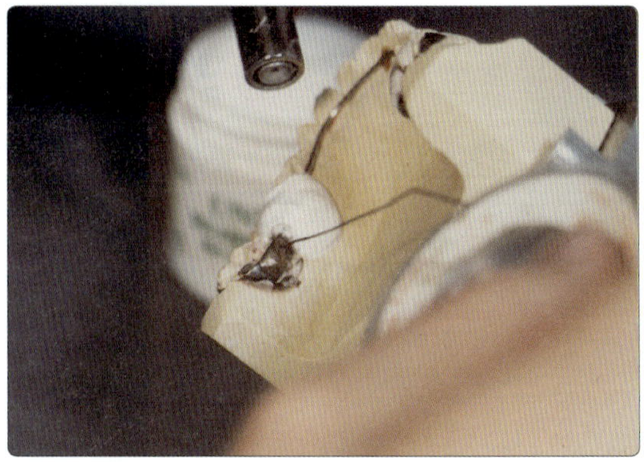

그림 9-20 납착합금은 계속적인 가열로 연결부 안으로 흘러 납착된다.

납착과정 동안 계속적으로 가해졌다 거두어졌다하면 순간적으로 냉각이 일어나고, 가열됐다 차가워졌다가 반복되면 결합부위에 덩어리가 형성되거나(뭉치거나) 기포가 형성되며, 이는 납착표면에 보기 싫은 소와(기포)를 형성하는 원인이 된다.

납착용 합금은 밴드에 접촉되는 와이어의 모든 부분을 충분히 감싸야 한다. 만약 불충분한 납착합금이 사용되었다면 간단하게 부가적인 납착이 요구되는 부위에 융제를 도포하고 가열하면 된다. 이때에는 첫 번째 납착이 완전히 합쳐질 수 있도록 가열하면 융제의 첨가와 재가열이 부적당하게 가열된 납착합금의 뭉쳐진 현상을 제거할 수 있다. 납착된 부위는 매끄러워야 하고, 과도하게 형성되어서도 안 되며, 밴드에 접촉하는 와이어를 충분히 피개하고 있는 것이 좋다.

9.2.2 납착된 연결부의 마무리(광택내기)

바람직한 교정장치는 구강 조직에 위해를 미치지 않으며, 적절하게 디자인되어져 있어야 할 뿐만 아니라 심미적이어야 한다.

납착된 부분은 납착 바로 후에 일반적으로 거칠고 둔하게 보인다. 연마 및 광택을 내는 데 소요되는 시간은 불과 얼마 걸리지 않으면서 환자의 편안감과 심미성을 증진시키는 동시에 플라그의 침착을 억제시킨다.

연마의 단계는 간단하며, 다음 과정에 따라야 한다. 필요한 장비는 핸드피스(handpiece)를 가진 치과용 마이크로 모터(micro moter)나 엔진(engine), 멘드릴(mandrel), 버팔로 나이프(buffalo knife), 설단용 디스크(cutting disk), 히틀리스 스톤 휠(heatless stone wheel), 스톤포인트(stone point), 연마용 러버휠(rubber wheel) 및 러버포인트(rubber point), 래그휠(rag wheel), 퍼미스(pumice) 등이 필요하다.

1) 납착된 부위를 지나 연장되어 있는 필요 없는 와이어 부분은 절단 디스크(disk)를 가지고 제거한다.
2) 용융되었던 융제가 마치 니스칠이 되었던 것처럼 납착부위에 남아 있을 수 있으며, 이것은 버팔로 나이프(knife)를 가지고 살짝 긁어내면 된다. 마무리 과정을 위해 납착면을 너무 거칠게 하지 않는다. 이 과정을 위해서는 장치가 모형으로부터 분리되어질 수도 있으며, 작업과정 중에 치아가 부러질 수도 있으나 어떠한 경우라도 장치를 제거하는 동안 장치가 변형되지 않도록 주의를 기울

여야 한다.

3) 히틀리스 스톤 휠을 사용하여 남겨진 와이어 부분을 문질러 부드럽게 하고, 과도한 납착 합금을 제거한 후 거친 면이나 흠집이 없도록 매끈하게 한다. 연마용 스톤을 사용하여 납착부를 매끄럽게 연마한다.

4) 점차 연마력이 낮은 휠을 사용하는데 먼저 사용한 휠의 방향에 대해 90°의 각도로 변환 유지하여야 보다 매끄러운 표면을 얻을 수 있다(그림 9-21). 상황에 따라서는 연마 시 나타난 표면결함 때문에 다시 연마력이 강한 휠로 되돌아가야 될 수도 있다. 만약 표면에 작은 소와가 존재한다면 그것은 제거되어야 한다. 그러나 만약 새로운 구멍이 자꾸 나타난다면 소와(기포)는 남겨놓은 채 최종마무리 과정을 거치는 것이 좋다.

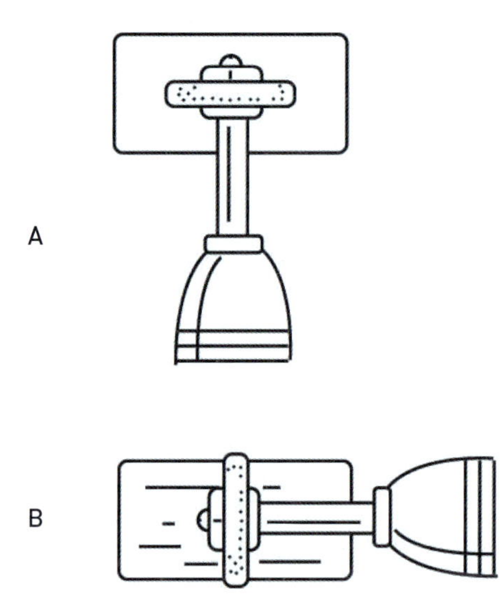

그림 9-21 연마 휠은 한쪽 방향으로 사용되어야 하며(A), 다음 단계로 연마력이 약한 휠을 사용할 때에는 먼저 사용한 휠에 의해 생긴 스크래치(scratch)를 제거하기 위해 먼저 휠의 위치에 대해 90°로 변환하여 연마한다(B).

5) 최종연마(광택내기)는 젖은 퍼미스를 가지고 행한 후에 건조한 래그휠(헝겁 휠)에 루즈(rouge)를 묻혀 행한다. 또한 손가락 등에 루즈가 묻을 염려가 있으므로 장갑을 끼는 것이 바람직하다. 장치가 술자의 손 안에서 빠져나가지 않도록 견고하게 잡는다. 그러나 이로 인해 장치의 변형이 초래되어서는 안 된다. 만약 와이어가 열처리되었다면 변색되었을 것이며, 이것은 전해연마기(electro-polishing machine)에 의해 원래 합금의 색을 되찾을 수 있다. 그러나 전해연마기가 없다면 루즈를 가지고 해결할 수 있으며, 장치에 묻은 과도한 루즈는 초음파 세척기에 의해 제거될 수 있다.

6) 장치가 변형 없이 모형 상에 장착되었다. 이제 치과의사에게 보낼 준비가 되었다(그림 9-22).

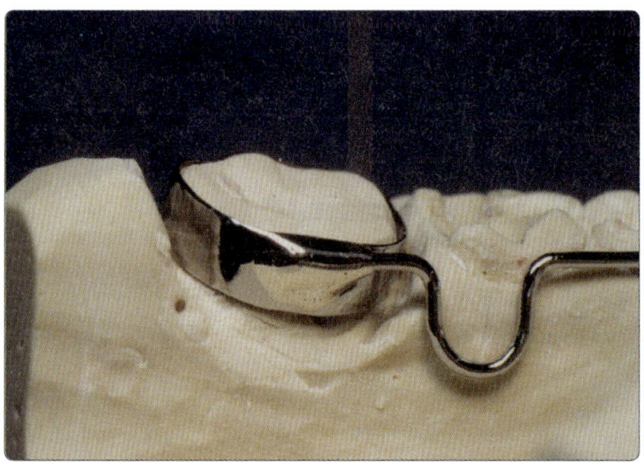

그림 9-22 잘 연마되고 마무리된 장치는 좋은 기공기술을 의미한다.

9.3 밴드에 교정용 브라켓(bracket)의 전기용접

만약 치과의사가 브라켓(bracket)이 붙은 밴드를 공급하지 않는다면 브라켓을 전기용접(electro-welding) 해야 할 상황이 발생할 수도 있다. 교정에 있어서 여러 가지 목적을 가진 여러 가지의 브라켓이 많이 존재한다. 따라서 전기용접 전에 치과의사가 어떠한 종류의 브라켓을 사용할 것인지 결정해야 한다.

밴드에 교정용 브라켓을 전기용접 하는 것은 매우 간단하다. 단 한 가지 장비가 필요한데 밴드와 브라켓 옆에 전기용접기(spot welder)만 있으면 된다.

9.3.1 전기용접 기술

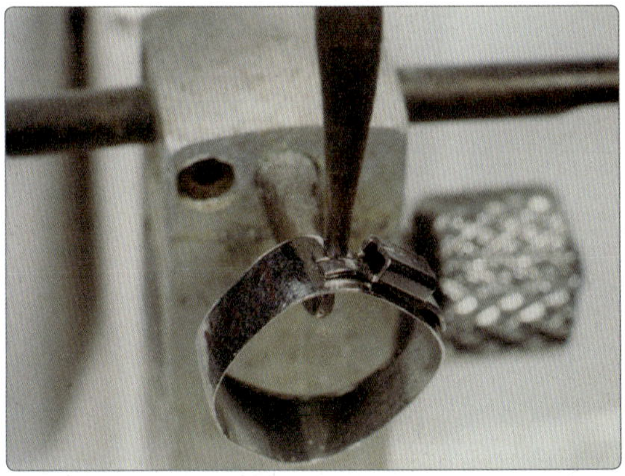

그림 9-23 전기용접기를 이용한 브라켓과 밴드의 전기용접

1) 밴드를 치아에 잘 맞추어 보고, 브라켓의 한쪽 테두리(flange)를 밴드에 임시고정시킨다. 임시고정은 단지 브라켓이 밴드에 고정될 정도의 충분한 전류를 공급하는 것을 의미하며, 이때 브라켓은 손가락의 압력정도로 떨어질 수 있다. 브라켓은 부착될 밴드의 근원심 중앙에, 그리고 교합면과 치경부 사이의 중앙에 위치하여야 한다.
   그러나 교합면과 치경부 사이의 위치는 환자의 치은조직에 닿는 것과 교합장애를 피하기 위해 조절될 수 있으며, 상황에 따라서는 브라켓의 각도를 바꾸는 것이 필요할지도 모른다(그림 9-23).
2) 브라켓의 나머지 플랜지(flange) 세부분은 용접하기 전에 치아에 밴드를 맞춰보고, 위치시키고자 하는 곳과 일치하는지 확인해야 한다. 만약 옳지 않으면 손가락이나 플라이어를 가지고 브라켓을 제거한 후 재 위치시키고, 다시 용접한다. 재 위치에 있으면 나머지 플랜지 부분을 보다 강한 전류를 가지고 용접(welding)하는데 브라켓이 녹아서는 안 된다. 가끔 브라켓으로부터 불꽃이 튀겨 나올 수 있으므로 보호안경을 착용한다.
3) 밴드를 모형 상에 옮겨 브라켓의 위치를 재평가해 본다. 만약 전기용접기가 용접 동안 브라켓의 튜브(tube)와 플랜지가 접촉한다면, 튜브와 용접되어 구멍(slot)이 막히거나 잘룩하게 될지도 모르니 잘 검토해 보아야 한다.

제2편

교정진단과 관련된 교정기공작업

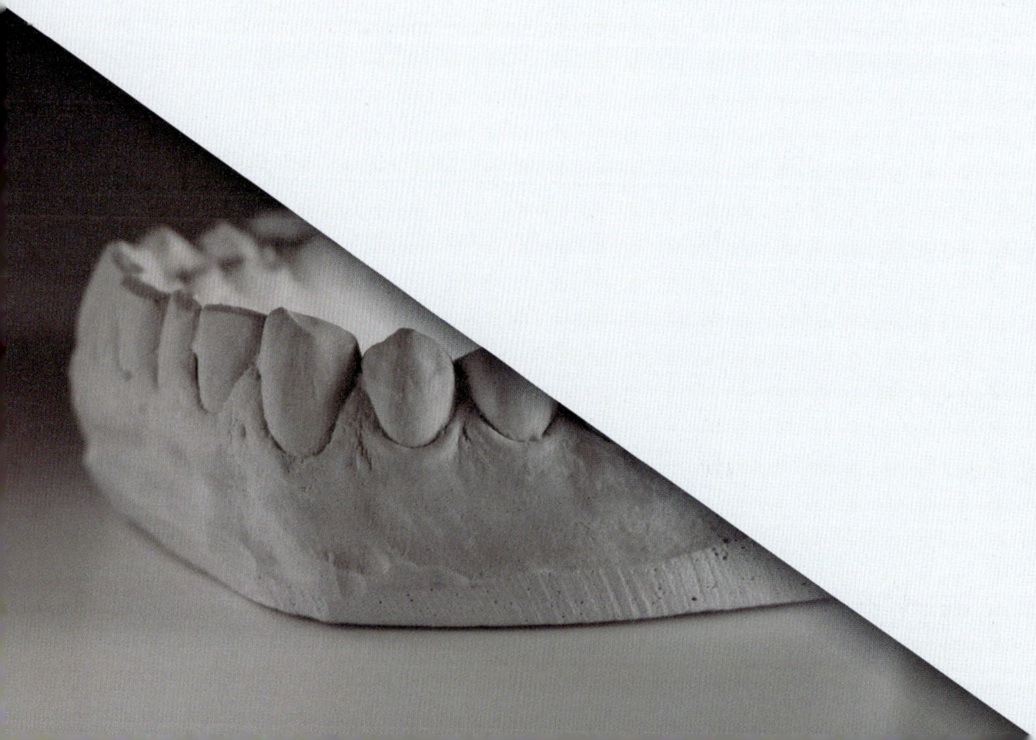

제 10 장 교정용 연구모형 제작

10.1 교정용 연구모형(orthodontic study model)

치과 교정치료가 성공적으로 수행되기 위해서는 충분한 자료를 바탕으로 각 환자의 증상을 올바르게 진단하고, 진단 결과를 바탕으로 효과적인 치료계획을 수립하여 치료하여야 하며, 치료를 수행하는 중에도 목표대로 치료가 이루어지고 있는지를 검토하여 필요시 치료계획을 수정하는 환류(feedback) 과정이 필요하다.

이와 같은 일련의 과정에서 사용할 수 있는 자료로는 안면 규격 사진(그림 10-1A), panorama X-

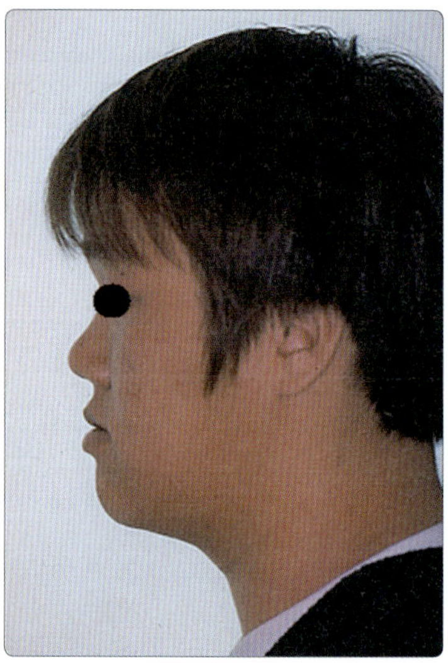
A

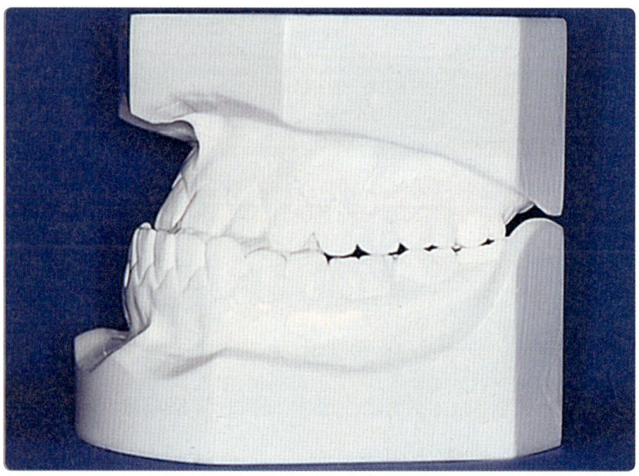
B

그림 10-1 안면 규격 사진(A)과 연구모형(B)

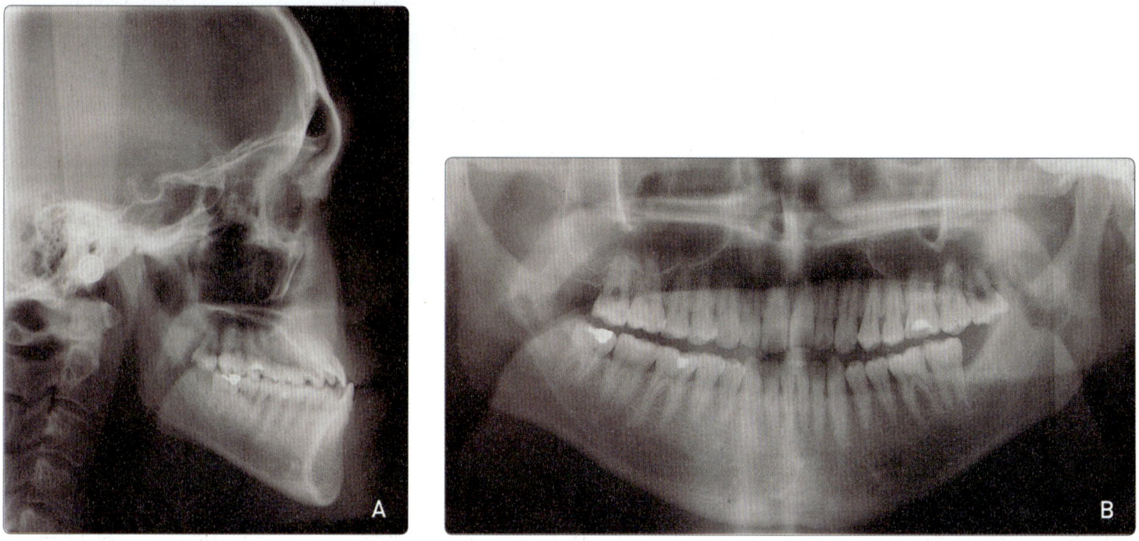

그림 10-2 두부 방사선 계측 사진(A)과 panorama X선 사진(B)

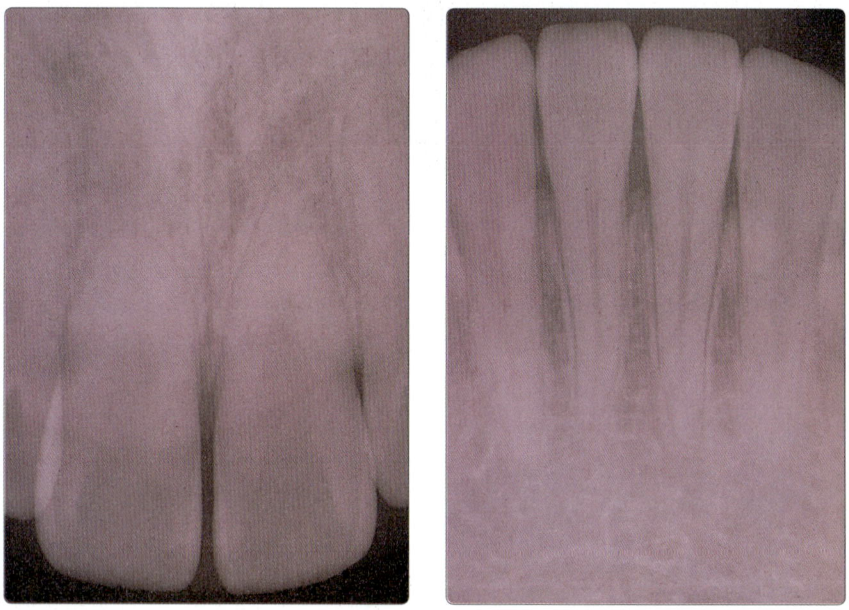

그림 10-3 전치부 표준 구내 X선 사진

선 사진(그림 10-2B), 두부 방사선 계측 사진(그림 10-2A), 표준 구내 X선 사진(그림 10-3), 구강 내 사진(그림 10-4), 교정용 연구모형 등이 있다(그림 10-1B).

교정용 연구모형(study model)은 작업용 모형(working model)과는 구별되며 연구모형은 인상 채득 시점의 시간이 게재된 기록으로써 교정 치료 시작 시, 치료 중, 치료 완료 시 및 치열보정 후의 여러 단계에서 제작된다.

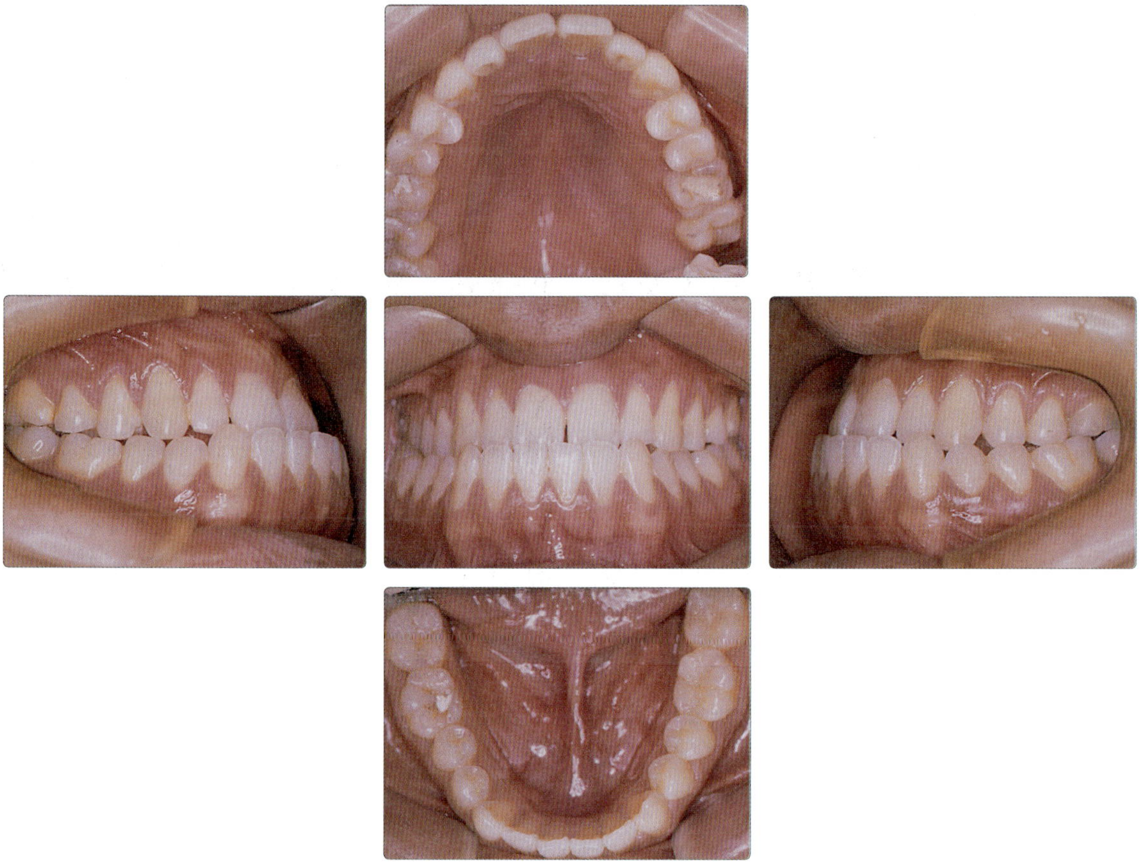

그림 10-4 구강 내 사진

교정치료 시작 시의 제작 연구모형은 진단 및 치료계획 수립에 사용되며, 교정치료 기간 동안 교정치료 전의 교합상태를 기록 보존한다. 교정치료 중이거나 교정치료 완료 시의 연구모형은 교정 치료과정과 교정치료 결과를 기록하게 된다. 교정치료 후 치열의 안정성은 교정치료 완료 시의 모형과 치열 보정 후의 모형을 비교함으로써 알 수 있다. 이러한 연구모형은 각 과정의 시간 진행에 따른 환자의 구강 내 형상을 입체적으로 구체화 할 수 있는 가장 효율적인 자료로 평가되고 있다.

연구모형은 치아배열, 교합관계와 악관계의 관찰과 계측, 기록을 위한 가장 효과적인 자료이며, 환자 교육, 임상 증례 연구 등에도 유용하게 이용되고 있다. 치과교정 임상에서 사용되어지는 진단자료에는 여러 가지가 있으나 연구모형은 교합상태, 치열궁 및 치조부 등 구강 내의 상태를 입체적으로 관찰할 수 있으며, 다음과 같은 사항들을 확인할 수 있다.

① 치아 크기, 치열궁의 폭과 길이, 기저골(basal bone)의 폭과 길이

② 치아, 치조부, 치은협 이행부의 상태

③ 환자 구강 내에서는 볼 수 없는 측방이나 후방, 또는 설측 교합 상태 등

연구모형을 제작할 때에는 다음과 같은 사항을 주의해야 한다.

① 정밀한 구강인상으로 모형을 제작해야 한다.

② 구강 내의 교합상태가 정확하게 재현되어야 한다.

③ 환자의 구강상태를 관찰하기 좋게 제작해야 한다.

④ 형태가 정돈되어 있어 심미적으로 우수해야 하며, 더럽혀지지 않아야 한다.

⑤ 장기간 보관 시에도 파절되지 않도록 강도가 높게 제작되어져야 한다.

이와 같이 연구모형 제작은 각 단계마다 세심한 주의가 필요하며, 치과교정 임상에서 연구모형이 만들어지는 것은 교정치료 개시 시점, 동적 교정치료단계 및 완료 시점, 기계적 보정 후, 교정치료 완료 시점 등 한 환자에 최소 3개에서 상황에 따라서는 5~6개가 될 수도 있다. 그리고 환자의 치료 기간에 따라 연구모형 제작은 점점 증가 하게 되며, 모형 제작에 드는 노력이나 시간은 많아지게 된다. 따라서 연구모형 제작은 정확하고 심미적이어야 하며 모형 제작 시간을 가능한 한 단축해 나가는 것도 필요하다.

10.2 연구모형의 종류

연구모형은 항상 일정한 기준 하에서 제작되어야만 각 단계에서의 비교 검토가 가능하므로 기준설정이 중요하다. 일반적으로 이용되고 있는 연구모형 제작방법으로는 악태모형(gnathostatic model)과 수평모형(plane model, 평행모형)이 있다(그림 10–5).

악태모형은 환자 개개인의 안와평면과 안이평면을 상악 모형의 기저면(base surface)에 나타내고 있다. 즉 사람이 자연스럽게 서 있을 때 나타나는 교합평면 각도가 재현된 모형이다. 따라서 악태모형은

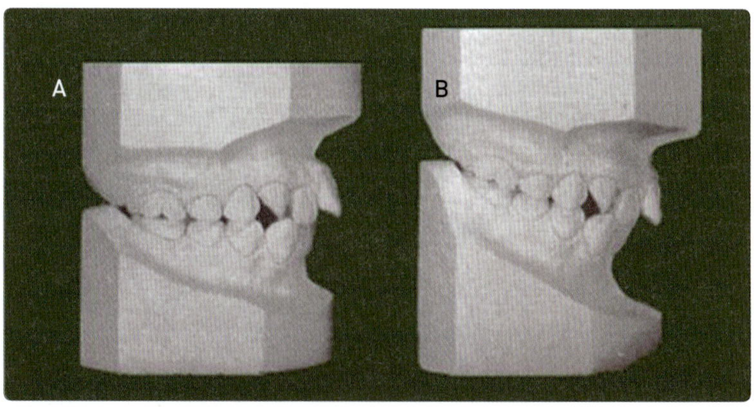

그림 10–5 교정용 연구모형(A: 수평모형, B: 악태모형)
동일인의 모형이나 수평모형은 실제보다 상악 전돌성으로 보이고 있다.

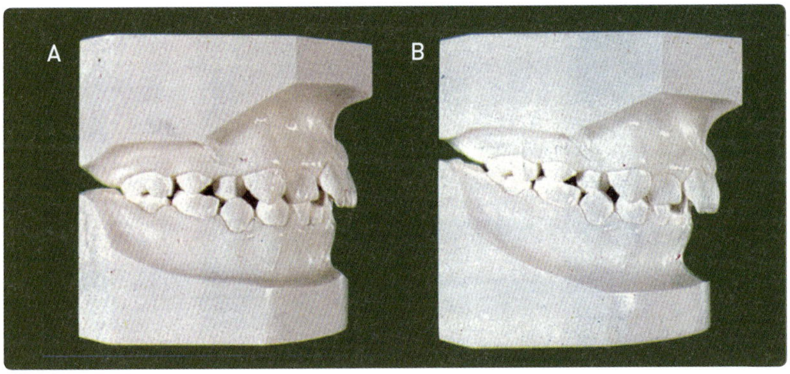

그림 10-6 교정용 연구모형(A: 수평모형, B: 경사모형)

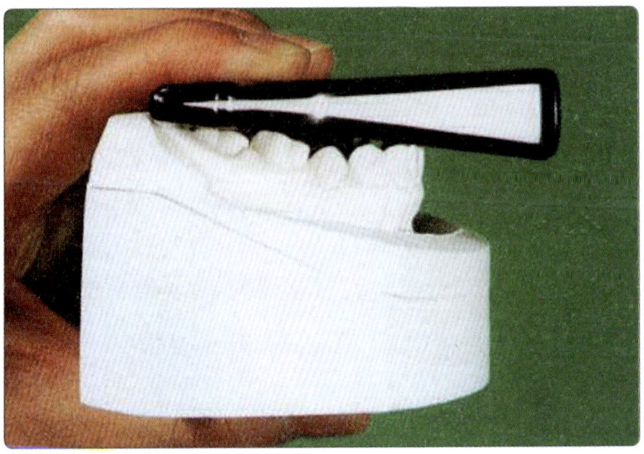

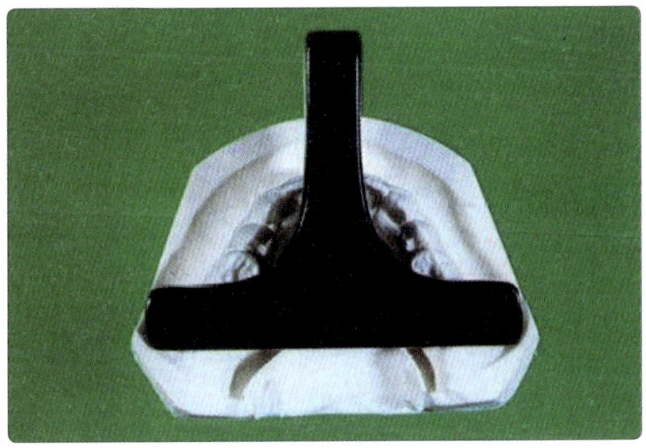

그림 10-7 경사모형의 평균 교합평면 각도를 재현하는 도구

변하지 않는 두개골 계측점을 이용하므로 시간 경과에 따른 비교가 용이하나 기준점을 측정 재현하는 전용기구가 필요하고 제작과정이 복잡한 단점이 있다.

수평모형은 두개골과 관계없이 교합평면과 모형 기저면이 평행으로 만들어진 모형을 말하며, 수평모형은 악태모형 보다는 제작과정이 간단하지만 교합평면을 수평으로 하는 기준 때문에 치아 경사나 치조 기저부의 전후적인 위치가 자연스럽지 못한 결점이 있어 수평모형을 제작하여 사용할 경우에는 이의 보완자료로써 두부 방사선 계측사진을 많이 이용하고 있다.

이러한 두 종류의 모형 외에 경사모형이 있는데 이것은 악태모형과 수평모형의 단점을 줄이고 장점만을 이용한 것으로서 악태모형과 같이 모형의 기저면에 대해서 교합평면을 평균 각도(10~13°)로 경사시켜서 만드는 모형이다. 제작방법은 수평모형과 거의 같은 순서로 제작하며 간단한 경사 도구를 이용하여 교합평면을 경사시킨 모형이다(그림 10-6B, 7).

모형 제작에 사용하는 재료는 심미성이 우수하고 강도가 높은 백색 경석고(white stone)를 사용하는 것이 효과적이나 석고(plaster)를 되게 교반하여 사용하여도 임상적으로 큰 문제점은 없다. 그러나 석고

(plaster)만을 사용할 경우 기포가 많이 발생되고 제작과정 중 또는 장기간 보관 시에 모형이 파절될 가능성이 높아지므로 백색 경석고와 석고를 적당량 혼합하여 사용하는 것이 바람직하다.

연구모형 제작을 위한 모형재 주입 시 인상체에 유치가 잔존해 있는 경우가 많고, 치아의 비마모 상태로 인한 형태학적 특성이 뚜렷한 경우가 많으므로 인상체내의 치열 함몰부의 잔존 타액의 세척과 함께 기포 발생이 없도록 세심한 주의를 기울여야 한다.

10.3 수평모형

수평모형은 두개골과는 관계없이 교합평면을 수평 기준으로 제작하며, 상 · 하악 모형 기저면이 교합평면과 평행하게 제작한다. 이때 사용하는 교합평면의 설정 기준은 일반적인 기준으로 정하고 있는 하악 중절치 절단연과 최후방 구치의 원심 협측 교두정을 연결하는 평면을 이용하는 경우와 보다 편리한 상악 중절치 절단연과 상악 제1대구치 교두정을 연결하는 평면을 이용하는 경우가 있다. 어떠한 교합평면 기준을 이용해도 치아 이동이나 악의 위치 변화를 목적으로 하는 교정 치료에서는 교합평면의 기준이 변경되는 경우가 많으므로 동일한 상태로 제작하는 것은 불가능하다. 따라서 적용 기준만 일관성을 가지면 된다고 할 수 있다.

1. 제작 기준

1) 모형의 기저면 설정 및 높이

모형의 기저면 삭제 시 일반적인 교합평면의 기준대로 하악전치 절단연과 최후방 구치의 교두정을 연결한 평면 높이를 동일하게 기저부의 주위 면에 표시하고 여기까지 삭제하여 교합평면과 기저면(base surface)을 평행하게 제작할 수 있으나, 하악의 구후융기(retromoalr pad) 등이 방해되어 제작이 곤란한 경우가 많으므로 일반적으로 상악 중절치와 제1대구치 교두정을 연결한 평면을 교합평면으로 사용하는 것이 편리하며, 모형의 높이는 70 mm로 제작하며, 양악 치아부, 치은부, 기저부의 비율이 1: 1: 1 비율로 동일한 높이가 되도록 삭제한다(그림 10-8)

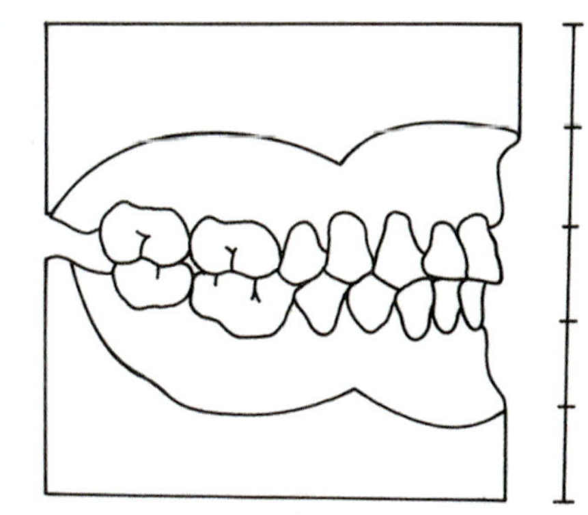

그림 10-8 양악 치아부, 치은부, 기저부가 1:1:1 높이가 심미적이다.

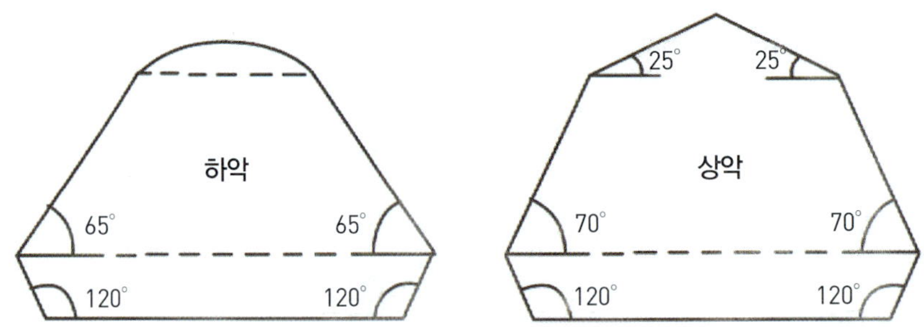

그림 10-9 상 · 하악 연구모형 기저부의 표준적 규격의 예

2) 상 · 하악 모형의 기저부(base) 외형

연구모형은 기저부(base)를 좌우 대칭성을 갖도록 제작해야 하며, 이렇게 구개 중심선을 기준으로 대칭적인 기저부가 되도록 제작하면 치열궁 내의 비대칭을 찾기 용이하기 때문이다. 기저면의 외형 각도는 미국치과의사회(ADA)의 규격을 제시하고 있다. 이는 상악의 측면(side surface)각도가 70°와 하악의 측면(side surface)각도가 65°로 5°의 차이를 보이니, 임상에서는 상악과 하악을 동일한 측면(side surface)각도로 삭제하는 경우도 많다.

전면(front surface)은 상악은 정중선을 기점으로 견치의 중앙부까지 25°의 경사진 평면으로 하악은 좌우 견치의 중앙부에서 전치 치열 만곡에 따라 곡선이 되도록 형성한다. 마지막으로 측면과 후면 사이의 힐(heel surface)은 후면(back surface)에 대하여 120°의 각도로 삭제한다(그림 10-9).

3) 완성된 수평모형

완성된 수평모형으로 정면의 구강 내 상태가 입체적으로 재현되어 있다(그림 10-10, 11). 또한 구강

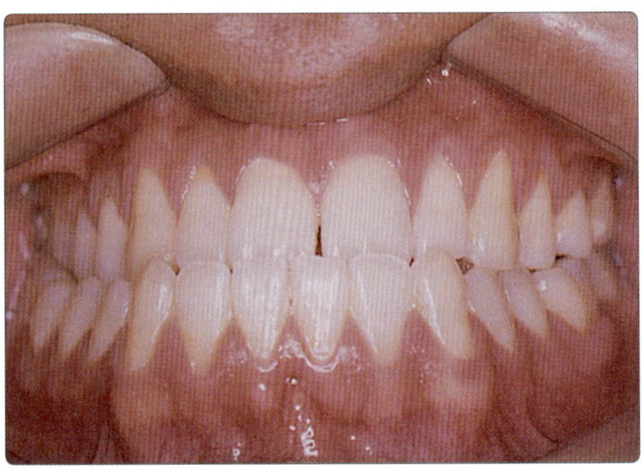
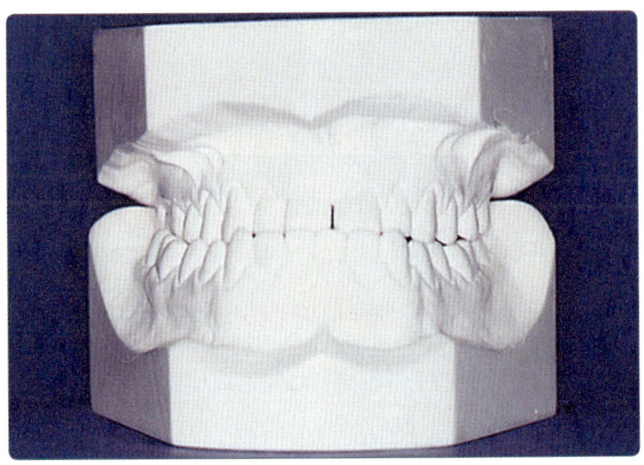

그림 10-10 환자의 정면 구내 사진과 모형의 정면 사진

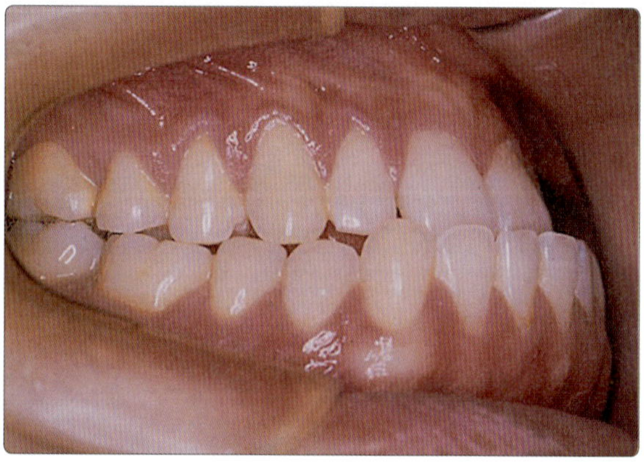

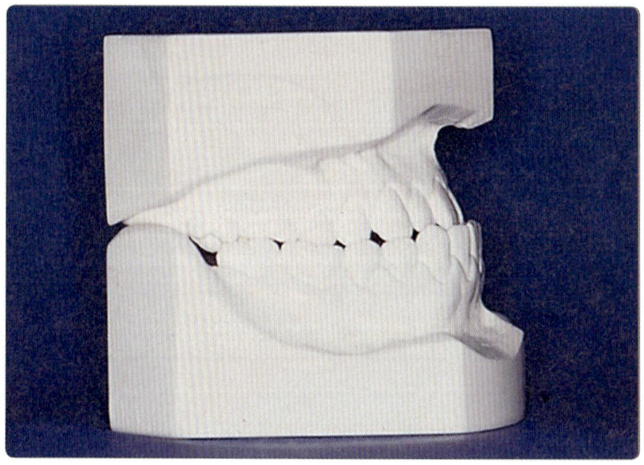

그림 10-11 환자의 측면 구내 사진과 모형의 측면 사진

내에서 관찰이 어려운 설측면에서의 교합상태를 더욱 명확하고 수월하게 관찰할 수 있다(그림 10-12).

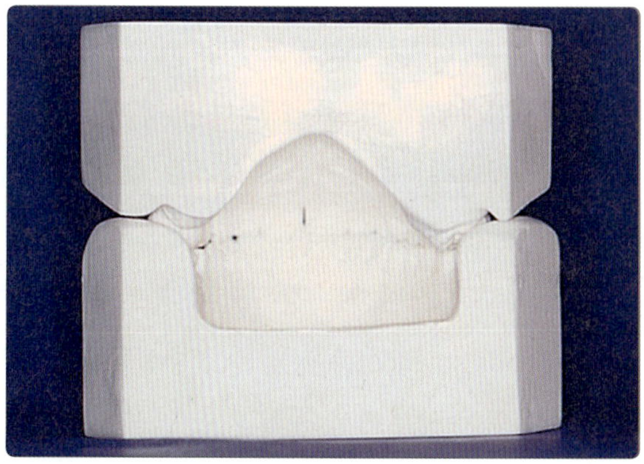

그림 10-12 모형의 설측면 사진

10.4 악태모형(gnathostatic model)

악태모형은 P. W. Simon이 안면을 입체적인 3평면으로 진단하는 악태진단법을 고안하고, 이 3평면이 모형 상에 재현되는 모형을 지칭한다. Simon은 치열궁과 안면두개의 관계를 표현할 수 있는 3개의 가상평면기준을 설정하여 이 기준을 바탕으로 치열상태, 교합관계, 악골관계 등을 입체적으로 파악하려고 하였다.

악태모형은 안면두개의 해부학적 구조와 관련된 계측점을 기준으로 제작하기 때문에 치열과 교합, 악관계의 시간적 진행에 따른 변화를 육안으로 관찰하는 데 매우 유용하지만, 그 제작은 악태진단 과정이 필요하며 악태모형조정기(gnathostat)와 같은 기구를 사용하여야만 하기 때문에 조작의 복잡성과 진료시간(chair time)이 길어지는 등의 단점이 있어 임상에서는 거의 이용되고 있지 않은 상태이므로 이 책에서는 기준 설정의 개념만 소개하고자 한다.

● **Simon의 3평면**

1) 안이평면(Frankfurt horizontal plane): 좌측 안점(orbitale)과 양 이점(auriculare)을 연결하는 수평면으로 악의 수직 발육 상태를 판정한다. 정상보다 상방에 위치하면 단소(attraction), 하방에 위치하면 장대(abstraction)로 평가한다.
   - Frankfort horizontal plane: 안점과 이점을 잇는 가상평면으로 사람이 직립하여 앞을 똑바로 보고 있을 때 바닥과 평행한 평면으로 인정(Frankfort agreement)되었다.
2) 정중시상평면(median sagittal plane): 정중구개봉합(median palatine suture)과 일치하고 안이평면에 수직인 평면으로 악의 협착(contraction)과 개대(distraction)를 진단하는 데 이용한다.
3) 안와평면(orbital plane): 양 안점을 통과하는 가상 수직평면으로 안와견치법칙을 기준으로 악과 치아의 전돌(protrusion), 후퇴(retrusion)를 결정한다.
   - 안와견치법칙: Simon의 주장으로 정상교합에서 안와평면은 상악 견치의 교두정(동양인은 상악 견치의 원심 경사면의 중앙 위치 정도), 하악에서는 견치의 원심우각을 통과한다.

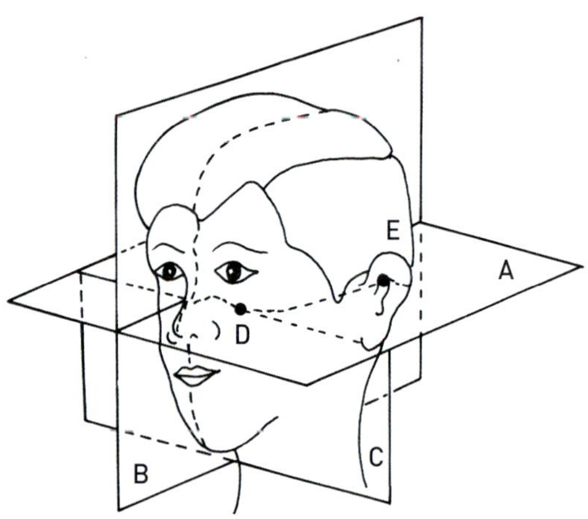

그림 10-13 Simon의 평면진단법
A. 안이평면, B. 정중시상평면, C. 안와평면, D. 안점, E. 이점

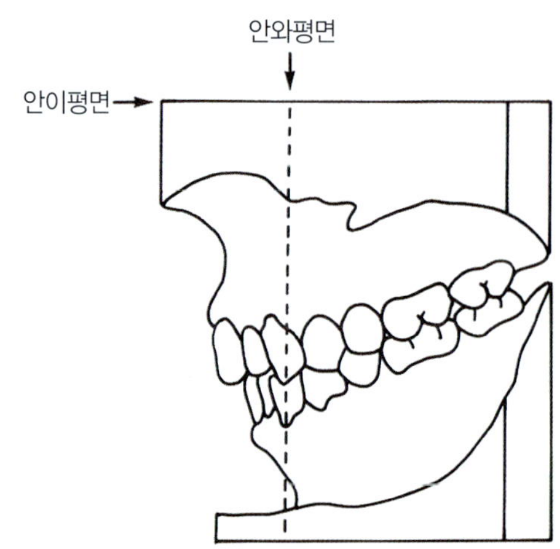

그림 10-14 악태모형
상악 모형 기저부의 기저면은 FH plane과 동일하게 제작되어 상악 모형의 크기가 커지게 되며 교합평면의 경사도는 환자가 직립 자세의 경사도와 같게 재현된다.

10.5 orthoanalyzer 3shape을 활용한 연구모형(study model) 제작

1. 정의

구강스캔 파일을 이용하여 연구모형을 디자인한다.

2. 디자인 준비

새 환자 버튼이나 alt+N키를 사용하여 정보를 입력한다. 새 환자 모델 집합 정보를 입력 후 구강스캔 파일을 불러온다. 선택한 모델 집합을 나타내는 모델 ID 중 하나를 클릭하고(그림 10-15) 모델 집합 열기를 클릭한다(그림 10-16).

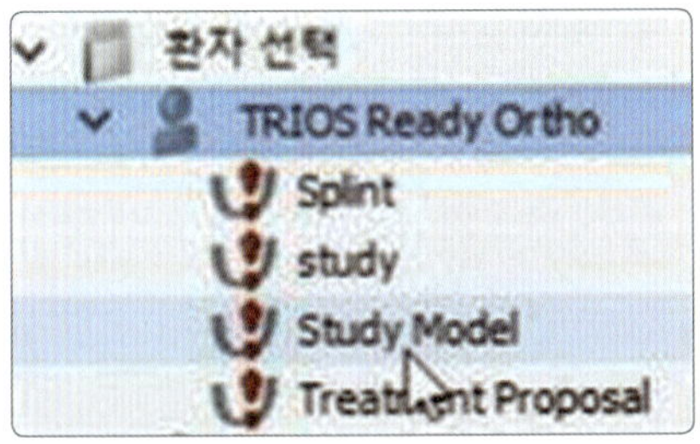

그림 10-15 환자와 STUDY MODEL 선택

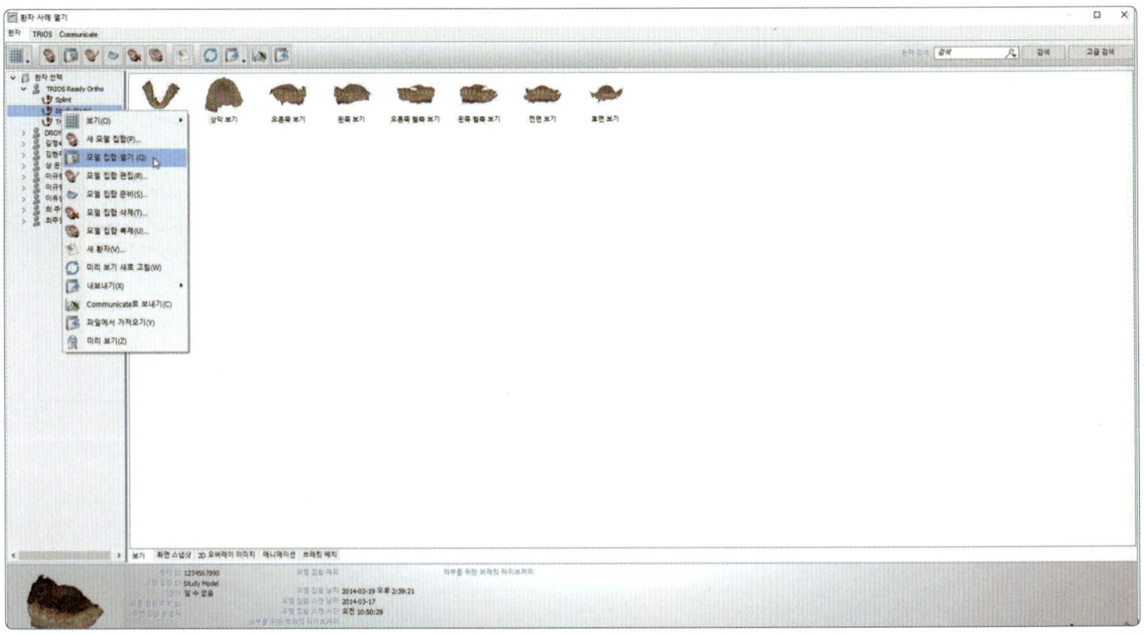
그림 10-16 study model 열기

3. 외형 디자인

1) 평면 정렬 설정-랜드마크를 설정하고 교합 평면을 설정한다(그림 10-17).

① 랜드마크 설정 : 16, 11-21, 26에 마우스를 클릭하여 설정한다(그림 10-18, 19).

② 교합평면 설정 : 랜드마크를 설정하여 교합평면이 설정된다(그림 10-20).

③ 시상평면 설정 : 교합평면에 선을 그어 시상평면을 만든다(그림 10-21).

파란색 포인트는 시상 평면의 위치를 변경하고, 빨간색 포인트는 시상평면의 기울기를 변경할 수 있다.

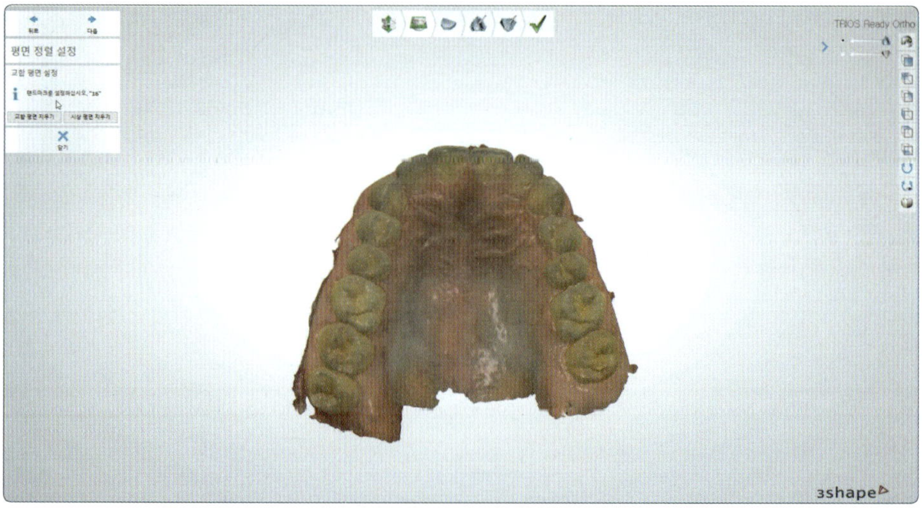

그림 10-17 평면정렬

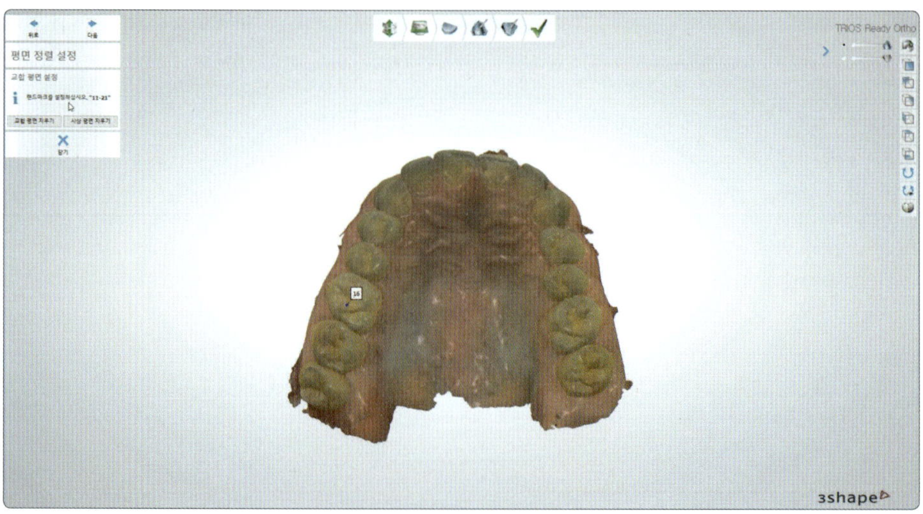

그림 10-18 상악 우측 제1대구치(16) 랜드마크 설정

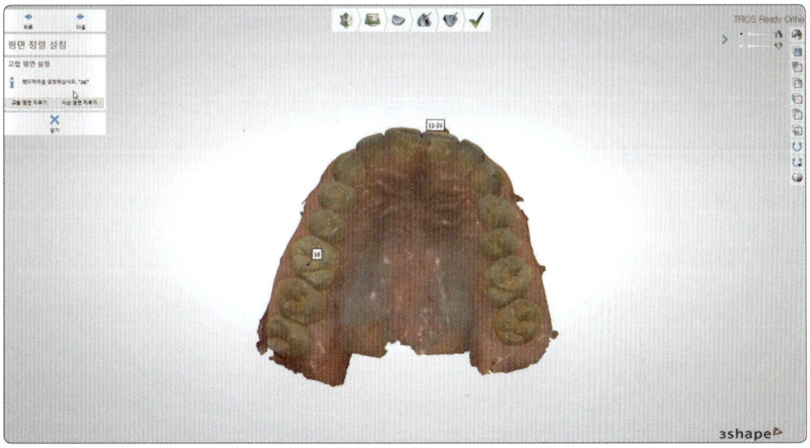

그림 10-19 상악중절치(11-21) 랜드마크 설정

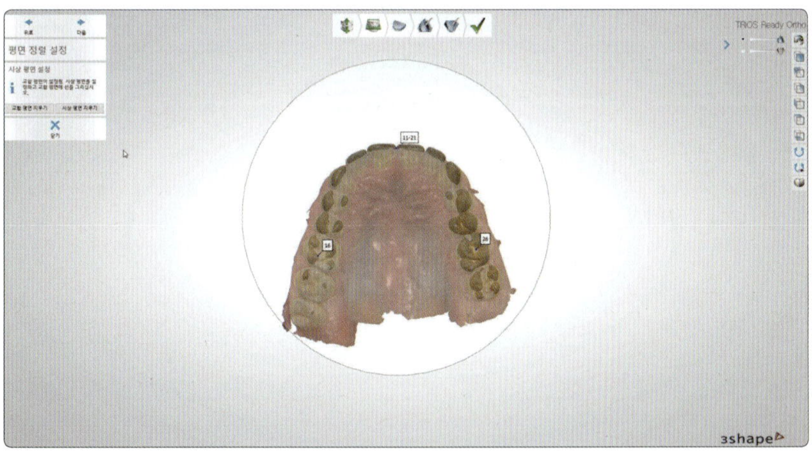

그림 10-20 상악 좌측 제1대구치(26) 랜드마크 설정

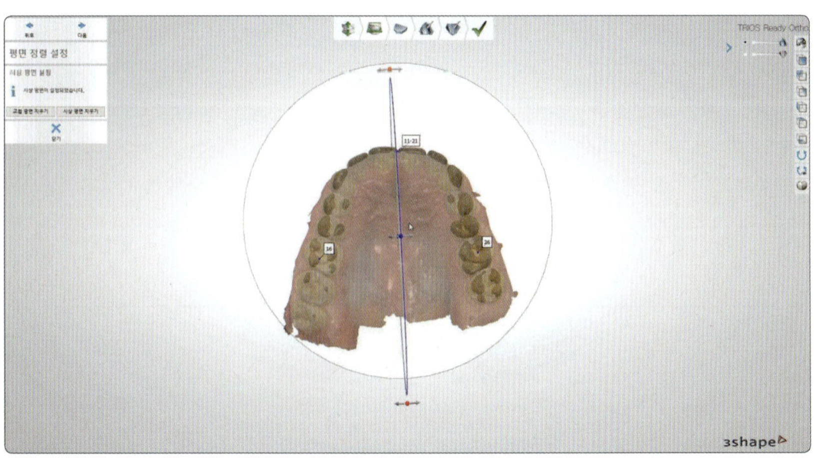

그림 10-21 시상평면 설정

2) 가상 베이스-위턱뼈, 아래턱뼈의 불필요한 부분을 잘라내고 베이스를 제작한다.

① 위턱뼈 잘라내기: 상악 스캔파일에서 라인을 그려서 잘라내기를 한다(그림 10-22).
마우스 우 클릭하여 스플라인 빠른 편집을 클릭하여 스플라인을 수정한다(그림 10-23, 24).

② 아래턱뼈 잘라내기: 위턱뼈 잘라내기와 같은 방법으로 하악 스캔 파일에서 라인을 그려서 잘라내기를 한다(그림 10-25, 26).

③ 맞춤 베이스: 자주색 포인트로 베이스 방향을 변경하고 녹색 포인트를 사용하여 크기를 변경한다. 상악 및 하악 베이스 간 거리를 지정하고, 스플라인과 베이스의 시작 사이의 거리인 오프셋을 지정한다(그림 10-27, 28, 29).

④ 베이스 만들기: 시각적 베이스가 성공적으로 생성되면 화면에 나타낸다(그림 10-30, 31, 32).

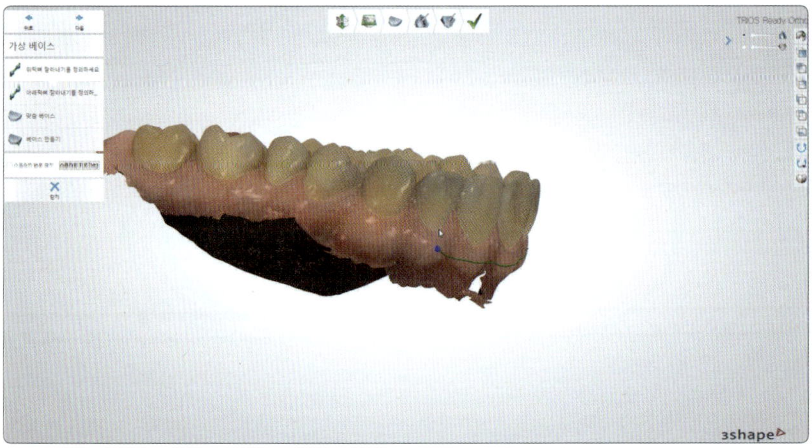

그림 10-22 상악 스캔파일에서 라인을 그린다.

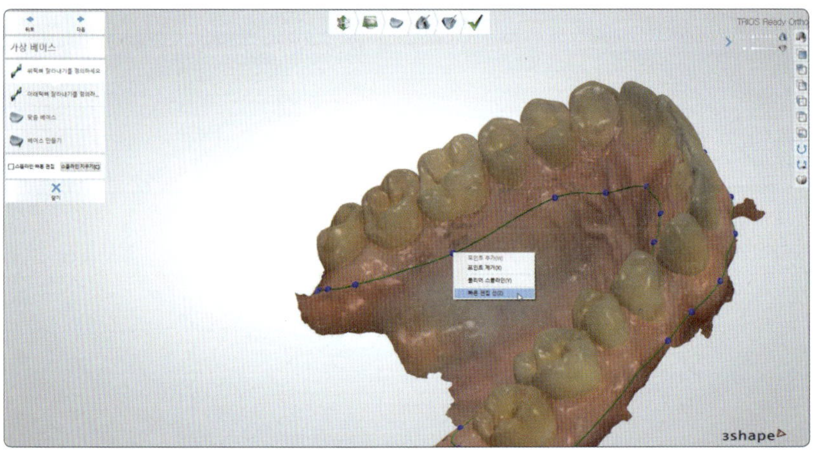

그림 10-23 마우스 우(右) 클릭하여 스플라인 빠른 편집을 한다.

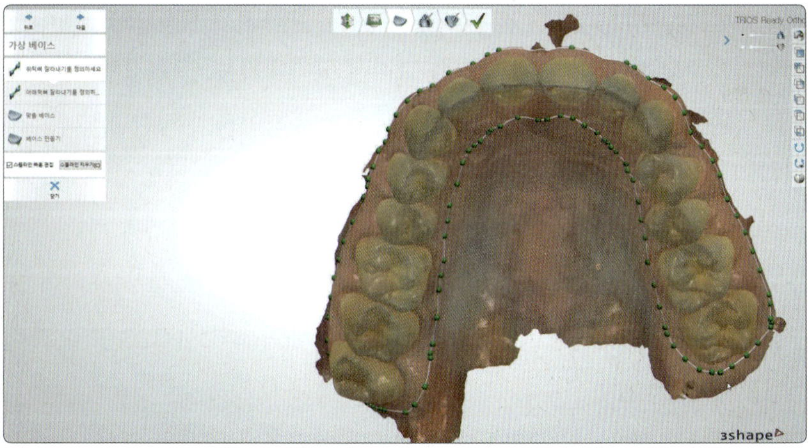

그림 10-24 스플라인을 수정하여 잘라내기

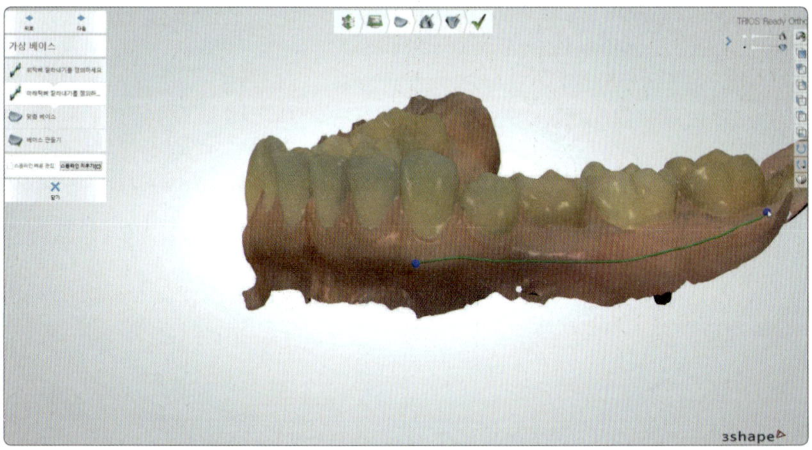

그림 10-25 하악 스캔파일에서 라인을 그린다.

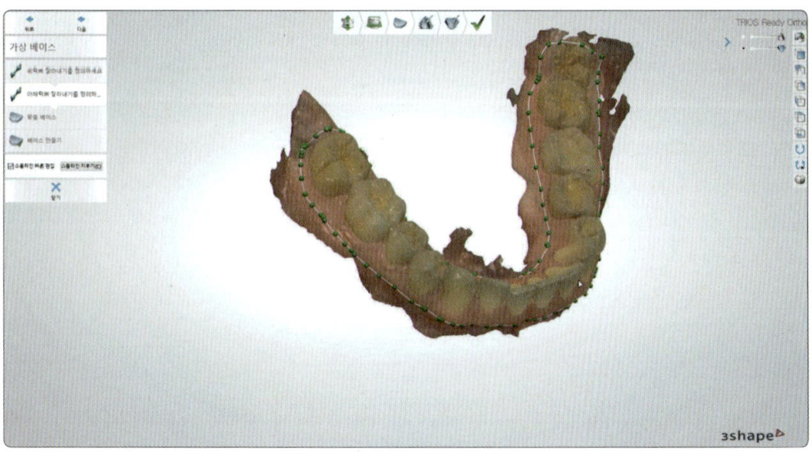

그림 10-26 하악 스캔 파일에서 라인을 그려서 잘라내기

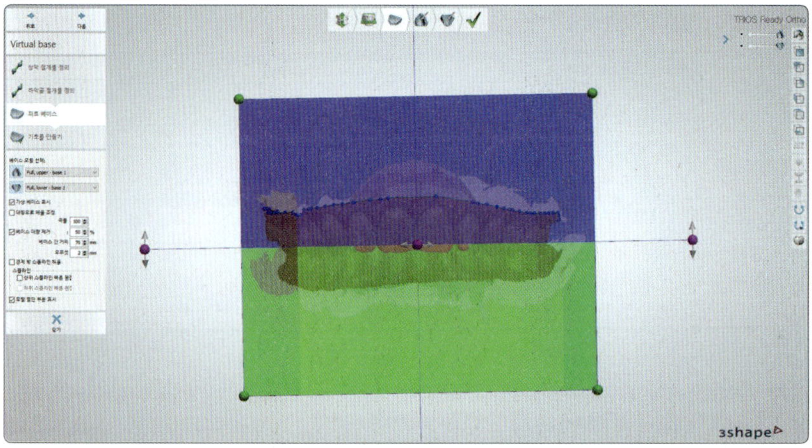

그림 10-27 자주색 포인트로 베이스 방향을 변경하고 녹색 포인트를 사용하여 크기를 변경

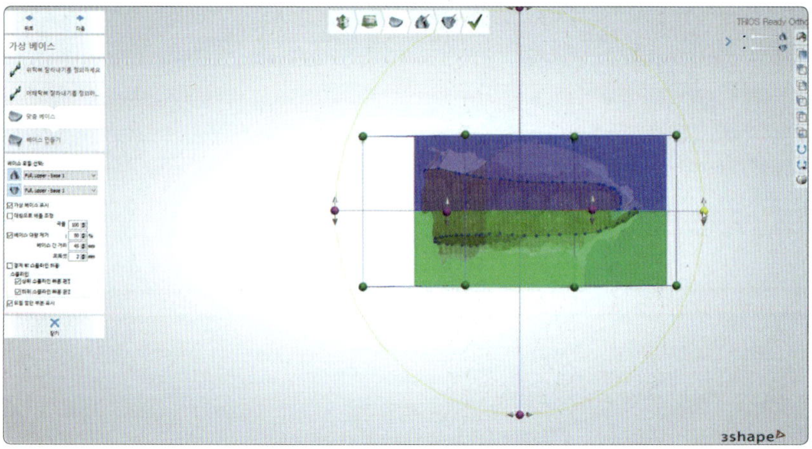

그림 10-28 상악 및 하악 베이스 간 거리를 지정

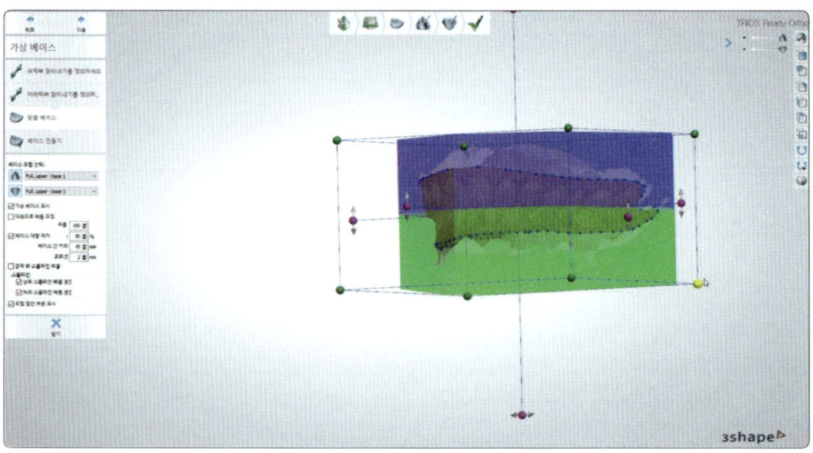

그림 10-29 스플라인과 베이스의 시작 사이의 거리인 오프셋을 지정

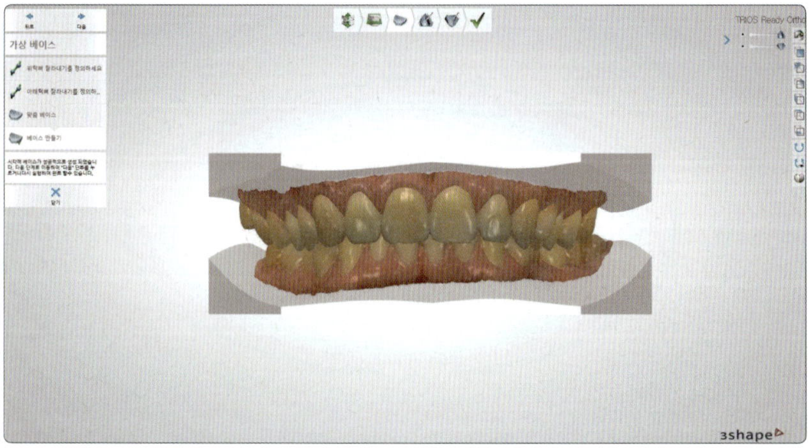

그림 10-30 베이스 만들기(상악과 하악)

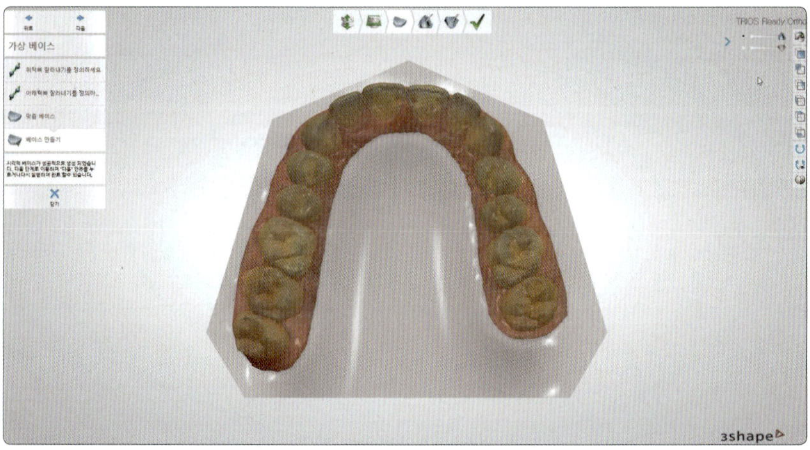

그림 10-31 베이스 만들기(상악)

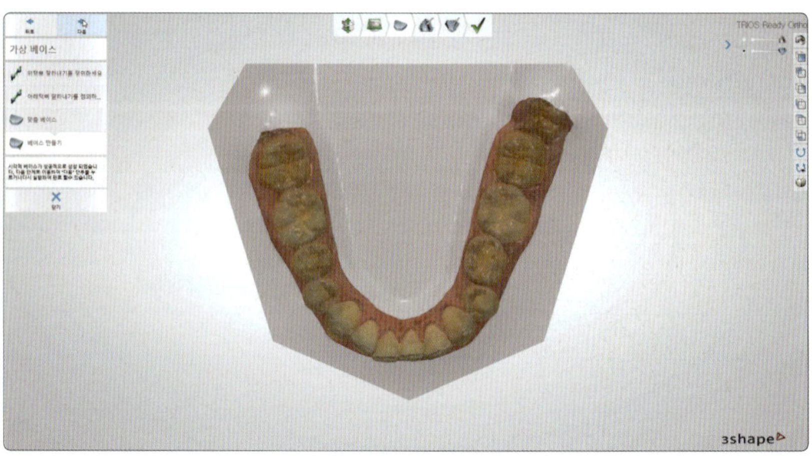

그림 10-32 베이스 만들기(하악)

3) 상악 및 하악 조각-조각 도구를 사용하여 수정할 수 있다(그림 10-33, 34).

조각 도구 키트에서 첫 번째 아이콘인 왁스나이프는 재료를 추가 및 제거할 수 있고, 부드럽게 버튼을 눌러 부드럽게 변경할 수 있다(그림 10-35). 두 번째 아이콘인 모핑은 대상의 안과 밖을 늘릴 수 있다(그림 10-36). 세 번째 아이콘인 아티팩트 제거는 모델을 정리할 수 있고(그림 10-37) 네 번째 아이콘인 평면 절단은 평면을 사용하여 일부를 절단할 수 있으며(그림 10-38), 다섯 번째 아이콘인 스플라인 절단은 일부 영역을 절단할 수 있다(그림 10-39).

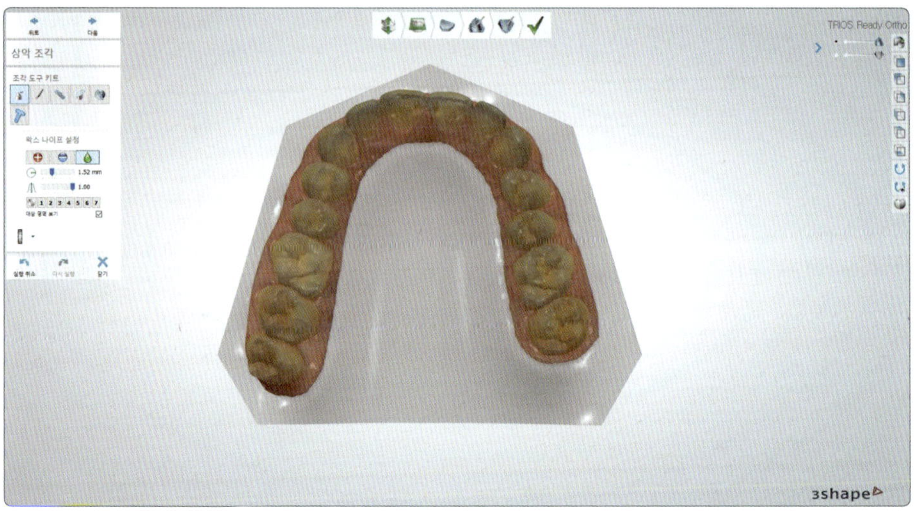

그림 10-33 상악 조각

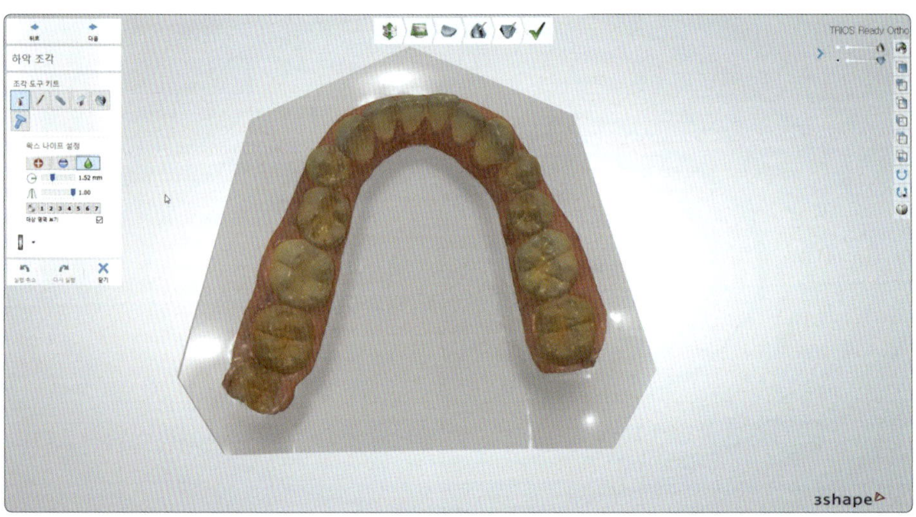

그림 10-34 하악 조각

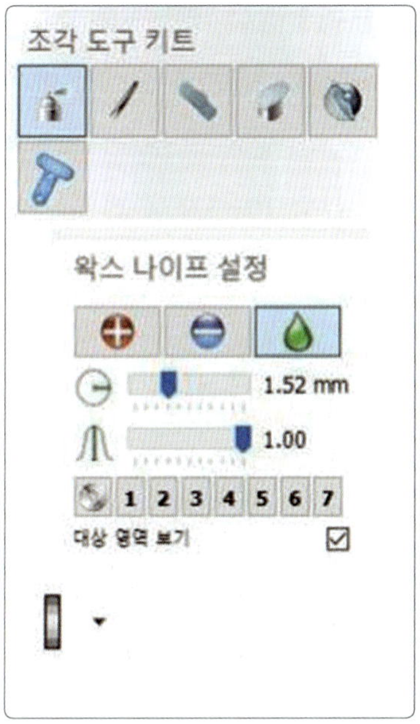

그림 10-35 왁스나이프는 재료를 추가 및 제거

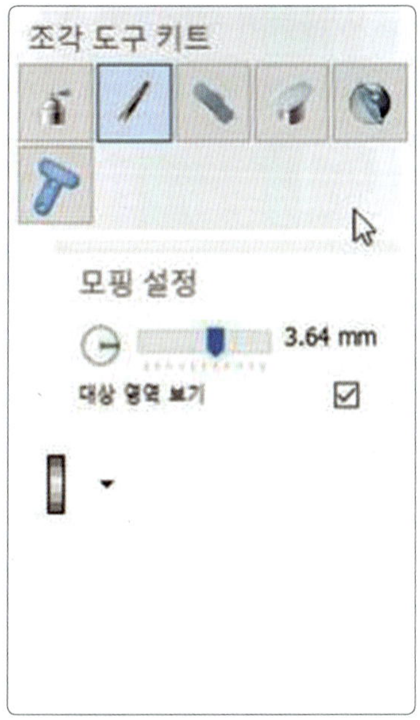

그림 10-36 아이콘인 모핑

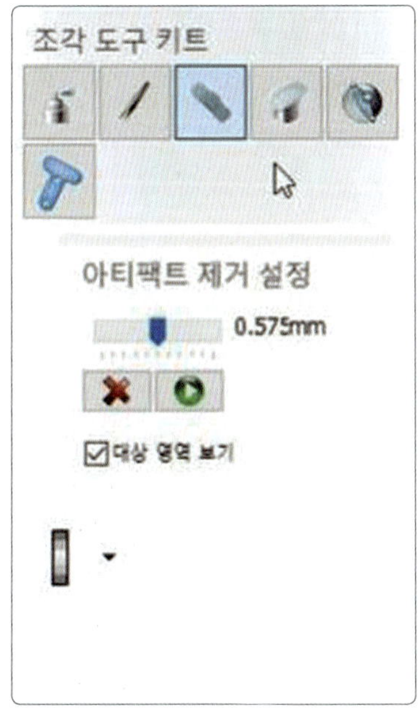

그림 10-37 아티팩트 제거

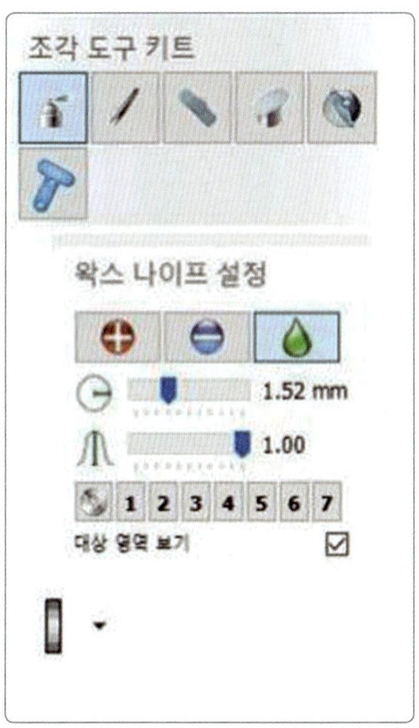

그림 10-38 평면 절단

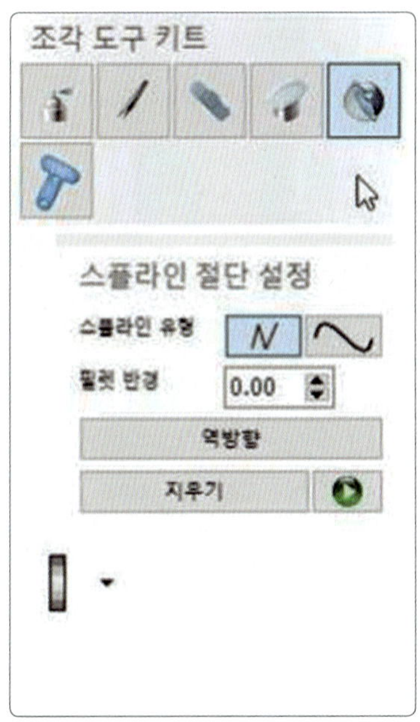

그림 10-39 스플라인 절단

4) 마침-결과를 저장하고 완료를 누르면 연구모형이 완성된다(그림 10-40).

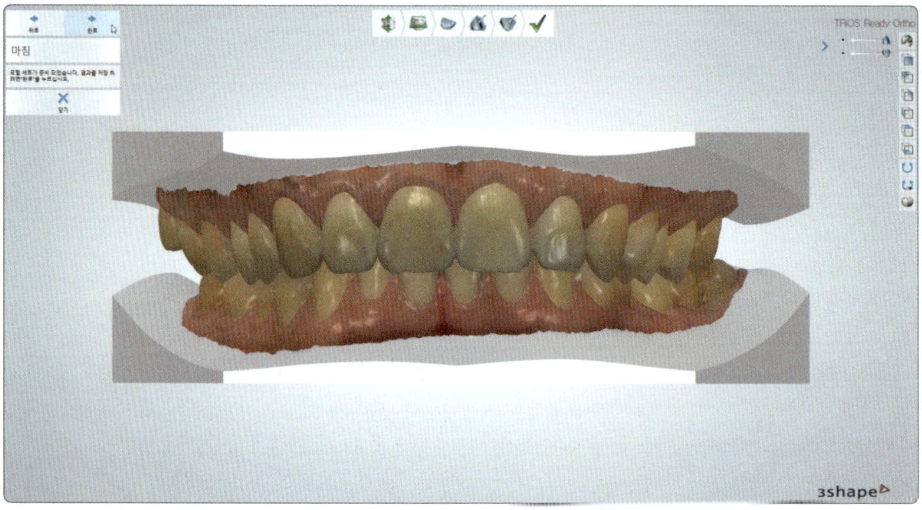

그림 10-40 연구모형의 완성

제 11 장 진단용 치아배열

Diagnostic Set-up

11.1 개요

치과분야에서 셋업(set-up)은 모형상에서의 치아배열을 의미한다. 총의치나 가철성 국소의치에서 셋업은 왁스로 형성된 교합제에 인공치아를 배열하는 것을 의미하나 치과교정분야에서의 셋업은 정상적인 범주를 벗어난 치아의 배열 상태를 자연치열 모형상에서 치아를 분리시킨 후 왁스를 이용하여 바람직하게 다시 배열하는 것을 의미한다. 따라서 왁스 셋업(wax set-up)은 치료 계획 수립을 위한 치과교정전문의가 치아 배열 상태의 확실한 조화를 평가하기 위해 사용할 수 있는 한 가지 방법이다.

상악 치아에 대한 하악 치아의 관계를 분석하기 위해 많은 방법들이 고안되어 왔다. 이러한 분석을 위한 방법들은 악궁의 근원심 폭경에 기초를 두고 있으며, 분석의 지침으로 이용된다. 그러나 치아의 형태로부터 야기되는 많은 다양성 때문에 상악 치아에 대해 하악 치아를 맞추어 원하는 운동을 평가하기 위한 완벽한 셋업(set-up) 방법은 아마 존재하지 않을 것이다.

왁스 셋업(wax set-up)은 술자로 하여금 환자에게 어떠한 고통이나 위험을 주지 않는 상황에서 교정치료를 위한 다양한 발치 치료계획을 수립하는 데 도움을 준다. 또한 왁스 셋업(wax set-up)은 스프링 보정장치나 치아 포지셔너의 제작 그리고 설측교정의 간접접착술식(IDBS)에 있어서 필수적인 과정의 하나이다. 왁스 셋업(wax set-up)은 치료계획을 수립하기 위한 diagnostic set-up(그림 11-1)과 치아 포지셔너 등의 장치 제작을 위한 regular set-up 또는 bench set-up(그림 11-2)으로 나눌 수 있다. 때로는 부분적인 교정이 요구되는 경우의 diagnostic set-up이나 스프링 보정장치의 제작을 위해 전치부만을 셋업하는 경우가 있는데, 이와 같이 치아 전체의 재배열보다는 특정한 부분만을 재배열하는 것을 partial set-up(그림 11-3)이라고 한다. 일반적으로 왁스 셋업을 할 때의 문제점이나 방

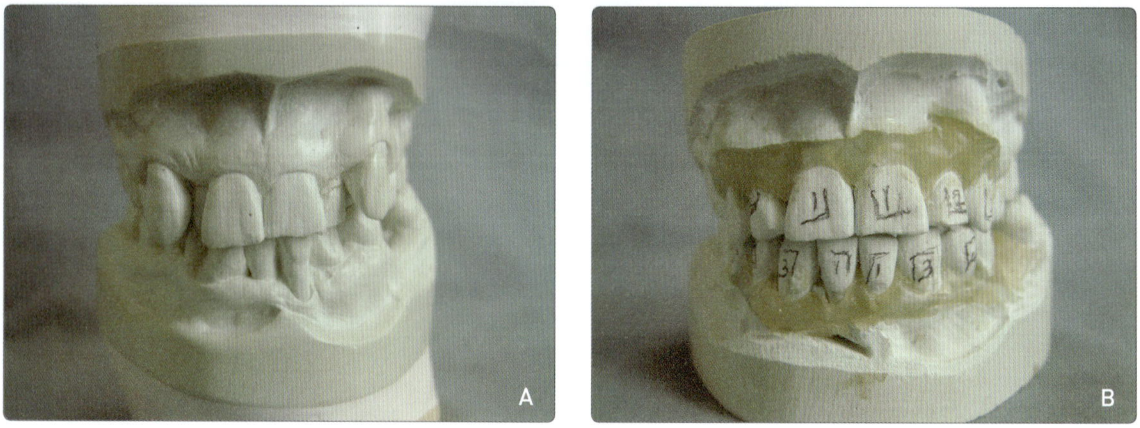

그림 11-1 diagnostic set-up
A. 배열 전, B. 배열 후

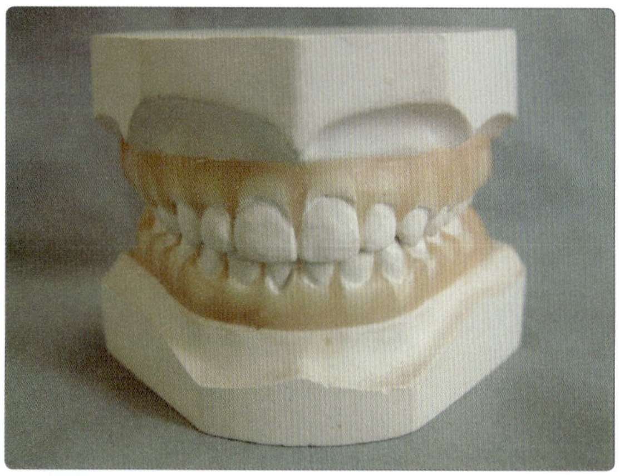

그림 11-2 regular set-up

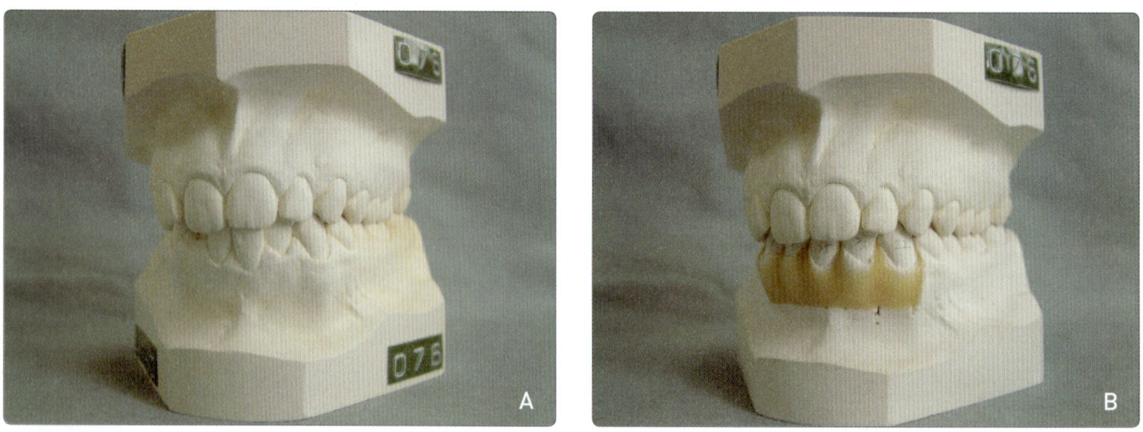

그림 11-3 partial set-up
A. 배열 전, B. 배열 후

해요소는 제작에 수반되는 시간이 가장 큰 문제점이라고 할 수 있다.

여기에서는 결과의 정확성에 크게 영향을 미치지 않으면서 이러한 문제를 쉽게 해결할 수 있는 왁스 셋업(wax set-up)은 방법에 대해 설명할 것이다.

11.2 diagnostic set-up의 정의 및 목적

진단용 치아배열은 교정, 구강외과적 수술 및 보철 치료의 계획된 결과나 가능한 상황을 미리 살펴보기 위해 석고 모형의 치아들 혹은 특정한 부위의 재위치와 변경 또는 왁스를 가지고 필요한 형태로 외형을 주는 모든 과정을 일컫는다.

진단용 치아배열은 교정치료에 앞서 치료계획을 수립하는데 도움을 줄 수 있는 유용한 과정이다. 진단용 치아배열은 치과교정 선문의가 교정치료가 완료된 후에 치열이 어떻게 변화되고 개선되어질 것인가를 시각적인 자료로써 보여준다. 예를 들어 발치 여부의 결정, 혹은 비대칭 발치 여부, 치아 크기의 편차, 선천적인 결손치나 수술을 요하는 증례와 같은 광범위한 문제에 대한 치료계획을 세우는데 도움을 준다.

진단용 치아배열을 위해서는 상 · 하악 모형의 복제가 필요하며, 의사의 작업의뢰서에서 요구하는 조건들에 따라 치아를 재위치시켜야 한다. 때로는 다른 치료조건들이 평가되어질 수 있도록 같은 모형을 이용한 몇 가지 변형된 진단용 치아배열이 요구될지도 모른다. 또한 제2대구치가 재배열되지 않는 경우가 종종 있는데 이는 원래의 모형과 재배열 후의 모형을 비교할 수 있도록 참고점(reference point)으로 삼기 위한 것이다.

11.3 diagnostic set-up의 제작과정

먼저 상 · 하악 인상을 채득한다. 인상체에 석고를 부어 모형을 제작한다. 이때 모형은 기저부(base)까지 형성되도록 제작한다. 석고가 굳으면 상 · 하모형을 중심교합으로 맞춘 상태에서 모형의 후면을 함께 트리밍(trimming)해서 교정용 연구모형의 후면처럼 동일한 평면이 되도록 한다.

실리콘 러버나 2 mm 두께의 부드러운 진공성형 재료를 이용하여 상 · 하악 모형을 복제한다. 원모형을 복제 몰드(mold)로부터 제거하고 복제된 몰드 내에 말굽모양이 되도록 석고를 붓는다. 이때 석고는 치아 치경선으로부터 조직부까지 약 4 mm 정도 채워지도록 한다. 모형이 굳으면 몰드(mold)로부터 말굽모양의 석고모형을 꺼낸다. 만약 필요하다면 모형의 결절 등을 제거하고 기포는 석고분말로 채운다.

모형이 건조되면 쉽게 인식할 수 있도록 치아에 치식이나 일련 숫자를 써넣는다(그림 11-4). 기공용 톱을 이용하여 기저면으로부터 절단면 또는 교합면 쪽을 향해 치경선까지 각 치아 사이를 일직선으로 자른다(그림 11-5). 항상 상 · 하악궁을 분리해서 보관한다. 악궁의 근원심 폭경의 손실을 방지하기 위해 치간 접촉점에서 각각 따로따로 쪼갠다(만약 톱날 두께로 14번 자른 것을 곱해보면 원래 악궁의 측정치와 7 mm 정도 차이가 날 수 있다.). 특히 구치부에서와 같이 파절에 대한 저항성이 큰 부위는 치경선 이상까지 톱으로 자르는 것이 필요할 수 있다. 이때 절대 절단측이나 교합면측으로부터 자르지 말아야 한다.

치근부위가 배열시 서로 접촉하지 않도록 분할된 개개 치아의 치근부나 조직부를 다듬는다. 이것은 원래 위치로 배열된 상태에서 재배열시에 경사(tilting)나 회전(torquing)되는 것을 허용한다(그림 11-6).

다듬어진 치아들을 몰드(mold) 안의 치아가 있었던 원래의 자리에 다시 위치시킨나. 분홍색의 연한 셋업용 왁스를 왁스 포트(wax pot)에 넣고 액상으로 가열한다. 치아가 제 위치에 놓여진 상태에서 치경선 쪽으로 흐르도록 왁스를 첨가한다. 왁스가 모형의 치근부보다 2~3 mm 상부까지 채워질 때까지 계속 붓는다. 왁스가 고르고 편평하게 전악궁에 배분되도록 몰드(mold)를 경사시켜 조절한다(그림 11-7). 왁스의 첨가를 위해 4~5인치 길이의 스포이드를 사

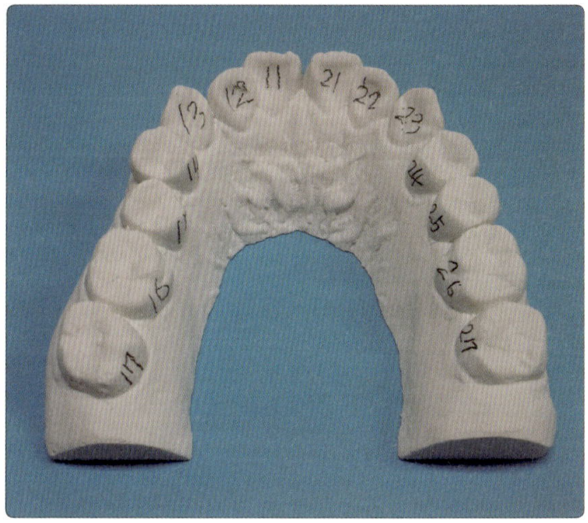

그림 11-4 치아에 치식이나 일련 숫자를 써넣는다.

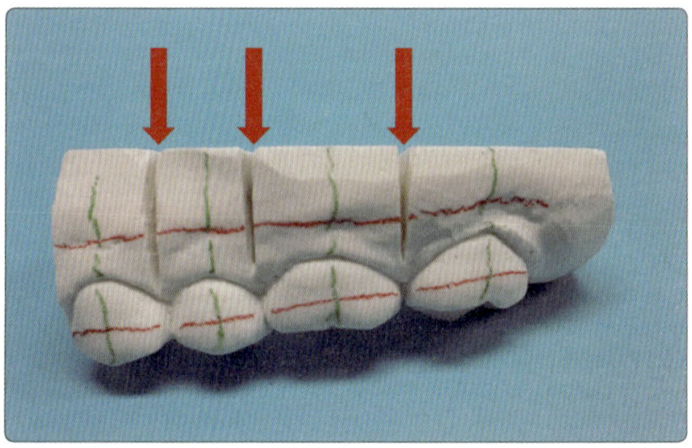

그림 11-5 치경선 부위까지 각 치아 사이를 일직선으로 자른다.

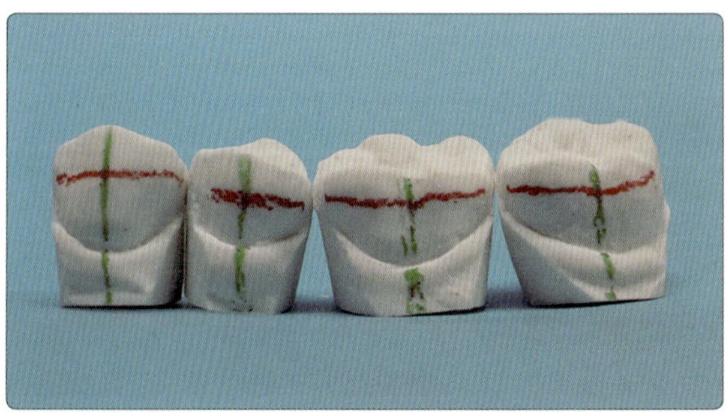

그림 11-6 치근 부위를 taper하게 다듬는다.

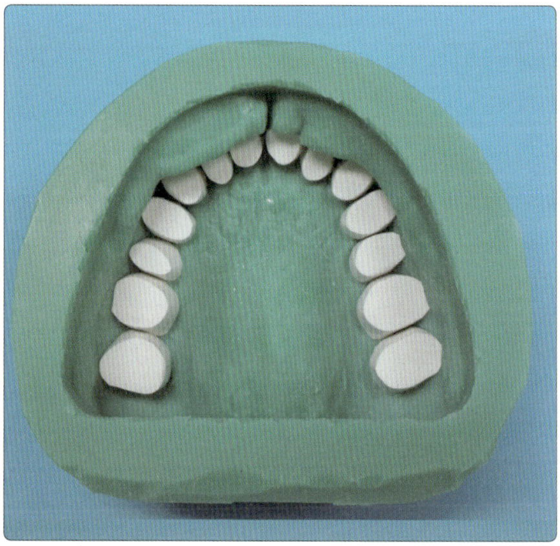

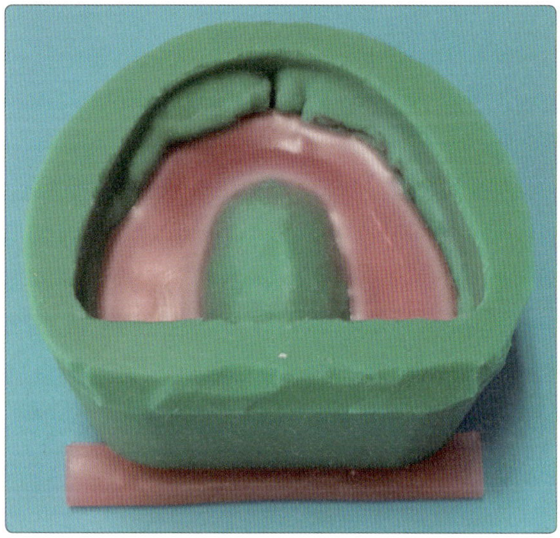

그림 11-7 석고치아를 제 위치에 삽입하고 치근부보다 2~3 mm 상부까지 용융된 왁스를 첨가한다.

용하는 것도 좋은 방법 중 하나다. 왁스가 굳으면 0.8 mm 두께의 와이어를 이용하여 스테플 크기의 루프 3~4개를 구부려서 가열한 후 경화된 왁스에 그림과 같이 삽입하여 유지형태를 부여한다(그림 11-8). 이 와이어들은 왁스가 석고에 견고하게 고정되도록 하는 역할을 한다. 통법에 따라 혼합된 석고를 진동기를 이용하여 몰드의 기저부가 모두 채워질 때까지 붓는다. 트리머(trimmer)를 이용한 다듬기 작업을 피하기 위해 과도하게 넘친 석고는 스파튤라를 사용하여 편평하도록 떠낸다. 만약 기저부가 올바르게 부어졌다면 모형을 중심교합 상태로 교합시키기 위해 다시 모형의 후면을 다듬어야 하는 수고를 줄일 수 있다.

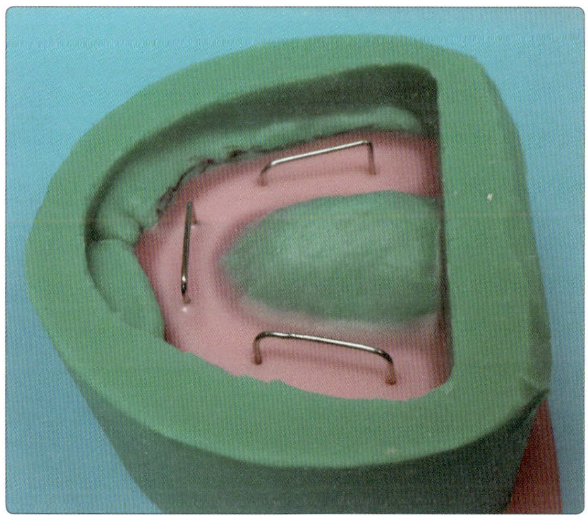

그림 11-8 기저부와의 고정을 위해 루프를 구부려 가열한 후 경화된 왁스에 삽입한다.

모형의 기저부가 굳으면 기공용 칼날을 가열하여 몰드(mold)의 중앙부를 따라 반으로 자른다(그림 11-9). 이제 교정전문의의 처방과 요구에 따라 치아를 이상적으로 위치시키고 올바르게 배열할 준비가 되었다.

교합기에 상 · 하악 모형을 중심교합 상태로 부착한다. 부착한 석고가 경화되면 교합기의 상부와 하부를 분리한다. 하악모형이 부착된 교합기 하부구조물을 90℃ 정도로 예열된 따뜻한 오븐에 10분 정도

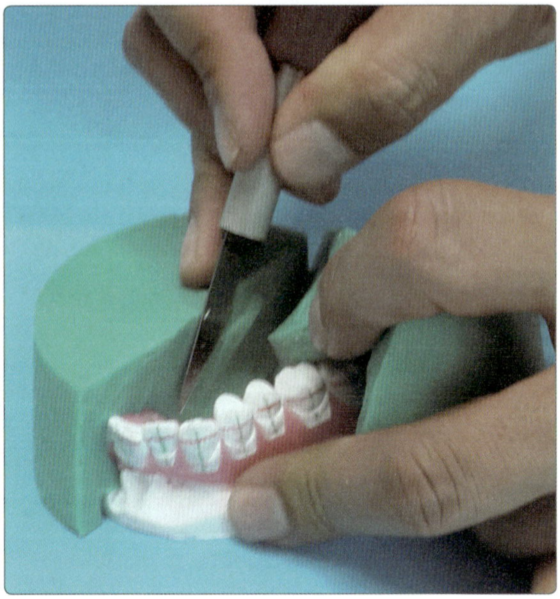

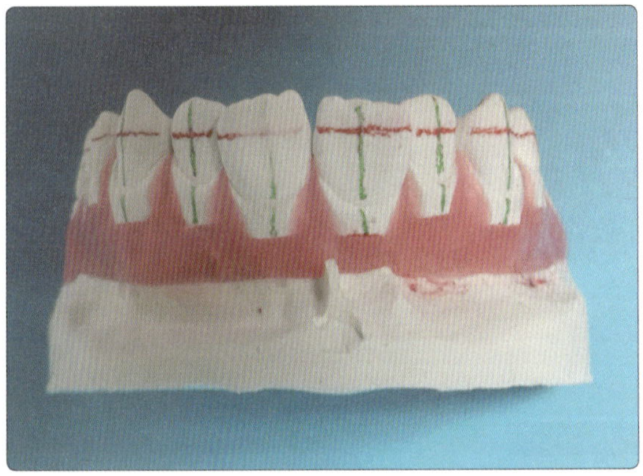

그림 11-9 몰드(mold)를 셋업(set-up)할 모형으로부터 제거하고 재배열을 위해 준비된 모형

두어 왁스를 연화시킨다. 오븐으로부터 모형을 꺼낸 후 즉시 교합기를 조립하여 연화된 왁스에 배열되어 있는 치아들을 악궁의 형태를 유지시킨 상태에서 의사의 처방에 따라 재배열시킨다. 필요하다면 작업 시 가열기구를 사용하여 작업시간을 연장시킬 수 있으며, 작업이 끝나면 냉각시킨다. 하악이 이상적으로 배열되면 식히고 난 후, 상악을 같은 방법으로 오븐에 위치시킨다. 왁스가 연화되면 꺼낸 후 교합기에 다시 상 · 하악을 교합시켜 하악에 대해 상악을 이상적으로 재배열한다.

진단용 치아배열이 완성되었다. 왁스가 경화되면 깨끗하지 못한 부분은 기초상 왁스(base plate wax)를 가지고 치근부위가 보기 좋도록 모양을 형성하고 다듬어 준다.

11.4 Orthoanalyzer 3shape을 활용한 set-up 과정

1. Orthoanalyzer 3shape을 활용하여 연구모형(study model)을 제작하고 셋업(set-up)하여 투명교정장치(clear aligner)를 디자인한다.

2. 디자인 준비

1) 교합 평면 설정–랜드마크를 설정하고 교합 평면을 설정한다(그림 11–10).

2) 상악 모델 로컬 기시 설정–상악 모델에서 수평, 시상, 전면, 후면을 설정한다(그림 11–11).

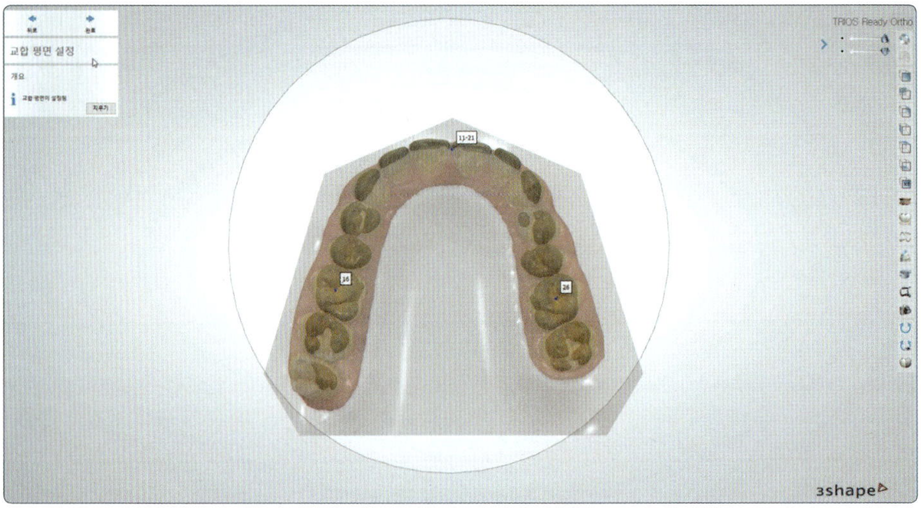

그림 11-10 교합면 설정

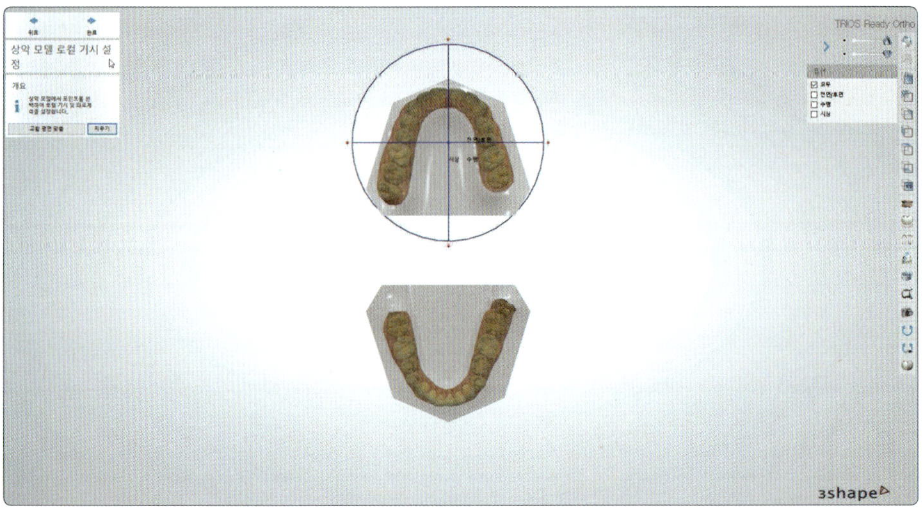

그림 11-11 상악 모델 로컬 기시 설정

3) 상악 모델 준비-치아를 분할하고 크라운 축을 정의하며 치아의 회전 중심 위치를 편집한다.

① 포인트 설정 : 근 · 원심 포인트와 치아 축을 설정한다.

치아를 선택하면 녹색으로 활성화되고, 없는 치아를 표시하려면 누락을 선택한다(그림 11-12). 근 · 원심경 기준으로 포인트를 설정하면 청록색 포인트는 원심, 자주색 포인트는 근심을 나타낸다(그림 11-13). 그리고 시각화 도구(시각화 설정 변경-텍스처 표시)를 클릭하여 화면을 조정한 후 근 · 원심을 수정할 수 있다(그림 11-14, 15). 치아 축 아이콘을 클릭하면 빨간색 화살표는 치아 축을 나타내고 빨간색 포인트를 클릭하여 치아 축을 수정한다(그림 11-16).

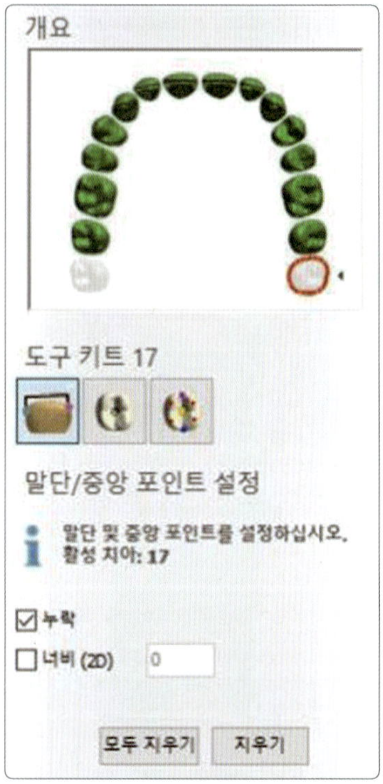

그림 11-12 치아선택(없는 치아를 표시하려면 누락 체크)

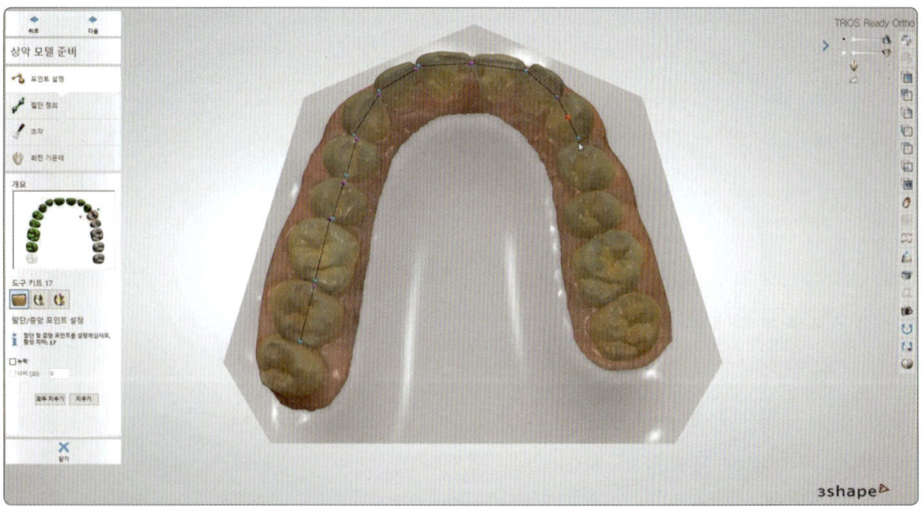

그림 11-13 근 · 원심경 기준으로 포인트를 설정

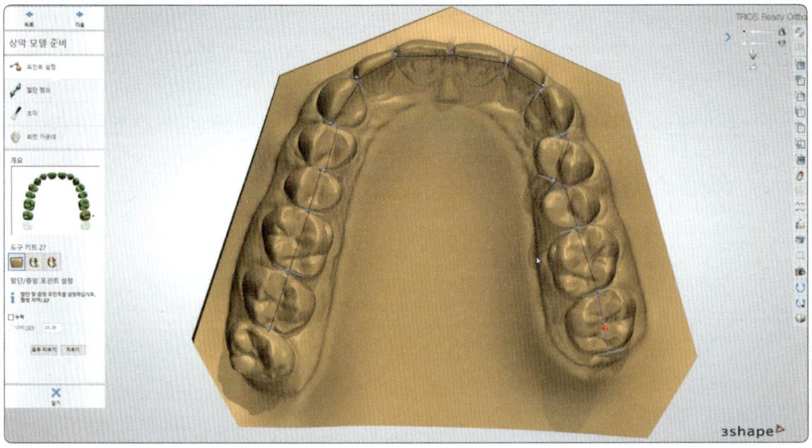

그림 11-14 시각화 설정 변경–텍스처 표시

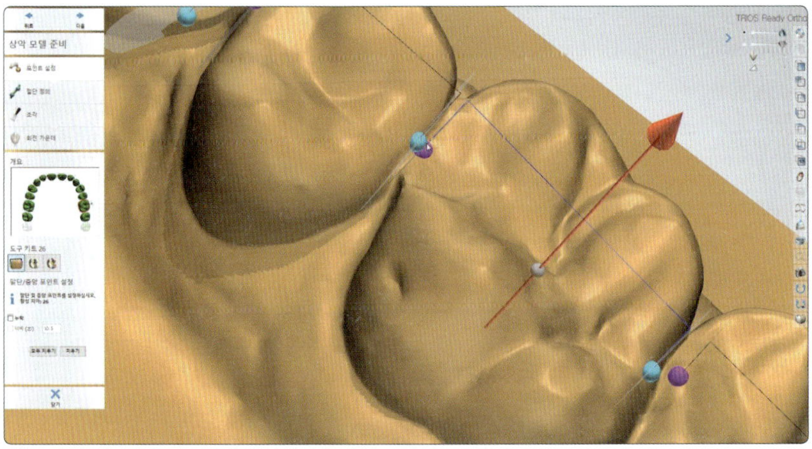

그림 11-15 화면을 조정한 후 근 · 원심을 수정

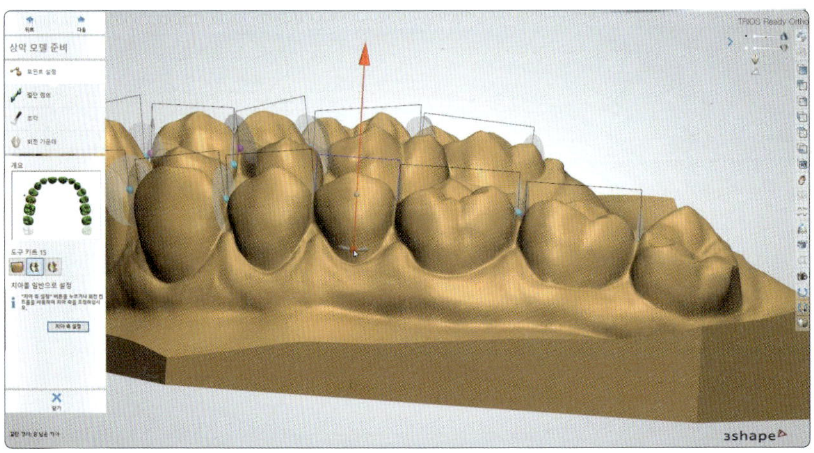

그림 11-16 치아 축을 수정

② 절단 정의: 근 · 원심 포인트를 기준으로 각 치아의 스플라인을 설정한다. 첫 번째 아이콘인 컷 스플라인 편집을 클릭하여 스플라인을 조정하거나 다시 설정할 수 있다. 작업할 치아를 클릭하면 파란색에서 녹색 포인트로 바뀌고 수정할 부분을 클릭하면 노란색 포인트로 바뀐다(그림 11-17).

③ 조각: 분할된 후 선택한 치아를 클릭하면 조각 도구 키트를 사용하여 다듬을 수 있다(그림 11-18).

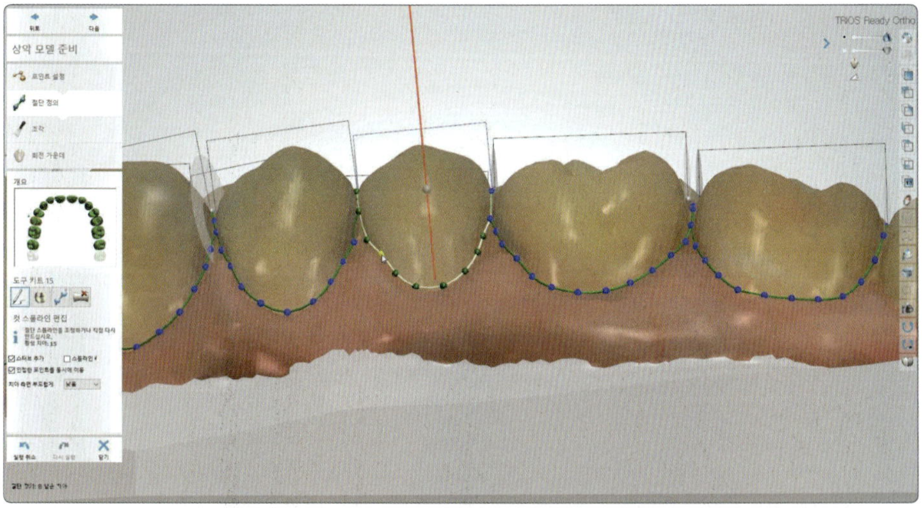

그림 11-17 근 · 원심 포인트를 기준으로 각 치아의 스플라인을 설정

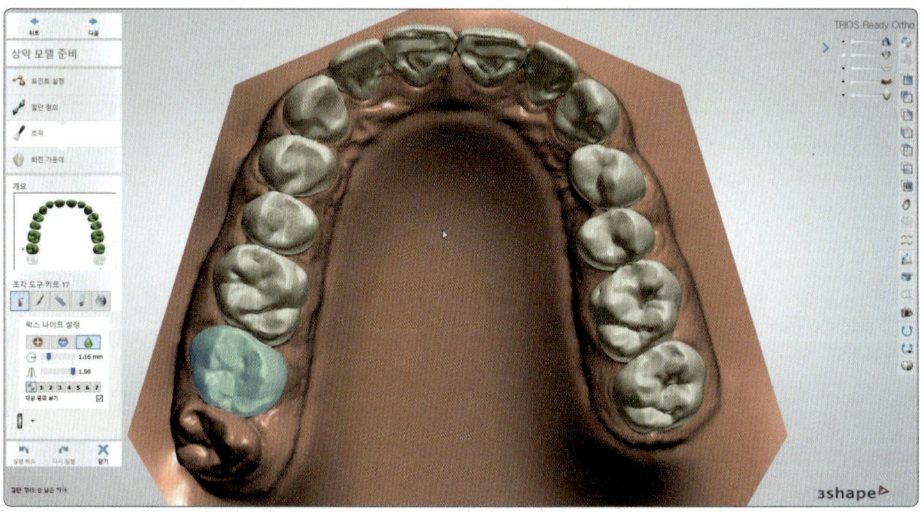

그림 11-18 조각 도구 키트를 사용하여 다듬는다.

④ 회전 가운데 : 모델을 확인하고 추가로 수정이 필요한 경우 치아의 회전 중심 위치를 수정할 수 있다(그림 11-19).

4) 하악 모델 준비-상악 모델과 동일한 방법으로 작업한다(그림 11-20, 21, 22, 23, 24).

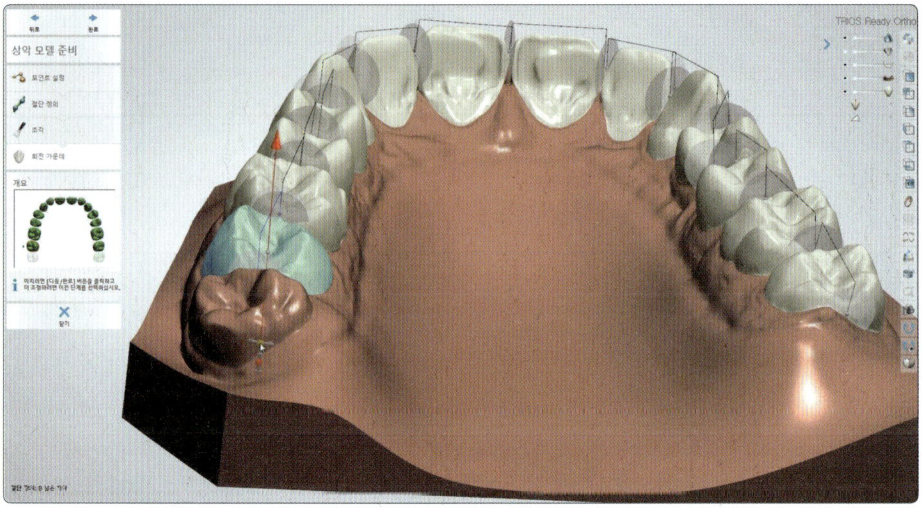

그림 11-19 치아의 회전 중심 위치를 수정

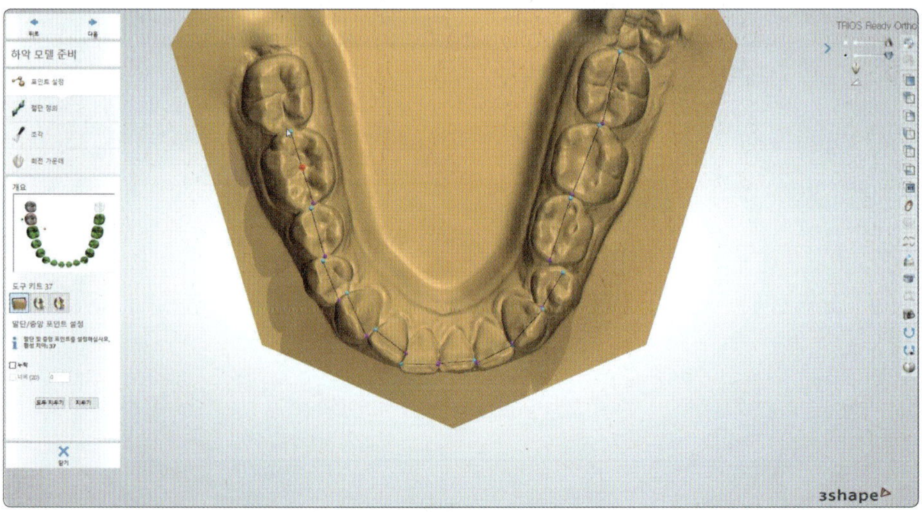

그림 11-20 시각화 설정 변경-텍스처 표시

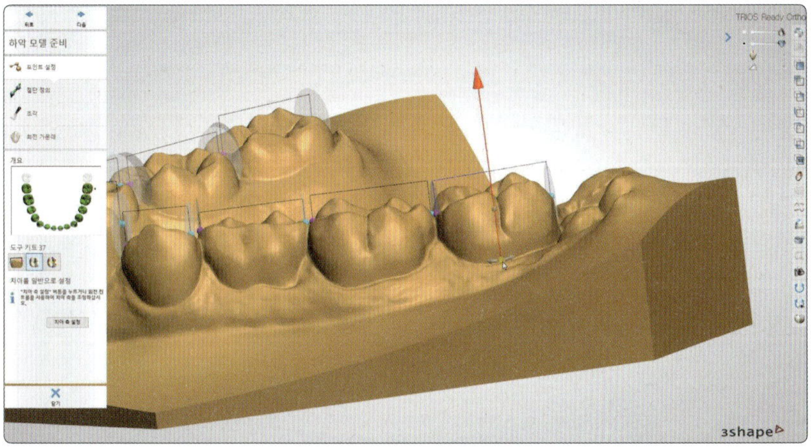

그림 11-21 치아 축을 수정

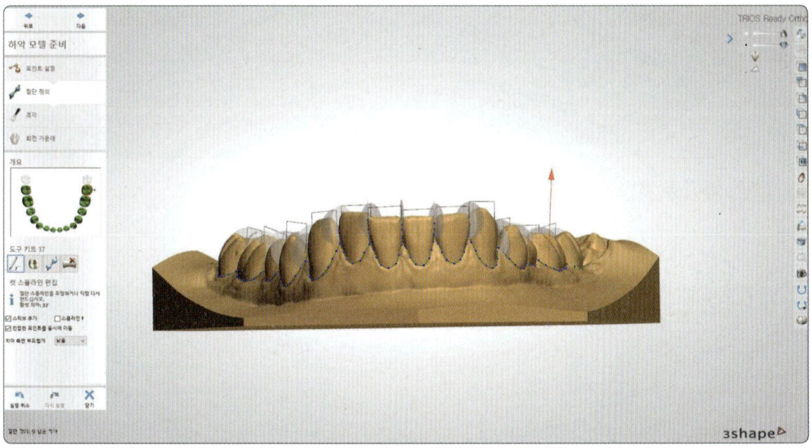

그림 11-22 시각화 설정 변경-텍스처 표시

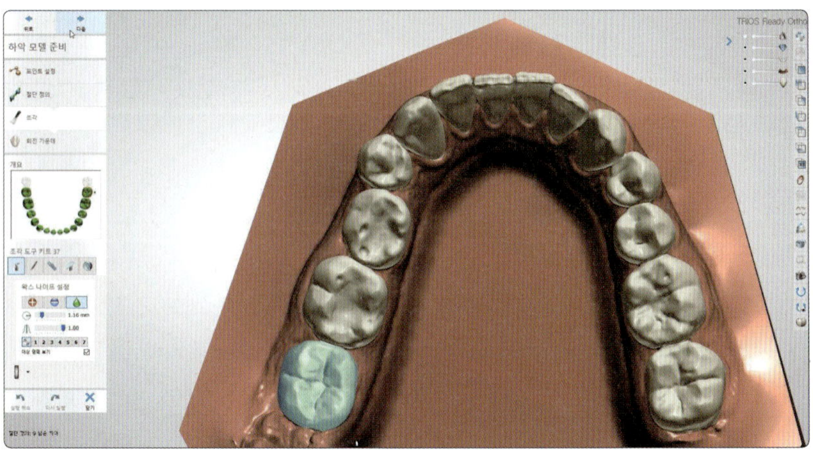

그림 11-23 조각 도구 키트를 사용하여 다듬는다.

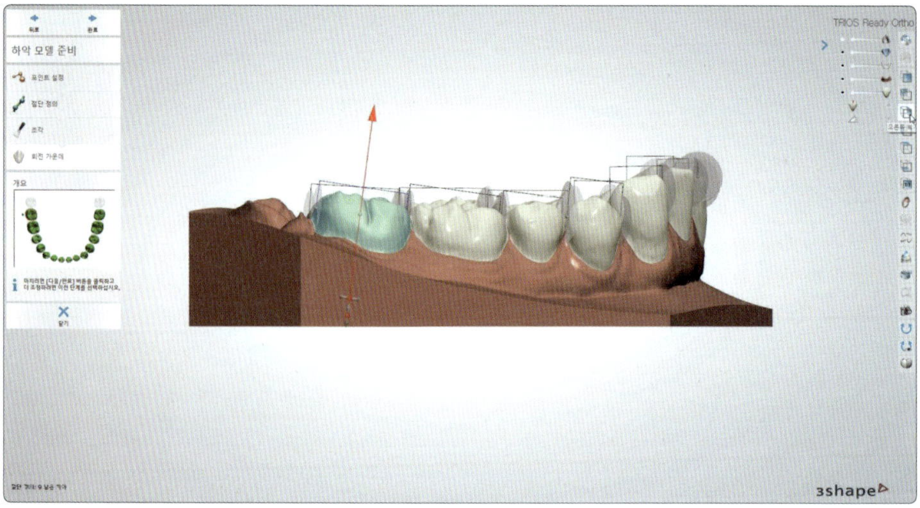

그림 11-24 치아의 회전 중심 위치를 수정

3. 투명교정장치(clear aligner) 디자인

치료에서 세 번째 아이콘인 투명교정장치(clear aligner)를 클릭한다(그림 11-25).

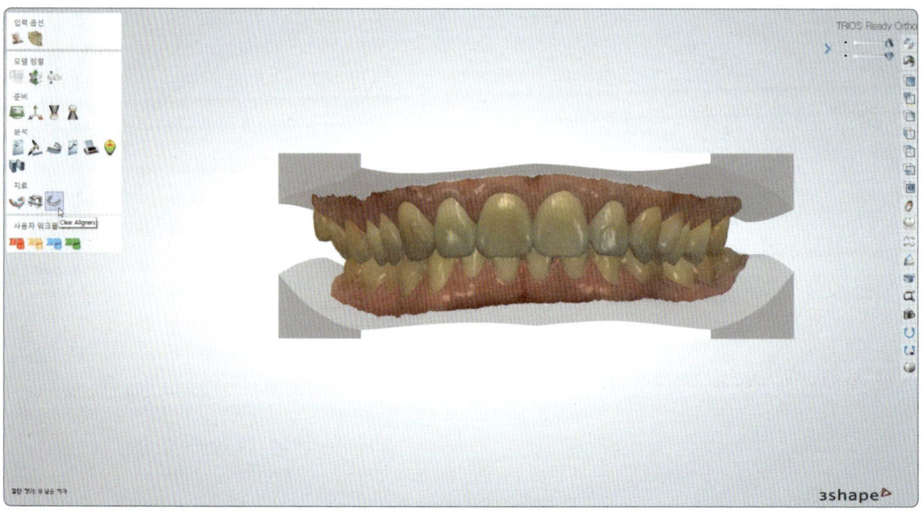

그림 11-25 치료에서 세 번째 아이콘인 투명교정장치(clear aligner)를 클릭

1) 교합 설정–상 · 하악 모델을 클릭하여 수정할 수 있다(그림 11–26).
2) 평면 설정–교합평면과 표준평면(수평, 시상, 전 · 후면)을 수정할 수 있다(그림 11–27, 28).
3) 위턱뼈 세분화–디자인 준비단계에서 상악 모델 준비와 같은 방법으로 수정할 수 있다(그림 11–29).
4) 아래턱뼈 세분화–디자인 준비단계에서 하악 모델 준비와 같은 방법으로 수정할 수 있다(그림 11–30).

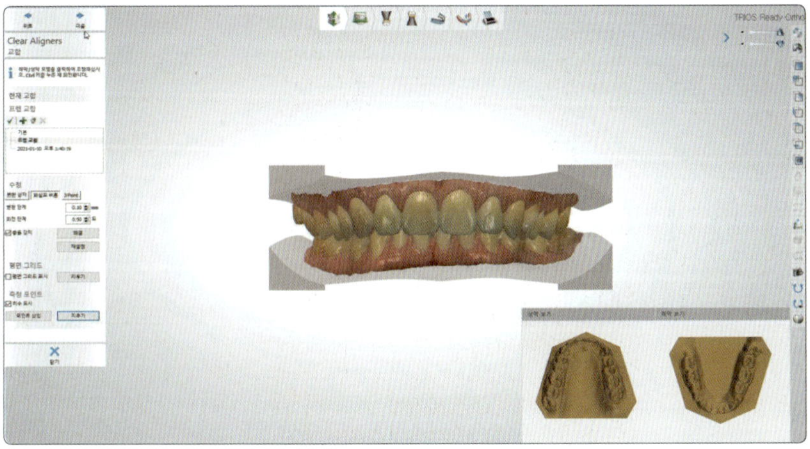

그림 11-26 교합 설정

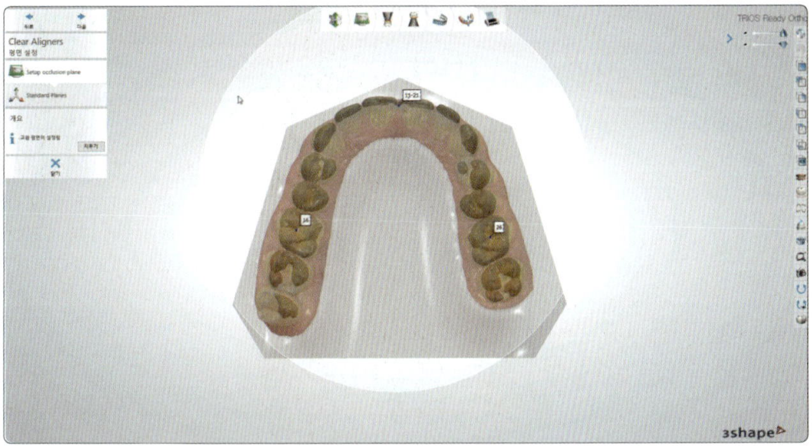

그림 11-27 평면 설정

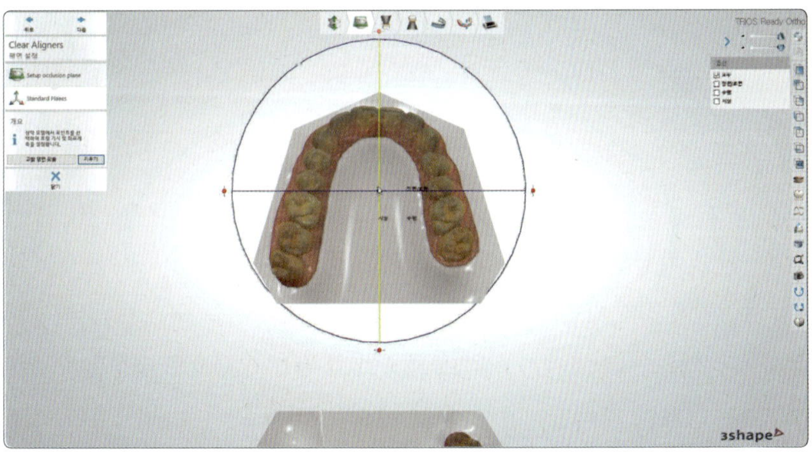

그림 11-28 표준평면(수평, 시상, 전 · 후면)을 수정

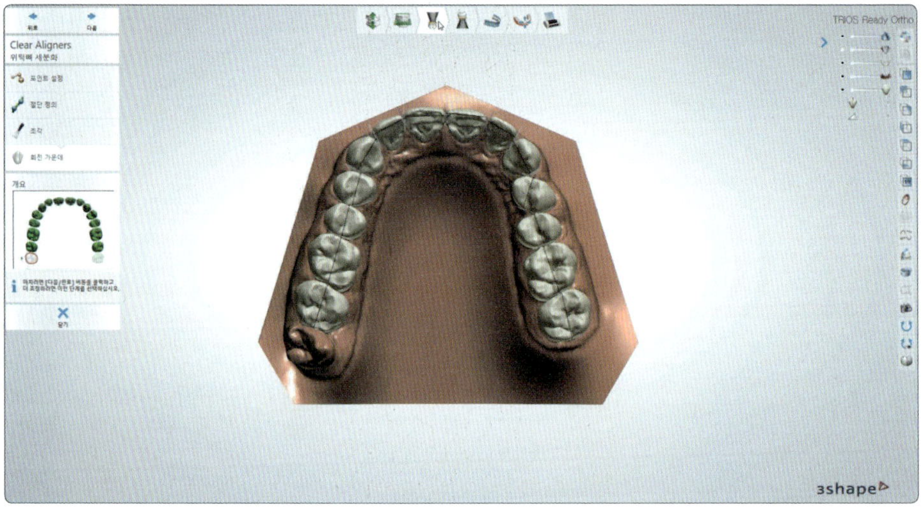

그림 11-29 위턱뼈 세분화

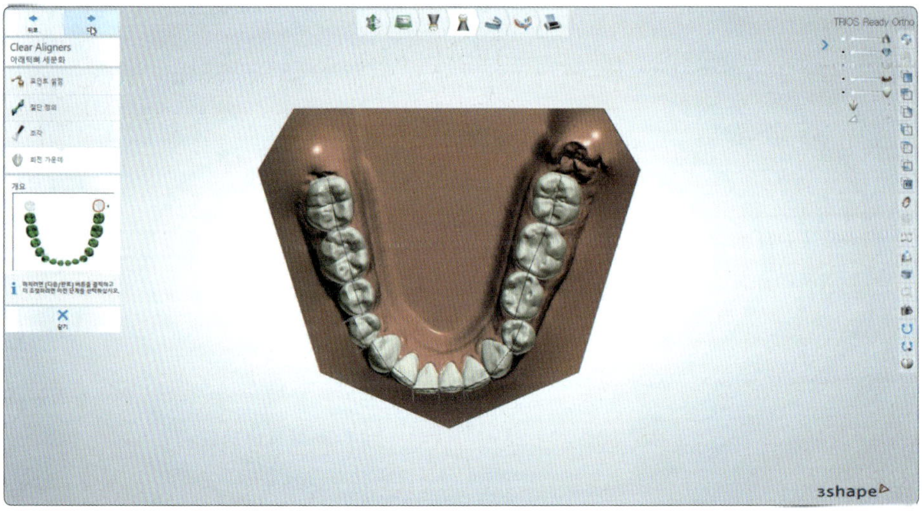

그림 11-30 아래턱뼈 세분화

5) 치열궁 분석-치아 너비 계산하고 이상 아치 모양과 비교할 수 있다(그림 11-31).

① 적합한 아치 만들기: 추가 버튼을 클릭하고 새 이상 치열궁의 이름을 입력하면 이상치열궁에 표시된다(그림 11-32, 33).

② 위턱 아치 수정-상악 아치모양은 타원, 포물선, 사용자 지정을 사용하여 설정한다(그림 11-34).

③ 아래턱 아치 수정-하악 아치모양은 상악과 동일한 방법으로 설정한다(그림 11-35).

④ 개요-결과를 확인하고 다음 버튼을 눌러준다(그림 11-36).

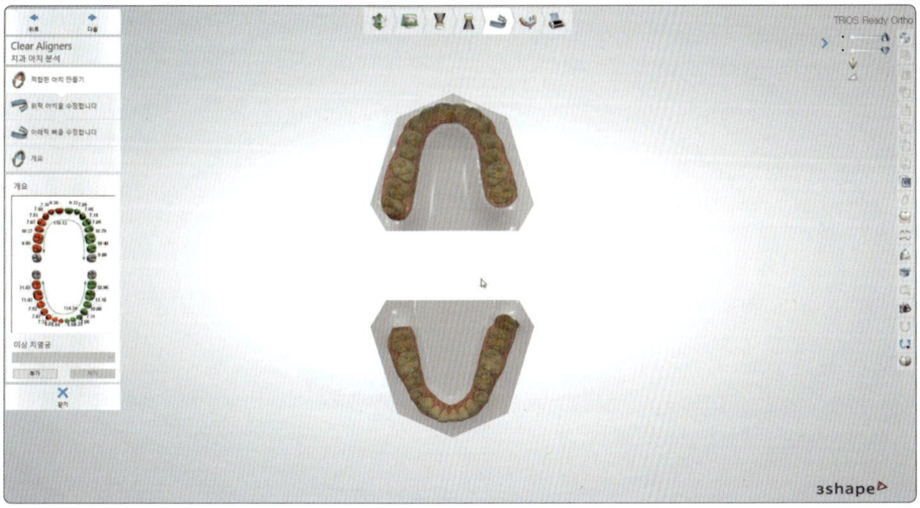

그림 11-31 치열궁 분석

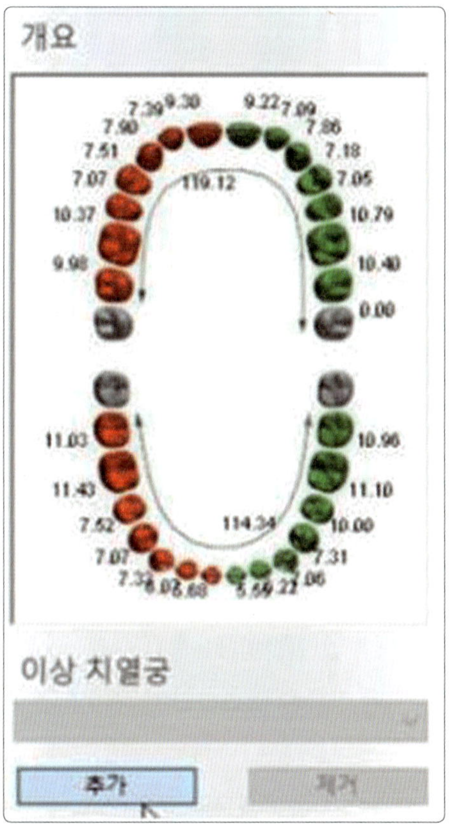

그림 11-32 추가 버튼을 클릭

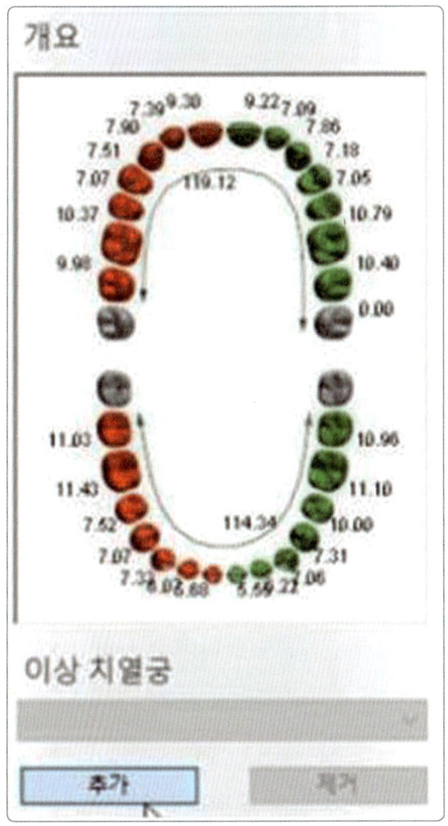

그림 11-33 새 이상 치열궁의 이름을 입력

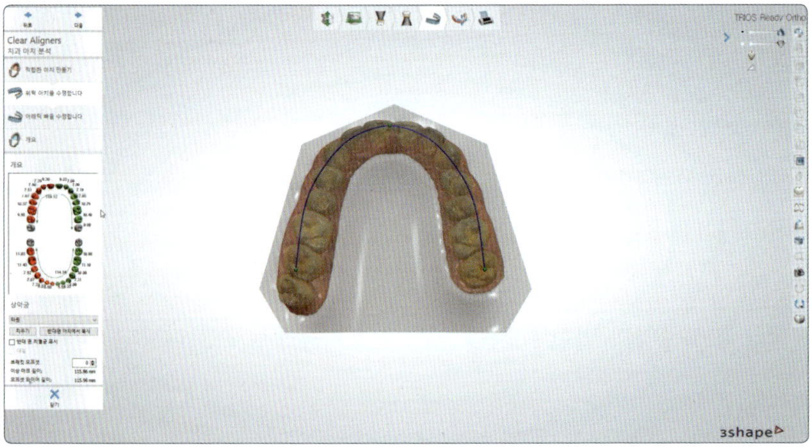

그림 11-34 위턱 아치 수정

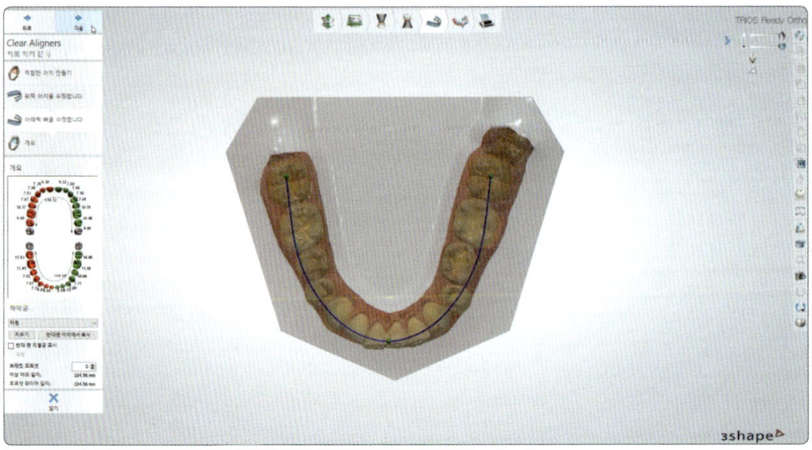

그림 11-35 아래턱 아치 수정

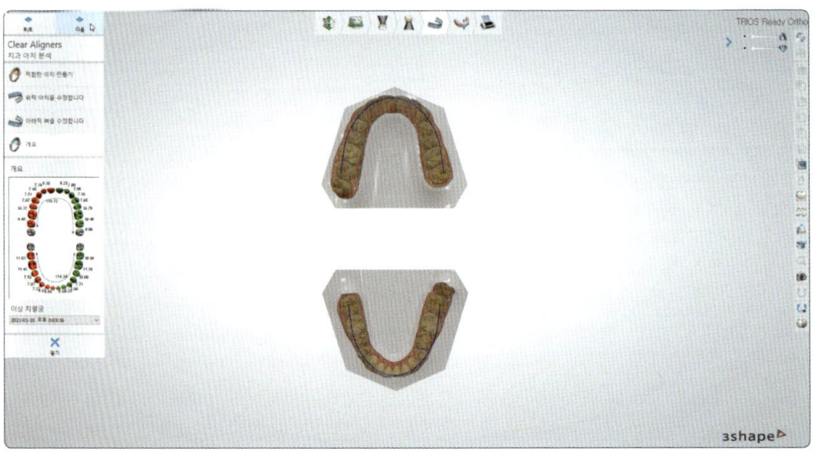

그림 11-36 결과 확인

6) 가상 설정-상악과 하악에 도구 키트를 사용하여 치아를 추출, 이동시켜 여러 설정과 하위 설정한다(그림 11-37).

① 도구 키트에서 첫 번째 아이콘인 이동을 클릭하면 치아를 이동시키고 회전할 수 있다. 빨간색 포인트로 치아를 회전시키거나 기울일 수 있고, 파란색 포인트로 치아를 수직으로 위 · 아래로 이동시킬 수 있다(그림 11-38, 39, 40). 두 번째 아이콘인 치아 추출을 클릭하면 추출하고자 하는 치아를 상 · 하악에서 선택할 수 있다(그림 11-41). 세 번째 아이콘인 스트리핑을 클릭하면 치간 축소를 할 수 있다. IPR중앙과 말단 수치를 입력하여 자동으로 스트리핑되거나 도구를 이용하여 수

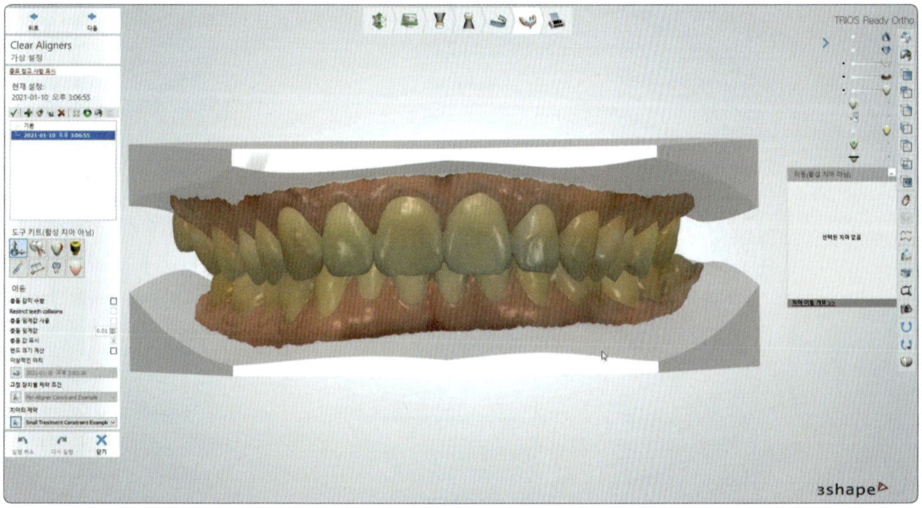

그림 11-37 가상 설정

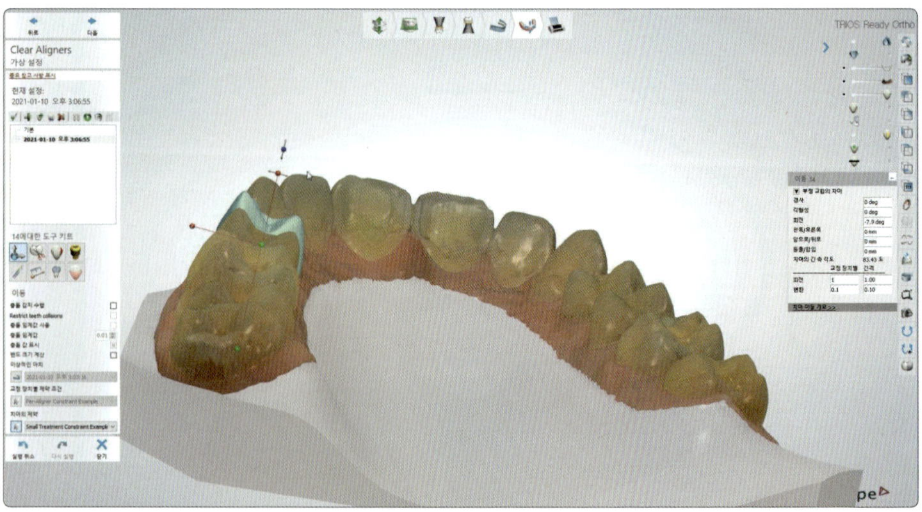

그림 11-38 첫 번째 아이콘을 클릭하여 치아를 이동할 수 있다.

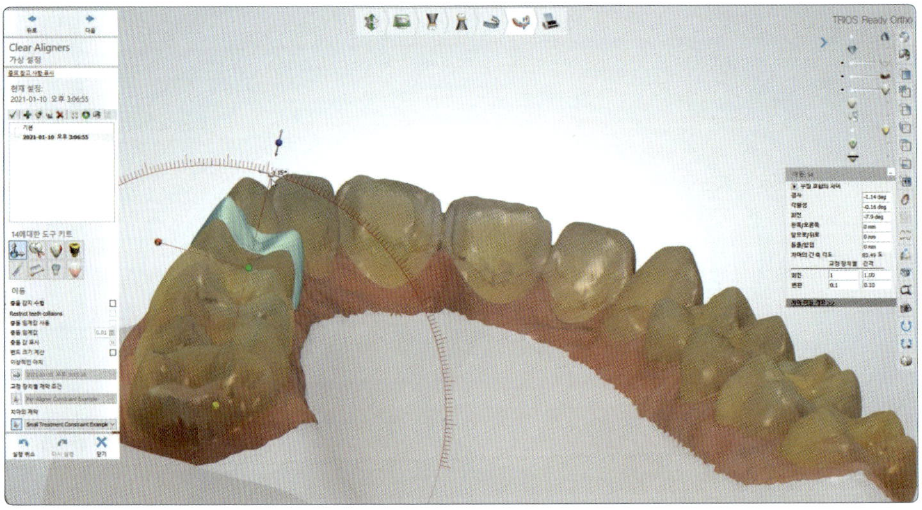

그림 11-39 첫 번째 아이콘을 클릭하여 치아를 회전할 수 있다.

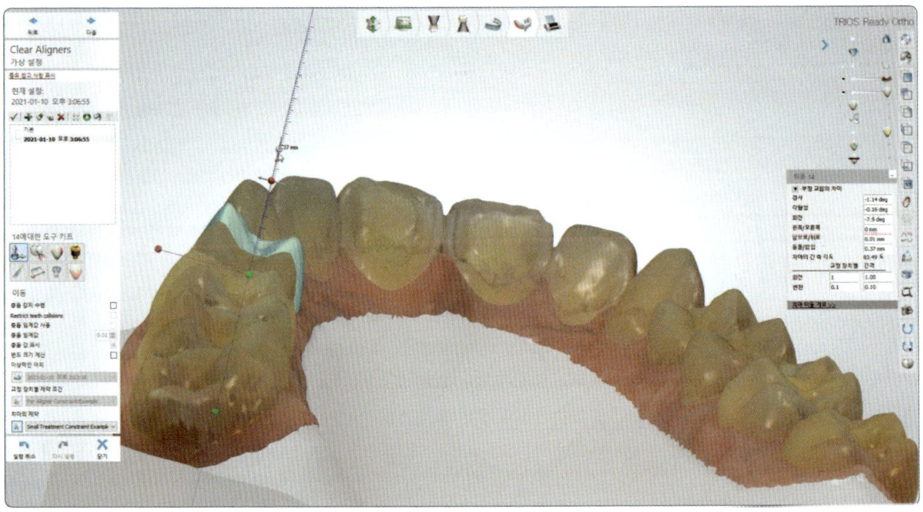

그림 11-40 첫 번째 아이콘을 클릭하여 위아래 이동할 수 있다.

동으로도 작업할 수 있다(그림 11–42). 여섯 번째 아이콘인 포인트 측정을 클릭하면 치아 위치 변경을 위한 포인트를 배치할 수 있고(그림 11–43), 일곱 번째 아이콘인 가운데를 클릭하면 새 회전 중심을 알 수 있으며 적용하려면 도구 아이콘을 클릭한다(그림 11–44, 45). 여덟 번째 아이콘인 유연한 티슈 영역 편집을 클릭하면 티슈 영역의 경계를 변경할 수 있다. 빠른 편집 선을 클릭하여 티슈 영역의 경계를 수정할 수 있다(그림 11–46, 47).

② 현재 설정 섹션에서 소구분 설정을 클릭하면 설정한 수로 하위 설정을 할 수 있고(그림 11–48, 49), 하위 설정 애니메이션을 클릭하여 파일을 생성하면 변화된 모습을 볼 수 있다(그림 11–50).

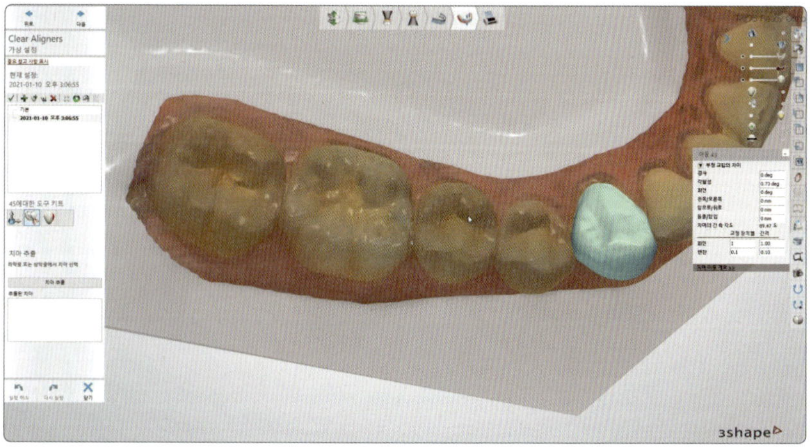

그림 11-41 두 번째 아이콘은 치아추출 클릭하여 추출하고자 하는 치아를 상 · 하악에서 선택할 수 있다.

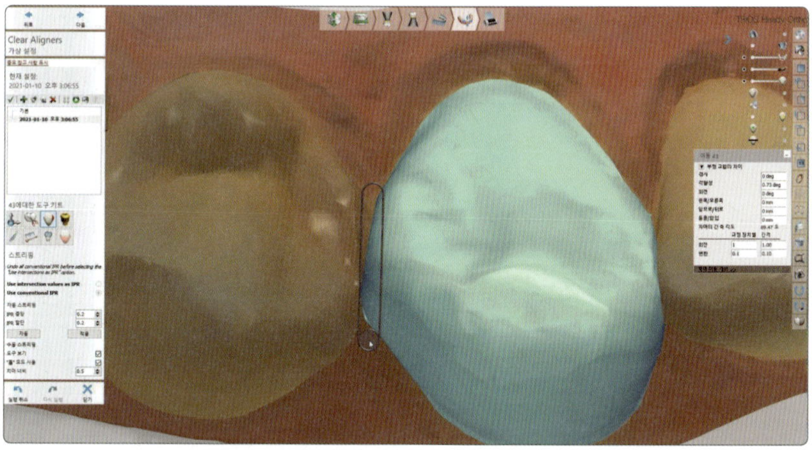

그림 11-42 세 번째 아이콘인 스트리핑을 클릭하면 치간 축소를 할 수 있다.

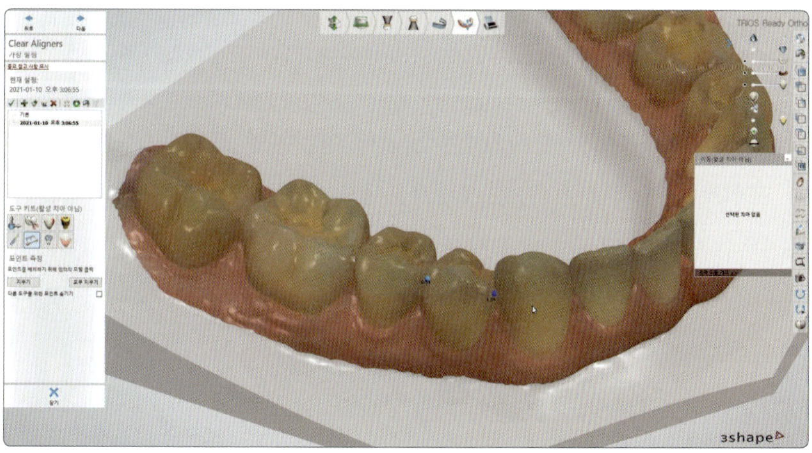

그림 11-43 여섯 번째 아이콘인 포인트 측정을 클릭하면 치아 위치 변경을 위한 포인트를 배치할 수 있다.

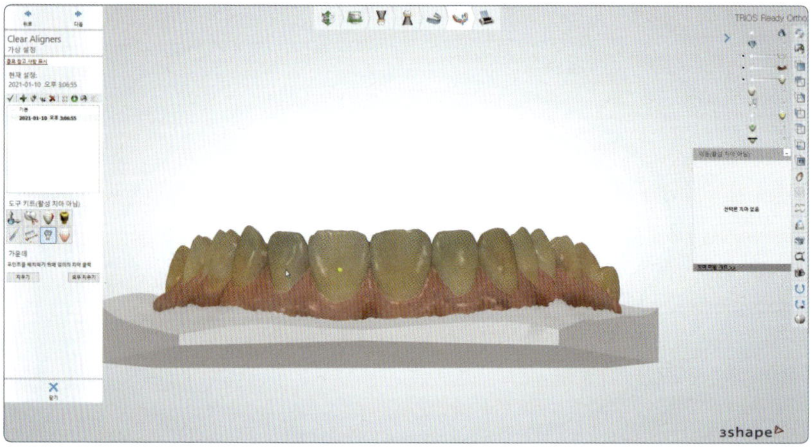

그림 11-44 일곱 번째 아이콘인 가운데를 클릭하면 새 회전 중심을 알 수 있으며 적용하려면 도구 아이콘을 클릭한다.

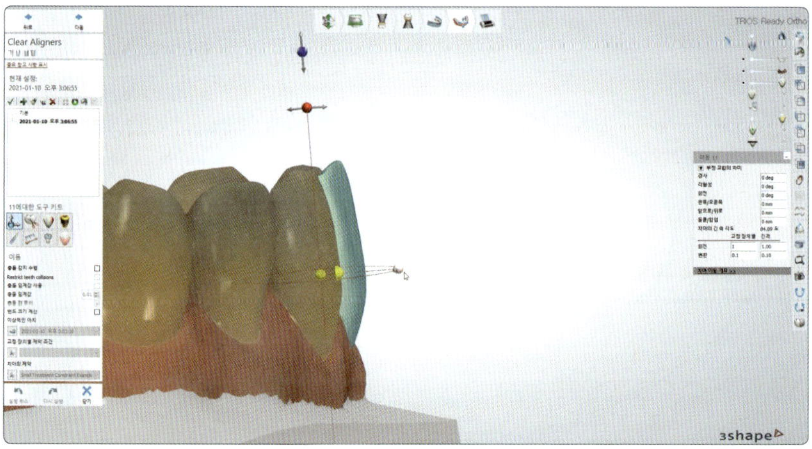

그림 11-45 일곱 번째 아이콘인 가운데를 클릭하면 새 회전 중심을 알 수 있으며 적용하려면 도구 아이콘을 클릭한다.

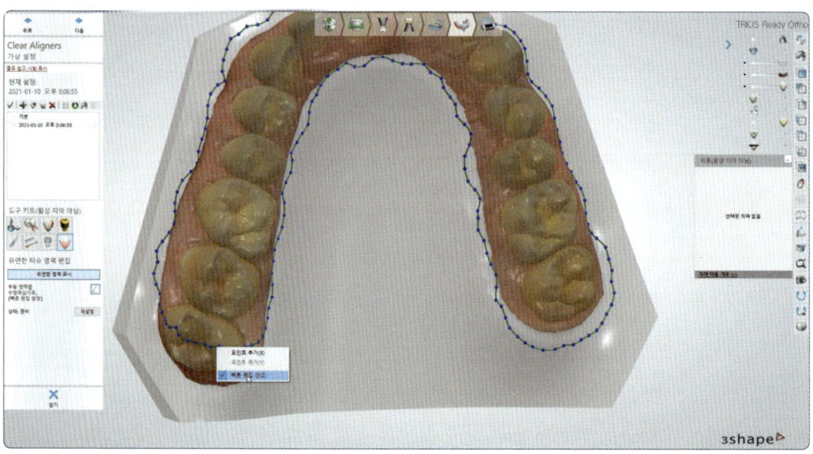

그림 11-46 여덟 번째 아이콘인 유연한 티슈 영역 편집을 클릭하면 티슈 영역의 경계를 변경할 수 있다.

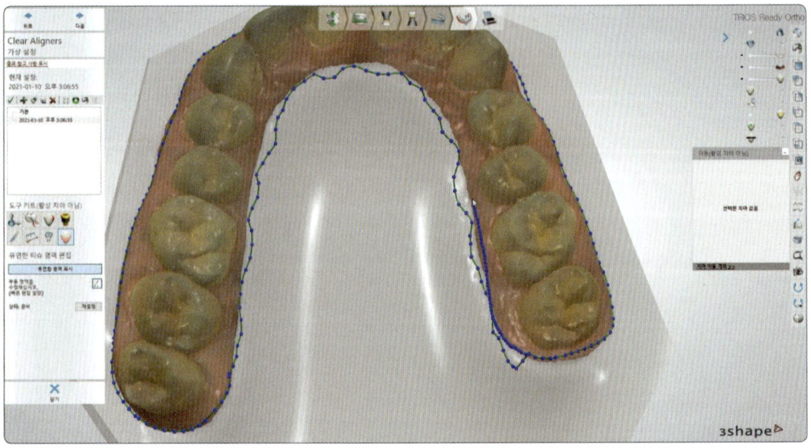

그림 11-47 빠른 편집 선을 클릭하여 티슈 영역의 경계를 수정할 수 있다.

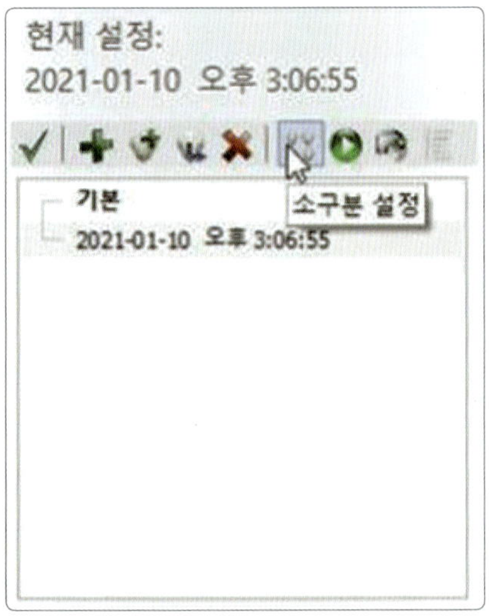

그림 11-48 현재 설정 섹션에서 소구분 설정을 클릭한다.

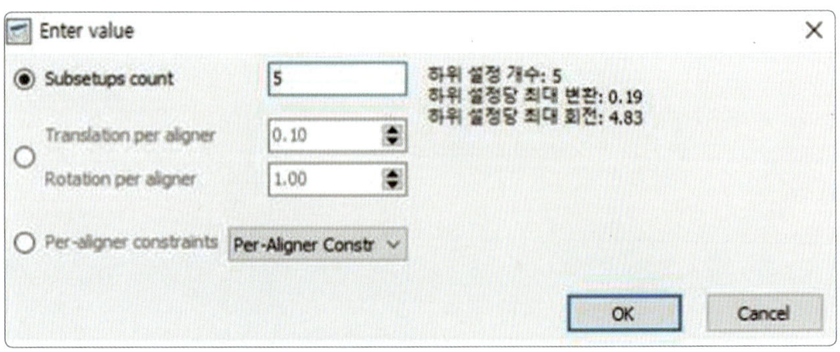

그림 11-49 현재 설정 섹션에서 소구분 설정을 클릭하면 설정한 수로 하위 설정을 할 수 있다.

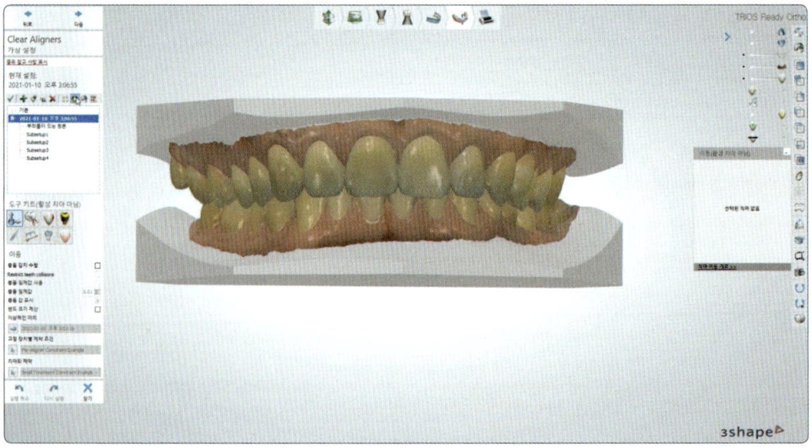

그림 11-50 하위 설정 애니메이션을 클릭하여 파일을 생성하면 변화된 모습이다.

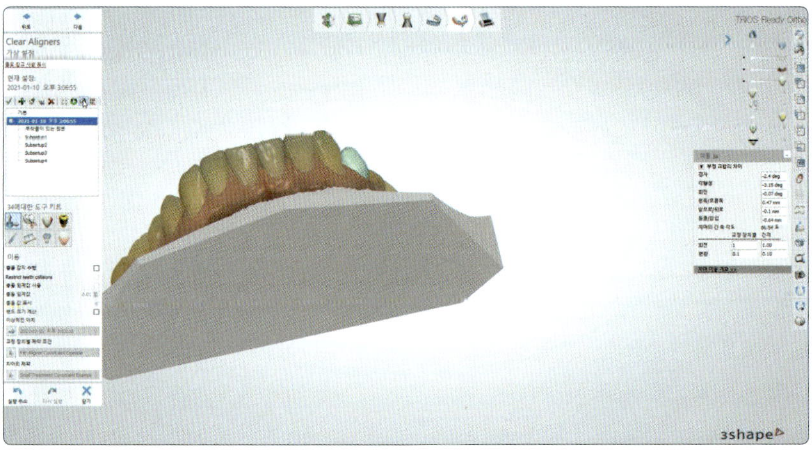

그림 11-51 설정 내보내기 버튼을 클릭하면 다른 이름으로 저장할 수 있다.

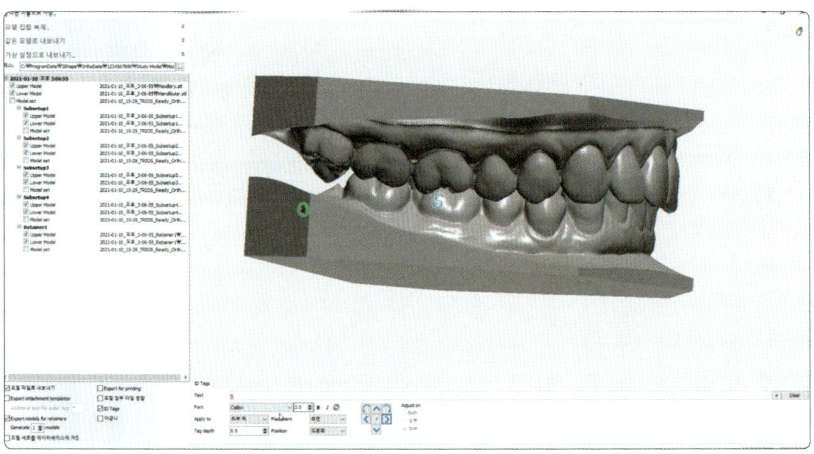

그림 11-52 모델에 text를 입력하여 위치시킬 수 있다.

그리고 설정 내보내기 버튼을 클릭하면 다른 이름으로 저장할 수 있고, 모델에 text를 입력하여 위치시킬 수도 있다(그림 11-51, 52).

7) review-뷰를 통해 수정 전 · 후를 볼 수 있고(그림 11-53, 54, 55), 보고서(개요, 이상적 아치분석,치아 너비 분석, 공간 분석, bolton 분석, 계산, 치아 운동 보고서)를 생성할 수 있다(그림 11-56, 57, 58).

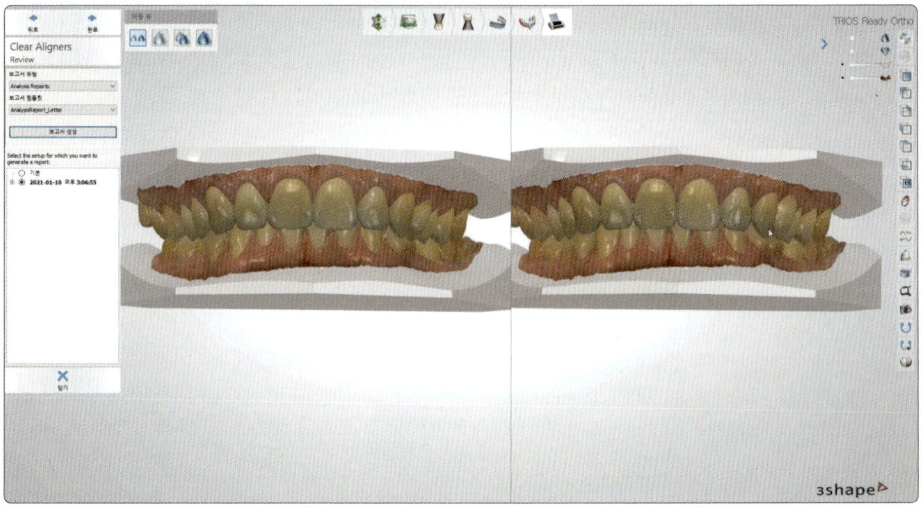

그림 11-53 review-뷰를 통해 수정 전 · 후를 볼 수 있다.

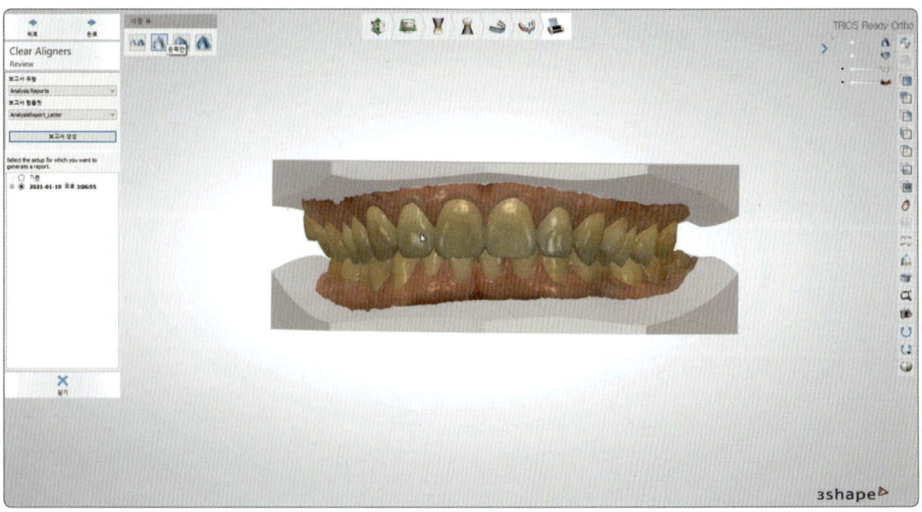

그림 11-54 review-뷰를 통해 수정 전을 볼 수 있다.

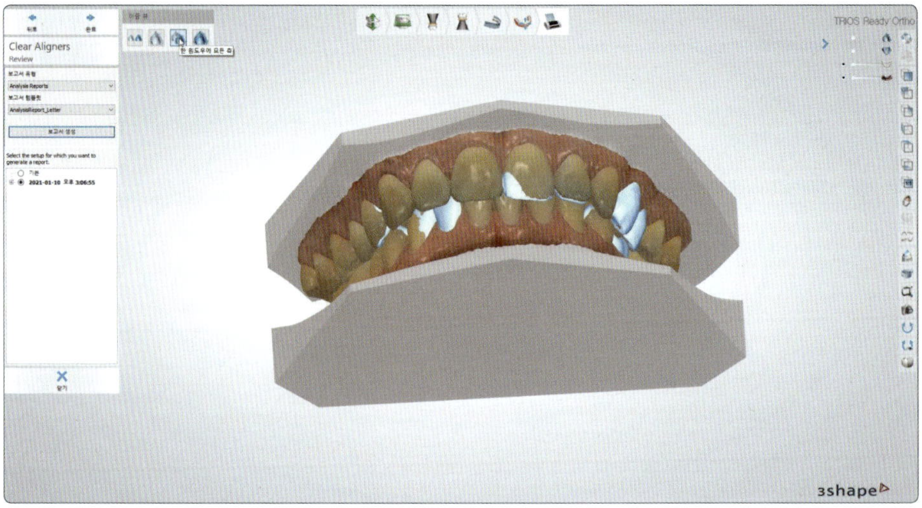

그림 11-55 review-뷰를 통해 수정 후를 볼 수 있다.

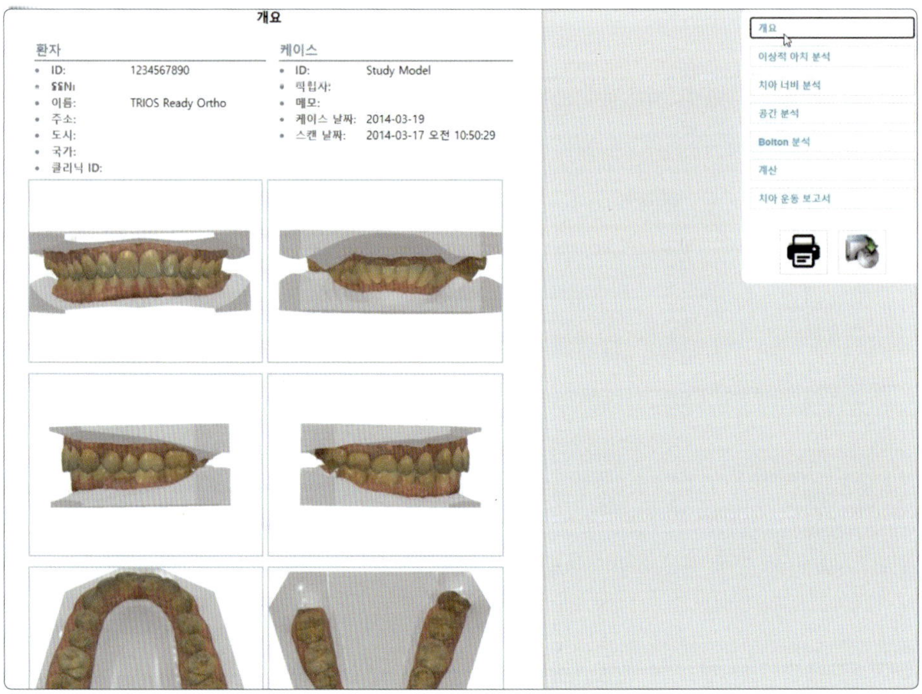

그림 11-56 보고서(개요)를 생성할 수 있다.

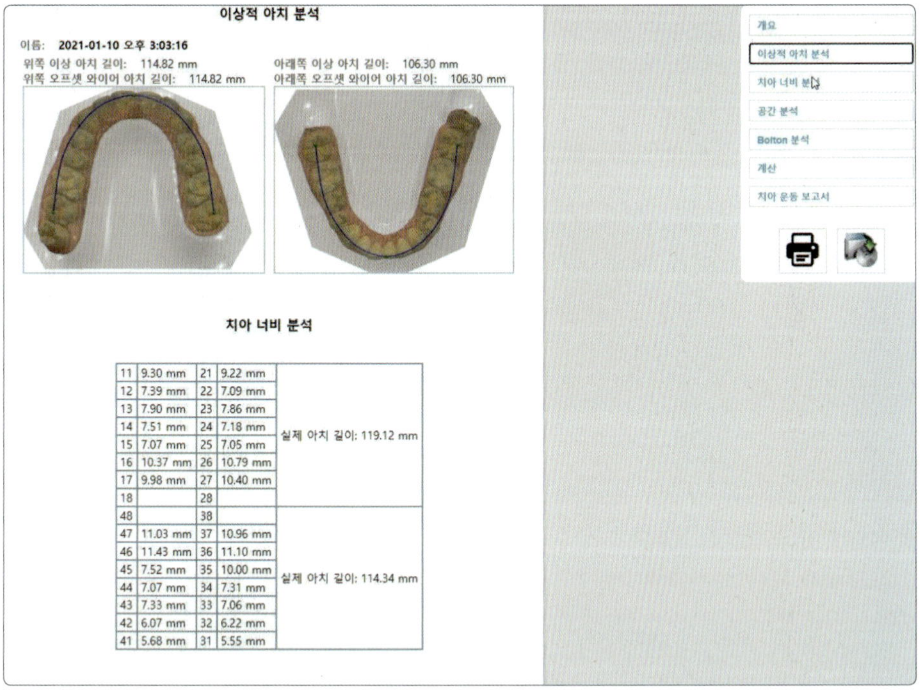

그림 11-57 보고서(이상적 아치분석, 치아 너비 분석)를 생성할 수 있다.

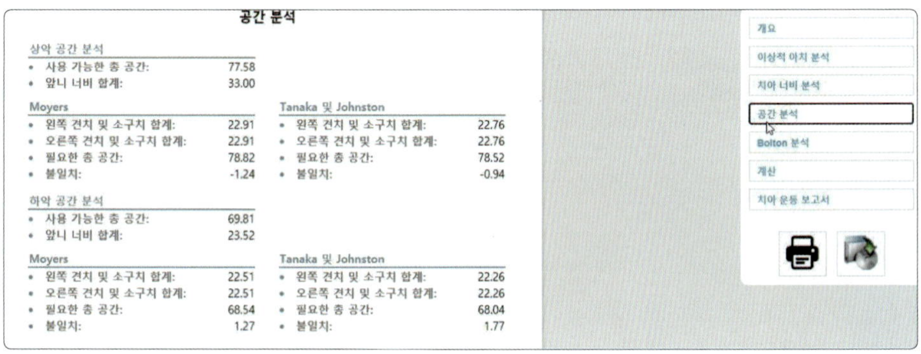

그림 11-58 보고서(bolton 분석, 계산, 치아 운동)를 생성할 수 있다.

8) 완료 버튼을 클릭하여 결과를 저장하면 투명교정장치가 완성된다.

제3편

가철성 교정장치

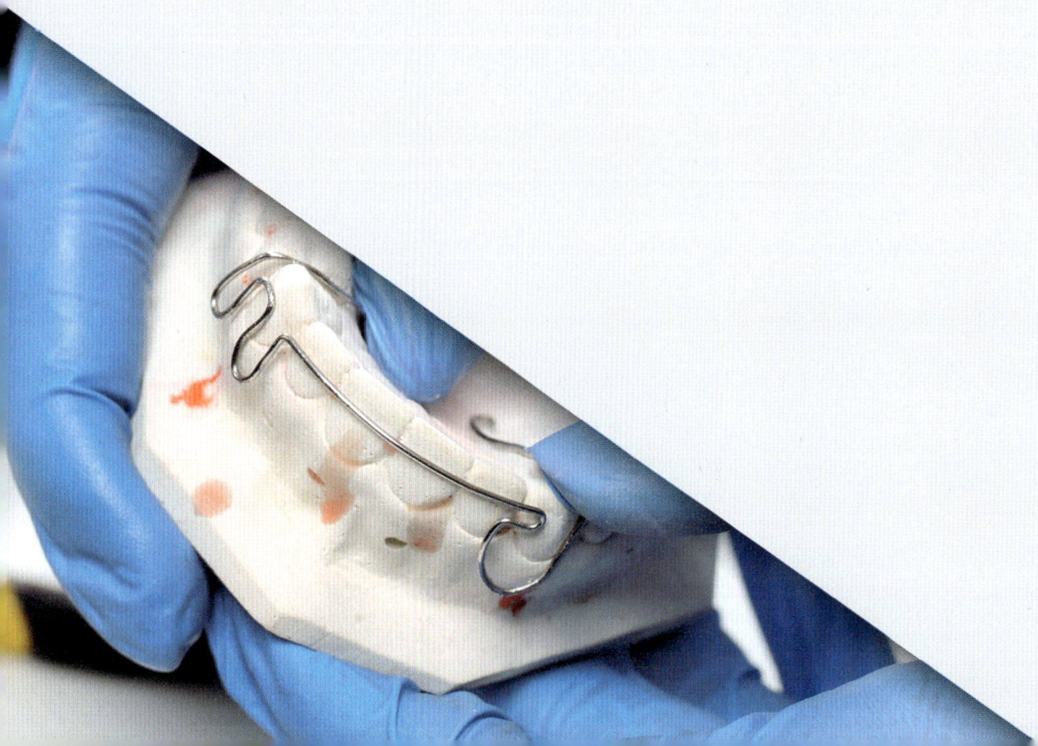

제 12 장 가철성 보정장치

Removable Retainers

12.1 하얼리 보정장치(Hawley retainer)

12.1.1 개요

교정학에서 보정(retention)이란 교정치료를 안정화하는 것을 도와주기에 충분하도록 새로이 이동된 치아를 그 위치에서 장기간 유지해주는 것이다. 즉, 교정치료가 성공적으로 이루어졌다는 것은 치료 후 양호한 기능적 배열과 적절한 교합상태가 되어야 함은 물론이며, 이러한 상태가 계속 유지되어야 한다.

그러나 새로이 이동된 치아와 악골 관계는 원래의 위치로 되돌아가려는 복귀(회귀) 현상을 가지는데 교정치료로써 얻은 개선된 교합이 상실되는 것을 재발(relapse)이라 한다.

교정치료로 얻어진 교합안정(occlusal stabilization)은 반드시 항상성(homeostasis)을 포함해야 하는데, 이는 저작 관계가 교정 치료 후 스스로 안정화가 이루어져야 함을 의미한다.

적절한 치료목표, 주의 깊은 치료, 정확한 교합 관계, 잘 선택된 보정 술식이 교합 항상성을 얻는 데 중요한 역할을 한다.

따라서 최종적인 교정 치료의 성공 여부는 교정적 치아 이동 직후가 아닌 장기간 경과 후에도 치열이 교정된 상태가 유지되고 있느냐에 따라 결정된다고 볼 수 있으며 대부분의 교정치료 증례에서는 보정 과정이 필요하게 된다.

보정 과정에서 가장 많이 사용되고 있는 가철성 보정장치로는 기본적인 상(base plate) 교정장치의 구조로 되어 있으며, C. A. Hawley가 고안한 하얼리(Hawley) 보정장치와 발치 교정 후 보정장치로

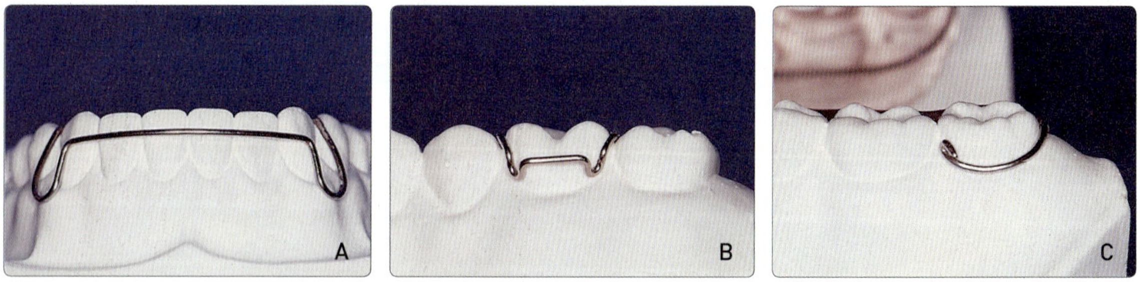

그림 12-1 하얼리 보정장치에 이용되는 순측호선(A)과 Adams clasp(B), 'C'clasp(C)

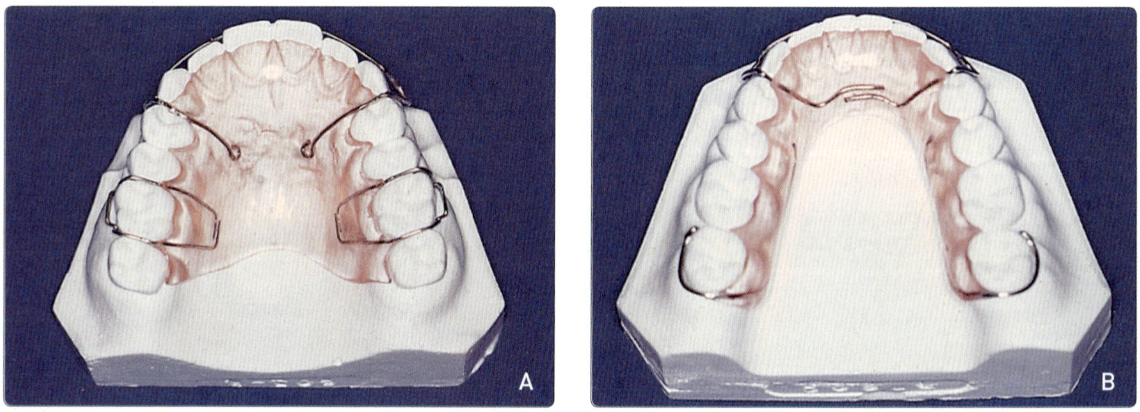

그림 12-2 상악 하얼리 보정장치(A), 하악 하얼리 보정장치(B)

많이 사용되는 랩어라운드(wraparound) 보정장치를 들 수 있으며, 보정과 함께 마무리 치아 이동이 동시에 이루어질 수 있는 치아 포지셔너(tooth positioner) 등이 이용되고 있다.

하얼리(Hawley) 보정장치의 전치부에서는 치아를 고정하고 장치 유지에 도움이 되도록 하는 순측호선(labial bow)과 제1대구치나 최후방 구치에 볼 클래스프, 루프 클래스프, 아담스 클래스프, 'C' 클래스프를 사용하며, 이들을 수용하는 기초상의 형태가 주로 이용되고 있다(그림 12-1, 2).

12.1.2 하얼리(Hawley) 보정장치의 장·단점 및 필요조건

1. 장점

① 순측호선이 교합면을 통과하기 때문에 와이어의 위치가 안정적이다.

② 순측을 지나는 호선이 짧아서 장치의 변형이 작다.

③ 제작이 비교적 쉽고 간단하다.

2. 단점

① 제1소구치를 발치한 증례에서는 폐쇄된 발치 공간 위로 순측호선이 통과함으로 폐쇄된 발치 공간을 벌리려는 쐐기 작용(wedge working)이 유발될 수 있다.

② 교합면의 와이어 통과로 긴밀한 교합관계인 경우 교합 장애를 초래할 수 있다. 이 경우 교합 장애를 초래하지 않는 교정장치가 필요하다.

3. 필요조건

① 원래 위치로 돌아가려는 치아 이동을 방지할 수 있어야 한다.

② 구강 기능과 연관된 기능력이 방해를 받지 않아야 한다.

③ 자정작용과 구강 청결의 유지가 쉬워야 한다.

④ 가능한 한 외관 노출이 적게 보이고 견고하게 제작되어야 한다.

12.1.3 제작과정

1. 순측호선 제작

동적 교정장치 제거 후, 즉시 인상을 채득하여 작업 모형을 제작하는데 이때 작업 모형을 검토하여 외형선 설계를 한다(그림 12-3). 그리고 순측호선과 클래스프의 유지 부위가 교합 시 장애가 없도록 면밀히 검토하여야 한다. 왜냐하면 보정장치는 동적치료가 끝난 후에 제작하게 되므로 상 · 하 치열이 긴밀한 교합관계를 가지고 있는 경우가 많기 때문이다.

순측호선의 설계는 전치 개개 치관 순면의 중앙을 수평으로 지나가게 하며, 이때 하악 전치 순측호선은 상악 대합치와 접촉되지 않도록 주의한다. 견치 순면융선에서 치경부로 직각되게 구부려 치경부에

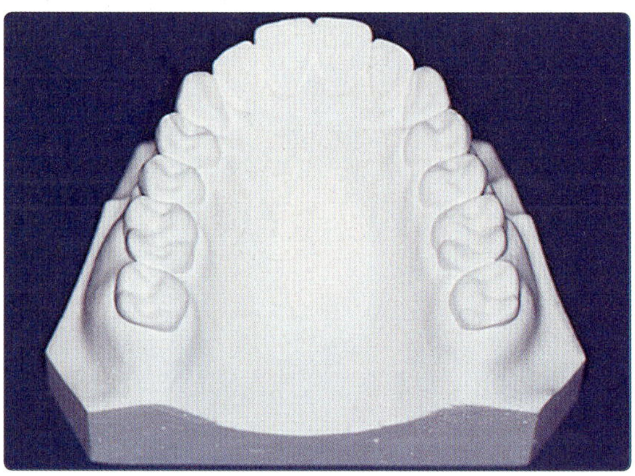

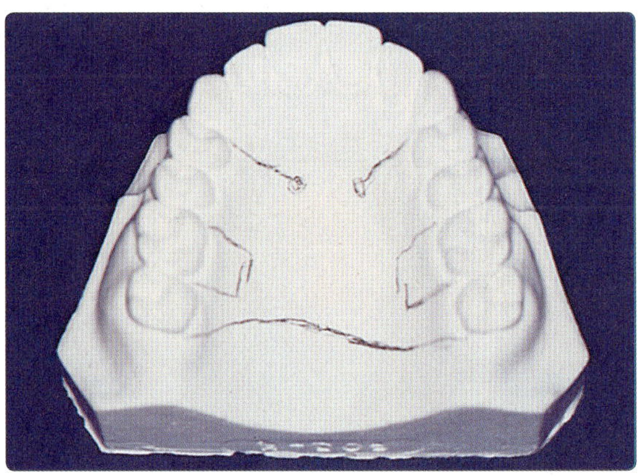

그림 12-3 작업모형에 보정장치의 외형선을 설계 표기한다.

서 2~3 mm 되는 곳에서 유-루프(U-loop)를 만들고 견치와 제1소구치 접촉점 상방을 지나가게 한다(그림 12-4).

순측호선의 제작은 직경 0.7~0.9 mm 와이어를 이용하여 순면 접촉부 굴곡 시 플라이어를 이용하지 않고 손가락으로 원호 형태를 만들어 주거나 호선 굴곡 기구(arch forming turret)를 이용하면 각이 지지 않고 쉽게 원호를 제작할 수 있다. 이때 와이어 중앙 부분부터 구부려주면 비교적 쉽게 원호를 만들어 줄

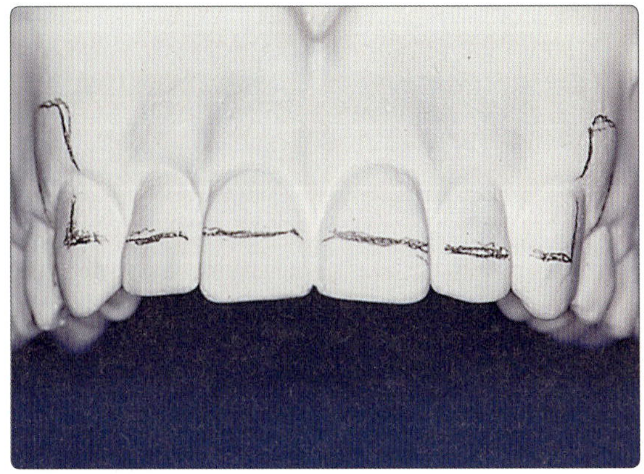
그림 12-4 순측호선의 위치

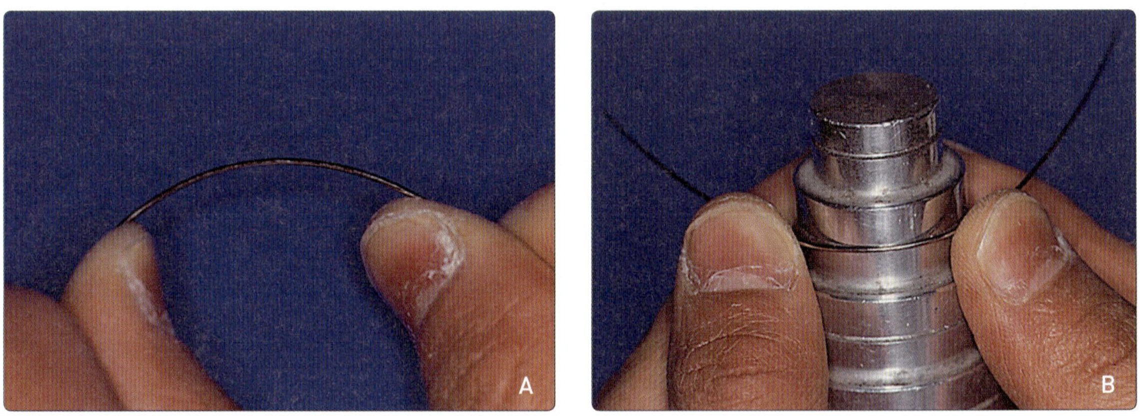
그림 12-5 순측호선의 손가락 굴곡(A)과 호선 굴곡 기구 이용 굴곡(B)

수 있다(그림 12-5).

작업모형의 전치 순면에 적합을 시키는데 치료를 위하여 이동된 치아는 반드시 접촉하여 고정이 되어야 한다(그림 12-6).

견치 순면융선에서 와이어를 치은방향으로 직각되게 구부린 다음 치경부보다 2~3 mm 길게 유-루프를 제작하며, 이때 루프와 점막면의 간격을 1 mm 정도로 하는데, 간격이 너무 많으면 순점막에 손상을 입힐 수 있으며, 간격이 없으면 치조점막에 손상을 줄 수 있다(그림 12-7, 8).

견치와 제1소구치 사이에서 순측호선이 교합 시 교합 장애가 없도록 정확히 적합시켜야 한다(그림 12-9). 와이어의 끝은 코일(coil)을 만들어 점막면에 접촉시키거나 태그(tag) 부위 와이어가 점막과 일정한 간격(사용 와이어의 직경 정도)이 유지될 수 있도록 끝 부위를 점막부로 굴곡시킨다(그림 12-

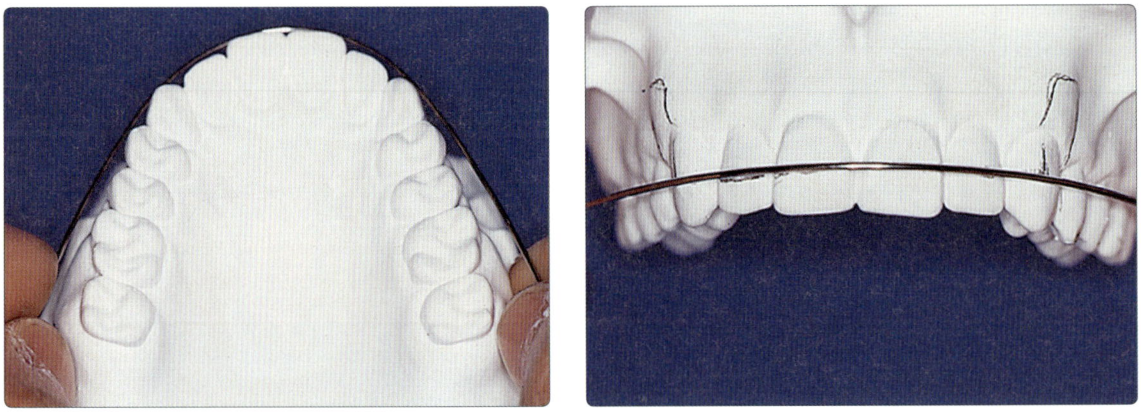

그림 12-6 굴곡된 와이어를 모형에 적합시켜 본다.

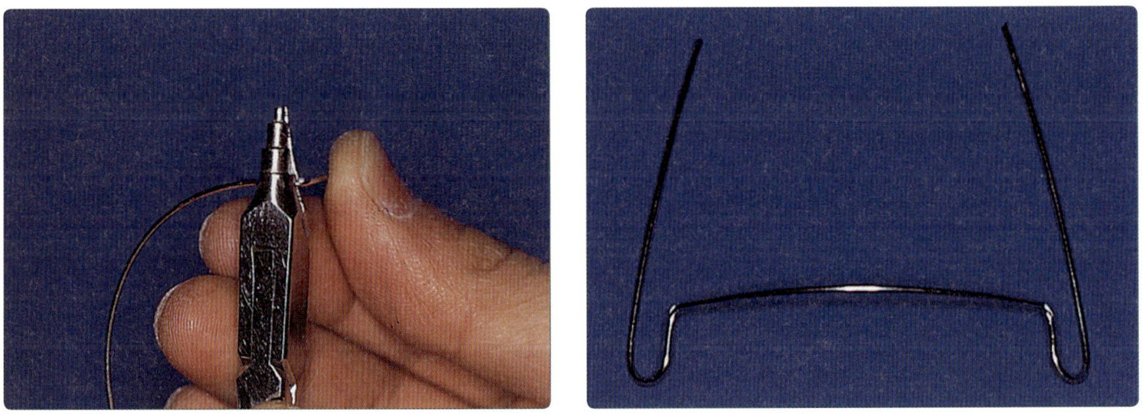

그림 12-7 U-loop 굴곡

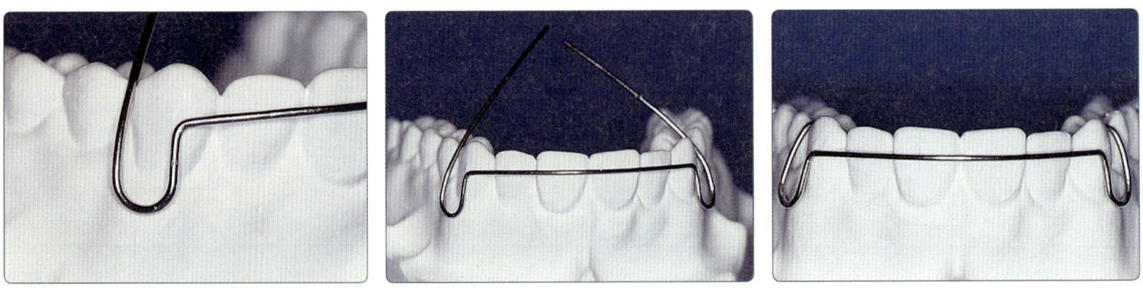

그림 12-8 U-loop의 와이어를 설측으로 구부린다.

10). 이때 간격이 너무 많으면 기초상이 두꺼워져서 환자의 착용감을 불편하게 하는 원인이 된다.

순측호선은 굴곡이 끝난 상태에서 모형에서 분리하여도 형태 변화가 없는 수동적인(passive) 상태이어야 한다. 순측호선의 일부분이라도 힘을 가하여 형태를 변형시킨 상태로 모형에 장착시키게 되면 구

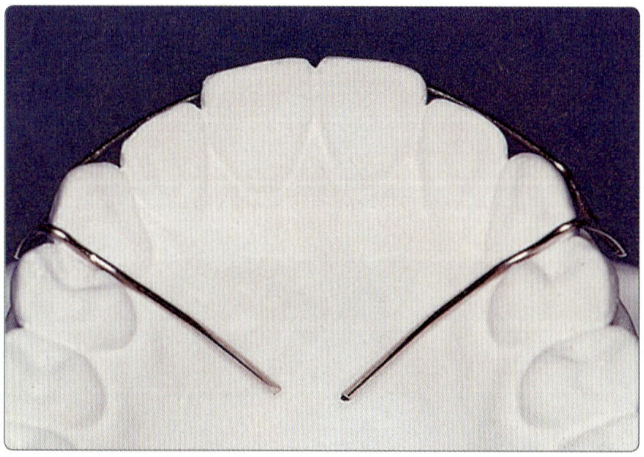

그림 12-9 교합장애가 없도록 정확히 적합시킨다.

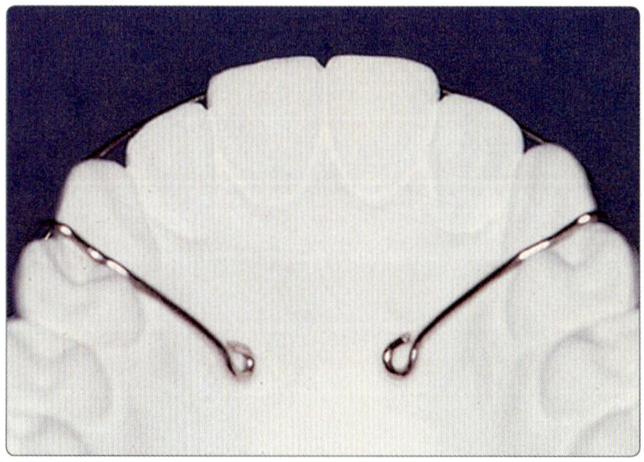

그림 12-10 코일 형태로 태그를 모형 구개면에 맞춰 굴곡시킨다.

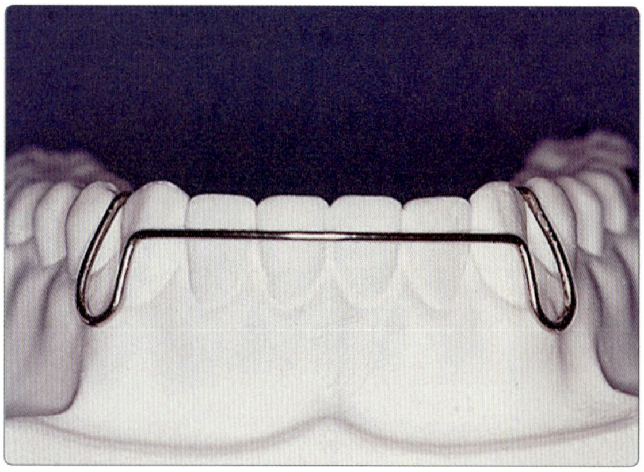

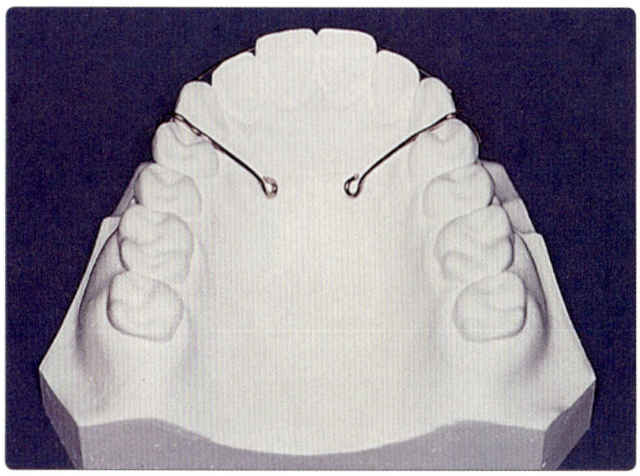

그림 12-11 정면과 교합면에서 본 완성된 순측호선

강 내에서는 긴장력이 발생되어 치아 이동을 야기할 수 있다(그림 12-11).

2. 클래스프(clasp) 제작

클래스프는 주로 아담스 클래스프나 써컴퍼렌셜 클래스프("C" clasp)을 이용하는데 유지력에 있어 아담스 클래스프가 효과적이다(그림 12-12).

치열이 정상 배열된 상태에서 사용되는 보정장치는 교합이 긴밀할 경우 아담스 클래스프의 사용이 곤란한 경우가 많다. 또한 보정장치는 교정력을 발휘하지 않으므로 유지력이 크게 필요하지 않아 유지력이 약하고 교합장애가 적은 'C' 클래스프

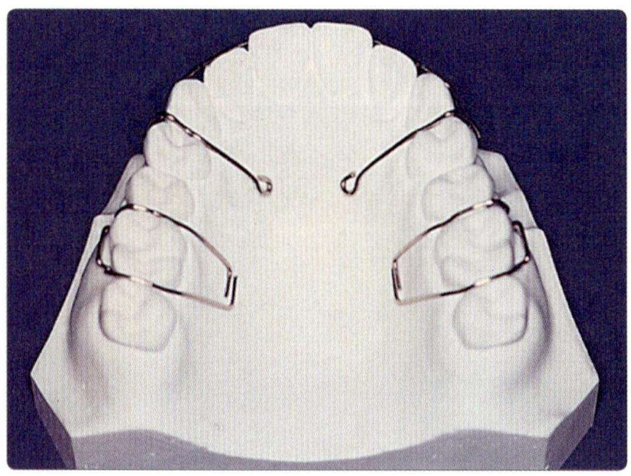

그림 12-12 순측호선과 아담스 클래스프

(0.9 mm 와이어)를 교합장애가 발생되지 않는 최후방 구치에 제작하는 경우가 많다. 보정장치를 제작하는 시기에 클래스프가 맹출을 방해할 경우에는 볼 클래스프, 루프 클래스프로 제작하는 것이 효과적이다.

3. 기초상 제작

레진 분리제를 도포하여 건조시킨 후 모형에 순측호선과 클래스프를 왁스로 고정한다. 이때 와이어는 레진이 도포되지 않을 부위인 교합면에 고정시킨다. 그리고 미리 후연을 유틸리티 왁스(utility wax)나 캐스팅 왁스(casting wax) 등으로 막아주면 레진 주입 시 후연 경계선 이상으로 흘러 나가는 것을 막을 수 있다(그림 12-13, 14).

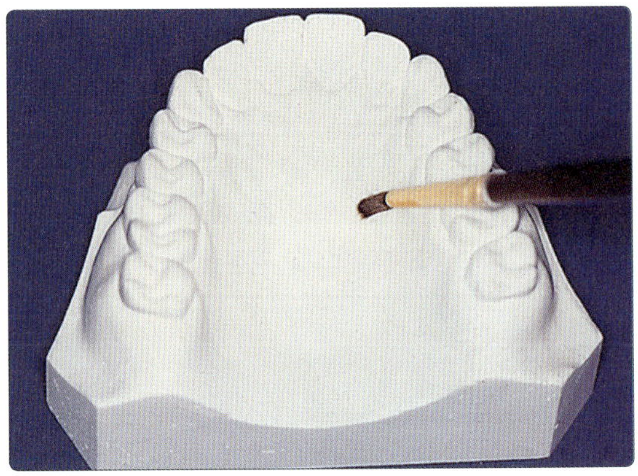

그림 12-13 레진 분리제 도포

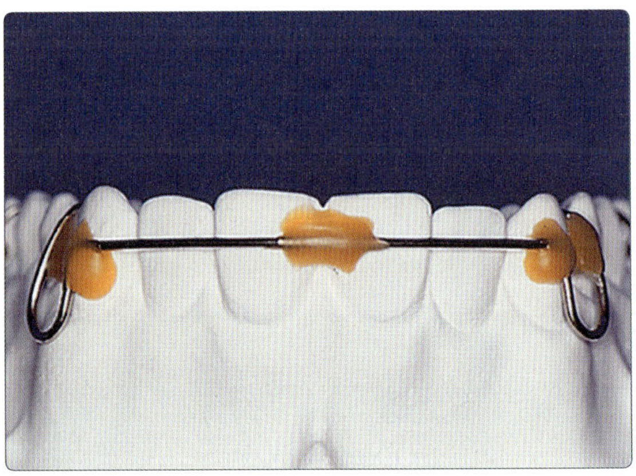

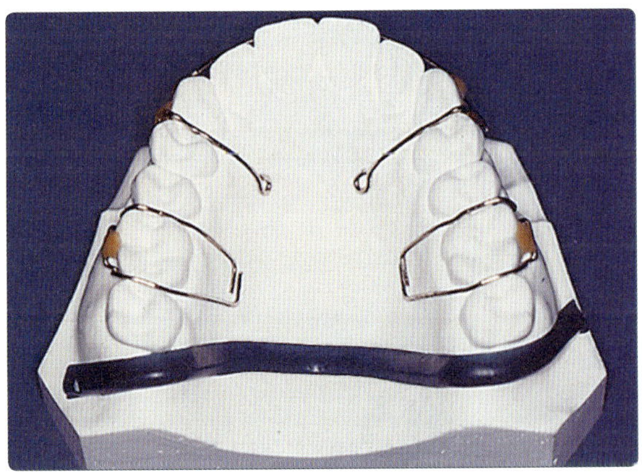

그림 12-14 스티키 왁스로 와이어를 고정한다.

레진은 교정용 자가중합레진(cold cure resin)을 사용하며 모노머와 폴리머를 번갈아 뿌려 레진상을 형성하는 산포법(sprinkle method)을 주로 이용한다. 반복하여 쌓아올리며 중합 후 수축이 많은 편이므로 약간 여유 있게 하는 것이 좋다. 레진의 전입은 치경부 부위에서 시작하여 구개부로 진행하는 것이 레진이 흘러 구개부가 두꺼워지는 것을 막을 수 있다(그림 12-15).

레진의 두께가 너무 두꺼우면 발음이나 연하 장애 등으로 환자가 불편하며 반대로 너무 얇으면 쉽게 파절된다. 따라서 레진은 파라핀 왁스(paraffin wax) 한 장이나 한 장반 두께 정도면 적절하다. 그러나

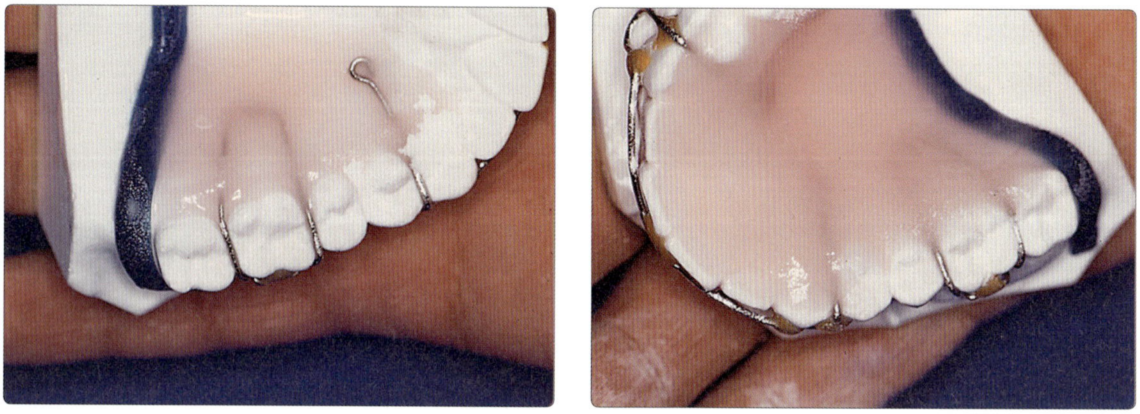

그림 12-15 레진을 산포법으로 축성한다.

함몰부위(undercut)가 심한 하악에서는 장치 삽입 때문에 함몰부위의 완화를 위해 내면이 삭제되어야 하므로 레진이 충분히 두꺼워야 한다. 또한 함몰부위가 심하다고 판단되면 먼저 모형에서 함몰부위를 왁스로 블록아웃(block out)을 시행한 후 레진을 도포한다.

레진 축성이 끝나면 레진이 축성된 모형을 압력중합조(pressure pot)에 넣어 중합을 시킨다. 이 때 압력중합조에는 38℃의 따뜻한 물을 레진 부분이 잠길 정도로 넣고 압력은 20~22 psi(pounds/inch^2)로 하여 10분 정도 둔다. 레진 경화 후 모형에서 분리하는데 분리 시 와이어의 변형이나 기초상의 파절을 막기 위하여 언더컷 역할을 하는 모형부분을 제거하여 레진상을 분리하는 것이 효과적이다(그림 12-16).

레진 기초상은 일반적으로 설측면 치관을 1/3~1/2 정도 덮는 것이 유지에 효과적이나 교정 치료로 전치를 설측 이동시킨 경우라면 전치의 설측 피개를 할 필요는 없다. 하악 전치가 상악 기초상과 접촉되는 경우에는 삭제한다. 즉 장기간의 접촉은 구치의 정출을 초래해 교합이 이개될 수 있기 때문이다.

denture bur나 stone point 같은 거친 연마 기구를 이용하여 상(resin plate)의 외형을 다듬고 rubber point로 연마하고 felt wheel을 lathe에 장착하여 pumice와 rouge로 면을 활택하게 한다(그

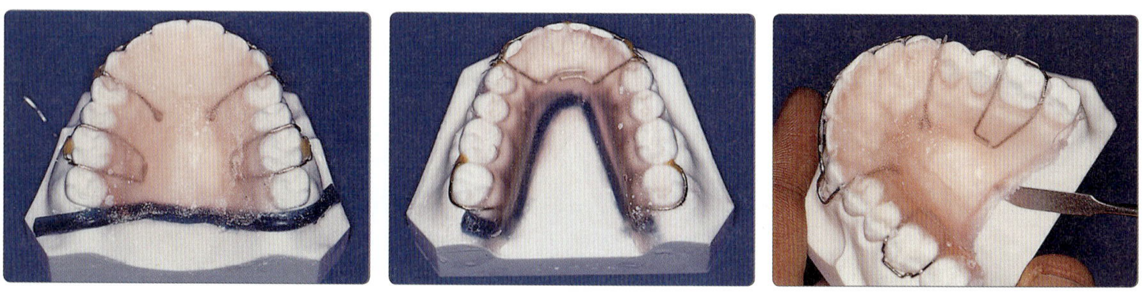

그림 12-16 중합이 완료된 레진상을 모형 상에서 조심스럽게 분리한다.

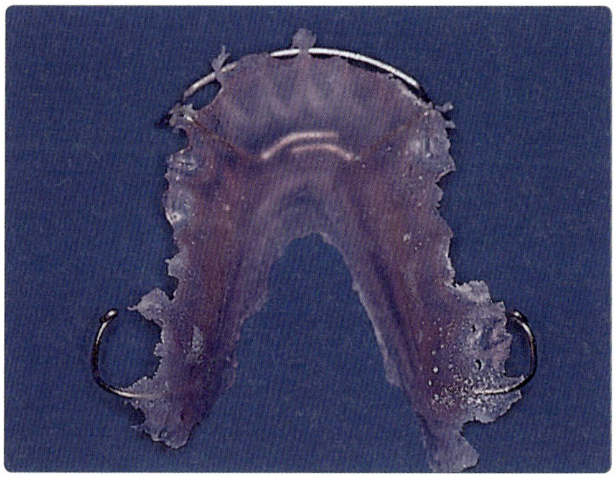
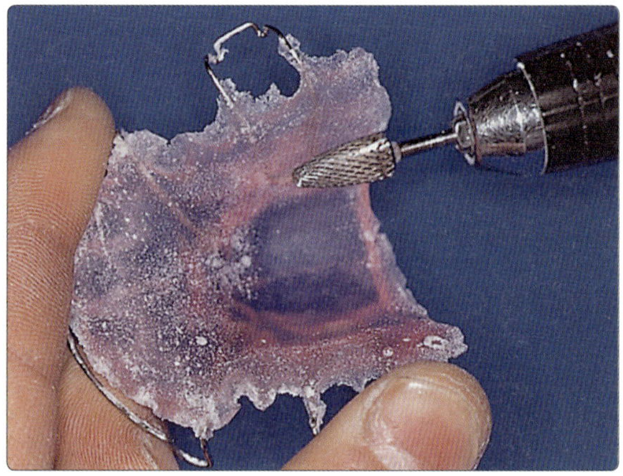

그림 12-17 중합이 완료된 레진상을 덴쳐버 등으로 연마한다.

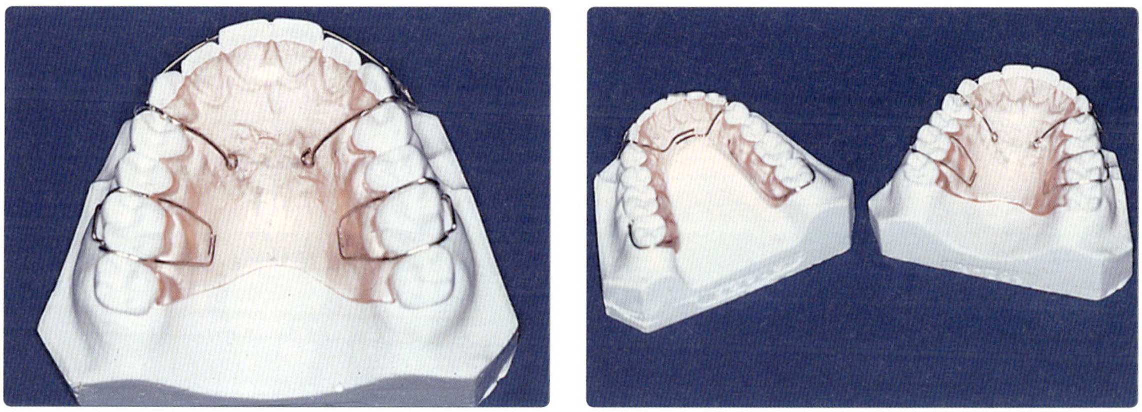

그림 12-18 완성된 상악과 하악 하얼리 보정장치

림 12-17).

상악의 후연 경계는 정중선과 제1대구치의 중심와 교차점까지 하거나 제1소구치 원심면 교차점까지 하는 U자 형으로 삭제하여 환자의 불편을 감소시켜 주며, 하악에서는 치은조직이나 점막에 손상이 가지 않도록 삭제한다. 이 모든 연마과정에서 순측호선이나 클래스프 같은 와이어의 손상이 없도록 주의하여야 한다.

12.2 베그 보정장치(begg retainer)와 랩어라운드 보정장치(wraparound retainer)

증례에 따라서 Hawley 보정장치를 변형시켜 사용할 수 있으며, 많은 새로운 장치들이 개발되어 사용되며 장치마다 장단점을 갖고 있다.

이러한 장치들로는 베그 보정장치(Begg retainer), 랩어라운드 보정장치(wraparound retainer), 써컴퍼렌셜 보정장치(circumferential retainer)가 이용되고 있다.

이들 보정장치의 장점으로는 발치 후 교정치료를 한 증례에 있어서 교정치료 후 폐쇄된 발치공간이 다시 이개하지 않도록 하며, 와이어가 교합면을 지나가지 않기 때문에 교합이 긴밀한 경우에도 이용될 수 있다(그림 12-19, 20).

그러나 이런 보정장치는 상악 전치의 경사도 때문에 순측호선이 안정되지 못한다. 이런 변위를 억제하기 위해 보조 와이어가 교합면을 통과하도록 납착하거나 감을 수도 있다. 특히 클래스프를 납착하는 경우 와이어가 열을 받아 더 쉽게 변형되는 경향이 있다.

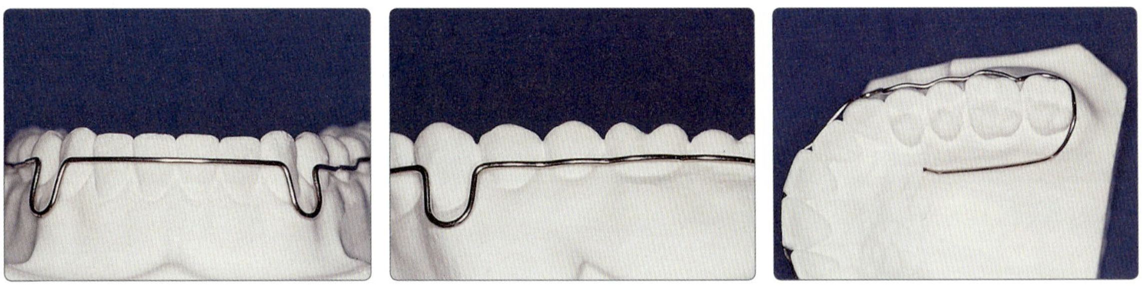

그림 12-19 랩어라운드 보정장치

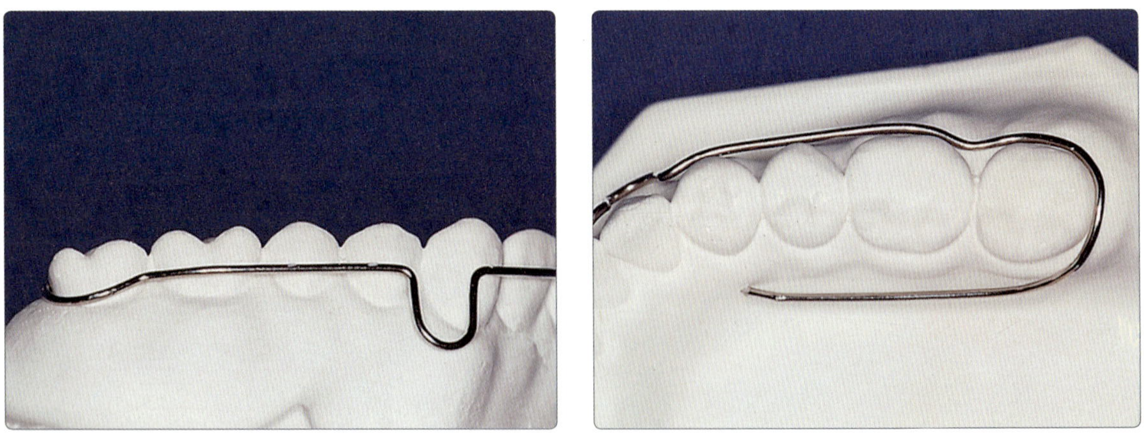

그림 12-20 써컴퍼렌셜 보정장치

이러한 보정장치 외에도 와이어 순측호선 대신에 견고한 투명 레진으로 순측호선을 제작하는 clear bow retainer, thermoplastic sheet로 제작하는 invisible retainer도 있으며 다소의 치아 이동이 가능하도록 실리콘 러버로 제작된 치아 포지셔너와 와이어로 제작된 스프링 보정장치도 사용되고 있다.

12.3 스프링 보정장치(spring retainer)

12.3.1 개요

스프링 보정장치는 1974년 Barrer에 의해 고안된 가철성 동적 보정장치이다.

주로 보정 중 혹은, 보정 후에 생기는 하악 전치의 가벼운 회전(rotation)이나 총생(crowding)을 치료하고, 치료 후에는 그대로 보정장치로 사용한다.

따라서 먼저 배열 교정장치(aligner)는 치아를 이동시키는 기능을 발휘하고, 그 후는 보정장치의 역할을 한다(그림 12-21).

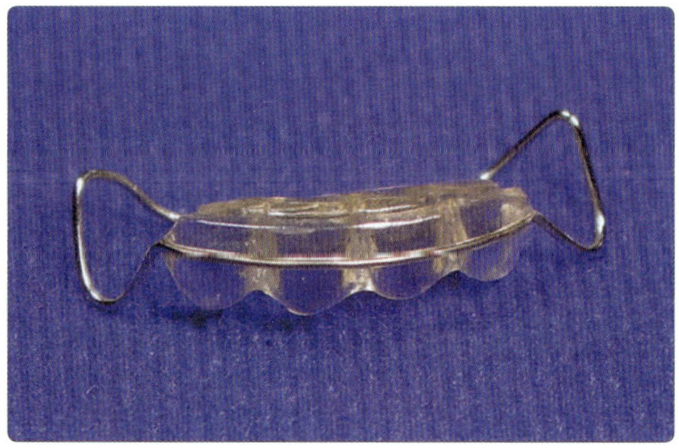

그림 12-21 스프링 보정장치

스프링 보정장치는 치열 모형에서 전치 치아부를 분리하여 정상으로 재배열한 셋업 모형 상에서 제작하며, 구조는 견치에서 절치를 지나 견치까지 둘러싸는 루프형의 와이어와 절지의 순설면에 접촉되는 레진부로 구성되어 있다.

장치를 장착하면 정상 배열된 모형치열에 따라 굴곡된 루프형 와이어의 탄성 복원력이 레진부로 전달되어 자연치열이 셋업 모형상의 재배열한 위치로 이동이 이루어지며, 이동 후에 계속 장착하면 보정장치로 작용하게 된다.

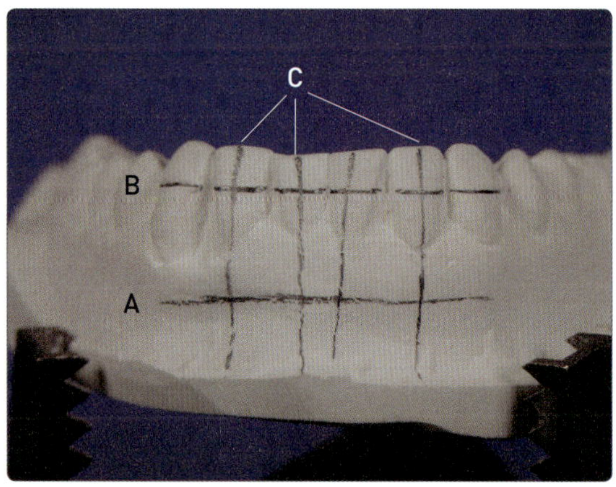

그림 12-22 치경부에서 4 mm 정도 떨어진 곳에 분할부 경계선을 기입(A), 치아 재배열 때 치아의 높이 수준을 비교할 수 있는 가로기준선(B), 치축 방향을 나타내는 세로기준선(C)을 기입한다.

12.3.2 셋업(set-up) 모형의 제작

스프링 보정장치는 셋업 모형 상에서 제작하므로 원모형을 인상 채득하여 복제모형을 제작하여 이를 작업용 모형으로 이용하고, 원모형은 참고자료로 이용하기도 하나 대개 경미한 이동해야 할 때는 복제모형 제작 없이 원모형을 직접 분할하여 셋업 모형으로 이용하기도 한다.

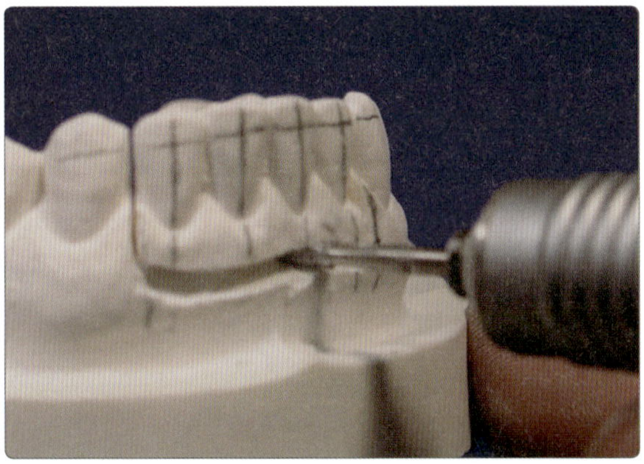
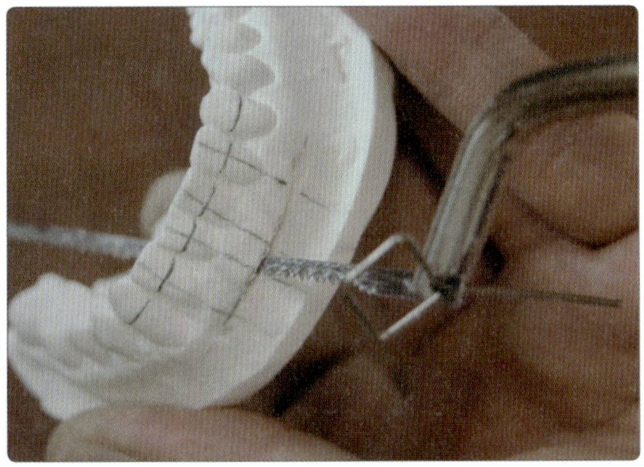

그림 12-23 좌 · 우측 측절치와 견치 사이를 disk나 기공용 톱을 이용하여 절단하고, 치조부 분할 경계선을 따라 fissure bur나 disk 등을 사용하여 절단한다. 이때 모형은 흡수된 상태가 능률적이다.

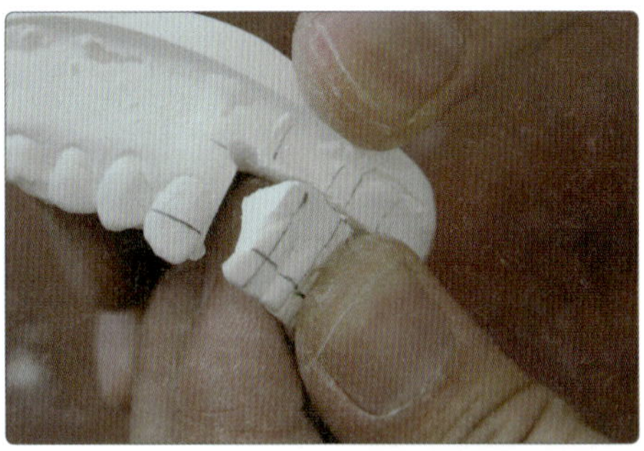
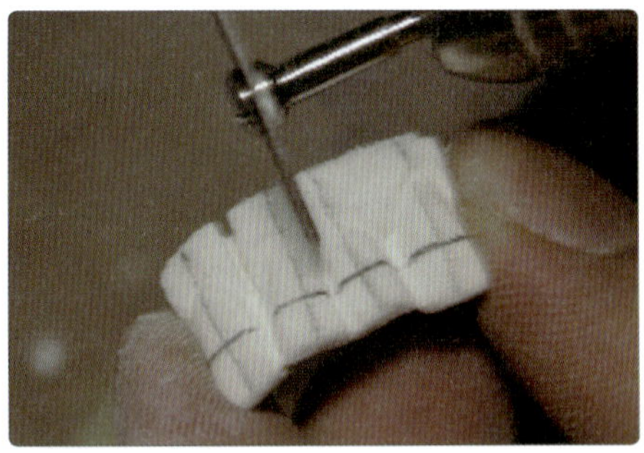
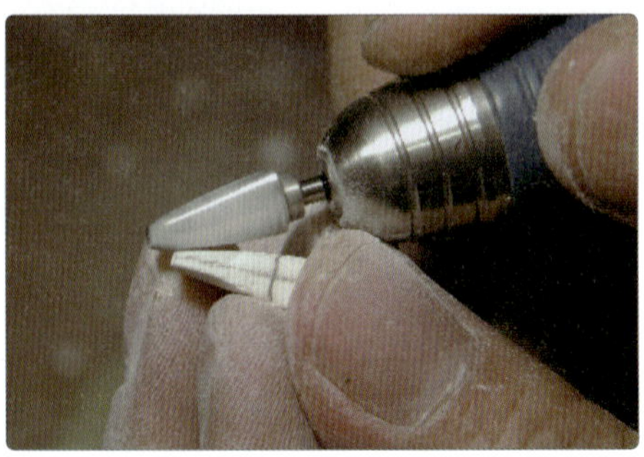

그림 12-24 분할된 4 전치부를 모형에서 분리하고 4 절치를 디스크(disk)로 치조부에서 치간유두부까지만 절단하고 손을 이용하여 인접부를 쪼개는 방법으로 1 치아씩 분할한다. 재배열 시 인접치나 모형과 방해가 되지 않는 공간을 확보하기 위하여 치조부를 2 mm 정도 짧게 하고 접촉점 아래는 쐐기형으로 삭제 형성한다. 이때에도 역시 석고가 흡수된 상태에서 하는 것이 좋다.

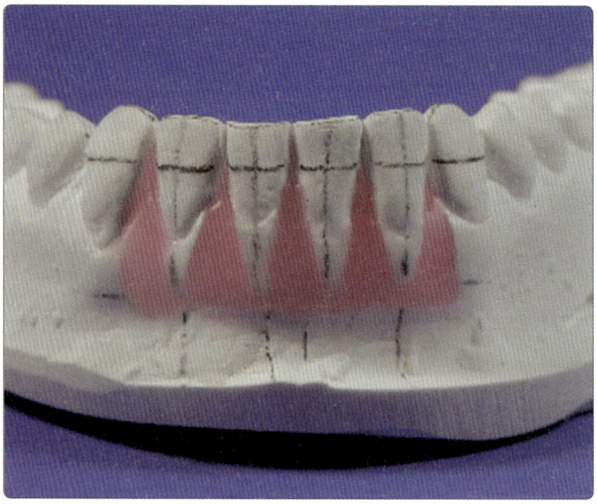

그림 12-25 모형과 치아부에 기입한 가로 및 세로기준선을 이용하여 치아 높이와 치축 방향을 보면서 utility wax로 고정하면서 치아를 정상 배열한다. 재배열 시 치궁과 4 전치의 절단연궁을 조화시키고 순설적으로도 치조기저부에서 크게 벗어나지 않도록 한다. 배열이 끝나면 치조부 공간을 파라핀 왁스로 고정한다.

12.4 투명교정장치(clear aligner)

12.4.1 개요

부정교합 치료를 위한 치과교정장치는 대부분 장치 일부가 외부로 노출되어 외모에 심미적 손상을 초래하는 경우가 많으며, 이러한 상황은 사회생활이나 활발한 대인관계를 가진 성인 교정환자에게 부담되는 환경을 제공하게 된다.

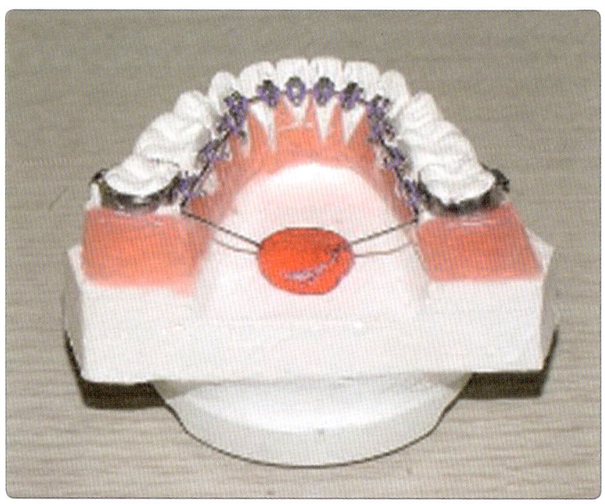

그림 12-26 설측교정장치

또한 과거 저연령층을 위주로 사용되던 교정장치가 치료 술식 개선과 효과적인 장치의 개발로 성인에 관한 교정사례도 많이 늘어나고 있어 더욱 심미성을 갖는 교정장치가 필요하게 되었다.

이처럼 성인 교정환자나 심미에 대한 부담을 갖는 환자를 위하여 설측교정(lingual braket)과 급속교

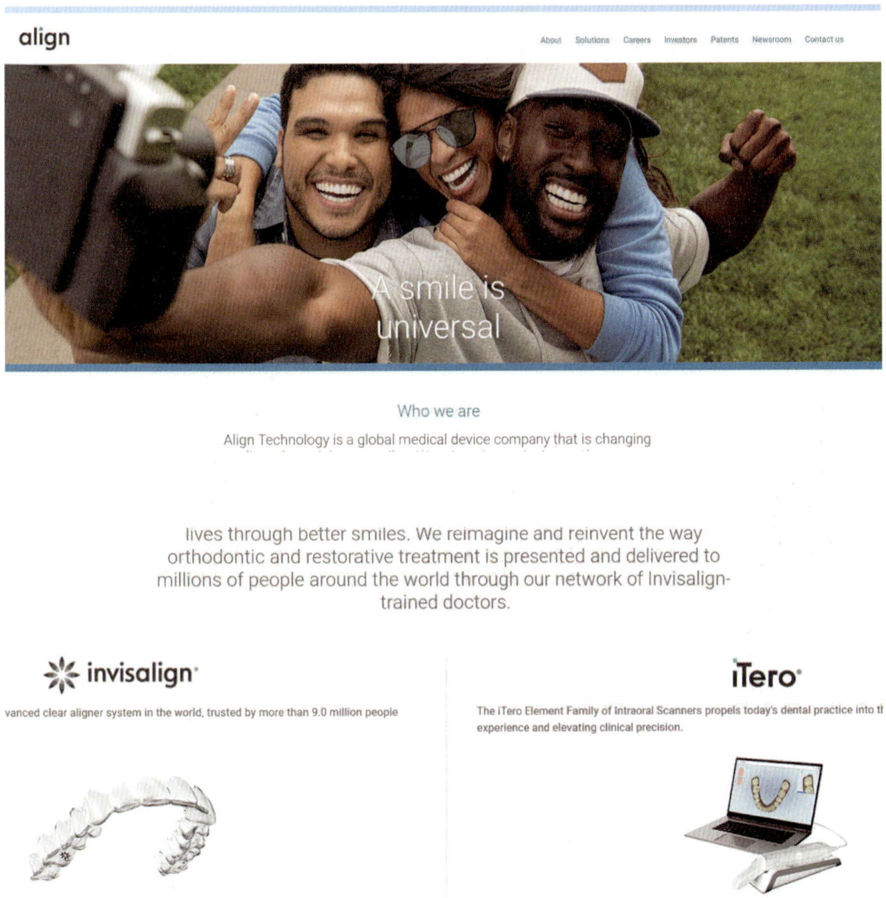

그림 12-27 얼라인 테크놀로지(Align technology Inc.)의 홈페이지

정, 투명교정(clear align) 등이 개발되었으며, 투명교정의 일종으로 CAD/CAM 방식으로 전문회사에 제작하여 공급하는 인비절라인(Invisalign) 장치도 이용되고 있다.

인비절라인은 PVS(polyvinyl siloxane) 인상체나 모형을 스캐너로 디지털 자료화하여 교합 채득(maxillomandibular registration), panorama X 사진, cephalometric X 사진, 환자의 구외 및 구내 사진과 치료계획 등을 회사로 보내면 회사에서는 모형 자료를 개개 치아 자료로 분리하여, 치료하는 동안 0.15~0.25 mm씩 이동된 치아의 움직임을 시뮬레이션한 후 치과의사에게 전송한다.

치과의사는 교정 치료 시뮬레이션을 검토하여 치료계획을 확정하면 회사에서는 0.03 inch 두께의 폴리우레탄(EX 30)으로 만들어진 20~30개 정도의 투명교정장치(clear aligner)를 제공하며 환자는 약 2주 간격으로 순차적으로 장치를 장착하면 된다.

인비절라인은 투명한 판상(plate) 장치로 순차적으로 장치를 장착하면 교정 치료가 진행되는 체계적 가철성 장치로, 획기적이나 치료 시작부터 종료까지의 장치가 한 번에 모두 제작 공급되어, 치료 중 다른 치료에 제한을 받게 되며, 치아 이동 범위의 한계와 착용감 저하 등의 단점이 지적되고 있다.

이러한 단점을 보완한 것이 투명교정장치이며, 이 장치는 필요시마다 인상을 채득하고 모형을 제작하여 원하는 치아 이동을 구성한 셋업 모델에 0.5~0.75 mm의 얇고 투명한 열가소성판을 이용하여 진공성형기로 성형작업을 통해 제작하여 장착하게 된다.

투명교정장치는 전치 및 구치의 미세조정과 치아의 압하(intrusion)와 정출(extrusion)을 유도할 수도 있다. 주로 3주 간격으로 1 mm 정도의 치아 이동을 얻으며, 환자 협조도에 따라서는 기간이 연장될 수도 있다.

초기는 3주에 0.5 mm 이동을 유도하며, 처음 1주간은 0.5 mm 두께 장치를 착용시키고, 이후 0.75 mm 두께를 2주간 착용한다. 이렇게 두 가지 두께를 사용하는 이유는 환자의 통증을 경감시키고 착용감을 증진하기 위함이며, 하루 17시간 이상 착용하여야 한다.

12.4.2 작용 원리

투명교정장치의 작용 원리는 치아 포지셔너(tooth positioner)와 같이 셋업으로 치아 배열이 변위된 장치의 탄성력이 치아에 교정력을 가하여 치아가 이동되는 것으로 일정량 이동되면 장치와 밀착하여 탄성이 감소하며 교정력이 소멸한다.

이때 새로운 셋업으로 치아를 이동시켜 제작된 장치를 착용하면 다시 교정력이 발생하는 것이다.

투명교정장치 치료는 3주마다 병원을 내원하여 치료 계획과의 적합도를 확인하여야 하며 필요시 장치물의 변경과 재조정을 시행한다.

시간이 부족한 환자나 내원이 일정치 않은 환자를 위하여 초진 모형을 참고로 점진적 치료 효과를 낼 수 있도록 여러 단계의 셋업을 준비하여 연속적 투명교정장치(serial clear aligner)를 제작하여 제공할 수 있으나 환자 협조도에 따라 치료 효과는 많은 차이가 나타날 수 있다.

12.4.3 투명교정장치의 장·단점

투명교정장치는 얇고 투명한 열가소성판을 이용하므로 심미적이며, 환자에게 편안감을 줄 수 있다.

또한, 제작이 비교적 간단하고, 치아 전체를 판상(plate) 구조로 감싸는 구조이므로 치아의 이동에 효과적이나 치아 정출과 회전 모멘트(moment)에 의한 치축 경사 이동에는 다소 어려움이 있다.

12.4.4 투명교정장치의 적응증과 금기증

투명교정장치의 적응증은 다음과 같다.

① 가벼운 총생(crowding)으로 전위(version) 치아 및 회전 치아의 이동 치료에 적합하다.

② 4 mm 이하의 공간 폐쇄에 유효하다.

③ 전치부에만 순설측의 치축의 각(torque) 조절이 쉽다.

④ 교정치료가 끝난 후 회귀 현상(재발)의 치료에 효과적이다.

⑤ 약간의 악궁 확장과 축소를 기대할 수 있다.

⑥ 교합력에 의한 압하를 기대할 수 있다.

⑦ 기타, 골격의 부조화, 개방교합의 치료, 혼합치열기에 정상적인 치아 맹출을 유도하는 가이드 등을 들 수 있다.

투명교정장치의 금기증은 다음과 같다.

① 전치부 치축 조절이 쉽지 않다.

② 발치 교정 치료 환자의 공간 처리가 어렵다.

제 13 장 공간확보장치

Space Regainers

공간확보장치는 교정치료에 있어서 치아 이동을 위해 필요한 공간을 마련하여 성공적인 치료 결과를 이끌어 내는 중요한 치과교정장치물(orthodontic appliances)이며, 포괄적인 교정치료에 있어 비발치 치료에 대한 관심은 환자에게 최소한의 협조를 요구하면서 구치를 원심이동(distalize)시키는 장치의 개발과 사용을 증가시켜왔다.

대부분의 공간상실은 유치(젖니, milk tooth)의 조기탈락으로 발생하지만 악골이 평균보다 작거나 맹출(eruption)되는 치아가 악골에 비해 클 때, 그리고 보편적인 치아 맹출 순서에 위배되어 바람직하지 않은 치아배열이 이루어질 때도 나타나게 된다. 넓은 의미로는 치아를 이동시켜 공간을 확보하는 장치를 모두 공간확보장치라 할 수 있지만 본 장에서는 근본적으로 치아의 크기 및 치조기저의 크기 부조화가 아닌 것을 전제로 하며, 유치가 탈락하고 영구치(permanent tooth)로 교환되는 혼합치열기(mixed dentition)에 사용되는 장치에 대해 서술하고자 한다. 유구치가 조기 상실되면 인접 치아가 경사(tipping) 되거나 이동(migration)하게 되는 경우가 많다. 특히 하악제1대구치는 맹출이 완료된 직후 조기 근심이동(mesial migration)하는 경향이 크다. 그로 인해 상실된 공간을 방치하게 되면 대생 영구치는 맹출 시 방해를 받게 되어 바람직한 위치를 찾지 못하고 부정교합(malocclusion)을 유발하게 된다. 따라서 일반적인 공간확보장치는 주로 유치가 영구치로 교환되는 시기에 근심으로 이동되었던 구치를 원심이동 시키는 데 사용되며, 제2소구치가 맹출되기 전에 와이어 루프(wire loop), 스프링(spring), 고무줄(elastic) 또는 확대 스크루(expansion screw) 등을 이 장치에서 유용하게 사용할 수 있다.

공간확보장치를 설계할 때에는 각종 공간분석법 또는 측두방사선사진(lateral cephalograph)을 병용하고 발치 기준의 평가에 의해서 공간확보장치를 시행할지 아니면 발치(extraction)를 할지 판단해야만 한다. 공간확보장치의 종류는 스프링형(spring type), 분산된 스플릿새들형(split saddle type), 슬링샷형(sling shot type), 스크루형(screw type) 등의 가철성과 잭 스크루 또는 와이어 루프와 코일스프링 등이 밴드에 의해 치아에 부착되는 고정성 공간확보장치로 구분한다. 때로는 구강악습관 제거장치인 립범퍼(lip bumper)나 설측호선(lingual arch)을 공간확보장치로 이용하기도 하는데, 이는 편측성보다 양측성 공간확보가 필요한 경우에 유용하다.

13.1 가철성 공간확보장치(removable space regainer)

13.1.1 헬리컬 스프링 공간확보장치(helical spring space regainer)

나선 스프링 공간확보장치는 완성된 장치물에서 나선형 스프링을 감기는 방향으로 활성화시킨 후 그 복원되려는 힘을 교정력으로 하여 치아를 이동시킨다(그림 13-1, 2). 나선(helix)은 탄성에너지의 범위를 증가시켜 약하고도 지속적인 교정력을 제공할 수 있다.

대표적인 장치로 H. Margolis 박사에 의해 개발된 가철성 장치인 쎄틀린(cetlin) 장치가 있다(그림 13-2). 가철성 공간확보장치의 하나인 쎄틀린 장치는 환자의 협조만 이루어진다면 전술한 목적을 쉽게 이룰 수 있는 훌륭한 장치라고 할 수 있다. 이 장치는 구개부의 레진상, 유지를 위해 제1소구치에 아담스 클래스프와 절치부를 가로지르는 순측호선(labial bow), 그리고 제1대구치의 근심면에 위치하게 되는 나선(helix)을 가진 핑거스프링(finger spring) 즉, 나선형스프링(helical spring)으로 구성된다. 쎄틀린은 헤드기어(headgear)를 통한 구외력(extra-oral force)의 사용없이 대구치를 원심이동시킨다. 쎄틀린 장치가 그 기능을 수행하기 위해서는 첫째, 구치의 원심이동을 위해 고정원을 확보하여야 하며, 둘째, 나선형스프링(helical spring)의 사용을 통해 적절한 교정력을 제공하여야 한다. 고정원은 구개부를 덮는 레진상을 통해 얻을 수 있으며, 아담스 클래스프(clasp)가 소구치와 유구치에 적용되

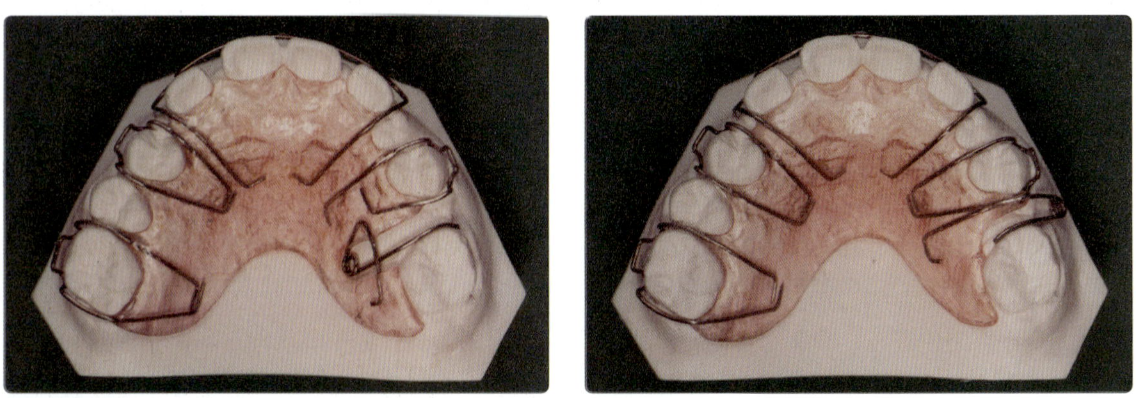

그림 13-1 헬리컬 스프링 공간확보장치

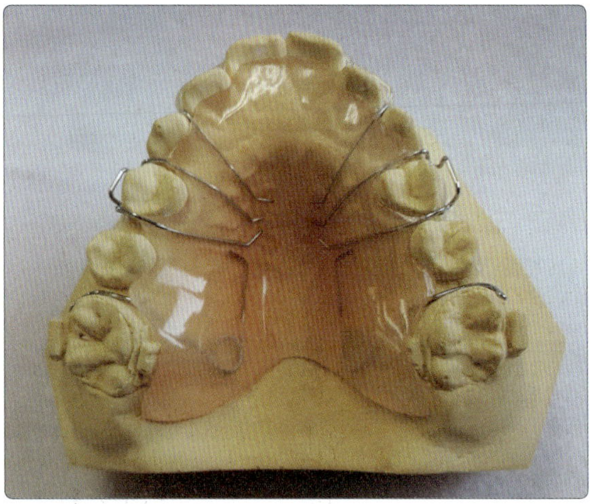

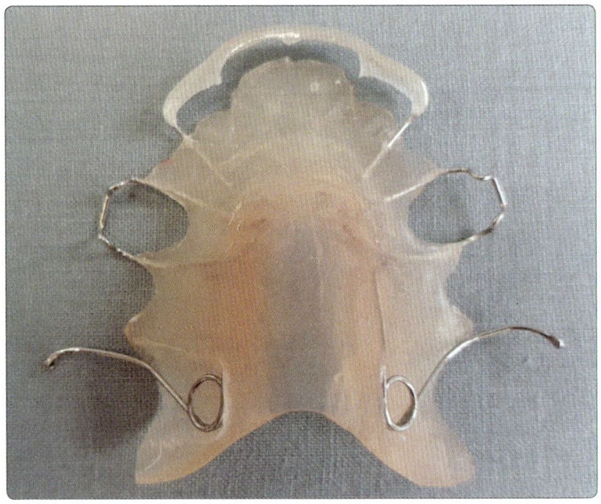

그림 13-2 cetlin(ACCO) appliance

고, 레진이 덮여진 순측호선(labial bow)이 전치를 감싸게 된다.

나선형스프링은 대략 교두(cusp) 하나 폭경의 절반 정도 후방으로 활성화되고, 표준 원형 와이어로 제자되며, 작용할 때 기해지는 힘은 100~125 gr을 넘지 않는다. 구치의 원심이동을 용이하게 하기 위해 구치부를 약간 이개시킬 수 있도록 전치부 설면의 레진상(base plate)에 교합판(bite plate)을 부가하여 형성한다. 장치는 식사 시간을 제외하고는 24시간 내내 착용한다. 또한 구치의 원심이동에는 제2대구치의 존재 여부도 큰 영향을 미칠 것으로 생각되는데, 제2대구치가 아직 맹출하지 않았다면 제1대구치의 원심이동이 더욱 빠르게 진행될 것이다.

〈그림 13-1〉에서 좌측에 보이는 나선스프링 공간확보장치는 0.6 mm 와이어로스프링을 제작하고 가이드 와이어(guide wire)를 형성하여 스프링의 교정력이 안정적으로 작용할 수 있도록 하였다.

13.1.2 스플릿 새들 공간확보장치(split saddle space regainer)

오메가 루프(omega loop)를 치은선(gingival line) 하방으로 연장하여 부착치은(attached gingiva)까지 위치시키고, 플라이어로 활성화시킬 수 있을 정도의 크기로 제작하며, 오메가 루프 사이의 레진상을 디스크(disk)로 절단하고 고리(loop)를 벌려 활성화(activation)시킨 다음 구강 내에 장착한다.

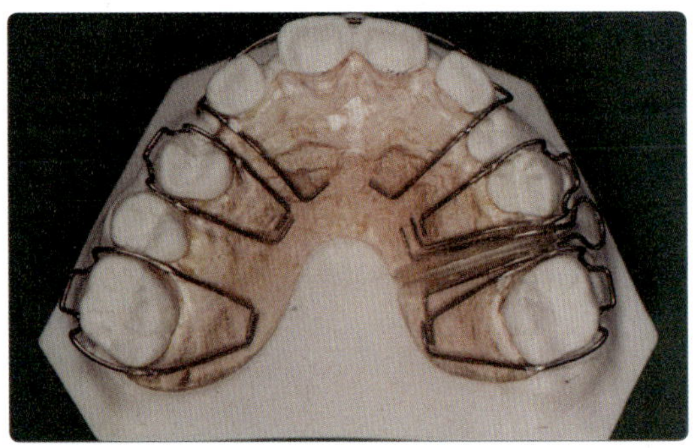

그림 13-3 스플릿 새들 공간확보장치(split saddle space regainer)

〈그림 13-3〉과 같이 0.7 mm 와이어로 오메가

형의 고리를 치은선에서 하방으로 연장하여 부착치은에 위치시키고 플라이어로 활성화 할 수 있을 정도의 크기로 제작한 다음 교정선 사이 중앙부의 레진상을 절단하고 오메가 루프를 벌려 활성화시켜 공간을 확보한다. 이때 레진상은 이동될 치아의 근심과 설측부를 완전히 피개하여야 한다.

13.1.3 확대 나사 공간확보장치(expansion screw space regainer)

치열궁 및 턱의 확대 또는 한 개의 치아 내지 여러 개의 치아이동에 이용되는 확대 나사(expansion screw)를 이용하는 장치로 나사 중앙부에 있는 구멍에 핀을 꽂아 조금씩 회전시킴으로써 좌우로 넓혀져 가는 작용을 교정력으로 이용하고 있다. 이러한 형태의 장치는 장치가 견고하고 차지하는 공간이 적어 하악에서도 유용하게 쓰인다(그림 13-4).

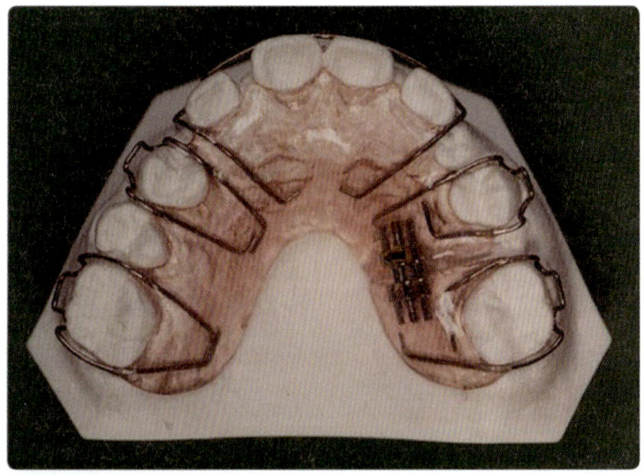

그림 13-4 확대 나사 공간확보장치(expansion screw space regainer)

13.1.4 슬링샷 공간확보장치(sling shot space regainer)

0.7 mm 교정선으로 이동될 치아의 협측과 설측에 갈고리(hook)를 설치하고 이 양측의 후크에 고무줄(elastics)을 걸면 탄력에 의해 치아를 원심이동시키는 장치이다(그림 13-5). 주의사항으로 후크의 위치는 가능한 한 이동될 치아의 후방과 치경부에 위치해야 이동량이 증가되고 고무줄의 유지가 좋다. 또한 공간의 전방에 있는 치아는 레진상과 접촉되어야 한다. 이 장치는 공간상실이 심하여 다른 공간확보장치의 제작이 곤란할 때 이용한다.

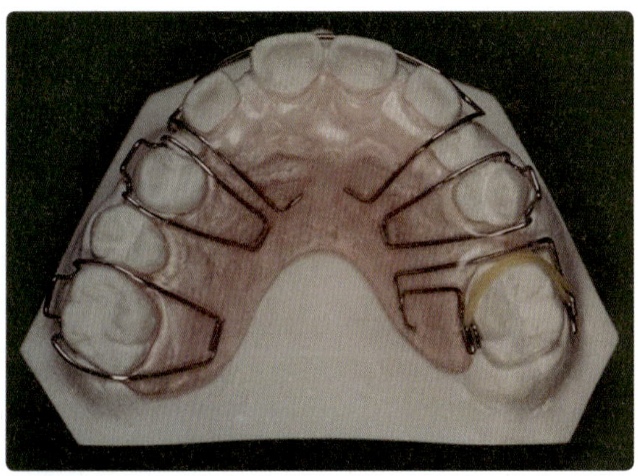

그림 13-5 슬링샷 공간확보장치(sling shot space regainer)

13.2 고정성 공간확보장치(fixed space regainer)

13.2.1 잭 스크루 공간확보장치(jack screw space regainer)

잭 스크루 공간확보장치는 〈그림 13-6〉과 같이 두 개의 너트에 끼워진 직선 형태의 고정된 스크루가 장치에 힘을 제공하여 준다. 이 장치는 대구치가 이동 시 경사지거나 회전되지 않게 하면서 원심으로 이동시키기 위해 고안되었다. 첫 번째 너트는 전용의 렌치로 교정력을 조정하고 두 번째 너트는 너트를 조여 첫 번째 너트의 기능을 잠궈 주는 역할을 한다.

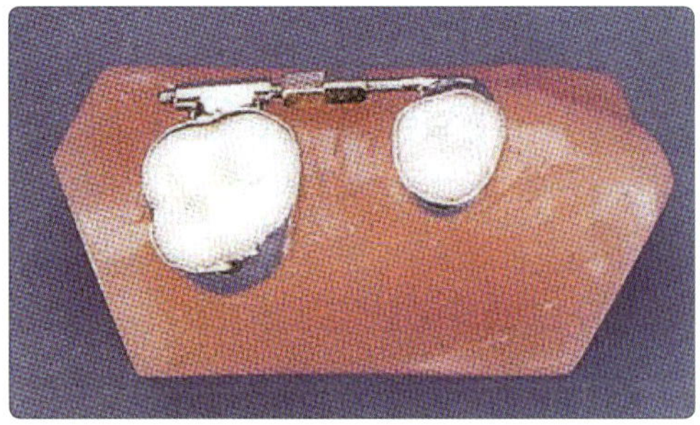

그림 13-6 잭 스크루 공간확보장치(jack screw space regainer) [전윤식 외, 2001]

13.2.2 슬라이딩 루프 공간확보장치(sliding loop space regainer)

슬라이딩 루프 공간확보장치는 밴드 코일(band coil) 공간확보장치라고도 하며 밴드&루프 공간유지장치(band and loop space maintainer)를 응용한 장치로서, 이 장치에는 구치부 튜브, 슬라이딩 루프 와이어, 코일스프링이 포함된다. 장치를 장착하면 〈그림 13-7〉에서 보는 것처럼 스프링의 지속적인 작용으로 대구치가 원심으로 이동한다. 장치를 처음에 장착하기 전에 스프링을 늘려서 활성화시킨다.

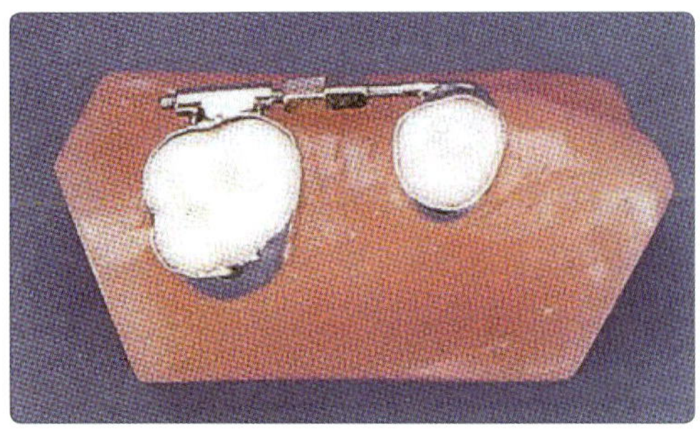

그림 13-7 슬라이딩 루프 공간확보장치(sliding loop space regainer) [전윤식 외, 2001]

13.2.3 홀터만 공간확보장치(Halterman space regainer)

하악에서 제2대구치까지 맹출한 이후에는 공간확보가 어렵지만 상악제2대구치는 약간의 이동이 가능하다. 제1대구치에 밴드와 후크를 설치하고 제2대구치에는 고정 버튼을 접착하여 고무 밴드(rubber band)를 이용하면 협측 또는 설측으로 치아 바로세우기(uprighting)나 제1대구치 근심부에 약간의 공간을 확보할 수 있다(그림 13-8).

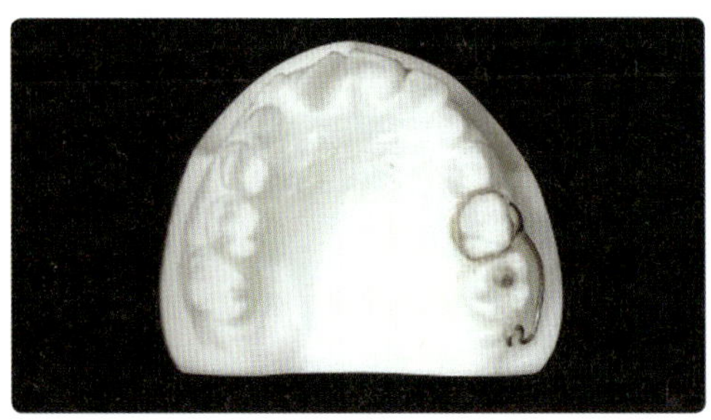

그림 13-8 홀터만 공간확보장치(Halterman space regainer)

제 14 장 가철성 악궁확대장치

Removable Orthodontic Expansion Appliances

전치부나 구치부에 치성 부조화로 인한 경미한 총생이 있는 경우 가철성 악궁확대장치를 이용하여 적절한 치아 재배열을 기대할 수 있다. 공간을 확보하는 개념에서 공간확보장치와도 유사하나 확보하는 공간이 특정 부분에 치우치지 않고 악궁 전체에 기여한다는 점이 가철성 악궁확대장치의 특징이다. 악궁의 확장이나 개개 치아의 위치개선을 위한 활성 요소로는 교정용 스크루와 스프링을 사용할 수 있으며, 스크루는 기성품으로서 가철성 악궁확대장치의 레진상에 유지부가 매몰되고 스프링은 적절한 유형으로 직접 구부려서 유지부(tag)는 매몰되고 활성부(active part)는 가이드 와이어(guide wire)나 레진상으로 박싱(boxing)하여 기능을 보조한다(그림 14-1).

치열궁확대장치에는 기본적으로 스켈레톤 스크루가 주로 이용되고 있으며, 확대 나사(expansion screw)를 기초상의 정중선부에 내장시킨 후 스크루를 중심으로 분할한 것이다. 스크루의 사용원리는 스크루를 사이에 둔 기초상을 둘 또는 셋으로 분할하면 각 나누어진 부분이 고정부(anchor part)와 이

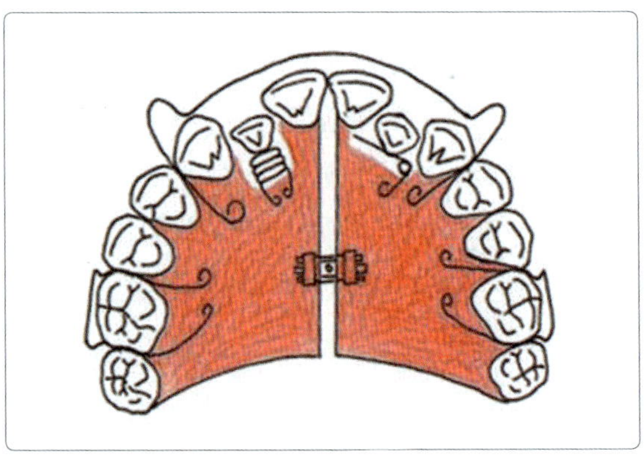

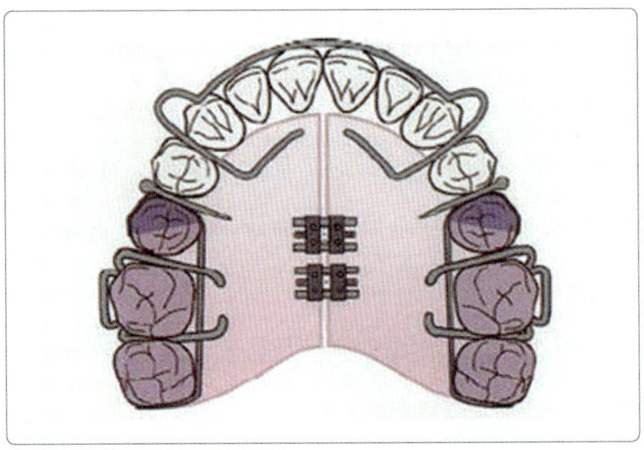

그림 14-1 가철성 악궁확대장치

동부(moving part)로 작용하게 된다. 이때 나누어진 부분이 동일하면 서로가 고정부와 이동부의 이중 역할을 하여 전 · 후 또는 좌 · 우로 같은 양의 치아이동을 유도할 수 있고, 크고 작은 부분으로 나누어지면 큰 부분은 고정부의 역할을, 작은 부분은 이동부의 역할을 하게 된다. 또한 강한 교정력을 발휘하기 위해 스크루를 두 개 사용할 수도 있는데, 이때는 두 스크루의 회전량이 동일해야 한다. 스프링은 코핀 스프링처럼 단독으로 쓰이는 경우도 있으나 대부분은 확대 나사를 보조하여 순측 호선을 따라 전치부 치열이 가지런하게 재배열될 수 있도록 핑거스프링 또는 루프 스프링 등을 보조적으로 이용한다.

활성화 요소를 포함하는 장치는 악궁이나 치열 및 치아의 이동 방향과 스크루 및 스프링 등의 치아 이동원리를 고려하여 정확하게 위치시켜야 하며 강한 교정력에 저항할 수 있는 충분한 유지력을 얻을 수 있도록 설계하여야 한다.

14.1 슈바르츠 장치(Schwarz appliance)

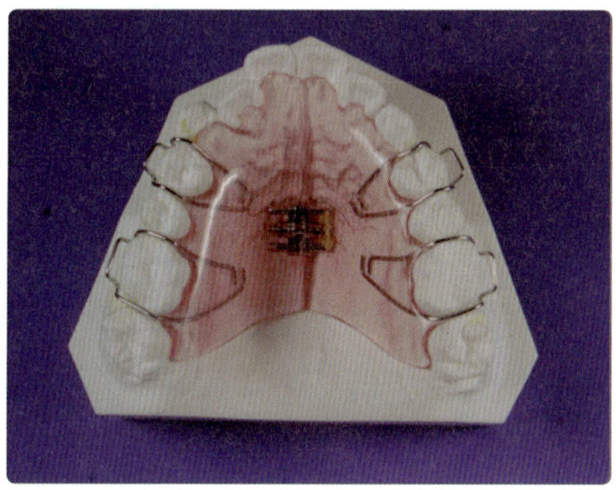

그림 14-2 슈바르츠 장치

기본적으로 상교정장치와 유사한 구조를 갖고 있으며 상악 전치부에 약간의 총생(crowding)이 있어 공간이 부족하거나 상악궁이 하악에 비해 좌 · 우측으로 협소한 경우에 사용하는 장치이다. 하악 치아와의 정상교합을 위해 스크루를 기초상의 중앙부에 위치시키고 정중선부를 분할하여 상악 치열궁의 대구치 및 소구치를 좌 · 우 측방, 협측으로 이동시키는 장치로 치아의 이동을 위해 순측 호선은 사용되지 않는다. 이 장치는 클래스프, 스크루, 레진상 등으로 구성되어 있으며, 클래스프는 강한 유지력이 필요하므로 아담스 클래스프(Adams clasp)나 애로우헤드 클래스프(arrowhead clasp)를 사용하고 보조 클래스프를 제작하는 경우도 있다(그림 14-2).

장치의 제작 시에 스크루는 가능한 한 구개 깊숙이 위치시키고 적절한 크기를 선택하여 장치가 너무 두꺼워지지 않도록 하며 레진상 정중부의 교정력에 대한 저항중심(상악 4번이나 상악 4, 5번 사이)에 위치시킨다. 또 정중선과 직각이 되게 위치시키며 클래스프의 유지부(tag)와 겹쳐지지 않도록 한다. 확대 방향의 스크루 본체(screw body)와 교합평면은 평행하게 위치시켜야 하며 장치의 분할은 고정부와 이동부가 동일하게 되도록 정중부(median line)에서 한다(그림 14-3, 4, 5).

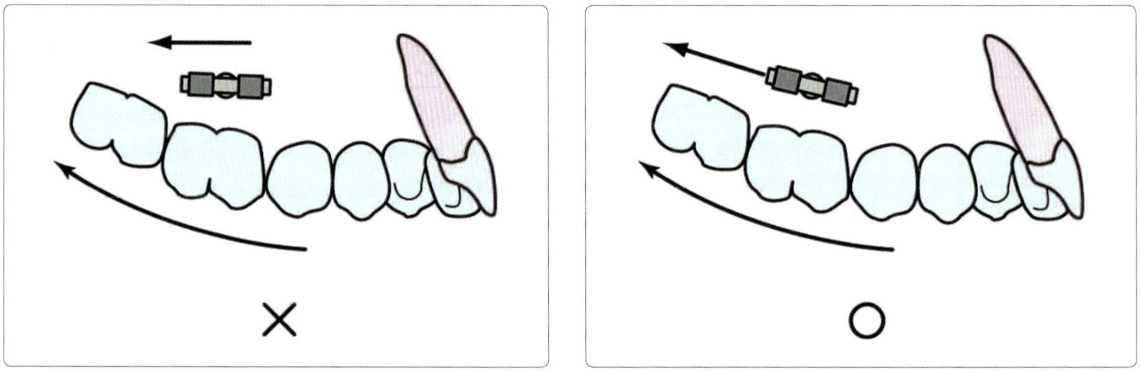

그림 14-3 가철성 악궁확대장치

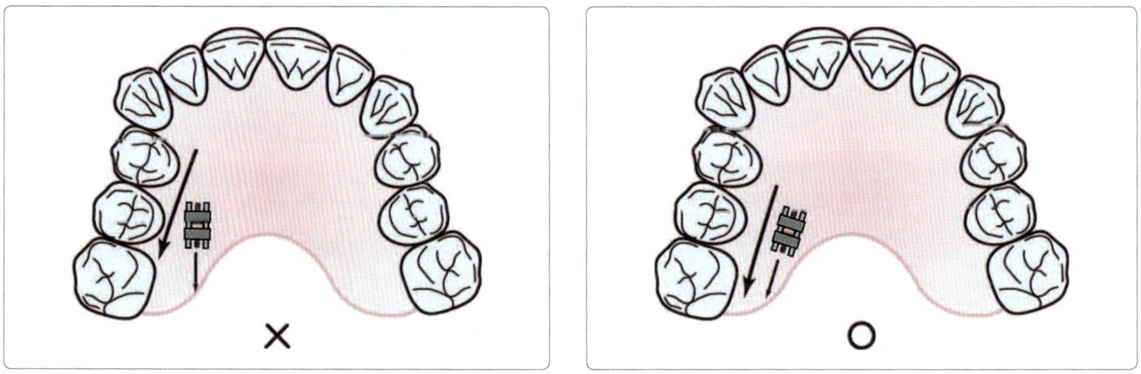

그림 14-4 치아의 이동방향을 고려하여 스크루를 위치시킴

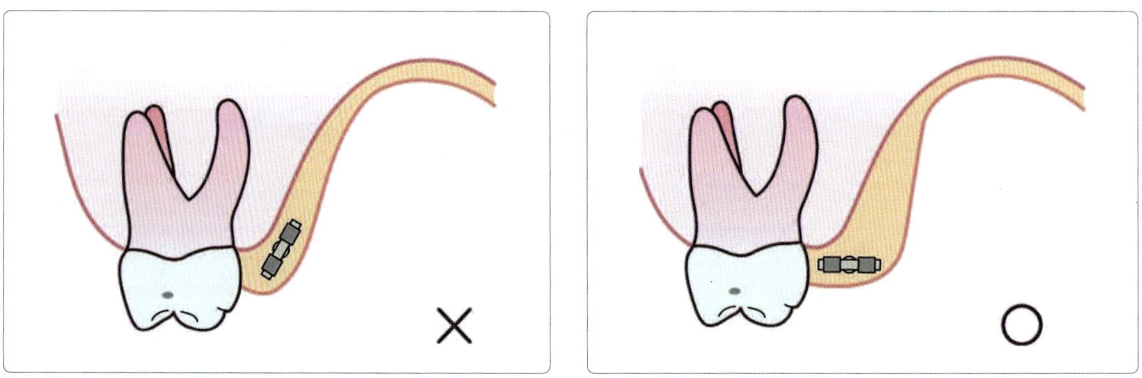

그림 14-5 구치부 협측이동시 스크루의 위치

14.2 시상장치(sagittal appliance)

시상장치는 치아배열을 위한 공간확보를 위해 악궁의 확장이 필요한 경우 치열궁의 시상(sagittal) 전·후방 확대에 효과적으로 사용할 수 있는 장치이다. 제2대구치를 발거 후 이 장치를 사용하여 구치부 후방이동을 통한 치열궁의 후방확대를 얻을 수 있으며 제2대구치를 보존하여 장치를 사용하는 경우에는 전치부의 확대가 이루어져 전치부 총생이나 반대교합치료에 적합하다.

제2대구치 발치 후 사용하여 구치의 후방이동을 유도하는 I급 시상장치(sagittal I)는 I급 부정교합의 총생과 II급 1류 부정교합에 사용할 수 있으며(그림 14-6) I급 시상장치와 비슷한 형태이나 제2대구치를 고정원으로 하여 전치부를 전방이동시키는 II급 시상장치(sagittal II)는 II급 2류 부정교합과 Ⅲ급 부정교합에 사용할 수 있고(그림 14-7) III급 시상장치(sagittal III)는 전치부 총생이나 반대교합이 있는 III급 부정교합의 전치부 전방이동에 사용된다(그림 14-8). 그리고 치열궁의 전·후방 확대와 측방확

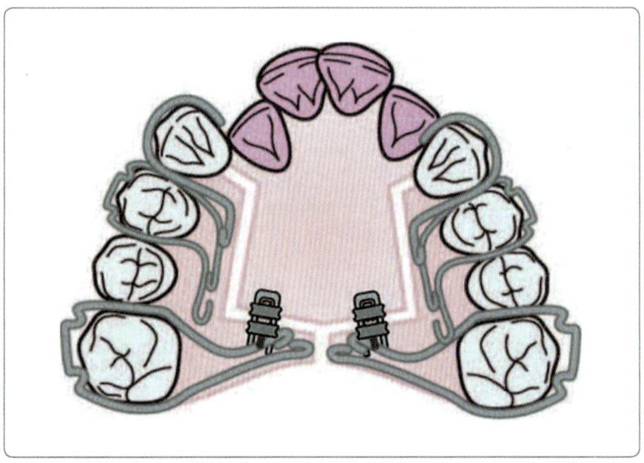

그림 14-6 I급 시상장치

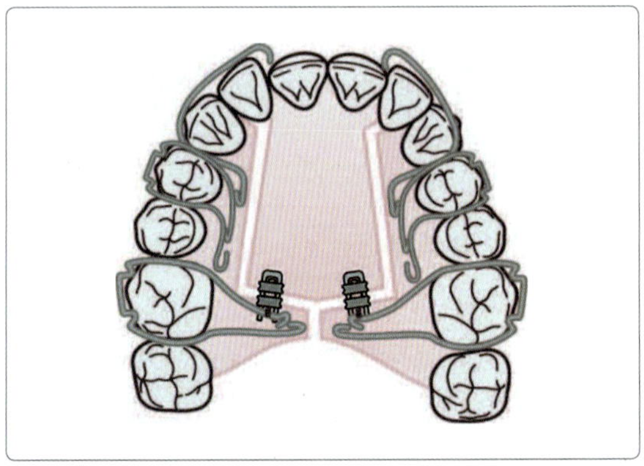

그림 14-7 II급 시상장치

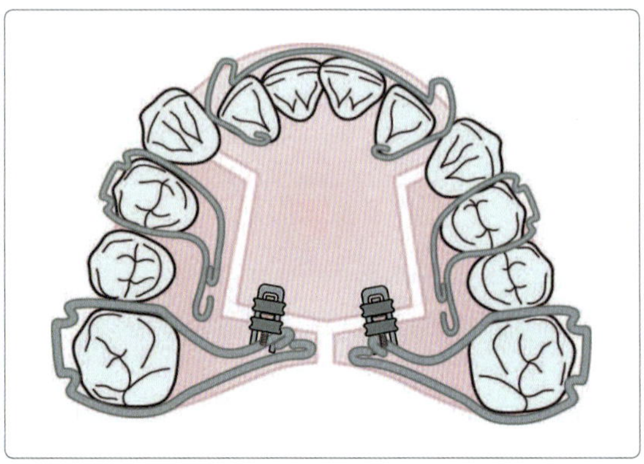

그림 14-8 III급 시상장치

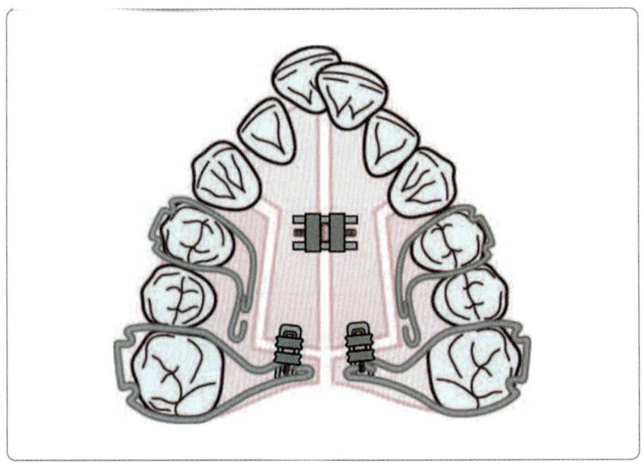

그림 14-9 3-방향 시상장치

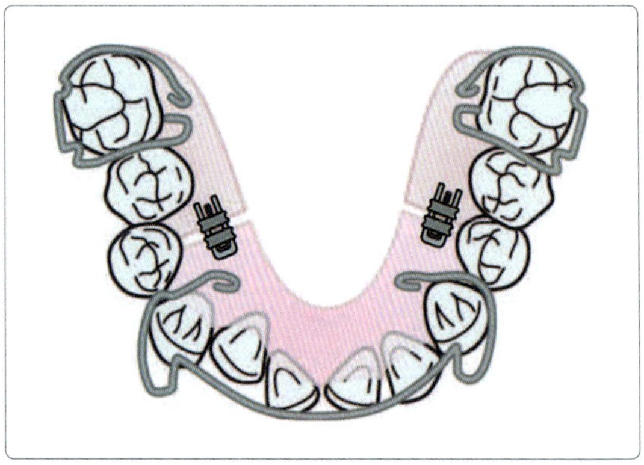

그림 14-10 하악 시상장치

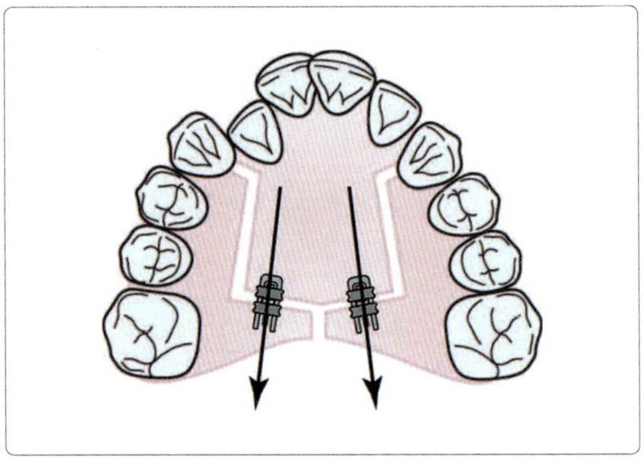

그림 14-11 스크루의 방향

대가 동시에 필요한 경우에는 세 방향 시상장치(3-way sagittal)를 사용할 수 있으며(그림 14-9) 하악에서 치열궁의 전 · 후방 확대를 위하여는 하악 시상장치(lower sagittal)가 사용될 수 있다(그림 14-10).

상지의 구성은 전방부 레진상과 구치부의 좌 · 우측 두 개의 후방 레진상으로 이루어진 기초상과 장치의 유지를 위한 클래스프와 악궁의 전 · 후 확장을 위한 스크루로 이루어져 있으며 순측전위된 견치를 제위치시키기 위한 견치 견인장치(canine retractor)와 전치의 순측경사를 억제하거나 설측이동을 위한 순측 호선(labial bow)이 사용될 수 있다. 스크루는 제2소구치와 제1대구치 사이에 치열궁의 형태와 치아의 이동방향에 맞게 위치시키고 환자의 나이와 협조도를 고려하여 3~4일에 한 번(1/4회전) 회전시키며 방향은 악궁의 형태를 고려하여 위치시키도록 한다(그림 14-11).

I급 시상장치에서 필요한 공간은 4/5의 구치부의 후방이동과 1/5의 전치부의 전방이동에 의해 만들어지며 II급 시상장치에서의 필요한 공간은 4/5의 전치부 전방이동과 1/5의 구치부 후방이동에 의해 만들어진다.

제 15 장 기본적 악정형 장치

Basic Orthopedic Appliances

15.1 교합판(bite plate)

15.1.1 개요

교합판은 환자의 교합이 치아 이동에 방해가 되거나 치아 주위 조직에 외상을 초래하는 경우 일시적으로 교합을 지지하고 수직피개의 조절이 필요한 경우에 주로 사용된다. 교합판(bite plate, 교합거상판)은 상악에 장착하는 상교정장치로 상악 전치 설면부 기초상(수평부)을 두껍게 제작하여 하악 전치가 구치 교합 전에 먼저 닿게 하는 전방교합판(anterior bite plate)과 구치 교합면까지 레진상을 연장 제작하여 교합 시 구치가 레진 교합면에 먼저 닿아 교합을 이개시키는 후방교합판(posterior bite plate)이 있다.

장치에 의한 수직 및 수평적 변화는 성장과 발육이 현저한 혼합 치열기와 초기 영구치열기에서 가장 크며 이와 같은 시기의 치료를 위해서는 식사시간 외의 모든 시간에 교합판을 장착하고 있어야 한다.

또한 교합판은 악골 장애의 치료에 흔히 사용되는데 이갈이(bruxism)를 억제하기 위해 후방교합판이 수면 중에 사용되기도 한다. 이외에도 보철 치료를 위한 적절한 교합고경을 찾기 위한 진단용으로도 이용되기도 한다.

15.1.2 전방교합판(anterior bite plate)

1. 적응증

전방교합판은 상악에 사용되는 가철성 교정장치로써 맹출이 불충분한 혼합치열기의 과개교합을 치

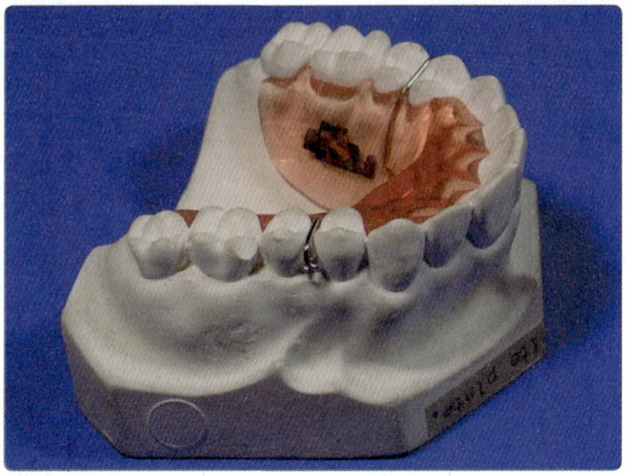

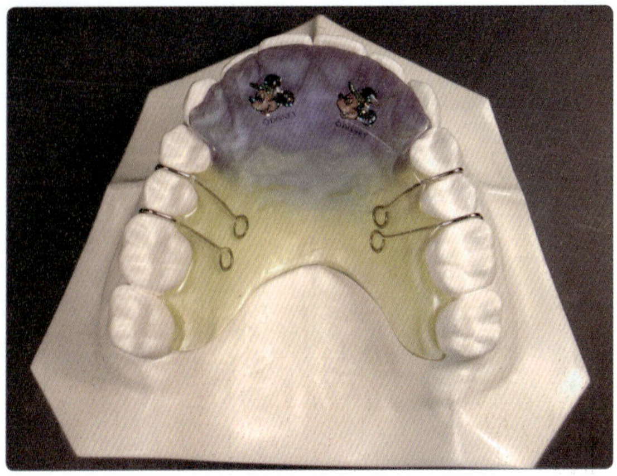

그림 15-1 전방교합판(anterior bite plate)

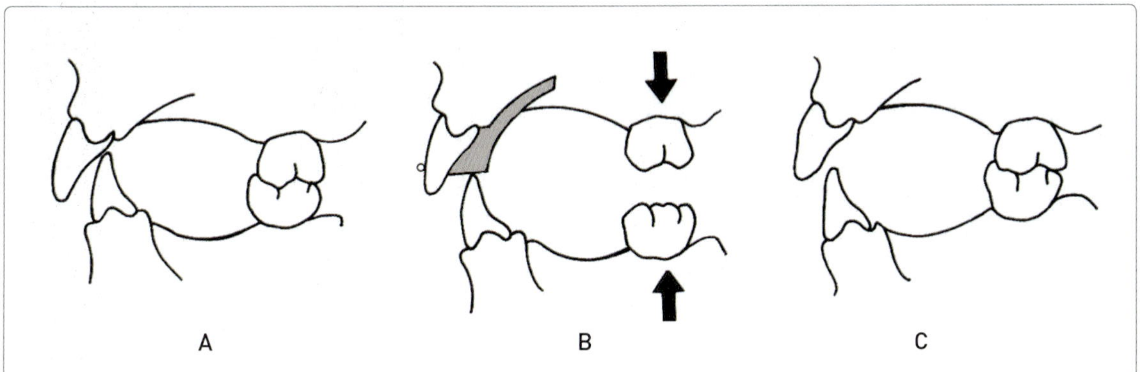

그림 15-2 전방교합판의 작용 원리
A. 과개교합
B. 교합판을 장착하면 하악 폐구시 하악 전치 절단연이 수평부에 먼저 접촉하므로 상 · 하 구치부는 이개되어 점차 맹출 된다.
C. 장치 제거 후에 구치의 맹출로 전치의 수직피개가 감소되어 있다.

료하거나, 이갈이를 억제하고, 구치의 협측, 설측 이동 시 교합 간섭을 배제하기 위한 장치로 폐구 시 상의 일부가 전치부는 닿고 구치부는 이개시켜 교합 시 교합력에 의한 구치 정출을 유도하여 전치의 수직피개 양을 줄이는 치료에 주로 사용된다(그림 15-1).

과개교합 치료 시 전방교합판은 구치의 맹출로 인한 전치의 수직피개 감소를 목적으로 하기 때문에 안모고경을 약간 증가시키며 하악의 이점(menton)이 후방으로 이동하게 된다. 따라서 짧은 안모를 지니거나 경미한 Class II 부정교합의 양호한 결과를 얻을 수 있으나 전 · 후방 골격성 부조화가 심하거나 긴 안모 고경을 지닌 Class II 부정교합의 치료 시에 사용해서는 안되며, 이런 경우에는 전치를 압하시켜 치료해야 한다(그림 15-2).

이외에도 구치부의 협 · 설측 반대교합의 치료와 교두간의 충돌을 일시적으로 완화시켜 치아의 이동에 도움이 되기 위해서 사용한다. 이때 수직피개 교합이 깊은 경우에는 전방교합판으로 수직피개 교합 감소와 더불어 사용할 수 있다.

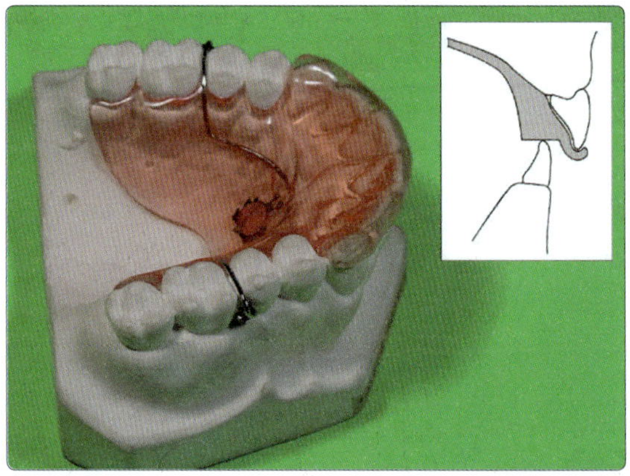

그림 15-3 쓰베드 유형 전방교합판

2. 수평부의 설계

교합판은 하얼리 보정장치와 동일한 순측호선, 클래스프(clasp), 기초상(base plate)의 구조를 갖고 있으며, 기초상의 전방에 하악 전치의 절단연이 접촉되는 수평부가 있다. 제작 과정은 통상의 상교정장치와 동일한 방법으로 제작한다.

이 장치는 전치 교합이 깊은 과개교합 치료에 주로 사용된다. 상악 전치부의 구개측을 레진으로 채움으로써 구치들이 교합되기 전에 하악 전치가 교합판과 먼저 접촉한다. 이로써 구치의 생리직 정출이 유발되어 전치의 수직피개 교합을 감소시키게 된다.

수평부는 교합기록을 이용하여 교합기에 모형을 장착하여 교합관계를 파악하면서 제작하고, 수평부는 하악 전치의 치축과 직각으로 접촉되도록 한다. 수평부가 너무 좁게 제작되면 하악 전치의 접촉이 곤란하며, 수평부가 너무 넓게 제작되면 이물감이 크고 발음에 지장을 주게 된다. 따라서 상 · 하 치열의 교합상태를 교합기 상에서 확인하면서 수평부의 폭을 설정하는데 보통 하악 전치 교합점에서 후방으로 5 mm 정도까지 폭을 연장한다. 수평부의 높이는 교합 시 구치부가 1~2 mm 정도 떨어지게 하고, 하악 전치들이 균일하게 교합될 수 있도록 해야 한다.

만약 일부 치아만 접촉되면 과도한 힘에 의해 접촉 치아가 손상받을 수 있다. 또한 치료된 하악 전치의 위치가 고정되도록 수평부 접촉부에 교합을 인기하여 형성할 수 있다.

순측호선은 수평부에 닿는 교합력이 장치를 밀게 되어 상악 전치의 순측이농을 유발하여 치간이개(spacing)를 야기시킬 수 있으므로 이를 방지할 수 있도록 와이어가 순면에 접촉되도록 제작한다. 또는 순측호선 대신에 상악 전치 절단연을 기초상으로 덮어주는 쓰베드 유형(Sved type)의 기초상 제작도 효과적이다(그림 15-3). 클래스프(clasp)는 구치군의 맹출을 방해하지 않게 교합면에서 띄워서 제작한다.

15.1.3 후방교합판(posterior bite plate)

1. 적응증

후방교합판은 구치부 교합면을 레진으로 피개한 가철성 상교정장치로써 적응증은 다음과 같다.

① 전치부의 반대교합 치료 시 전치 간의 교두감합 상태를 제거한다. 즉 교합을 열어준다.

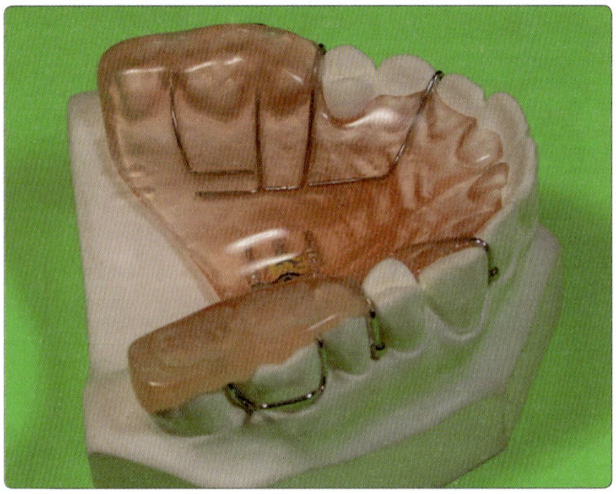

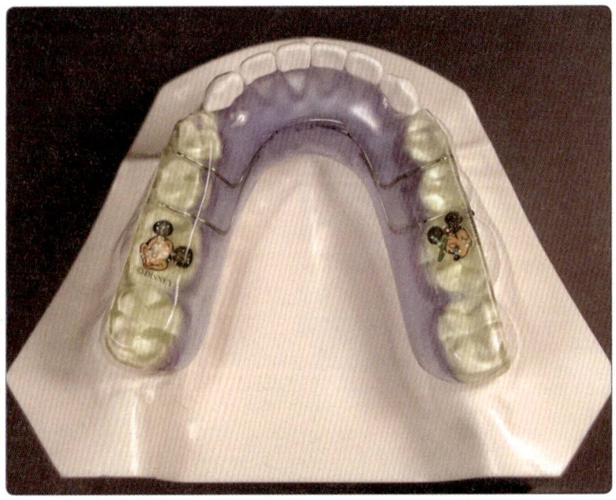

그림 15-4 후방교합판(posterior bite plate)

② 측방 확대 시 교합 장애의 제거와 고정원의 보강에 활용된다.

③ 악관절 치료를 위한 교합장치(splint)로 사용된다.

④ 구치의 압하(intrusion)에 사용된다.

후방교합판은 소구치와 대구치가 교합판과 먼저 접촉되므로 전치부는 교합이 되지 않는다. 이는 전치부 반대교합에서 교합 간섭 없이 상악 전치를 전방 이동시킬 수 있게 해주며 특히 다수 치아가 반대교합되어 있는 경우에 사용될 수 있다(그림 15-4).

또는 교합 장애나 편측성 구치부 반대교합에 의해 유발된 하악골의 변위를 치료하는데 사용될 수 있다. 그 외에도 악관절 치료용 교합장치(splint), 바이트블록(bite block), 트윈블록(twin block) 등의 장치에서도 후방 교합판이 이용된다.

교합면의 레진 부위는 하악 치아의 협측 및 설측교두 모두가 접촉될 수 있도록 충분히 넓어야 한다. 그렇지 않은 경우에 구치부의 원치 않는 과도한 맹출이 초래될 수 있다. 생리적인 상 · 하악 치아간의 자유로 간격(freeway space)이 소구치와 대구치가 다르므로 교합기록을 이용하여 상 · 하악 모형을 교합기에 장착하여 교합면 레진부를 제작하는 것이 정확하며, 대합치의 협측 및 설측 교두가 모두 접촉되도록 하여 구치의 불필요한 맹출 등을 피해야 한다. 교합면 레진부의 대합치와 교합되는 면은 대부분은 편평하게 제작하나 대합치의 교합면을 인기하여 교합유도성을 높이기도 하지만 조기 접촉이나 교합간섭이 되지 않도록 제작하여야 한다. 편측성 구치부 반대교합에서 이동되지 않는 부위는 대합치를 인기하여 고정원을 보강시키는 반면에 이동될 부위는 편평하게 해준다.

15.2 사면판(inclined plane)

15.2.1 개요

해부학적으로 상악 측절치는 상악 중절치에 비해 약간 설측으로 맹출하며 치관이 점차 구강내로 노출되면서 혀의 운동으로 전방 이동된다. 그러나 직절한 치열궁 길이를 지니면서도 측절치가 너무 설측으로 맹출되어 반대교합이 발생할 수 있으며, 이런 상황이 진단되면 부정교합으로 고정되기 전에 차단하는 것이 바람직하다.

이때 전치부 반대교합을 치료하기 위해서는 먼저 정확한 감별진단이 필요한데 전치부의 반대교합이 광범위한 부정교합으로 발생한 것인지, 아니면 단순한 국소적 요인에 의한 부정교합인지, 즉 반대교합이 단순히 치아에만 국한되었는지, 아니면 악골의 전・후방관계 때문인지, 반대교합의 원인이 상악 전치 때문인지, 아니면 하악 전치 때문인지, 치료를 할 수 있는 적절한 공간이 존재하는지의 여부를 진단하여야 한다.

진단 결과 전치부 반대교합이 골격성 부정교합 때문이 아니라 단순히 치아에만 국한된 것이며 치아의 이동을 위한 적절한 공간이 존재하는 경우에는 간단한 시술로도 치료가 가능하지만 수직피개 교합이 작거나 안모비대칭이 존재하는 경우에는 치료가 쉽지 않다.

사면판(경사판, 절치사면판)은 전치의 반대교합이 상악 전치의 설측 경사로 인해 유발된 경우에 반대교합으로부터 벗어나도록 유도하는 장치로 레진으로된 사면(ramp)으로 구성되어 있다. 장치가 적절히 제작되었다면 이런 문제를 간단하고 효과적으로 치료할 수 있으며, 수일 내에 반대교합을 해소할 수 있다. 그러나 장치를 6주 이상 사용해서는 절대 안 되며 장시간 사용은 구치부를 과도하게 맹출 시켜서 전치부 개방교합을 초래할 위험성이 높아진다. 그러므로 정상적이거나 다소 깊은 수직피개 교합과 치아 이동을 위한 적절한 공간이 장치 사용에 필수적인 요구조건이 된다. 만약 절단교합(edge to edge bite)이거나 전치부 개방교합의 경향을 지닌 경우에는 사용하지 않는다.

또한 상악 전치는 정상이나 하악 전치가 과도하게 순측 경사되어 반대교합이 유발된 경우에는 이 장치를 사용하는 것이 아니라 하악 전치를 설측으로 이동시켜 치료해야 한다. 장치를 제작하기 전에 반드시 구강 내 방사선 사진이 필요하며, 때로는 과잉치로 인해 상악 전치가 설측 경사되는 경우도 있으며 치근이 심하게 흡수된 경우도 있기 때문이다. 또한 조기의 장치 장착은 치근 흡수를 초래할 수 있으나 기능력을 이용하므로 다른 장치에 비해서는 비교적 안정하다고 할 수 있다.

15.2.2 구조 및 설계

폐구하는 교합 근력으로 연장 사면부 레진에 조기 접촉되는 상악 전치를 순측 이동시키고 하악 전치부는 고정원으로 작용한다. 레진 사면판은 상악 전치 1~2개 치아의 설측 경사로 인한 반대교합의 치료에서 가장 간단하고 효과적인 교정장치이다.

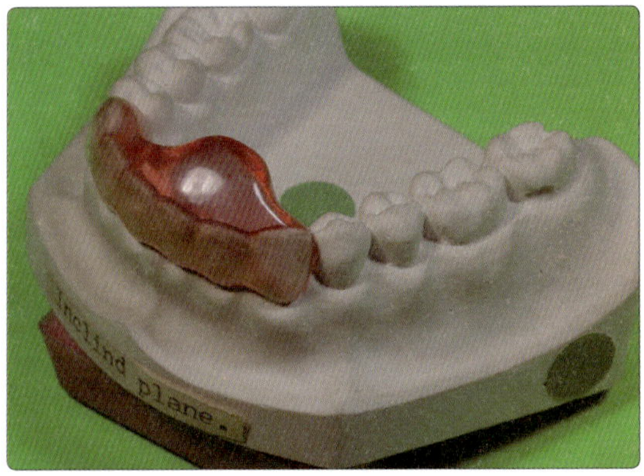

그림 15-5 하악 6전치를 이용한 사면판(inclined plane)

구조는 하악 4전치 또는 6전치의 치관을 덮는 고정부와 상악의 반대교합치의 위치에 내상방으로 연장된 사면부가 있다. 치관을 피개하는 레진은 치경부까지 제작하며 치은 조직에 접촉되어 치은 조직에 해를 주어서는 안된다. 연장 사면부는 통상적으로 교합평면에 대하여 45°의 경사를 준다(그림 15-5).

설측으로 너무 길면 하악이 과도하게 개구되거나 전치가 경사면을 따라 이동하지 못하며 너무 짧으면 환자가 하악을 쉽게 전방으로 내밀어 장치 교합을 회피할 수가 있다. 각도가 작은 경우에는 상악 전치가 경사면을 따라 내려올 수 없으며, 각도가 너무 큰 경우에는 상악 전치를 순측 경사시키는 힘은 커지지만 하악이 너무 과도하게 개구된다. 이 장치의 교정력은 교합 시 상악 전치가 사면에 닿을 때 근육의 압력이 전달되게 하여 상악 절치를 순측으로 경사 이동시키는 것이다.

하악을 교합시켰을 때 안정위(rest position) 정도인 전치부가 4~5 mm 이상 떨어지지 않아야 하며, 안정위를 초과하는 과도한 개구는 근육의 피로를 가져오며 적은 개구 높이의 장치는 근육력을 제대로 발휘할 수 없다. 또한 치아의 이동을 방해하지 않도록 표면을 평활하게 해야 한다.

15.3 구강전정판(oral screen)

구강전정판(oral screen)은 1912년 Newell에 의해 소개된 장치로 치아를 이동시키는 기계적 요소보다는 기능적으로 근육의 압력을 재조정하고 구강의 악습관을 제거하여 부정교합의 예방과 악화방지에 사용된다(그림 15-6).

구강전정판은 베스티불라 스크린(vestibular screen)으로도 불리며, 장치의 순 · 협측 구강전정에 장착된 레진상이 전치에 접촉하여 구순압이 전달되게 하고, 견치와 구치부에서는 협측압을 배제하여 설압이 작용하게 한다. 또 입술의 긴장력이 완화된 환자에게 입술의 긴장력(수축력) 강화 연습을 위한 손잡이를 제작하기도 한다(그림 15-6B).

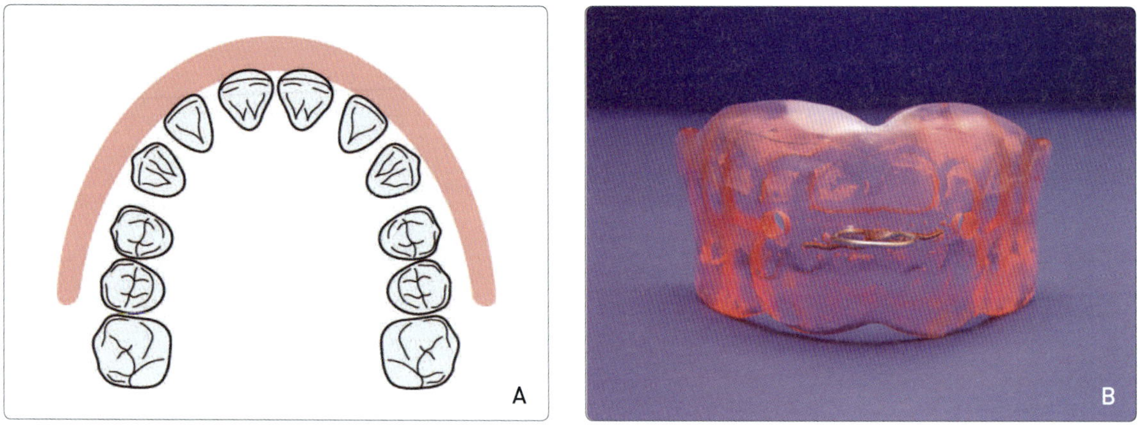

그림 15-6 구강전정판

구강전정판은 습관성 구호흡(mouth breathing), 손가락 빨기(finger sucking), 입술 깨물기(lip biting), 혀 내밀기(tongue thrusting) 등의 구강악습관을 제거하기 위해 사용된다. 또 상악전치의 전방돌출 및 유치열기, 혼합치열기의 개방교합을 예방하고 저긴장성 입술(hypotonic orofacial musculature)의 근력 강화를 위한 치료 목적으로도 사용한다.

구강에서 치열궁의 위치는 순·협점막과 혀의 힘에 균형을 이루는 곳에 형성되며 이 균형이 깨지면 치열궁의 위치도 바뀌게 된다(그림 15-7). 구강전정판은 구강전정부까지 상·하악 치열궁 협측 전체를 레진상으로 덮어주어 구강주위에 비정상적인 근육활성과 구호흡 등의 구강악습관을 차단하고 전치와 전치부 치조골에 근육의 압력을 전달하여 전방돌출을 막는 동시에 구치부는 협측의 힘을 차단하여

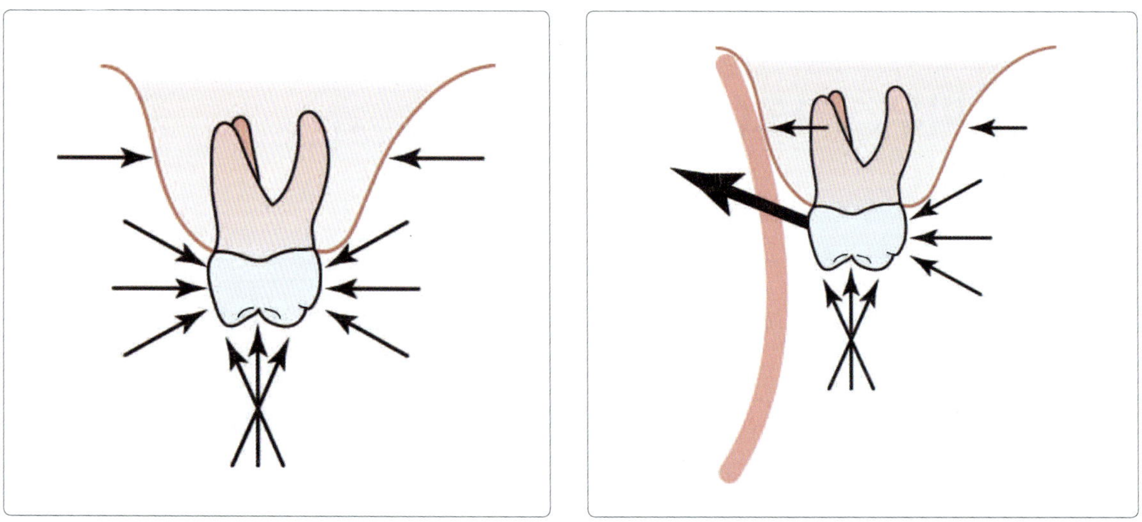

A. 힘의 균형상태　　B. 협측차단-협측으로 치아이동

그림 15-7 치아는 구강내의 여러 힘들의 균형에 의해 위치되어지며 그 균형이 깨지면 치아는 이동하게 된다.

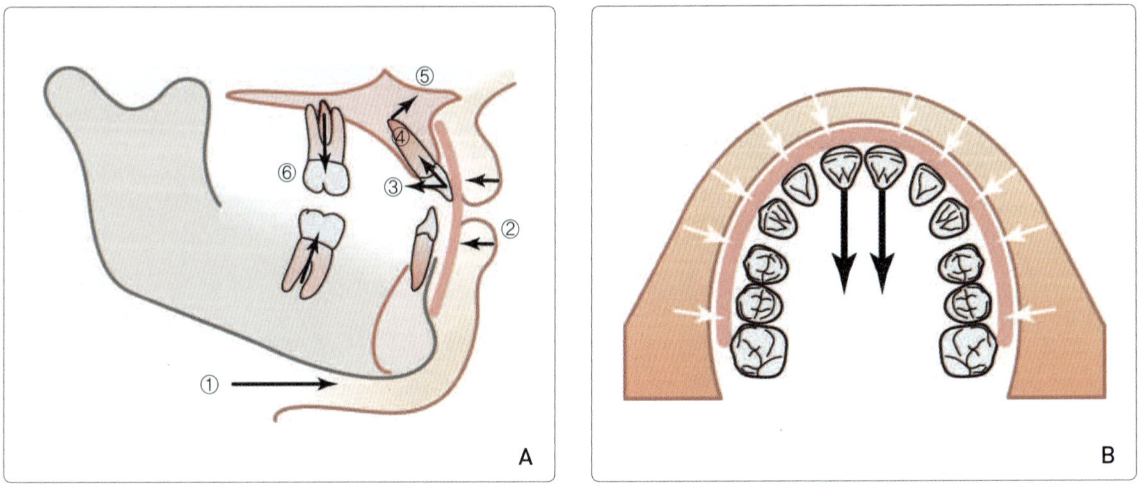

그림 15-8 치아의 이동
A. 1. 하악의 전방이동 2. 입술의 압력 3. 상악절치의 후퇴 4. 상악절치의 압하 5. 상악절치치근의 전방이동 6. 상하구치의 정출
B. 구강주위근의 압력이 구치부에서 차단되고 전치부로 전달되어 상악전치는 설측 이동되고 상하 구치부는 협측 이동된다.

구치부 치열궁을 확장시킨다(그림 15-8).

구강전정판에 손잡이를 부착할 때는 상순과 하순의 중간에 위치시켜 입술에 걸리지 않도록 하고 0.9 mm 와이어(wire)를 이용하여 내경 10~15 mm 크기로 제작하고 레진상의 가장자리는 날카롭지 않도록 둥글고 매끄럽게 형성하며 장치의 폭이 치은협 이행부 방향으로 길어지면 점막이 압박되므로 2 mm 떨어지도록 제작한다. 그리고 필요에 따라 호흡을 위한 구멍을 만들어 주기도 한다(그림 15-8B).

15.4 마우스 가드(mouth guard)

15.4.1 개요

악구강 영역의 운동 외상에 의한 후유증은 육체적, 정신적인 손상으로서 사회생활을 하는데 상당히 중요하며 특히 두경부 충격으로 발생하는 뇌진탕이나 뇌신경세포 손상은 생명과도 관계가 있다. 또한 마우스 가드(mouth guard)는 상 · 하악골 간에 판상 장치에 의한 간격을 주어 상 · 하악 치아가 강한 충격으로 충돌하는 것을 방지하고, 하악두가 관절와 내에서 전 · 후방 이탈을 예방할 수도 있고, 뇌진탕의 손상을 경감하는 효과도 있어 일상생활에서의 여가생활 및 운동선수의 악 구강 영역의 보호에 필수적이다.

마우스 가드는 레진이나 부드러운 플라스틱(soft plastic) 등의 재료를 이용하여 치아와 일부 점막 면까지 덮는 편악 판상 구내장치이다.

1. 마우스 가드의 역할

1) 외력으로부터의 치아 및 치주조직의 보호
2) 외력으로부터의 충격완화 및 악관절 보호
3) 운동 시 강력한 이 악물기(clenching)에 대하여 직접적인 치아접촉을 피하고 치아 및 치주조직을 보호

2. 착용 목적에 따른 명칭

1) 마우스 가드(mouth guard)

운동 중 입술과 뺨의 열상을 예방하는 목적, 측두하악관절 통증의 일시적 감소에 사용할 때

2) 나이트 가드(night guard)

이갈이, 이를 악무는 등의 유해 교합습관에 의한 치아 손상을 방지하기 위하여 밤에만 착용할 때

3) 교합안정장치(occlusal splint)

동요치를 고정치와 연결하는 스프린트(splint) 목적으로 사용할 때 장치는 착용 시 편안하고, 호흡을 방해하지 않아야 하고, 발음에 이상이 없어야 하며 주로 상악에 제작하나 하악전돌 등의 경우에는 하악에 제작할 때도 있다. 장치의 제작은 주로 부드러운 열가소성 플라스틱 시트(soft thermoplastic sheet)를 이용하여 가열진공성형법(heat and vacuum molding technique)으로 제작한다.

통상적 마우스 가드는 편악 장치로 대합치와 교합되는 부위는 주로 평면으로 제작하여 교합간섭이 없도록 하지만 필요시 양악을 합친 마우스피스 형(mouthpiece type)으로 제작하기도 하는데 이는 상 · 하악을 구성교합(construction bite)시킨 후 소프트 레진(soft resin)이나 씰리콘 러버(silicone rubber)로 교합면과 절단연을 모두 피개하여 상 · 하악을 일정한 교합관계로 고정할 수 있도록 양악을 한 덩어리로 제작하는 것이다.

15.4.2 마우스 가드의 종류

마우스 가드의 종류는 기성품 마우스 가드(ready-made mouth guard)와 치과에서 각 환자 구강에 적합 시켜 제작하는 맞춤형 마우스 가드(custom made mouth guard)가 있다.

1. 기성품 마우스 가드(ready-made mouth guard)

기성품 마우스 가드(ready-made mouth guard)는 개인이 구입하여 사용할 수 있는 것으로 형태가 일정하여 조정이 곤란한 스톡 타입(stock type)과 다소 조정이 가능한 마우스 폼 타입(mouth form type)이 있다(그림 15-9). 마우스 폼 타입(mouth form type)의 대표적인 형태로는 따뜻한 물에 장치를 연화시킨 후 구강 내에서 대합시켜 교합을 재현하는 보일 앤드 바이트 타입(boil and bite type)이 있다.

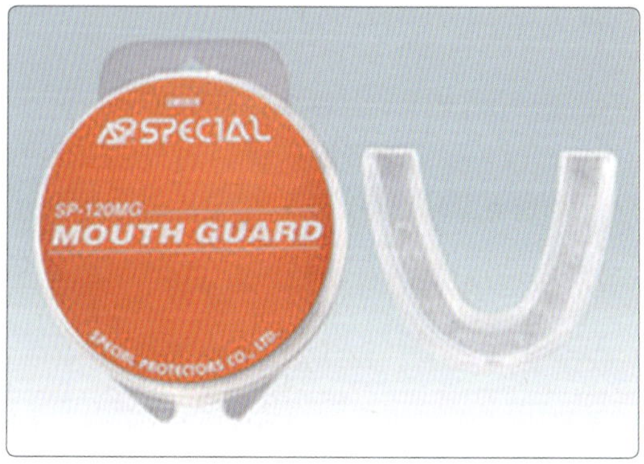

그림 15-9 기성품 마우스 가드(mouth form type)

2. 맞춤형 마우스 가드(custom made type mouth guard)

맞춤형의 마우스 가드(custom made type mouth guard)는 적합성이 뛰어나며 위화감이 적고, 설계 제작 시 환자나 선수의 다양한 요구에 부응할 수 있다(그림 15-10). 또한 정확한 교합과 하악위를 재현할 수 있다는 중요한 특징을 갖는다.

1) 프레셔 타입(pressure(laminate) type) 제작

라미네이트 타입(laminate type)의 마우스 가드 가압성형기로 재료를 층층이 겹쳐 필요한 부위의 두께를 보강할 수 있다. 또한 중간층에 아크릴 경성재와 충격 흡수재를 삽입하는 등 충격 흡수 능력이 보다 높은 장치를 제작할 수 있어 응용 범위는 넓다.

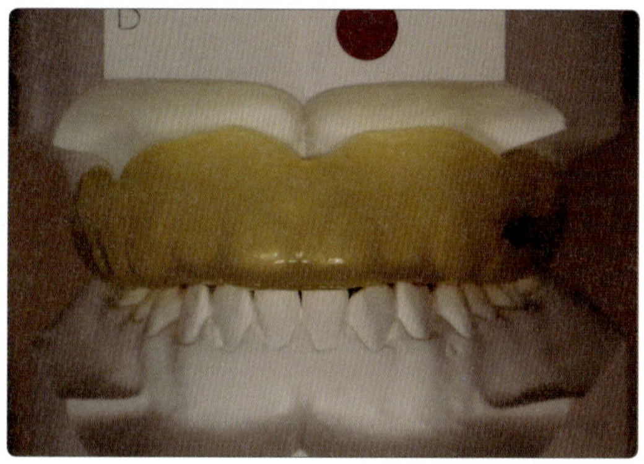
그림 15-10 마우스 가드

2) 버큠 타입(vacuum type) 제작

버큠 타입 마우스 가드(vacuum type mouth guard)는 제작이 간편하며 성형기 재료가 저렴하여 낮은 연령용 또는 보급형으로 유용하다. 그러나 이 유형은 제작 시 가열 흡입 및 교합조정 시 발생하는 두께의 감소로 충분한 예방효과를 거둘 수 없는 경우도 있으며, 또한 흡입형 성형기를 사용하므로 적합성도 다소 떨어진다.

3) 로스트 왁스 타입(lost wax type) 제작

모형 위에서 마우스 가드 형태를 조각(wax up)하여 제작하므로 마우스 가드의 형태와 두께를 자유롭게 설계할 수 있다. 그러나 제작과정에 많은 시간과 노력이 필요하며 재료가 비싸 다른 유형에 비하여 경제적인 부담이 증가한다.

15.4.3 제작 과정

마우스 가드의 경계는 순 · 협측은 치경부에서 2 mm, 구개측은 치경부에서 5 mm 정도 연장하여 설정한다. 모형이 너무 높으면 열가소성 플라스틱 시트(thermoplastic sheet)가 가열 진공 흡입 시 찢어질 수 있으므로 가급적 낮게 삭제(trimming)하고, 진공 흡입이 쉽도록 필요 없는 구개부 등은 제거하는 것이 좋다.

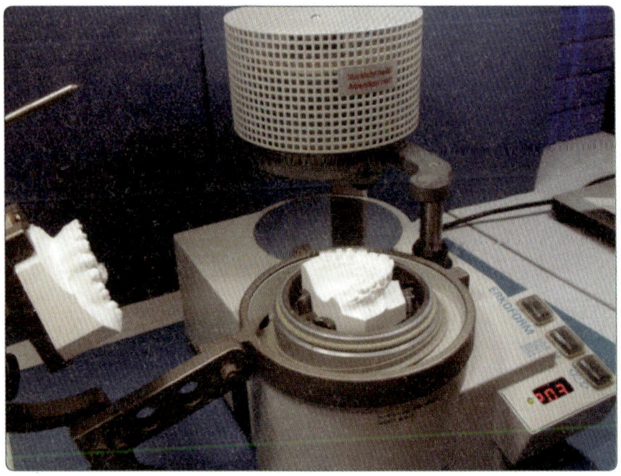

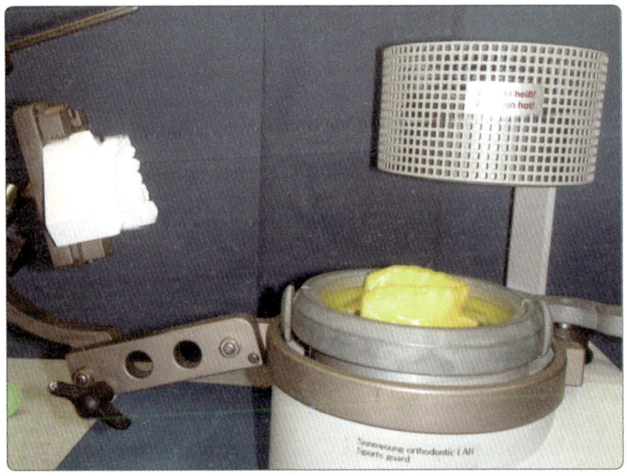

그림 15-11 진공성형기에 모형을 위치시키고 열가소성 플라스틱 시트(thermoplastic sheet)를 가열하여 가운데 부위가 늘어나 밑으로 충분히 내려왔을 때 시트(sheet) 지지부를 내려 모형에 밀착시키고 진공 흡입 성형을 시행한다(사진은 실습 모형으로 삭제(trimming)를 하지 않았음).

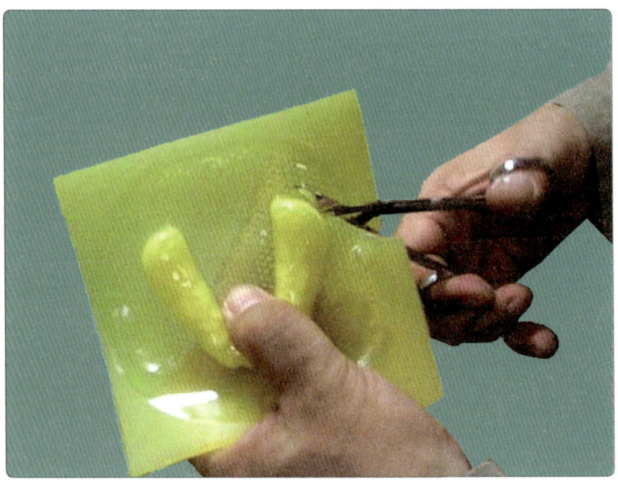

그림 15-12 진공성형을 시키면서 어느 정도 냉각되면 지지부에서 분리하여 완전히 냉각시킨다. 그 후 경계선을 따라 가위로 절단한다.

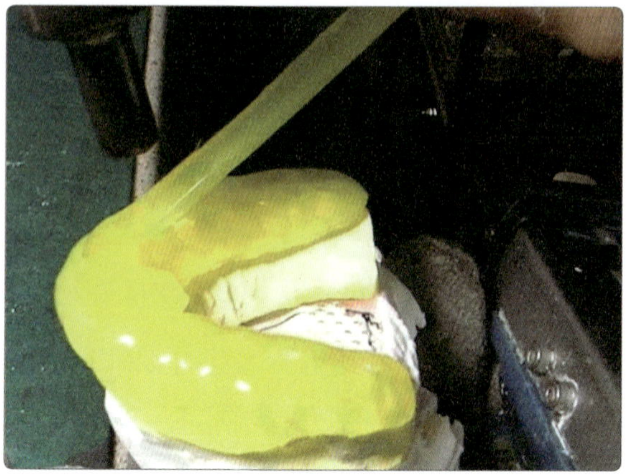

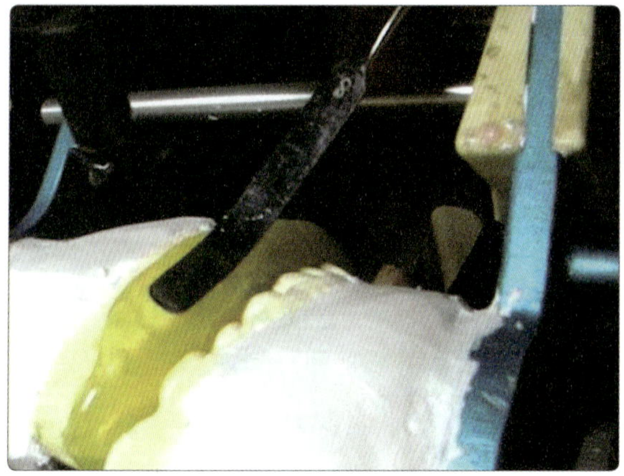

그림 15-13 교합을 시켜보면서 부족한 부분은 시트(sheet) 조각을 가열하여 녹여 붙이면서 조정하여 모든 치아가 교합되도록 형성한다. 경계부는 열풍이나 가스토치(gas torch)로 가열하면서 손이나 조각도로 부드럽게 외형을 다듬는다.

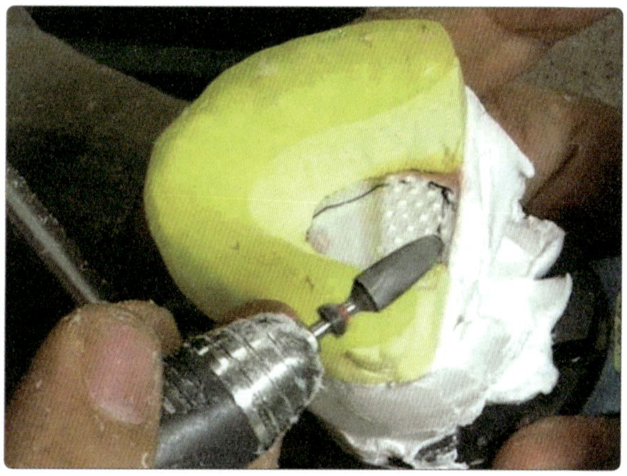

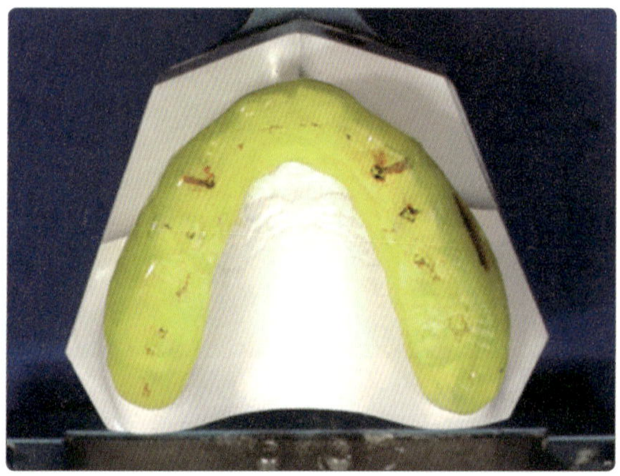

그림 15-14 교합지를 이용하여 교합상태를 확인하면서 덴쳐버(denture bur)를 이용하여 과잉부나 두꺼운 부위를 삭제 조정하여 완성한다.

15.4.4 양악 마우스 가드(bimaxillary mouth guard)

양악을 한덩어리(one piece)로 제작하는 양악 마우스 가드(bimaxillary mouth guard, mouth-piece type)는 통상적 마우스 가드(mouth guard)가 하악 치아 보호의 한계를 갖고 있는 단점을 보완한 것이다. 하악 치아에 가해지는 전방 그리고 측방의 충격을 차단하고, 하악두와 관절와 사이를 분리시켜 하악에 오는 충격이 두개저(base of skull)로 전달되는 것을 차단한다.

장치의 제작법은 다양한데 치료실에서 상 · 하 전치간 간격을 7~10 mm 정도로 채득한 구성교합기록을 이용하여 상 · 하악 모형을 교합기나 수직교합기(verticulator)에 부착하고, 경계선은 통상적 마우스 가드와 동일한 형태로 한다.

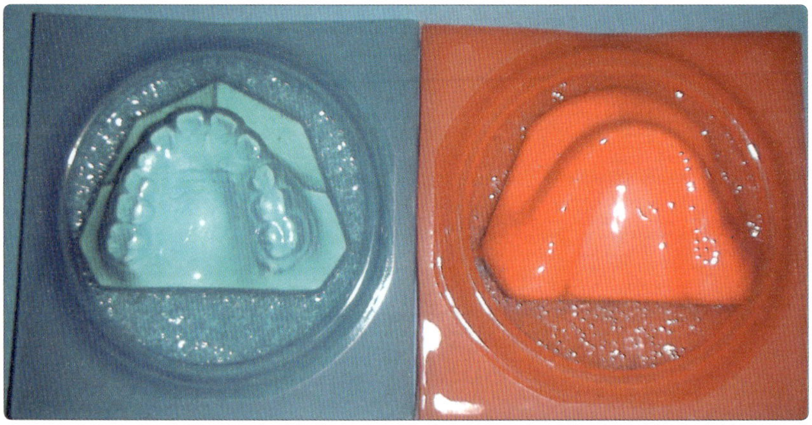

그림 15-15 상악과 하악을 각각 진공성형하여 시트를 제작한다.

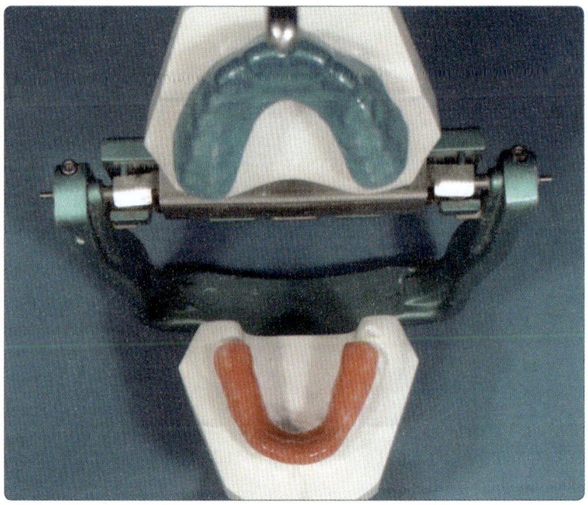

그림 15-16 상악은 정상적인 마우스 가드 형태로 제작하고 하악은 교합면부만 남기고 잘라낸다.

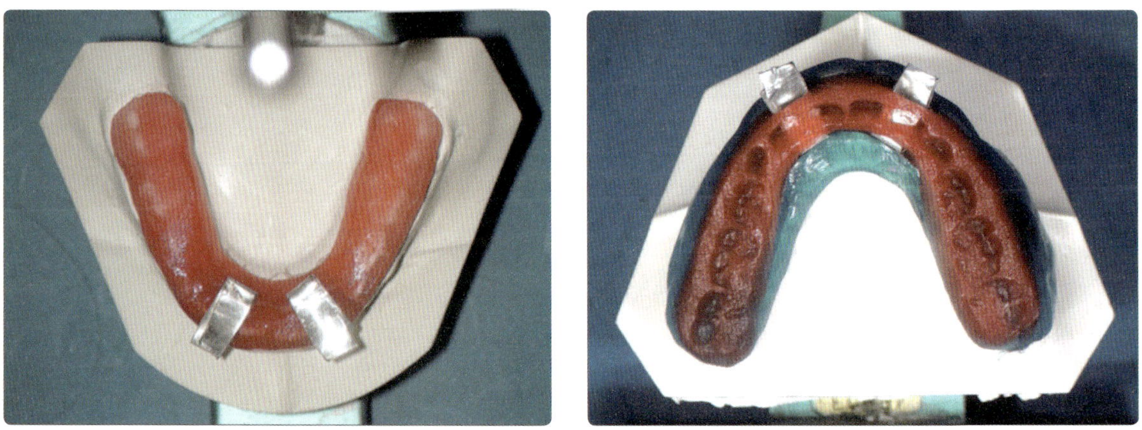

그림 15-17 상 · 하악 간의 접촉면을 가열하여 교합기를 닫아 상 · 하악 판을 붙인다. 사진의 금속판은 통기성을 부여하기 위하여 삽입한 것이다.

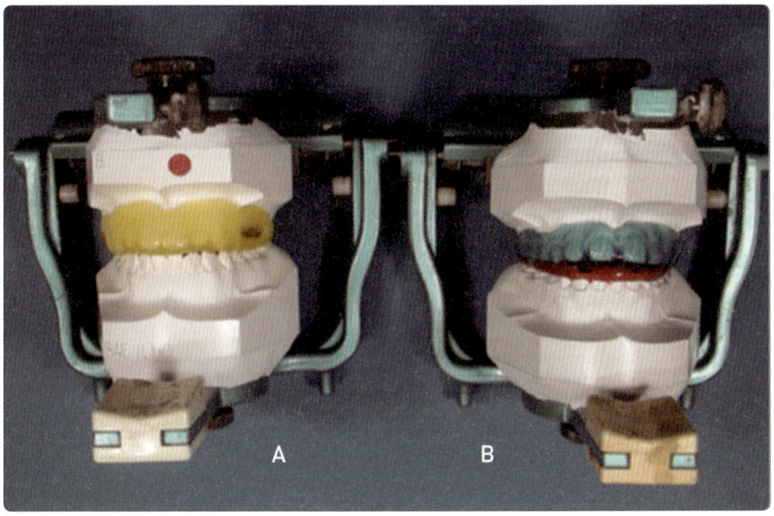

그림 15-18 완성된 마우스 가드(A), 양악 마우스 가드(bimaxillary mouth guard)(B)

제작은 상악과 하악을 진공성형판으로 만들고 상악은 정상적인 편악 마우스 가드로 하고 하악은 교합면부만 잘라내 상악에 녹여 붙이는 방법을 많이 이용하고 있다. 또는 교합기 부착된 모형을 파라핀 왁스(paraffin wax)로 순 · 협측을 박싱(boxing)하여 마우스 가드(mouth guard)용 실리콘을 믹싱 팁(mixing tip)이 부착된 주사기를 이용하여 기포가 생기지 않도록 주의하면서 주입하고 기구와 손으로 성형한 후 압력중합기에 넣어 경화시킨 후 연마하여 제작하거나, 교합기 부착된 모형에서 직접 조각(wax-up)하여 납형(wax pattern)과 모형을 같이 매몰(flasking)하여 주형(mold)을 제작하고 실리콘 러버나 thermoplastic polyvinyl acetate polyethylene(PVAc-PE)을 전입하여 경화시킨 후 분리하여 연마하여 제작한다.

제 16 장 기능적 악정형 장치

Functional Orthopedic Appliances

기능적 장치(functinal appliance)는 치아의 이동을 촉진하고 안면과 악골의 성장패턴을 변화시키기 위해 하악골의 위치를 바꾸어서 안면, 악골, 악궁의 근육과 연조직의 기능적인 작용(예를 들어 잡아당기는 힘 stretch pressure) 등을 통해 교정력을 발휘하는 장치들을 말한다.

기능적 악정형장치(Functional Orthopedic Appliance)는 전형적인 기능적 장치로 악골의 성장과정에 영향을 주거나 악골의 위치를 재조정(redirecting)함으로써 골격계의 변화와 더불어 악궁 너비의 조절, 악골의 재위치(repositioning)에도 효과적이도록 고안되었다. 이들 장치들은 일반적으로 스테인리스 스틸 와이어로 된 순측호선(labial bow)과 유지 클래스프(retentive clasp), 스프링(spring), 확대 나사(expansion screw) 등을 포함하여 자가중합레진으로 제작되며, 하나의 장치가 상 · 하악 양쪽 모두에 장착되는 특징을 가지고 있다. 기능적 악정형장치와 이런 시스템을 가진 장치들이 너무 많고 다양하나 대표적인 기능적 악정형장치로는 엑티베이터(activator), 바이오네이터(bionator), FR장치(function regulator), 드윈블록(twin-block) 등이 여기에 속하며, 창시자의 이름을 따서 Andresen, Bimler, Fränkel, Harvold 장치라고 부르기도 한다.

16.1 엑티베이터(activator)

16.1.1 개요

엑티베이터는 V. Andresen이 K. Häupl의 협력을 얻어 1936년에 발표한 대표적 악교정장치로서 이는 근육의 힘을 활성화(activation)시켜 이용하기 때문에 주어진 명칭이다. 장치의 고안자를 연결시켜 Andresen's appliance, Norwegian system이라고도 하며, F.K.O.(Funktions Kiefer Ortho-padisher Apparat)라고도 하는 것은 이 장치가 기능적인 교정력을 이용하여 악골을 정형하는 데에 기인한 것으로써 악기능 장치의 대표적 장치이다.

기능적 악교정법이란 악골의 교정을 목적으로 인위적으로 유도교합을 구성하여 채득한 구성교합(construction bite)을 바탕으로 장치물을 제작하고, 이 장치물의 착용 시 발생되는 저작근이나 구강주위근의 강제적 변위로 인하여 발생되는 근 기능과 골 구조의 변화를 교정력의 근원으로 이용하여 치아와 악골에 기능적 자극을 줌으로써 조직의 개조, 변형, 악골의 발육, 변위 등을 유발시켜 정상교합으로 이끄는 교정치료법이다.

이 교정법은 Angle의 Class II division 1 즉 상악 전돌증의 치료를 목적으로 한 것이었으나 한국과 일본에서는 오히려 Class III 전치부 반대교합의 치료에 많이 사용되고 있다.

엑티베이터(activator)는 제작법과 사용법이 간편하며 Class II, III 증례와 심한 수직피개, 개교교합 등 적합한 적응증과 적응시기에 사용될 시에는 매우 효과적이지만 양악 전돌증이나 심한 골격성 부정교합과 구성교합 채득이 어려운 경우에는 사용이 곤란하다. 또한 엑티베이터는 교정치료 후 악골의 차등성장이 우려되는 경우에 보정장치로도 사용되고 있다.

16.1.2 작용기전과 장·단점

1. 작용기전

엑티베이터의 교정력은 교정용 와이어 등의 기계적 힘의 작용에 의한 것이 아니고 활동성 근육의 기능력을 이용하고 있다.

반대교합 즉, 하악 전돌증을 예로 들어 설명하면 하악을 원심위로 강제적으로 이동시켜 구성교합기록을 채득하고, 이 상태에서 장치를 제작하므로 강제로 이동된 교합상태에서의 하악 근육군이 긴장의 강도와 방향에 강제적인 변화가 야기되어 다음과 같은 작용이 생겨난다(그림 16-1).

1) 강제 이동상태인 구성교합위의 하악이 본래의 위치로 되돌아가려고 할 때 근육의 기능적 진동이 생기며, 강제 이동된 구성교합위의 위치에서 악관절과 근육군이 적응된다. 이를 기능적 순응이라고 한다.
2) 엑티베이터는 유지력이 없으므로 환자가 장치의 탈락 방지를 위하여 무의식적 폐구운동을 하게 되며 하악이 본래의 위치로 전진하려는 힘이 작용한다. 이때 엑티베이터는 상악 전치와 치조골을 순측으로 압박하게 되며, 하악 전치의 순면에 접촉하고 있는 유도선은 하악 전치를 설측으로 이동시키는 기능력이 발생한다. 또한 악관절부의 기능적 왜곡으로 인한 조직 변화로 하악이 원심으로 이동된다.

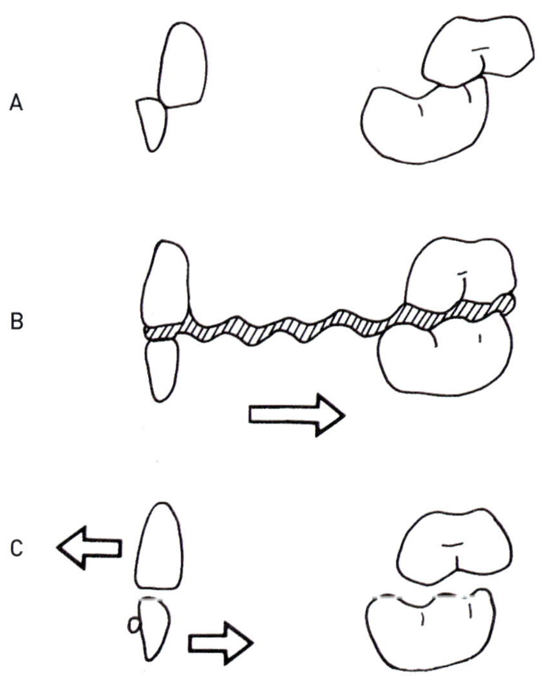

그림 16-1 III급 부정교합의 치료를 위한 엑티베이터(activator)의 작용
A. 최초의 교합 상태
B. 구성교합위
C. 엑티베이터(activator) 장착 시 힘의 작용

2. 장점

1) 구조가 간단하며, 그 제작법도 비교적 간단하다.
2) 가철성이며, 주로 야간만의 착용으로 저작, 발음, 심미적 장애가 없다.
3) 근의 기능력을 이용하므로 치근 흡수, 과도한 치아이동 등의 위해 작용이 적다.
4) 구강 청결 유지에 유리하다.
5) 통원 간격을 길게 할 수 있다.
6) 사용법이 간단하여 소아의 조기치료 수단으로 유효하다.
7) 구강악습관 제거 기능이 있다.

3. 단점

1) 적응증이 제한되어 있다. 구성교합의 채득이 양호하여야 하며, 심한 골격성 부정교합에는 사용할 수 없으며, 개개 치아의 근원심 이동이나 회전에는 부적합 등의 적용범위가 제한되어 있다.
2) 가철성 장치이므로 환자의 협조가 필요하다.
3) 장치의 부피가 커서 혀 운동을 제한하거나 호흡의 곤란을 일으킬 수 있으므로 비인후 질환이 있는 소아에게는 사용이 곤란하다.

4) 연령이 증가할수록 유년 환자에서와 같은 좋은 효과를 기대할 수가 없다.

16.1.3 장치의 적응증 및 금기증

1. 적응증

1) II급 부정교합

2) III급 부정교합

3) 유사 III급 부정교합

4) 구치부 교차교합

5) 혼합치열과 영구치열의 적응증

(1) 혼합치열

가) II급 1류 부정교합 치료

나) 과개교합 개선

다) 치아가 교합판(bite plate)으로 유지될 때

라) 맹출유도장치로도 작용

(2) 영구치열

가) II급 1류 부정교합 치료

나) 과개교합 개선

다) 치아 위치를 약간 수정할 수 있는 유지력 있는 장치

라) 연속 발치(serial extraction) 후 구치 이동의 유도에 사용

2. 금기증

1) 비질환 환자, 구호흡 환자, 불면증 환자

2) 구성교합의 채득이 어려운 환자

3) 심한 골격성 부정교합 환자(심한 Class II, 심한 Class III 부정교합)

4) 총생(crowding)이나 공극(spacing)이 심한 환자

5) 양악전돌증 환자.

– 엑티베이터는 상악을 기준으로 하악을 전 · 후방으로 움직여 만드는 장치이므로 상악까지 전돌된 양악전돌증 환자에게는 사용이 곤란하다.

16.1.4 장치의 구성

1. 구성요소

1) 레진상(base plate)

(1) 자가중합수지를 이용하여 베이스플레이트 왁스 2장 두께로 형성한다.

(2) 전방부위와 측방부위가 자가중합수지로 덮인다.

(3) 후구치가 나오면 장치에 포함시켜야 한다.

(4) 상악 제1대구치 설측의 구개측에 존재하는 작은 교두(Carabelli 교두)가 노출되어 있어야 한다.

(5) 제 1,2소구치 치열이 나란해야 한다.

2) 능동적 요소(active element)

(1) 순측호선(labial bow) – 장치에 가해지는 힘의 반작용력을 이용한 전치부 견인(retraction)

① Class II 부정 교합 – 상악에 제작

② Class III 부정 교합 – 하악에 제작

(2) 전형적인 엑티베이터에서는 순측호선을 제외하고 스프링(spring), 스크루(screw), 고무줄(elastic) 등은 잘 사용하지 않는 편이다.

3) 클래스프(clasp)

유지를 위한 클래스프는 엑티베이터의 필수적인 구성요소에 해당하지 않으나 고정성 교정장치와 함께 사용할 경우 상악 제1대구치에 장착된 밴드의 튜브 아래 걸려 유지를 얻는 튜브 클래스프가 종종 사용되는 경우가 있다.

2. 장치 외형의 구성

엑티베이터는 상 · 하악의 레진상이 한 덩어리로 구성되며, 치아나 그 어떠한 것에도 유지되어 있지 않은 형태적 특징을 갖고 있다. 각 부위의 명칭과 주된 역할은 다음과 같다(그림 16–2).

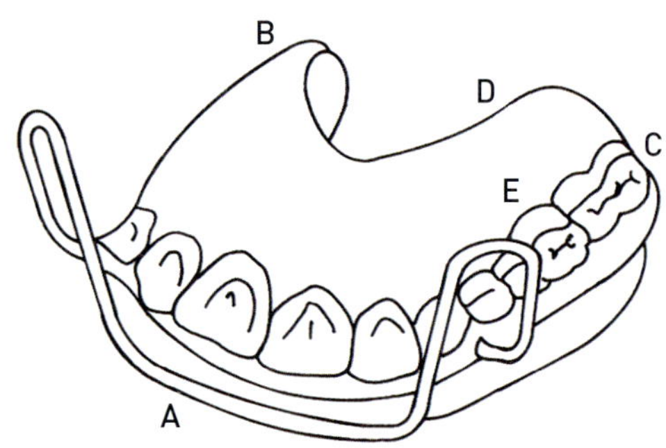

그림 16–2 엑티베이터 각 부위의 명칭
A. 유도선 B. 레진상 C. 교합면부 D. 상익부 E. 유도면

1) 유도선

전치 순면에 접촉하여 근육의 기능력을 치아

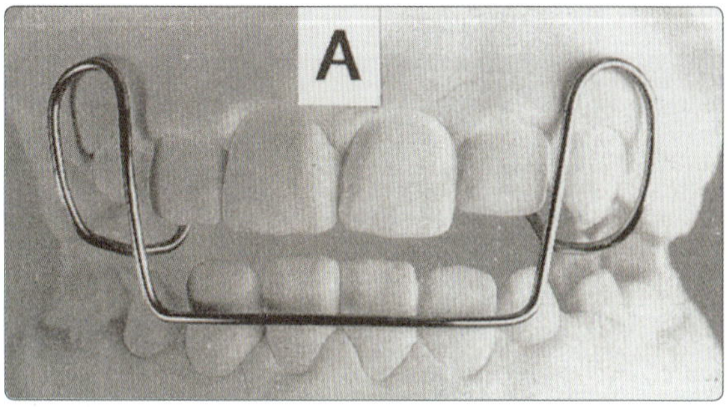

A. 악간 유도선

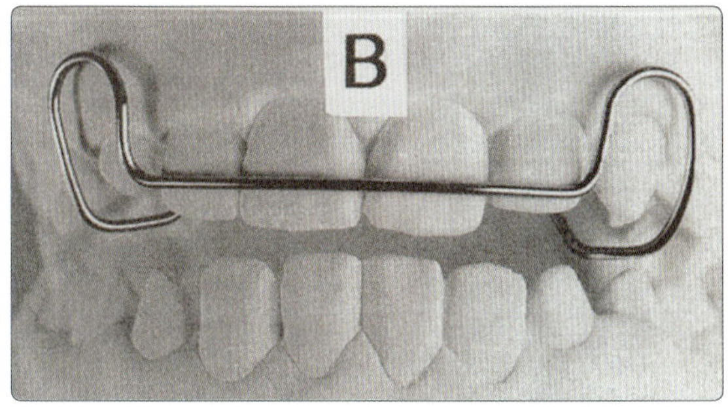

B. 악내 유도선

그림 16-3 유도선의 형태

에 전달하는 역할을 하는데 Angle의 Class III와 같은 하악 전돌의 반대교합에서는 악간 유도선을 사용하거나, 상악 설측에서 하악 순측으로 연결된 유도선을 굴곡하여 하나의 장치에 사용하기도 하며, Class II의 경우에는 상악만의 악내 유도선을 사용한다(그림 16-3).

2) 레진상

(1) 상익부: 상악 구개측, 하악 설측의 점막에 접하는 부분으로, 장치를 구강 내에서 안정 · 유지시키고 유도면 형성을 정확히 행하기 위한 기반이 된다.

(2) 교합면부: 상 · 하악 구치부의 교합면에 접하는 부분으로 구성교합위를 최종적으로 유지하는 역할을 한다.

(3) 유도면: 상 · 하악 구치부의 설측면에 접하는 부분으로 치아나 치조골의 이동이 이루어지도록 교합면과 설면의 일부를 삭제함으로써 형성된 면이다.

16.1.5 구성교합(construction bite)의 채득

1. 하악의 전 · 후방 이동

1) Class II 부정교합 환자가 습관적 교합에서 하악을 최대로 전방 이동시키는 양은 평균 10 mm이며 작은 경우는 7~8 mm인 환자도 있다. Class II 부정교합의 구치부 관계를 정상으로 바꾸기 위해서는 하악의 최대 전방 이동 양 중 절반인 5 mm가 바람직하다. 이와 같이 채득된 구성교합은 상 · 하악 제1대구치의 교합관계를 정상으로 만드는데 적절한 위치이다.

2) Class III 부정교합 환자의 구성교합은 절단교합(edge to edge)이 되도록 습관적 교합에서 하악을 최대로 후방 이동시킨 상태로 구성교합을 채득한다.

2. 교합의 이개(bite opening)

1) Class II 부정교합 환자의 하악골 전방위치 개구량이 7~8 mm로 크다면 수직으로의 이개는 최소이어야 하고, 반대로 수직으로의 이개가 크게 필요하다면 하악의 전방 이동은 최소로 그쳐야 한다.
2) Class III 부정교합 환자는 하악 후퇴가 가능한 양에 따라 다르지만 보통 구치부는 개구량은 4~5 mm이고 전치부는 기존의 개구량의 수직적 고경에 2 mm를 더한 6~7 mm로 띄운다.

3. 상 · 하악 정중선의 조정

상 · 하악골의 부조화로 정중선이 일치하지 않는 경우는 하악의 위치를 바꾸어 구성교합을 채득하되, 단순히 치아의 이동에 의한 정중선의 불일치는 이동되어진 치아의 위치를 바로 잡아 정중선을 일치시키도록 해야 한다.

16.2 바이오네이터(bionator)

16.2.1 개 요

바이오네이터도 기능적인 교정력을 이용하여 악궁을 정형하는 장치로 1950년대에 Balters에 의해 고안되었다. Balters에 의해 고안된 바이오네이터의 주목적은 구강 주위 근육들과 혀 사이의 근육간 평형을 유도하여 부정교합을 치료하는 것으로 바이오네이터는 Class II type(표준형), Class III type, open bite type의 3가지 유형으로 나누어 제작한다.

바이오네이터의 치료목적은

1) 순측 부위의 입술과 전치 사이에서 생기는 립 트랩(lip trap)과 비정상적 관계를 제거한다.
2) 외상성 과개교합에 의해 야기되는 점막의 상처를 제거한다.
3) 하악의 후퇴 및 혀와 관련된 이상 위치를 수정한다.
4) 정확한 교합평면의 획득과 비정상적인 혀와 뺨의 근육 작용을 차단한다.

바이오네이터는 환자의 부정교합을 치료하는 동안 사용할 수 있는 가철성 교정장치이며, 환자의 악골이 발육부전이거나 하악이 원심에 위치되어 상악에 대해 부적절하게 위치되었을 때 사용한다.

바이오네이터 장치를 장착하기에 가장 좋은 나이는 성장기이며 보통 1년 반에서 2년까지 장착하게 된다. 그러나 치료기간은 각 개개인의 상태와 특정한 처치 목적에 따라 다르다.

바이오네이터는 풀 타임(full-time)으로 장착할 때 턱 발육의 방향을 수정하는데 가장 좋은 효과를 갖는다. 그 이유는 첫째로 파트 타임(part-time)보다 풀 타임이 바이오네이터를 장착하기에 더 쉽다.

두 번째 이유는 치료를 끝내기에 앞서 장치가 환자의 입에 없을 경우 균형을 이루지 못해 악골의 성장이 재개될지도 모르기 때문이다.

바이오네이터는 수평피개를 감소시키는 것에 의해 하악 치아를 전방으로 이동시키고, 하악 얼굴의 균형을 개선하기 위해 사용된다.

하악 전치의 총생이 적은 경우 장치를 조기에 사용한다면, 바이오네이터는 총생을 해소하는데 유용할 수도 있다. 그러나 총생이 더 심한 경우는 영구치의 선택된 발치와 브라켓을 사용하는 교정치료를 필요로 할 수 있다.

간혹 환자들은 교정치료의 첫 번째 단계로 바이오네이터를 장착하기 시작한다.

그러나 많은 시간 동안의 프리 바이오네이터(pre-bionator) 단계가 바이오네이터를 장착하는 것에 대비하여 필요하다. 치료의 프리 바이오네이터 단계는 환자 개개인의 필요에 따라 여러 가지 형태들이 될 수 있다.

예를 들면, 환자들은 전치부를 교정하기 위해 부분적으로 브라켓을 붙일 수도 있다. 구개부 확대를 위한 하이랙스 장치나(그림 16-4) 쿼드 헬릭스 장치(그림 16-5)는 때때로 한쪽 또는 양쪽 악골을 넓히기 위해 사용된다.

또한 어떤 증례(case)에서는 바이오네이터 처치가 시작되기 전에 헙스트 장치를 장착하게 된다(그림 16-6).

바이오네이터는 3개의 주된 구성요소를 가지고 있다.

첫째는 환자의 치아에 조심스럽게 맞추고 입에서 정확한 위치로 장치를 이끌기 위해 사용되는 와이

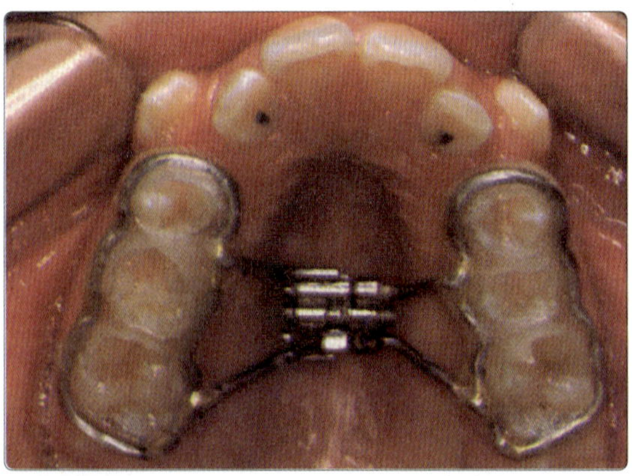

그림 16-4 하이랙스 장치

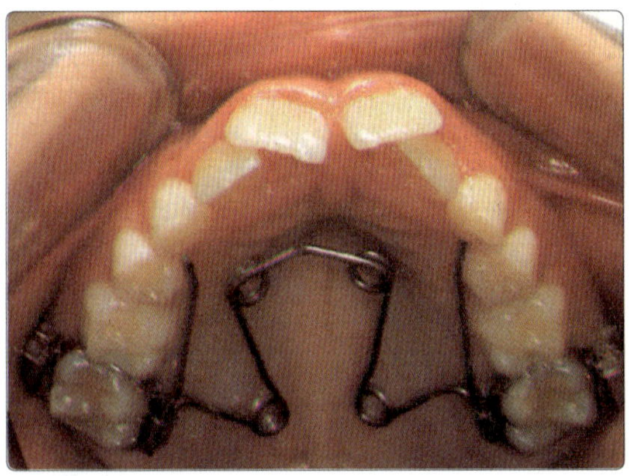

그림 16-5 쿼드 헬릭스 장치

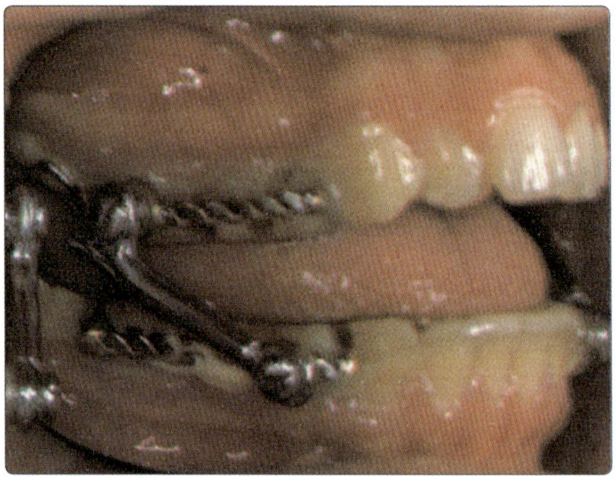

그림 16-6 헙스트 장치

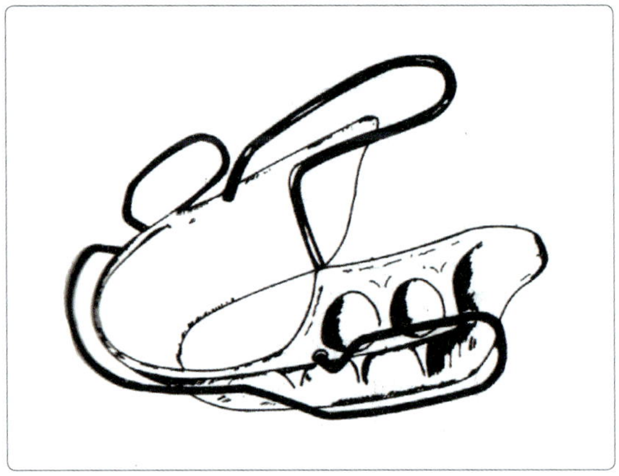

그림 16-7 발터스 바이오네이터

어 프레임워크(wire framework)이다. 장치의 형체와 폭을 변화시키기 위해 와이어 프레임워크를 조정할 수도 있다.

바이오네이터 장치의 두 번째 구성요소인 레진상, 즉 아크릴 바디(acrylic body)는 치아의 설측에 놓여 있다.

아크릴 바디(acrylic body)는 하악을 앞으로 재위치 시키는 가이드의 역할을 하게 되고, 특정한 치아의 맹출을 유도하기 위해 깎거나 맞출 수 있다.

바이오네이터의 세 번째 구성요소인 조절 기능한 확대 나사는 장치의 정중선(midline)에서 볼 수 있다.

스크루 키(screw key)를 가지고 이 스크루를 돌리는 것에 의해 아크릴 바디의 좌측과 우측부분을 넓힐 수 있다.

발터스 바이오네이터(Balters bionator)에서 정중선 확대나사(midline expansion screw)는 생략된다(그림 16-7).

16.2.2 바이오네이터(bionator) 장치의 본질적인 4가지 기능

1) 하악 후퇴의 치료
2) 하악 후퇴와 상악 전돌이 함께 나타나는 경우의 치료
3) 과개교합의 개선
4) 과도한 하악안면높이(excessive lower face height)의 치료를 포함한다.

1. 하악후퇴(lower jaw retrusion)의 치료

하악 턱선이 물러나는 것을 말하는 하악후퇴는 상악과 하악 턱의 부조화이다. 경미한 것으로부터 심한

것까지 정도의 차이가 나는 이 상태는 얼굴을 고려할 때 하악이 너무 뒤로 멀리 위치해 있을 때 발생한다.

그것은 보통 상악과 하악 전치 사이의 수평적인 틈인 수평피개(overjet)를 동반한다(그림 16-8).

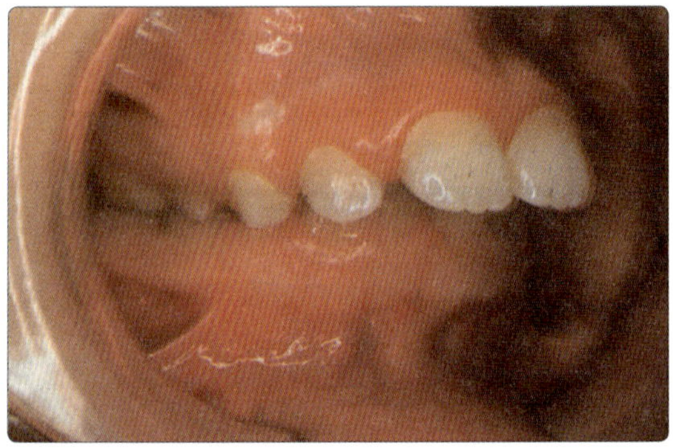
그림 16-8 하악후퇴 환자

하악후퇴의 치료는 하악 턱과 치아를 재 위치 시키는데 바이오네이터 장치를 사용함으로써 이루어질 수 있다.

장치를 쓰는 동안 환자가 성장을 계속함에 따라 턱이 더 나은 균형을 이루게 되어 수평피개를 줄일 수 있다.

2. 하악후퇴와 상악전돌(upper jaw protrusion)이 결합된 경우

치열궁의 부조화와 그에 수반되는 과도한 수평피개는 때때로 하악후퇴와 상악이 과도하게 앞으로 나온 두 가지 문제가 결합된 것으로부터 기인한다. 이 상태는 교정용 헤드기어(headgear)를 바이오네이터 장치에 부착하는 것에 의해 치료할 수 있다.

이처럼 헤드기어가 상악 치열궁의 전방 성장을 제한하기 위해 쓰이는데 반해 바이오네이터는 하악 턱을 앞으로 재위치 시키는데 쓰인다. 때가 되면 상 · 하악 치열궁은 더 가깝게 위치가 같아지고 수평피개는 감소할 수 있다.

3. 과개교합(deep bite)

정상적으로 상 · 하악 전치는 근소한 피개에 의해 접촉한다. 그러나 과개교합이 있을 때 상 · 하악 전치들은 과도한 수직피개를 갖게 된다.

이 상태는 하악의 운동 을 제한할 수 있고 하악 치아가 입천장에 부딪혀서 바이트(bite)에 의해 외상을 야기할 수도 있다. 과개교합의 치료는 후방치아를 새로운 지지형태로 유도하는 동안 전치들의 피개량을 줄이기 위해 바이오네이터 장치를 사용함으로써 이루어질 수 있다.

4. 과도한 하악안면높이(lower face height)

하악안면높이(lower face height: ANS와 Xi점과 Pm에 의해 이루는 각도)는 하악후퇴를 가진 환자의 얼굴 모습에 있어서 중요한 요소이다(그림 16-9A). 특히 이 각도는 개방교합에서는 크게 나타나고 과개교합의 경우에는 작은 수치를 나타낸다. 성장하는 동안 하악안면높이에 과도한 증가가 있다면 개방교합의 상태는 더 나빠질 수도 있다.

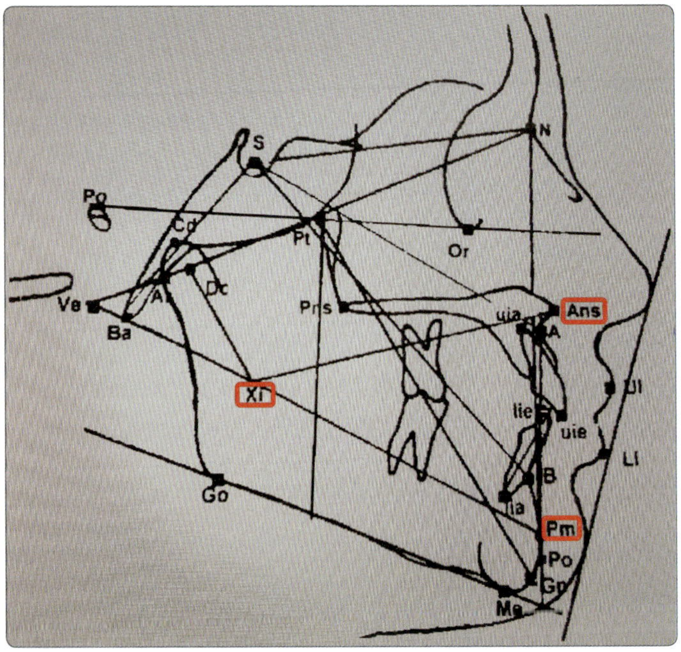

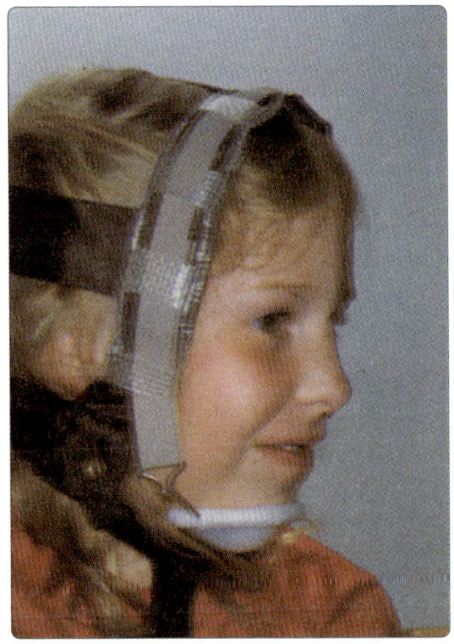

그림 16-9 A. 하악안면높이를 구성하는 참고점 B. 이모장치 착용 환자

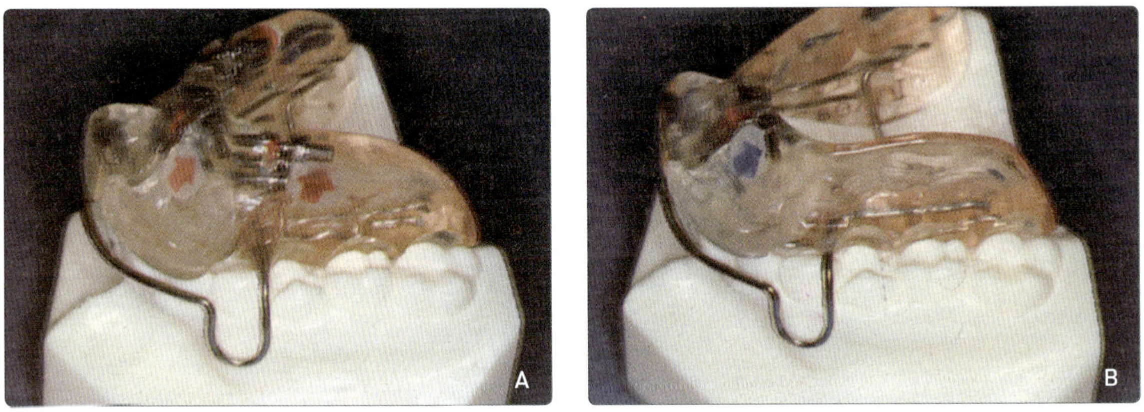

그림 16-10 확대 나사를 포함한 바이오네이터

과도한 하악안면높이는 바이오네이터로 치료될 수 있으며 치아의 맞물리는 표면을 아크릴 바디로 덮는다. 더불어 바이오네이터 치료는 하악안면높이의 과도한 수직 발육을 제한하기 위해 때때로 수직 이모장치(chin cap)와 결합된다(그림 16-9B).

환자의 치료 필요 요건이 다양하므로 개인의 요구들을 만족시키기 위해 바이오네이터를 변형할 수 있다. 예를 들면 악정형 치료기(orthopedic corrector)와 같이 바이오네이터가 변형된 장치는 바이오네이터 I에 2개의 추가 스크루를 포함한다(그림 16-10A).

이 스크루들은 아크릴 바디쪽에 두는 것을 제외하고는 정중선 확대나사(그림 16-10B)와 유사하다.

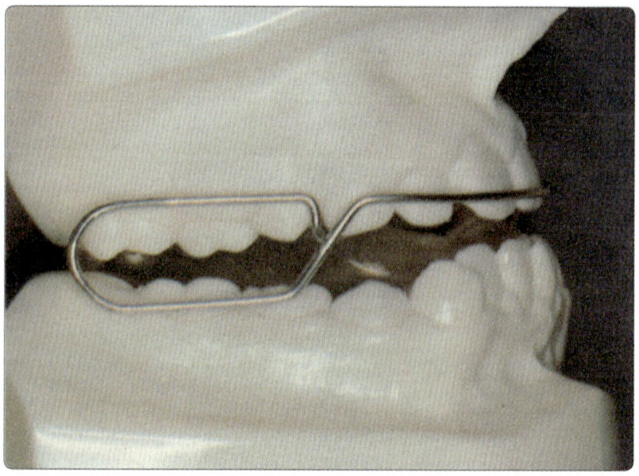

그림 16-11 전치부 맹출 유도를 위한 레진상의 삭제

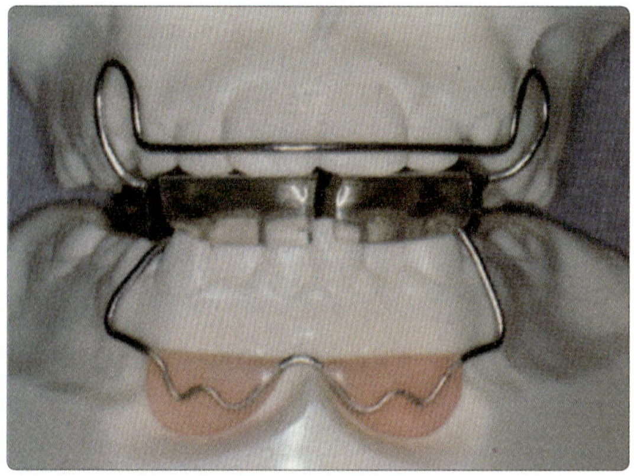

그림 16-12 lower lip pad를 결합한 바이오네이터

스크루 키를 가지고 돌리게 될 때 이 스크루들은 장치의 전방 부분을 점진적으로 나아가게 한다. 이렇게 함에 따라 하악 치열궁은 한층 더 앞으로 나온다.

바이오네이터 장치가 만들어질 때 하악 턱이 충분히 재 위치될 수 없으면 이 변형 장치가 유용하다. 또한 종종 전치를 덮는 레진상의 일부는 전치의 맹출을 유도하기 위해 깎아 낼 수도 있다(그림 16-11).

더불어 치료 전에 입술 근육의 불균형이 있을 때는 바이오네이터 장치에 lower lip pad를 결합할 수 있다(그림 16-12).

16.2.3 발터스 바이오네이터(Balters bionator)의 기능

1. Class II type(표준형)

과개교합(deep overbite)을 동반한 Class II division 1 치료 시 혀의 후방위치를 수정한다. 또한 전치부에서 총생을 보이는 Class I 부정교합의 좁은 치열궁을 치료할 수 있다.

2. Class III type

하악 전돌증 치료에 이용하는 장치로써 혀가 후방으로 수축될 수 있는 기능적 공간을 부여하고, 이로써 혀는 장치가 구개를 덮지 않는 상악의 전치부에 접촉하여 이 부위의 전방성장 요소를 자극하게 한다.

3. Open bite type

치열궁의 전방 또는 측방에서 열린 공간을 폐쇄시키는 기능과 TMJ 장애를 치료하는 기능으로 유용하다.

16.2.4 발터스 바이오네이터(Balters bionator)의 제작

1. Class II type(표준형)

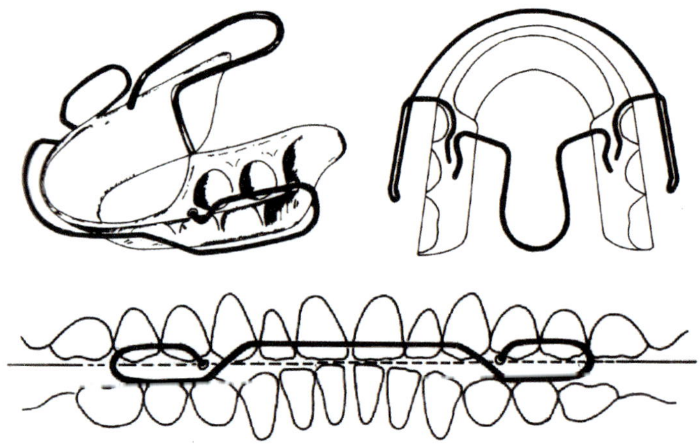

그림 16-13 Class II type (표준형) 바이오네이터

1) 모형 부착(model mounting)

상 · 하악의 모형을 절단교합(edge to edge) 관계에서 채득한 구성교합(construction wax bite)에 정확하게 물린 상태로 구성교합기(fixator)에 부착한다.

2) 디자인(design)

(1) 레진(acrylic resin)

① 상악-6전치 부위는 덮지 않고 좌우측의 소구치와 대구치만 덮는다. 구개 부위를 덮는 폭은 치은연 아래 2 mm 정도까지 연장하고 레진상은 혀의 기능에 방해가 되지 않도록 얇게 한다.

② 하악-치열궁의 설측부 전체를 레진이 덮되 상악에서와 같이 치은연 하방 2 mm 정도까지만 연장한다. 6전치의 레진은 제작 의뢰서에 따라 절단을 넘겨서 피개(그림 16-14)하거나 피개하지 않는다(그림 16-15).

③ 교합면간 간격-교합간 간격은 소구치부 교합면 1/2까지만 레진으로 채우고 제1대구치는 맹출을 허용하기 위하여 덮지 않는다.

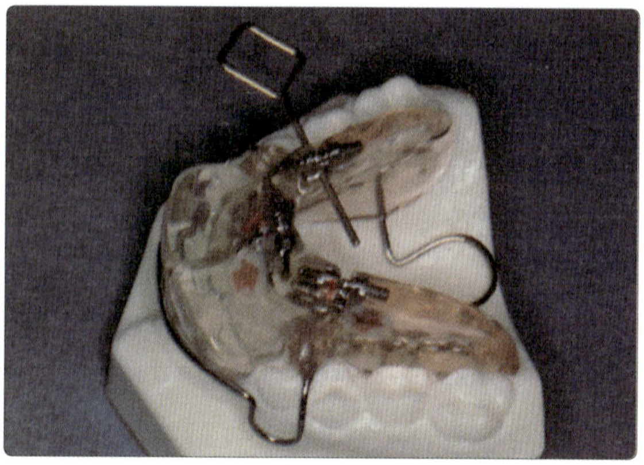
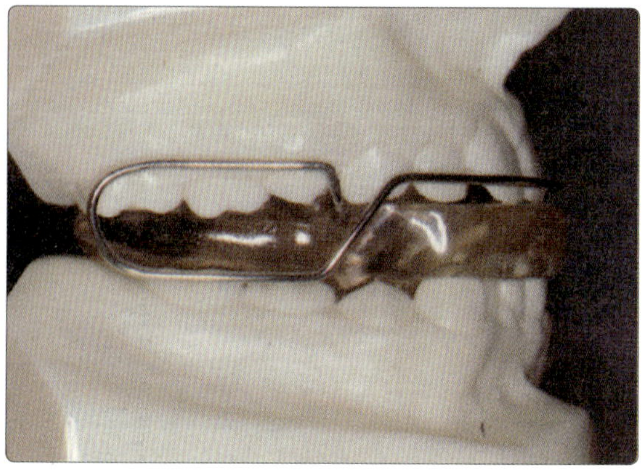

그림 16-14 절단을 넘겨서 순측의 일부까지 피개

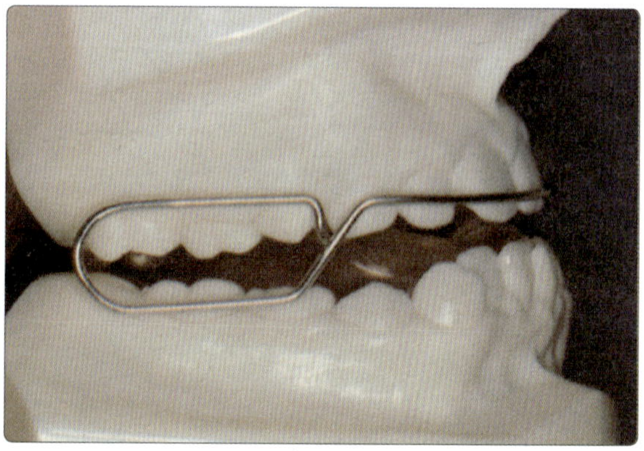

그림 16-15 절단연을 피개하지 않은 장치

(2) 와이어(wire)

① 구개측 코핀 스프링(Coffin spring) – 1.2 mm 와이어를 이용하여 상악의 한쪽 제1소구치 중간부분에서 시작한 후 제1대구치의 원심면을 연결하는 선까지 원추형(오메가형)으로 구부리고 다른 한편은 앞의 작업과 대칭이 되도록 와이어를 구부린다. 유지부(tag)는 좌우측 구치부 설측 치경부 하방에서 형성한다.

② 베스티블라 와이어(vestibular wire) – 0.9 mm 와이어를 이용하여 6전치의 절단부 1/3에 위치시켜서 구부리되 6전치의 순면과 순측 와이어는 종이 한장 정도의 두께로 띄워서 제작한다. 상악 좌우의 견치 순면 최대 풍융부에서 하악 제1소구치 근심을 향하여 와이어를 구부리고 계속해서 하악 구치부의 협면 1/2 부분으로 교합평면과 평행하게 지나가되 하악 구치부의 협면으로부터 3~4 mm를 띄운다. 상악 제1대구치의 근심 위치에서 상악의 구치부를 향하여 유-루프(U-loop) 형태로 구부려 올리고, 상악의 구치부 협면 1/2 지점을 교합평면과 평행하게 하여 구치부 협면으로부터 2~3 mm 정도 거리를 두고 전방으로 향하게 구부린다. 상악 견치와 제1소구치의 중간 그

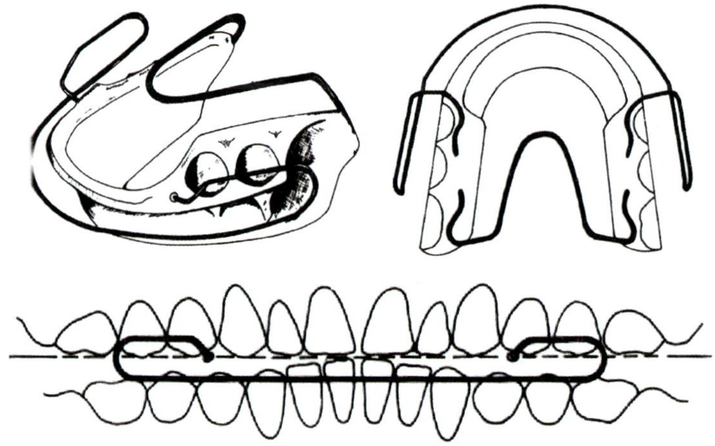

그림 16-16 Class III type 바이오네이터

리고 상 · 하악의 교합간격 중간에 해당하는 부위로 와이어를 설측으로 넘기되 수평을 유지하면서 넘어가도록 한다. 유지부는 좌우측 구치부 설측에서 형성한다.

2. Class III type

1) 모형 부착(model mounting)

상 · 하악 전치의 절단연(incisal edge)에서 2 mm보다 적게 채득된 구성교합(construction wax bite)을 작업모형에 정확하게 물린 상태로 구성교합기(fixator)에 부착한다.

2) 디자인(design)

(1) 레진(acrylic resin)

① 상악 – 6전치 설측 부위를 절단연(incisal edge)에서 2 mm 정도만 덮고 구치부는 표준형과 동일한 방법으로 좌우측의 소구치와 대구치를 덮는다. 구개 부위를 덮는 폭은 치은연 아래 2 mm 정도까지 연장하고 레진상은 혀의 기능에 방해가 되지 않도록 얇게 한다.

② 하악 – 치열궁의 설측부 전체를 레진이 덮되 하악의 6전치부 설면에 접촉하는 레진은 1 mm 정도 띄운다. 레진상의 폭은 상악에서와 같이 치은연 하방 2 mm 정도까지만 연장한다.

③ 교합면간 간격 – 제1대구치의 맹출을 허용해야 하는 경우를 제외하고 구치부의 교합면간 간격은 교합면 전체를 레진으로 채운다.

(2) 와이어(wire)

① 구개측 코핀 스프링(Coffin spring) – 1.2 mm 와이어를 이용하되 표준형과 반대로 한쪽 상악 제1대구치의 원심면에서 시작한 후 제1소구치의 중간부분을 연결하는 선까지 원추형으로 구부리고 다른 한편은 앞의 작업과 대칭이 되도록 와이어를 구부린다. 유지부는 상악의 좌우측 구치부 설측 치경부 하방에서 형성한다.

② 베스티블라 와이어(vestibular wire) – 0.9 mm 와이어를 이용하여 하악 6전치 순면에 근접시켜서 구부리되 6전치의 순면과 순측 와이어는 종이 한장 정도의 두께로 띄워서 구부린다. 계속해서 하악 구치부의 협면 1/2 부분으로 교합평면과 평행하게 지나가되 하악 구치부의 협면으로부터 1~2 mm 정도를 띄운다. 상악 제1대구치의 근심 위치에서 상악의 구치부를 향하여 유–루프(U–loop) 형태로 구부려 올리고, 상악의 구치부 협면 1/2 지점을 교합평면과 평행하게 하여 구치부 협면으로부터 2~3 mm 정도 거리를 두고 전방으로 향하게 구부린다. 상악 견치와 제1소구치의 중간 그리고 상 · 하악의 교합간격 중간에 해당하는 부위로 와이어를 설측으로 넘기되 수평을 유지하면서 넘어가도록 한다. 유지부는 좌우측 구치부 설측에서 형성한다.

3. 오픈 바이트 타입 바이오 네이터(open bite type bionator)

1) 모형 부착(model mounting)

상 · 하악의 구치부 교합관계는 메시 와이어(mesh wire)를 보강해야 할 정도로 얇은 레진 층을 형성하면 되므로 이 정도의 교합관계에서 채득한 구성교합(construction wax bite)을 작업모형에 정확하게 물린 상태로 구성교합기(fixator)에 부착한다.

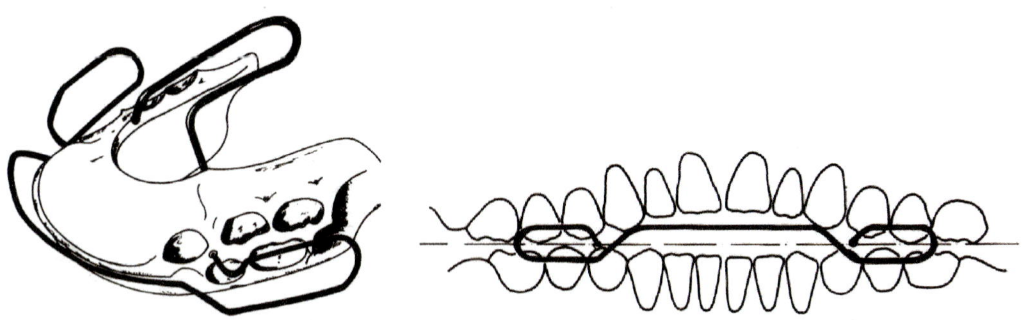

그림 16-17 오픈 바이트 타입 바이오 네이터(open bite type bionator)

2) 디자인(design)

(1) 레진(acrylic resin)

① 상악-6전치와 좌우측의 소구치와 대구치 부위를 모두 레진으로 덮되 레진을 덮는 폭은 치은연 아래 2 mm 정도까지 연장한다. 레진상(acrylic resin)은 전치부의 설면이나 치조와 접촉하지 않도록 띄운다. 이렇게 하는 목적은 혀의 비정상적인 위치와 기능을 막기 위함이다.

② 하악-치열궁의 설측부 전체를 레진이 덮되 상악에서와 같이 치은연 하방 2 mm 정도까지만 연장한다. 6전치의 설면에 해당하는 레진도 상악과 같이 동일한 방법으로 띄워야 한다.

③ 교합면간 간격-상 · 하악의 구치부 교합간 간격은 메시 와이어(mesh wire)를 보강해야 할 정도로 얇은 레진층을 형성하여 수직간격 또는 개방교합(open bite)을 닫도록 한다.

(2) 와이어(wire)

① 구개측 코핀 스프링(Coffin spring)-1.2 mm 와이어를 이용하여 상악의 한쪽 제1소구치 중간부분에서 시작한 후 제1대구치의 원심면을 연결하는 선까지 원추형으로 구부리고 다른 한편은 앞의 작업과 대칭이 되도록 와이어를 구부린다. 유지부는 좌우측 구치부 설측 치경부 하방에서 형성한다.

② 베스티블라 와이어(vestibular wire)-0.9 mm 와이어를 이용하여 표준형과 유사하게 구부리되 상 · 하악 6전치의 절단부 수직간격 1/2에 위치시켜서 구부린다. 상악 좌우의 견치 순면 최대 풍융부에서 하악 제1소구치 근심을 향하여 wire를 구부리고 계속해서 하악 구치부의 협면 1/2 부분으로 교합평면과 평행하게 지나가되 하악 구치부의 협면으로부터 3~4 mm 정도를 띄운다. 상악 제1대구치의 근심 위치에서 상악의 구치부를 향하여 유-루프(U-loop) 형태로 구부려 올리고, 상악의 구치부 협면 1/2 지점을 교합평면과 평행하게 하여 구치부 협면으로부터 2~3 mm 정도 거리를 두고 전방으로 향하게 구부린다. 상악 견치와 제1소구치의 중간 그리고 상 · 하악의 교합간격 중간에 해당하는 부위로 와이어를 설측으로 넘기되 수평을 유지하면서 넘어가도록 한다. 유지부는 좌우측 구치부 설측에서 형성한다.

16.3 기능조절장치(function regulator)

1. 기능조절장치의 개요

FR장치 또는 기능조절장치(function regulator)는 기능교정장치(function corrector) 또는 장치를 고안한 사람의 이름을 붙여 프랑켈 장치(Fränkel appliance)라고 부르기도 한다.

이 장치는 구강 내에서 조직에 의한 지지를 얻는 가철성 악기능 및 성장조절장치로서, Rolf Fränkel이 1966년에 고안하여 임상에 적용하던 중, 미국의 Chicago 대학에서 발표한 것을 계기로 현재 널리 사용되고 있다.

성장기에 FR 장치와 같은 기능적 악정형장치의 사용은 상악과 하악의 부적절한 위치 관계를 바꾸고 악안면의 성장과 연조직의 상태를 변화시킬 수 있다.

Class I, II, III, 과개교합(deep bite), 개방교합(open bite) 등 골격적인 문제는 성장이 끝난 후보다 유치열 또는 혼합 치열기의 성장과정에서 가철성 기능적 악정형장치를 이용하여 정상적인 교합상태로 유도하는 것이 고정성 교정장치보다 효과적일 때가 있다.

구체적으로 구강기능 장애에 의해 부정교합이 발생했거나 악화될 가능성이 있을 때, 기능 장애의 제거 및 차단을 원하는 경우, 그리고 하악이 후방으로 위치한 Class II와 상악이 후방에 위치한 Class III 부정교합의 경우에, 상악과 하악의 전방 및 측방으로의 성장발육을 유도하는 가철성 기능적 악정형장치에 의한 치료가 바람직할 때가 있다.

기능조절장치의 기본 개념은 내부에서 외부로 미는 강제적인 교정력의 사용이 아니라, 치열에서 협측과 순측의 근조직을 띄워줌으로서, 협근과 구강 주위 근육의 비정상적인 작용기전 때문에 동적장애가 형성되어 성장이 제한되는 것을 차단하고, 치열 및 안면골격의 외측 성장을 기대하는 것이다.

즉 이 장치는 하악골의 과도한 전방 성장 또는 후퇴, 상악골 열성장, 그리고 복합된 골격성 반대교합 또는 교두간섭, 하악의 기능적 전방위로 초래된 기능성 반대교합 등을 치료하는데 유용하게 쓰인다.

기능조절장치의 사용목적은 안면이나 악골 그리고 치열궁의 기능적 활동을 이용하여, 악구강계에서 발생되는 힘을 수정하거나 방향을 인위적으로 재조정함으로써 치아의 이동을 촉진하고 안면과 악골의 성장을 정상적인 형태로 유도하여, 올바른 구강기능의 개선을 기대하는 것이다.

기능조절장치의 구조는 하악골의 위치 변화 또는 연조직에 인장력을 가하여 성장을 유도하거나, 비정상적인 근기능력의 차단 등으로 악안면과 치열의 위치를 변화시키는데 필요한 힘을 발생시키는 버컬 쉴드(buccal shield), 립 패드(lip pad), 링구얼 아크릴릭 패드(lingual acrylic pad) 등의 기능적 구성성분과 링구얼 스프링(lingual spring)과 같은 동적 구성성분으로 나눈다(그림 16-18).

기능조절장치는 기시부와 정지부가 상 · 하악골에 붙어 있는 저작근 또는 연조직이라 불리는 혀, 입술, 뺨과 그 주위조직의 활용으로 작용하는데, 치아 주위에서 근압을 차단시키거나 집중시킬 수도 있다.

그러므로 정상적인 치열의 발육이나 안면골격 성장을 위하여 기능조절장치에 의해 새로운 위치로 유도된 하악과 근육, 혀, 입술의 활동에 변화가 오게 되고, 구강안면부 근신경계에서 비정상적인 기능과 환경 제거로 힘의 불균형 상태가 개선된다.

그리고 기능조절장치는 구강전정의 실제 깊이보다 인위적으로 더 깊게 연장된 버컬 쉴드와 립 패드에 의하여, 상 · 하악 교합면 사이로 밀고 들어오는 뺨의 비정상적인 근기능력을 차단하는 것은 물론,

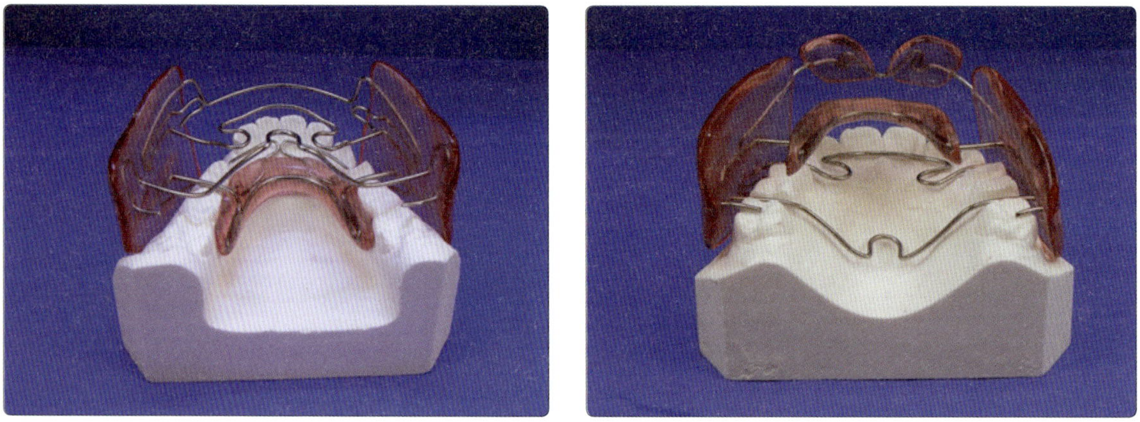

그림 16-18 기능조절장치의 구조-FR II의 경우

연조직의 근육 긴장도를 증가시켜 골막을 당기고 골 형성을 촉진시킴으로서, 안면골 성장의 유도 또는 억제 그리고 발육중인 치열에 더욱 바람직한 환경을 제공하고, 맹출 중인 치아를 더욱 좋은 위치로 유도하게 한다.

정리하자면 기능조절장치는 기능직 악정형장치의 일종이며, 혼합치열기 및 초기 영구치열기의 성장기 아동에게 사용되는 가철성 장치다.

기능조절장치는 하악골이 전후로 밀리거나 좁은 악궁 혹은 입 주위 근육의 불균형 등이 복합적인 문제로 야기된 부정교합 환자에게, 구순부와 협근 등 구강주위 근육들의 비정상적인 압력을 구강전정부에 위치하는 레진으로 된 판으로 차단하는 동시에 근기능력을 이용하여 근육, 악골, 그리고 치열의 발육에 동시로 영향을 주기 위해 사용된다.

이 장치는 다양한 상태들을 치료하기 위해 변형될 수 있으며, 비정상적인 기능의 중지를 촉진시키고 조화로운 기능패턴의 확립을 용이하게 하는 틀을 제공함으로써 치아와 치조골의 성장발육을 촉진시켜 악골의 수평적, 수직적 관계를 개선시키는 효과가 있다.

따라서 잘 만들어진 기능조절장치의 작용 요법에 따른 최종적인 목적은 치열궁의 외방성장을 유도하여 골격성 개선, 즉 안면의 균형을 얻는데 있다.

2. 기능조절장치의 종류와 적응증

1) FR I

○ **적응증**

－Class I 부정교합(약간의 총생이 있거나 기저골 및 치아의 성장이 늦은 I급 부정교합)

－Class II Div.1 부정교합(치아 치조성 치료에 효과적)

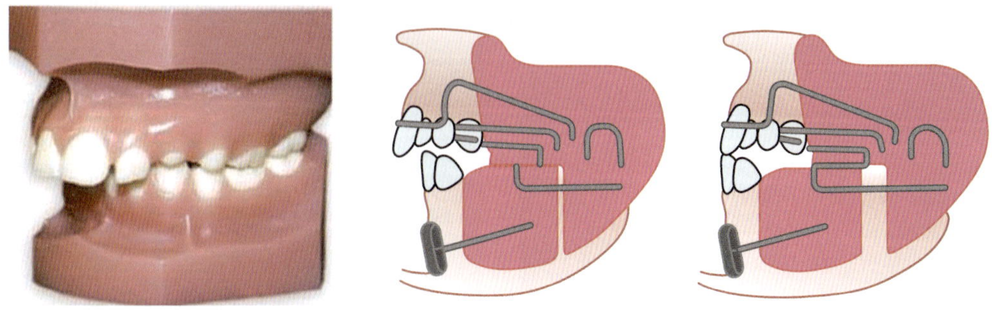

그림 16-19 FR Ic

FR I 장치에는 세 가지 변형–FR Ia, FR Ib, FR Ic–이 있다. 일반적으로 FR Ia나 FR Ic보다는 FR Ib를 많이 사용하는데, FR Ia는 링구얼 아크릴릭 패드가 없으므로 하악의 전방성장을 자극하는 작용요소가 없기 때문이며, FR Ic는 FR Ib나 FR II에도 전방으로 전진시키는 립 패드 방법을 적용할 수 있기 때문에 잘 사용하지 않는다(그림 16–19).

초기 혼합치열기 중 전반기(약 7.5~8.5세)에 사용한다. 상악 좌우측 제1유구치의 치근 흡수가 심한 경우와 제1소구치의 부분 맹출인 경우에는 장치의 안정성 결여 때문에, 그리고 심한 과개교합과 골격성 개교, 상악 절치의 순측경사가 심한 경우 및 심한 상악 전돌증인 경우는 사용할 수 없다.

FR Ia

○ 적응증

–Class I 과개교합(상악 절치가 전돌되고 하악 절치가 후퇴된 경우)

–수평피개 5 mm 이하인 Class II Div.1 부정교합

FR Ib

○ 적응증

–과개교합이며 수평피개가 7 mm 이하인 Class II Div.1 부정교합

FR Ic

○ 적응증

– 수평피개가 7 mm 이상이고, 구치부 종단면(end–to–end) 시상교두관계를 초과하는 전 · 후방 부조화를 갖는 Class II Div.1 부정교합

2) FR II

○ **적응증**

– Class II Div.1, Div.2 부정교합

과개교합(deep bite) 치료에 효과적이며 상악절치의 심한 순측경사, 근단 기저부(apical base)의 발육부전, Class II Div.2 치료 후의 유지, 구치부 교합 이상의 경우에 사용한다. 혼합치열기 초기 중 전반기(약 7.5~8.5세, 상악 측절치 맹출시) Class II Div.2에 사용하면 좋다. 개업의들은 임상적으로 FR I 보다 FR II를 많이 사용하고 있다. FR II의 중요한 3가지 기능은 하악의 발육부전 또는 후퇴, 협착된 치열궁, 비정상적인 근기능력의 교정이다. 상악 좌우측에서 제1유구치의 심한 치근 흡수나 제1소구치의 부분적인 맹출로 장치의 안정성이 떨어지는 경우와 심한 상악 전돌증인 경우에는 사용할 수 없다.

3) FR III

○ **적응증**

– 상악이 저성장된 Class III 부정교합

혼합치열기 초기(약 6세) 하악 좌우측 중절치와 제1대구치의 맹출 후부터 상악 중절치 맹출 전에 사용하면 효과가 좋다. 구치부가 반대교합인 경우는 사용이 곤란하며 가능한 FR III를 사용하기 이전에 치료해야 한다.

4) FR IV

○ **적응증**

– Class I 개방교합(open bite), Class I 양악 전돌, 근단 기저부 발육부전의 치료에 사용

혼합치열기 동안에 사용한다. 혀의 작용을 조절하여 잘못된 근육 활성으로 인한 개방교합을 치료한다.

3. 기능조절장치의 구조와 역할

기능조절장치의 구조는 교정용 와이어와 교정용 레진으로 구성된 두 개의 구조로 이루어져 있으며, 와이어는 구강 내에서 치아의 맹출을 유도하거나 장치를 안정적으로 고정시켜주고 레진 구성부를 지지해준다. 레진 구성부는 구강내의 연조직과 접촉하는 2개의 쉴드(shield)와 2개의 패드(pad) 부분으로 구성되어 있다.

1) FR I

(1) 버컬 쉴드(buccal shield)

상악 좌우 협측에 3 mm와 하악 좌우 협측 치은협 이행부 쪽에서 0.5 mm 두께로 릴리프(relief)된 왁스표면에 제작한다.

성장기의 치아 및 치조골에 비정상적인 외력을 가하는 근기능력은 악골 성장발육을 억제하여 부정교합을 초래하게 된다.

버컬 쉴드는 기능조절장치의 주요 부분으로서 와이어 구조를 수용하며, 악궁의 협측 구강전정부에 위치하여, 협근의 비정상적인 근육력을 차단하고 치아와 치조골의 외측 성장을 유도한다.

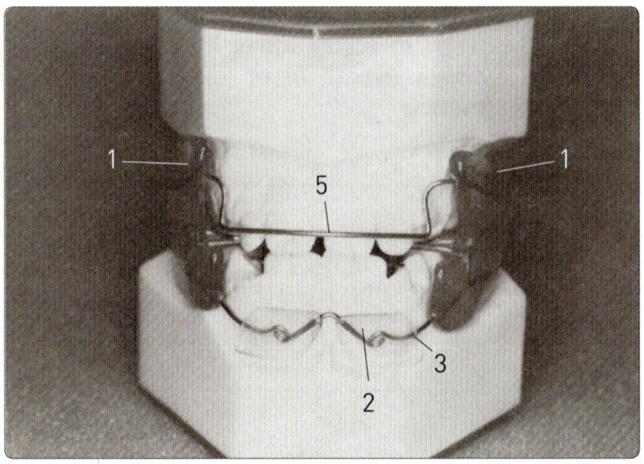

A

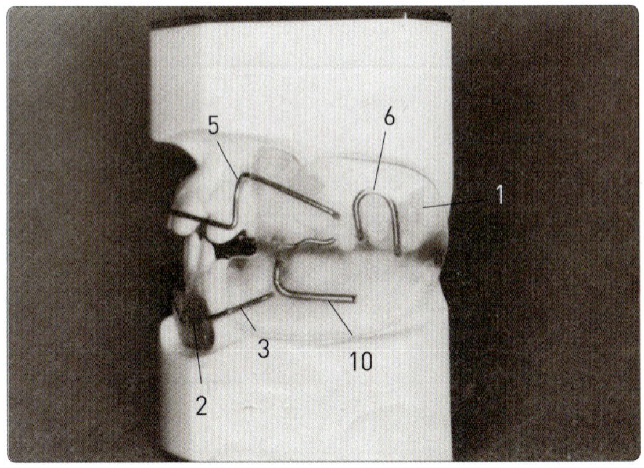

B

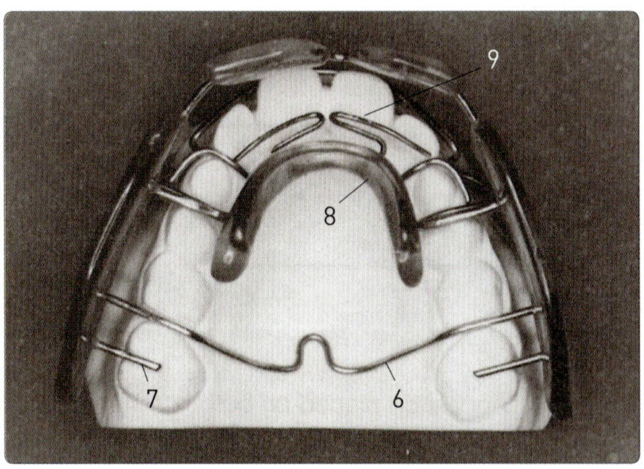

C

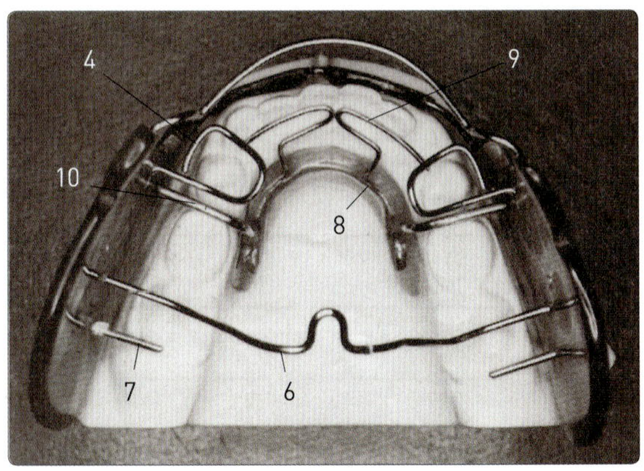

D

그림 16-20 FR I의 구조 및 명칭

1. buccal shield(resin으로 제작)
2. lip pad(resin으로 제작)
3. lip pad supporting wire(lower labial supporting wire, 1.0 mm)
4. canine clasp(0.9 mm)
5. labial arch(maxillary labial bow, 0.9 mm)
6. palatal bow(palatal wire, 1.2 mm)
7. occlusal rest(1.2 mm)
8. lingual acrylic pad(resin으로 제작)
9. lingual wire(lingual spring, 0.8 mm)
10. crossover wire(1.2 mm)

협측 구강전정의 깊이보다 더 깊게 인위적으로 연장된 부분까지 버컬 쉴드가 연조직을 강제로 누르게 되고, 버컬 쉴드 밑으로 점막이 끼는 것을 방지하여 장치가 움직이거나 기능이 정지되는 현상을 막아주며, 골막에 붙어있는 결체조직의 당김 현상으로 외측으로의 골 형성을 촉진하는 것은 물론, 맹출된 치아와 맹출 중인 치아의 치체이동을 유도하게 된다.

연조직에 접하는 버컬 쉴드의 가장자리는 매우 부드럽고 둥글게 연마하여 조직에 상처를 입히는 일이 없도록 해야 하며, 하악에서 버컬 쉴드와 접촉하는 협측의 치은협이행부는 치조골과 밀착되어 있으므로 인위적으로 삭제하지 말아야 한다.

(2) 립 패드 및 립 패드 써포팅 와이어(lip pad & lip pad supporting wire)

립 패드는 하악 전치부 순측 치조돌기 하방에서 0.5 mm 두께로 릴리프된 왁스 표면에 제작하며, 립 패드 써포팅 와이어는 립 패드 지지를 위한 것으로 3개의 부분 와이어로 나누어진다.

립 패드는 하악의 순측 치조돌기 하방에 위치하여, 구륜근의 비정상적인 근육력을 차단하고 치아와 치조골의 외측 성장을 유도한다.

치은협 이행부의 연조직보다 더 깊게 인위적으로 연장된 부분까지 립 패드가 점막을 강제로 누르게 되고, 립 패드 밑으로 점막이 끼는 것을 방지하여 장치의 기능이 정지되는 현상이 없도록 하며, 골막에 붙어있는 결체조직의 당김 현상으로 외측으로의 골 형성을 촉진하는 것은 물론, 맹출된 치아와 맹출 중인 치아의 치체이동을 유도하게 된다.

연조직에 접하는 립 패드의 가장자리는 매우 부드럽고 둥글게 연마하여 조직에 상처를 입히는 일이 없도록 해야 한다.

(3) 링구얼 아크릴릭 패드 및 크로스 오버 와이어

[lingual acrylic pad(lingual posturing loop) & crossover wire]

링구얼 아크릴릭 패드(lingual acrylic pad) 하악 전치부에서 구치부까지의 설측 치조돌기에 붙여 제작된 것으로 크로스 오버 와이어(crossover wire)에 의하여 버컬 쉴드에 연결되어 있다.

Class II 부정교합의 치료를 위한 기능조절장치에서는 하악 설측 치조돌기 부분에 접촉하는 링구얼 아크릴릭 패드(lingual acrylic pad)(또는 링구얼 포스튜어링 루프–하악 6전치 중앙에 위치)에 의해 하악을 구성교합상태로 전방 이동시킨다. 그러나 구성교합위의 하악턱이 원래 위치로 되돌아가는 것을 방지하는 것보다, 하악골이 전방 위치된 상태에서 원래의 위치로 되돌아가려는 현상에 의해 링구얼 아크릴릭 패드가 설측 치조돌기 부분을 압박하게 되는데, 이런 현상은 하악의 전방성장을 자극하는 요소로 작용하게 된다.

링구얼 포스튜어링 루프는 FR Ia에서 FR Ib의 링구얼 아크릴릭 패드처럼 사용하며, 하악 6전치 치관의 설면 중앙에서 제작한다. 총생이 심한 경우 견치와 유구치 사이의 루프를 활성화하여 공간을 만들어준다.

(4) 링구얼 스프링(lingual spring)

링구얼 아크릴릭 패드에 고정된 것으로 하악 6전치 설면 융기 위에 2개가 위치하며, 하악 6전치의 정출 방지와 순측이동 시에 사용된다.

(5) 상악 팔라탈보우(maxillary palatal bow), 견치 클래스프(canine clasp), 교합 레스트(occlusal rest)–상악 팔라탈 보우는 상악 구개 점막에서 0.5 mm 띄워 좌우측 제1대구치 근심을 통과하도록 제작하고, 교합 레스트는 상악 팔라탈 보우로부터 연장된 와이어를 이용하여 좌우측 제1대구치 교합면에 제작한다. 견치 클래스프는 상악 좌우측 견치를 감싸도록 제작한다.

Class I이나 Class II 부정교합을 개선하기 위한 FR I, FR II의 상악 팔라탈 보우 또는 FR Ib 견치 클래스프(견치의 정출 방지 역할 추가)는 FR을 상악에 고정시켜 항상 적정한 위치에 두며, 장치가 원심으로 비틀어지기 때문에 일어나는 상악 전치의 설측 경사를 방지한다.

개구 시 하악은 FR로부터 자유로워지므로 하악 구치가 상방이나 전방으로 이동하는 것이 용이하므로 수평적, 수직적 교정에 기여하게 된다.

상악 팔라탈 보우는 협착치열궁을 확장할 수 있으며, 팔라탈 보우에서 연장된 교합 레스트(occlusal rest)는 상악 좌우측 제1대구치의 정출 및 전하방 이동을 방지하고, 하악 구치는 개구 시 장치와 접촉되지 않으므로 전상방 이동이 허용되어 Class II급 구치부 관계와 과개교합의 개선에 효과적이다.

(6) 상악 순측 호선(maxillary labial bow)–정상인 경우는 상악 4전치의 순면 중앙, Class II인 경우는 치아와 접촉되지 않게(심한 설측 경사 방지), 개방교합인 경우에는 치경부 1/3에 위치시킨다.

인위적인 구성교합으로 유도된 근육의 복원력 때문에 상악 전치부 순면에 접촉된 상악 순측 호선는 상악 치열궁의 전방성장을 제한하는 효과가 있다.

그러나 상악 전치부의 심한 전방경사를 개선하기 위한 경우 외에는, 상 · 하악 전치부의 교합이 깊어져 하악이 전방으로 성장하는데 장애가 되지 않도록 하는 것은 물론, 정상적인 치열궁의 형태를 유지하기 위하여 상악 순측 호신는 상악 전치부 순면에 수동적으로 접촉되어야 한다.

- FR Ia–링구얼 포스튜어링 루프: FR Ib의 링구얼 아크릴릭 패드 용도처럼 사용한다.
  - 나머지는 FR Ib와 비슷하다.
- FR Ib–링구얼 아크릴릭 패드: 링구얼 포스튜어링 루프 대신 사용한다.
  - 견치 클래스프: 치간 이개된 제1유구치 협측에서 시작해서 유견치와 유구치의 사이를 지나 유견치를 감싼 뒤 유견치 협측 원심부에서 멈춘다.
  - 팔라탈 보우: 코핀 스프링은 정중선상에 있으며, 루프의 방향은 전치쪽으로 향하게 제작한다.
  - FR Ia와 FR Ib는 장치의 형태가 거의 같으나 FR I a는 하악 설측에 링구얼 포스튜어링 루프가 있고, FR Ib에는 이 대신에 링구얼 아크릴릭 패드가 있다는 점이 다르다.

- FR Ic–FR Ic는 버컬 쉴드의 전하방 부위를 'ㄱ'자로 절단하고 잭 스크루를 심어주거나 보강 와이어를 이 부위의 밑 부분에 심어주기도 한다. 그리고 립 패드 써포팅 와이어(lip pad supporting wire)를 버컬 쉴드로부터 필요한 만큼 빼내어 립 패드를 전방으로 전진시켜 하악골의 단계적인 전방 이동이 가능하도록 되어 있다(그림 16–19).

  –나머지는 FR Ia, FR Ib 장치와 비슷하다.

2) FR II

(1) 버컬 쉴드(buccal shield)–상악 좌우 협측에 3 mm와 하악 좌우 협측 치은협이행부 쪽에서 0.5 mm 두께로 릴리프된 왁스 표면에 제작한다. 버컬 쉴드는 기능조절장치의 주요 부분으로서 와

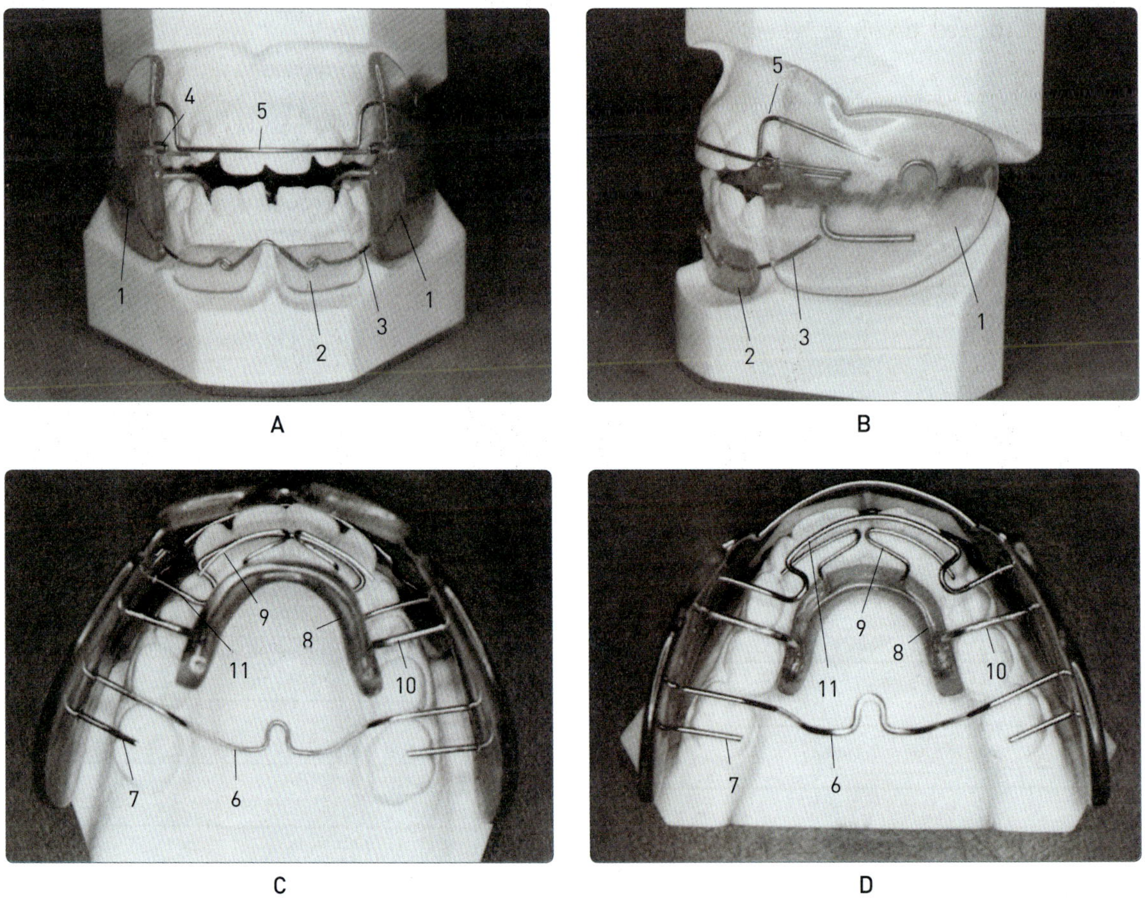

그림 16–21 FR II의 구조 및 명칭

1. buccal shield(레진으로 제작)
2. lip pad(레진으로 제작)
3. lip pad supporting wire(1.0 mm)
4. cannine extension wire(canine loop, 0.8 mm)
5. labial arch(labial bow, 0.9 mm)
6. palatal bow(palatal wire, (1.2 mm)
7. occlusal rest(1.2 mm)
8. lingual acrylic pad(레진으로 제작)
9. lingual wire(lingual spring, 0.8 mm)
10. crossover wire(1.2 mm)
11. maxillary protrusion wire(0.8~0.9 mm)

이어 부분을 수용하며, 악궁의 협측 구강전정부(vestibular area)에 위치하여 협근의 비정상적인 근육력을 차단하고 치아와 치조골의 외측 성장을 유도한다. 협측 구강전정의 깊이보다 더 깊게 인위적으로 연장된 부분까지 버컬 쉴드가 연조직을 강제로 누르게 되고, 버컬 쉴드 밑으로 점막이 끼는 것을 방지하여 장치가 움직이거나 기능이 정지되는 현상을 막아주며, 골막에 붙어있는 결체조직의 당김 현상으로 외측으로의 골 형성을 촉진하는 것은 물론, 맹출된 치아와 맹출 중인 치아의 치체이동을 유도하게 된다. 연조직에 접하는 버컬 쉴드의 가장자리는 매우 부드럽고 둥글게 연마하여 조직에 상처를 입히는 일이 없도록 해야 하며, 하악에서 버컬 쉴드와 접촉하는 협측의 치은협이행부는 치조골과 밀착되어 있으므로 인위적으로 삭제하지 말아야 한다.

(2) 립 패드(lip pad) – 하악 전치부 순측 치조돌기 하방에서 0.5 mm 두께로 릴리프 된 왁스 표면에 제작한다. 립 패드는 하악의 순측 치조돌기 하방에 위치하여, 구륜근의 비정상적인 근육력을 차단하고 치아와 치조골의 외측 성장을 유도한다. 치은협 이행부의 연조직보다 더 깊게 인위적으로 연장된 부분까지 립 패드가 점막을 강제로 누르게 되고, 립 패드 밑으로 점막이 끼는 것을 방지하여 장치의 기능이 정지되는 현상이 없도록 하며, 골막에 붙어있는 결체조직의 당김 현상으로 외측으로의 골 형성을 촉진하는 것은 물론, 맹출된 치아와 맹출 중인 치아의 치체이동을 유도하게 된다. 연조직에 접하는 립 패드의 가장자리는 매우 부드럽고 둥글게 연마하여 조직에 상처를 입히는 일이 없도록 해야 한다.

(3) 립 패드 써포팅 와이어(lip pad supporting wire) – 립 패드 지지를 위한 것으로 3개의 와이어 부분으로 나누어지며 버컬 쉴드로 연결된다.

(4) 링구얼 아크릴릭 패드(lingual acrylic pad) – 하악 전치부에서 구치부(제2유구치)까지의 설측 치조돌기에 붙여 제작된 것으로 크로스오버 와이어에 의하여 버컬 쉴드에 연결된다. Class II 부정교합의 치료를 위한 기능조절장치에서는 하악 설측 치조돌기 부분에 접촉하는 링구얼 아크릴릭 패드에 의해 하악을 구성교합상태로 전방 이동 시킨다. 그러나 구성교합위의 하악턱이 원래 위치로 되돌아가는 것을 방지하는 것보다, 하악골이 전방 위치된 상태에서 원래의 위치로 되돌아가려는 현상에 의해 링구얼 아크릴릭 패드가 설측 치조돌기 부분을 압박하게 되는데, 이런 현상은 하악의 전방성장을 자극하는 요소로 작용하게 된다.

(5) 크로스오버 와이어(crossover wire) – 하악 링구얼 패드의 지지를 위한 것으로 버컬 쉴드에 연결된다.

(6) 링구얼 스프링(lingual spring) – 링구얼 아크릴릭 패드에 고정된 것으로 하악 6전치 설면 융기 위에 2개로 나누어 형성하며, 하악 6전치의 정출 방지와 순측이동 시에 사용된다.

(7) 상악 프로트루젼 와이어 – 상악 6전치의 설면 설면결절 부위에 위치하며 FR II, III에만 있다. 장치의 안정, 상악 6전치의 심한 설측경사 방지 및 총생 개선, 압하(intrusion)에 기여한다. Class II 부정교합을 개선하기 위한 FR II의 상악 프로트루젼 와이어와 상악 팔라탈 보우는 FR을 상악

에 고정시켜 항상 적정한 위치에 두며 장치가 원심으로 비틀어지기 때문에 일어나는 상악 전치의 설측 경사를 방지한다. 개구시 하악은 FR로부터 자유로워지므로 하악 구치가 상방이나 전방으로 이동하는 것이 용이하므로 수평적, 수직적 교정에 기여하게 된다.

(8) 상악 팔라탈 보우(maxillary palatal bow), 교합 레스트(occlusal rest)－상악 팔라탈 보우(maxillary palatal bow)는 상악 구개 점막에서 0.5 mm 띄워 좌우측 제1대구치 근심을 통과하도록 제작하며, 교합 레스트는 상악 팔라탈 보우로부터 연장된 와이어를 이용하여 좌우측 제1대구치 교합면 협측구에 형성한다. 상악 팔라탈 보우는 악궁이 측방으로 발육하여 확대될 때 버컬 쉴드와 접촉하게 되는데 이때 장치의 측방확대를 조정할 수 있도록 여분의 와이어 길이를 제공한다. 팔라탈 보우에서 연장된 교합 레스트은 상악 좌우측 제1대구치의 정출 및 전하방 이동이 방지되고, 하악 구치는 개구 시 장치와 접촉되지 않으므로 전상방 이동이 허용되어 Class II급 구치부 관계와 과개교합의 개선에 효과적이다.

(9) 상악 순측 호선(maxillary labial bow)－상악 4전치의 순면 중앙에 위치하며, 하악의 심한 후퇴로 수평피개 양이 매우 많은 경우 심한 상악 전치의 설측 경사 방지를 위하여 치아와 접촉되지 않게 제작한다. 인위적인 구성교합으로 유도된 근육의 복원력 때문에 상악 전치부 순면에 접촉된 상악 순측 호선은 상악 치열궁의 전방성장을 제한하는 효과가 있다. 그러나 상악 전치부의 심한 전방경사를 개선하기 위한 경우 외에는, 상 · 하악 전치부의 교합이 깊어져 하악이 전방으로 성장하는데 징애가 되지 않도록 하는 것은 물론, 정상적인 치열궁의 형태를 유지하기 위하여 상악 순측 호선은 상악 전치부 순면에 수동적으로 접촉되어야 한다.

(10) 견치 익스텐션 와이어(canine extension wire)－FR I의 견치 클래스프 대신에 상악 좌우측 유견치의 순면으로부터 3 mm 정도 떨어져 위치함. 영구 견치인 경우에는 협면에 접촉되게 한다. 상악 견치의 정상적인 맹출 유도. 버컬 쉴드의 연장으로 비정상적인 근기능력을 차단하는 역할도 한다. FR II의 형태는 FR I과 유사하나 견치 클래스프 대신에 견치 익스텐션 와이어가 존재하며, 상악 전치부 경사로 개선을 위한 상악 프로트루젼 와이어가 추가된 형태다.

3) FR III

(1) 버컬 쉴드(buccal shield)－상악에서는 3 mm 두께로 왁스 릴리프 하고 하악은 왁스 릴리프 없이 양 협측에 버컬 쉴드가 한 개씩 형성된다. (FR I, II, IV와 다르게 FR III는 하악에 왁스 릴리프 하지 않는다.) FR II의 버컬 쉴드와 동일한 역할을 한다. 단 하악이 외측 성장하면 안되므로 상악만 왁스 릴리프 하고 버컬 쉴드와 립 패드를 형성하므로 장치는 하악에 고정된다.

(2) 립 패드(lip pad)－상악 전치부 순측 치조돌기 하방에서 3 mm 두께로 릴리프 된 왁스 표면에 제작되며, FR II의 립 패드와 동일한 역할을 한다.

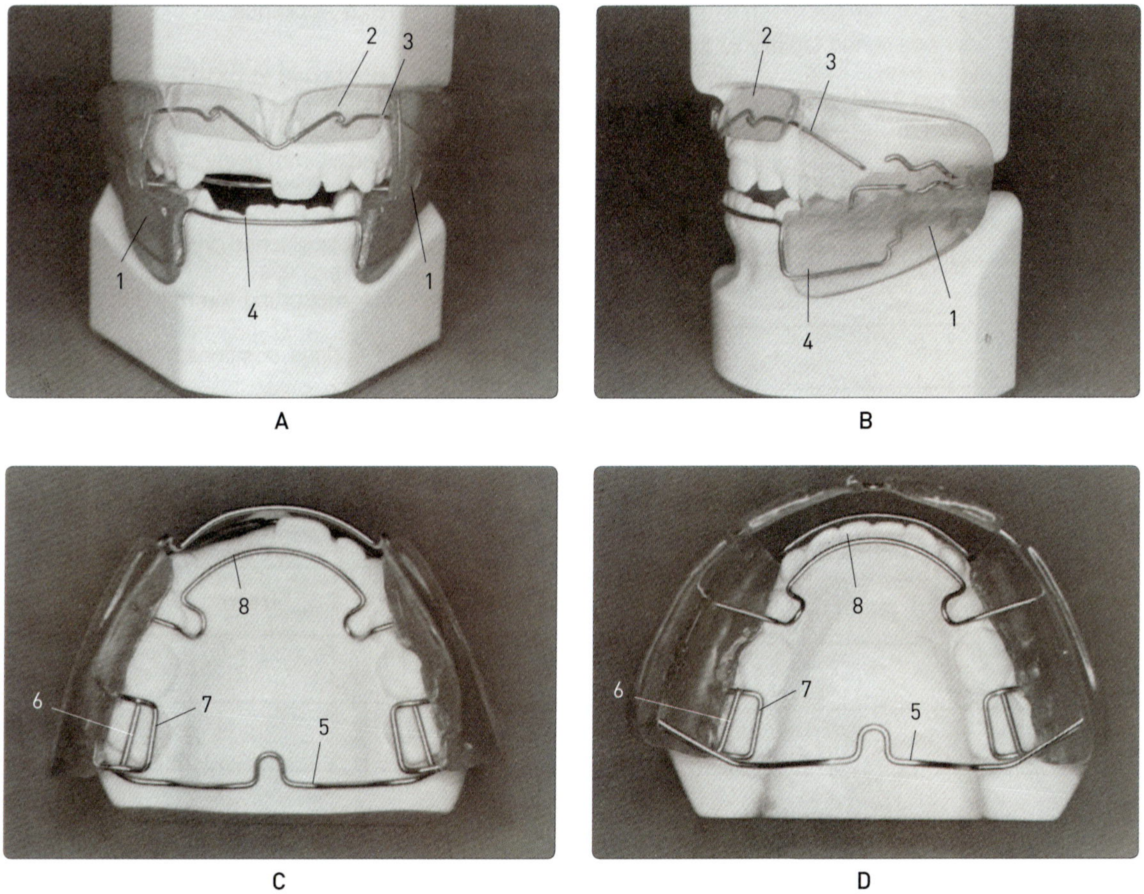

그림 16-22 FR III의 구조 및 명칭

1. buccal shield(레진으로 제작)
2. lip pad(레진으로 제작)
3. lip pad supporting wire(1.0 mm)
4. labial arch(labial bow, 0.9 mm)
5. palatal bow(palatal wire, 1.2 mm)
6. upper occlusal rest(1.0 mm)
7. lower occlusal rest(1.0 mm)
8. maxillary protrusion wire(0.8~0.9 mm)

(3) 립 패드 써포팅 와이어(lip pad supporting wire)－립 패드 지지를 위한 것으로 3부분으로 나누어지며, FR II의 립 패드 써포팅 와이어와 동일한 역할을 한다.

(4) 상악 프로트루젼 와이어(maxillary protrusion wire)－상악 6전치의 설면 설면결절 부위에 위치한다. 맹출이 요구되는 경우에는 설면 설면결절 부위와 접촉하지 않아야 한다. FR II, III에만 있음. 장치의 안정, 총생 개선의 역할을 한다.

(5) 상악 팔라탈 보우(maxillary palatal bow)－상악 치열의 좌우측 최후방치 원심에 위치하며, 상악 치열의 좌우측 최후방구치 원심에 위치하기 때문에 구성교합위에 있는 하악이 원래의 위치로 돌아가려는 현상에 의하여 상악궁을 근심방향으로 미는 힘이 발생한다. 따라서 열성장된 상악의 전방 성장을 돕고 장치가 전방으로 밀려가지 않고 안정된 위치에 고정되게 한다.

(6) 교합 레스트(occlusal rest)－상악과 하악 치열의 좌우측 최후방치 교합면에 위치한다. 단 상악의

교합 레스트는 전치부 반대교합을 치료하기 위하여 교합을 오픈시킬 때만 제작하므로(반대교합이 해소되면 제거) 상악 구치부는 하전방 정출이 자유롭지만, 하악의 구치부는 상전방으로의 정출이 방지되어 Class III 관계를 개선시킨다.

(7) 하악 순측호선(mandible labial bow)–하악 4전치의 순면 치경부쪽에 위치함. FR I, II와는 달리 립 패드가 상악에 위치하며, 순측 호선은 하악에 위치한다. 인위적인 구성교합으로 유도된 근육의 복원력 때문에 하악 전치부 순면에 접촉된 하악 순측 호선은 하악 치열궁의 전방성장을 제한하는 효과가 있다. 그리고 하악 전치부의 심한 설측경사를 방지하기 위하여 하악 순측 호선은 하악 전치부 순면 중앙보다는 치경부에 수동적으로 접촉되어야 한다.

4) FR Ⅳ

(1) 버컬 쉴드(buccal shield)–상악 좌우 협측에 3 mm와 하악 좌우 협측 치은협이행부 쪽에서

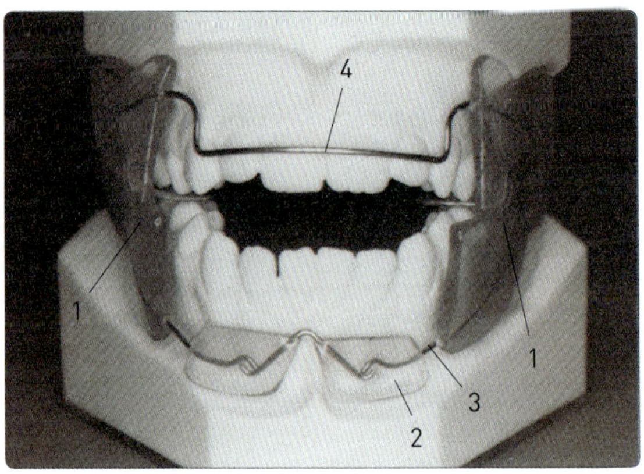

A

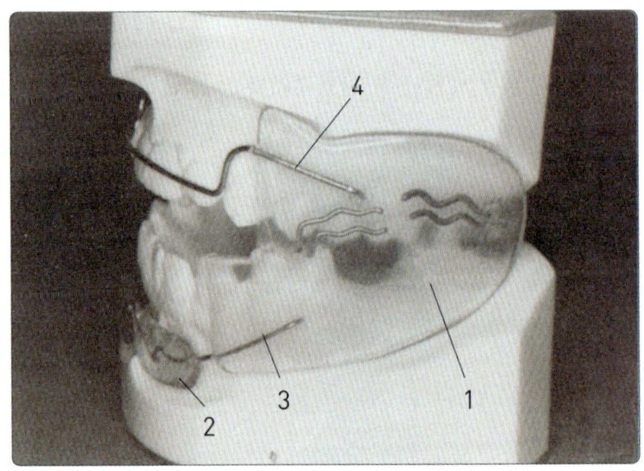

B

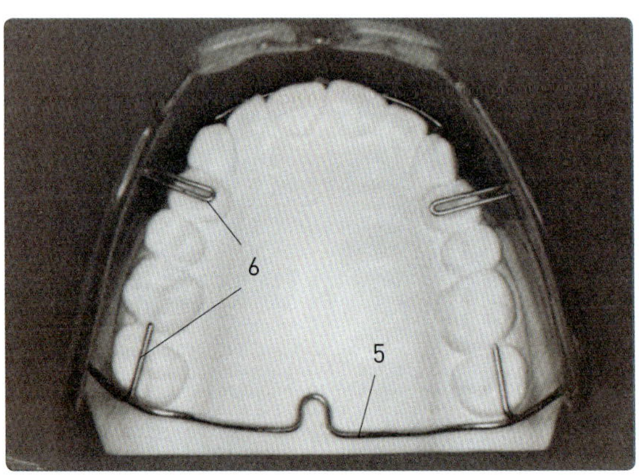

C

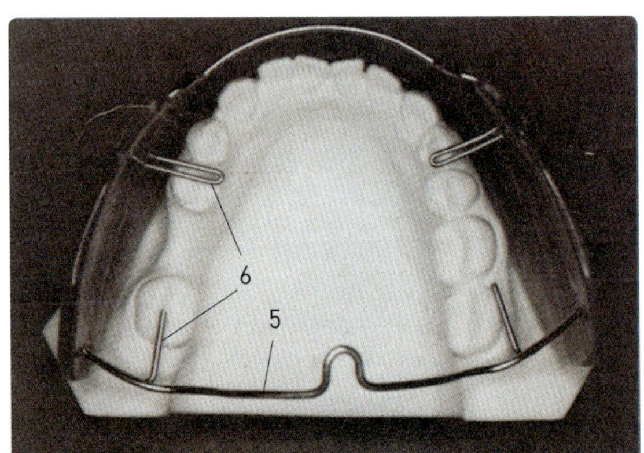

D

그림 16-23 FR Ⅳ의 구조 및 명칭

1. buccal shield(레진으로 제작)
2. lip pad(레진으로 제작)
3. lip pad supporting wire(1.0 mm)
4. labial arch(labial bow, 0.9 mm)
5. palatal bow(palatal wire, 1.2 mm)
6. occlusal rest(1.2 mm)

0.5 mm 두께로 릴리프 된 왁스 표면에 제작한다. FR II의 버컬 쉴드와 동일한 역할을 한다.

(2) 립 패드(lip pad)－하악 전치부 순측 치조돌기 하방에서 0.5 mm 두께로 릴리프 된 왁스 표면에 제작한다. FR II의 립 패드와 동일한 역할을 한다.

(3) 립 패드 써포팅 와이어(lip pad supporting wire)－립 패드 지지를 위한 것으로 3개의 와이어 부분으로 나누어지며, 버컬 쉴드로 연결된다.

(4) 상악 교합 레스트(maxillary occlusal rest)－상악 좌우측 제1대구치와 제1소구치 교합면에 위치하며, 전치부 개방교합 시 상악 구치의 정출 방지 및 장치의 안정과 유지를 담당한다.

(5) 상악 팔라탈 보우(maxillary palatal bow)－상악 치열의 좌우측 최후방치 원심에 위치한다. FR III의 상악 팔라탈 보우처럼 상악 치열의 좌우측 최후방구치 원심에 위치한다.

(6) 상악 순측 호선(maxillary labial bow)－상악 4전치의 순면 치경부 1/3, 양악전돌인 경우에는 중앙보다 절단쪽으로 위치시킨다. FR II의 상악 순측 호선과 동일한 역할을 한다.

4. function regulator의 구성 교합

구성교합은 악기능 성장조절장치 제작 시 가장 중요한 사항으로 치과의사의 계획된 치료목표에 따라 악골을 재위치시킨 상태에서 근기능력을 치료과정에 이용하기 위하여 채득한 것이다.

구성교합을 결정하는 방법은 악안면의 부정교합 형태, 성장 양상, 치료결과 예측 그리고 선택하는 장치의 종류에 따라 달라진다.

그러므로 변위된 상 · 하악골 간의 수평적이고 수직적인 관계와 정중선을 정상적인 범위로 유도하여 구성교합을 채득해야 한다.

부정교합의 유형과 정도에 따라 차이가 있을 수 있지만 일반적으로 수평적 변위량+수직적 변위량=10이 되는 원칙을 적용한다.

즉 하악의 전방위치가 3~5 mm라면 수직적 변위량은 5~7 mm가 되어야, 악기능 조절장치를 장착했을 때 근육의 과도한 신장을 막으면서, 적절하게 근조직을 긴장시키는 자극에 의해 악골의 성장을 유도하고 악골 관계의 개선을 이룰 수 있기 때문이다.

수직적 변위량과 수평적 변위량이 크게 요구되는 경우에는 변위량을 조절하는 단계별로 장치를 제작해야 한다.

1) Class II 부정교합의 구성교합

(1) 하악골의 전방 변위

Schmuth는 부정교합의 정도가 매우 심하지 않을 때는 전치부에서 절단 접촉 관계를 이루게 하라고 언급하였다. Fränkel은 구성교합 채득 시 하악을 2.5~3.5 mm 이상 전방이동 시키지 말아야 한다고 얘기하였다. 그러나 일반적으로 하악을 최대 전방위에서 3 mm를 후퇴한 거리까지 4~6 mm 정도 전방으로 유도한다. 이 기준이 과두의 조직 반응과 재활성이 더 좋다고 알려져 있으며, 이를 초과하여 전방 변위량이 증가할수록 환자의 수용도는 감소하고 하악 전치의 돌출 가능성은 증가한다고 한다.

(2) 하악골의 수직 변위

하악의 전방 변위량이 증가할수록 수직 변위량은 감소해야 한다.

수직 변위량이 입술 운동을 방해할 정도가 되면 환자의 협조를 얻기가 어렵고, 치조골 보상이 증가하므로 상악 전치는 설측 경사가 심화되며 하악 전치는 순측 경사가 심화된다.

그러므로 구성교합 채득 시 안정위를 초과하는 4 mm 이상으로 수직 변위량을 크게 하면 안되며, 하악의 수직 변위량은 링구얼 아크릴릭 패드로부터 협측의 버컬 쉴드로 이행되는 크로스오버 와이어와 교두가 접촉을 피할 수 있는 3 mm 정도면 된다. Fränkel은 수직적 개구량은 교합면 사이를 지나는 와이어가 치아에 접촉하지 않을 정도로만 한다고 얘기하였다.

일반적으로 Class II 부정교합에서 하악 구치부의 수평적 관계는 Class I 보다 3~4 mm 전방으로 변위시키며, 수직적으로는 과개교합일 경우 절단 간의 거리가 절단교합(edge to edge) 상태에서 2~4 mm, 개방교합일 때는 4~6 mm가 되게 변위시켜 구성교합을 채득한다.

2) Class III 부정교합의 구성교합

Class III 부정교합의 수평적 변위량은 후방으로 강제 유도된 하악이 원래의 상태로 되돌아가려는 힘에 의하여, 장치에 전달된 반작용이 상악의 전방 성장을 유도하게끔 과두가 측두골의 하악와에서 최후방에 위치하도록 최대한 후퇴시키고, 수직적 변위는 교합 레스트를 형성할 수 있을 정도로 하악의 후방 변위에 필요한 최소량이어야 한다.

특히 전치부 개교가 있는 경우의 구치부 수직 변위량은 1 mm 정도로 그쳐야 한다.

16.4 트윈블록(twin block)

트윈블록은 Class II 또는 Class III 환자의 교합관계를 정상으로 유도하고자 하는 경우, 구성교합 상태에서 상 · 하악 교합면의 레진 바이트 블록에 사면판을 형성한 장치를 구강 내에 24시간(식사 시간 포함) 착용함으로서 수직적 관계개선은 물론 하악 또는 상악의 전방성장을 최대화시키려는 목적을 가지고 있는 악기능 장치이다(그림 16-24).

즉 Class II division 1 부정교합을 수정하기 위한 트윈블록은 구성교합위에서 원심위의 하악을 하방이나 전방으로 성장 또는 이동시킬 수 있는 교정력을 발생시키는 것은 물론, 상악의 교합면 스트롱 레진 블록(strong resin block) 쐐기 형태로 형성되어 하악 제2소구치와 제1대구치 치간을 분리함으로써, 하악 제1대구치와 2대구치의 정출이 용이하도록 한다. 이때 근심방향으로 향하는 상악과 하악 스트롱 레진 블록의 교합 경사면은 모두 70°로 형성한다(그림 16-25).

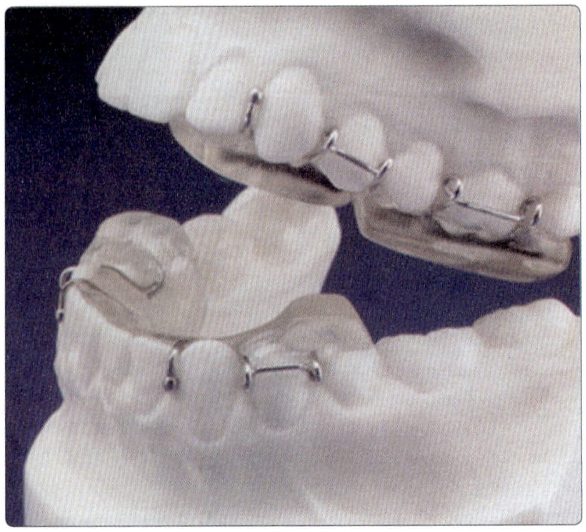

그림 16-24 Class II twin block

협착치열궁인 경우에는 상악의 정중선에 스크루를 추가해야 한다.

이후 진료실에서 〈그림 16-26, 27〉와 같이 상악 구치부의 스트롱 레진 블록을 1~2 mm씩 삭제하면 하악 제1, 2대구치가 상방으로 정출하여 전치부의 과개교합이 해소된다.

그리고 Class II twin block을 제거하게 되면 〈그림 16-28〉와 같이 하악 견치와 제1, 2소구치가 상방으로 정출되어 〈그림 16-29〉과 같이 정상교합이 완성되게 된다.

또한 Class II division 2 부정교합을 수정하기 위한 트윈블록은 〈그림 16-30, 31〉과 같이 상악 전치부를 순측으로 이동시키기 위한 스프링 또는 스크루를 추가하고, 협착치열궁인 경우 Class II division 1 부정교합을 수정하기 위한 트윈블록과 같이 상악의 정중선에 스크루를 추가해야 한다.

Class III twin block은 저성장된 상악을 전방으로 이동시키고, 하악은 하방과 후방으로 이동시키기 위한 힘의 적용을 얻고자, 구성교합위로 이동한 상태에서 Class II twin block과 반대로 스트롱 레진 블록과 70°의 교합 경사면을 형성한 장치이다(그림 16-32).

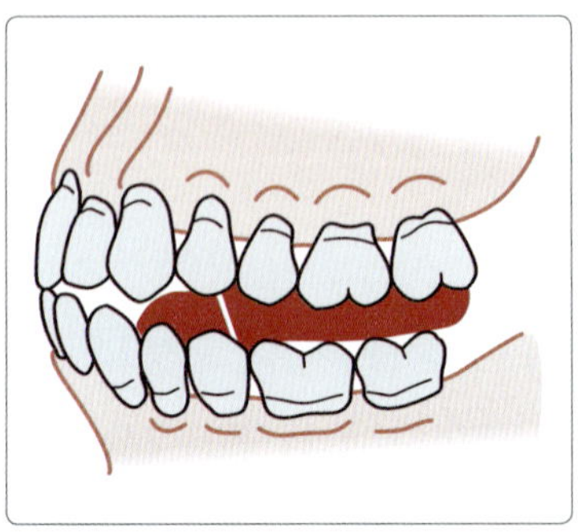

그림 16-25

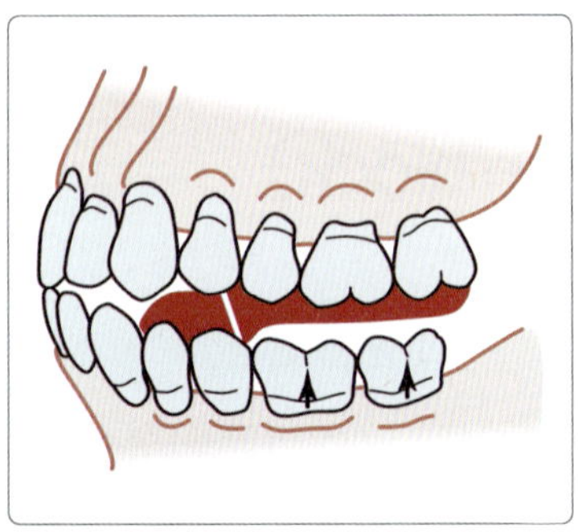

그림 16-26

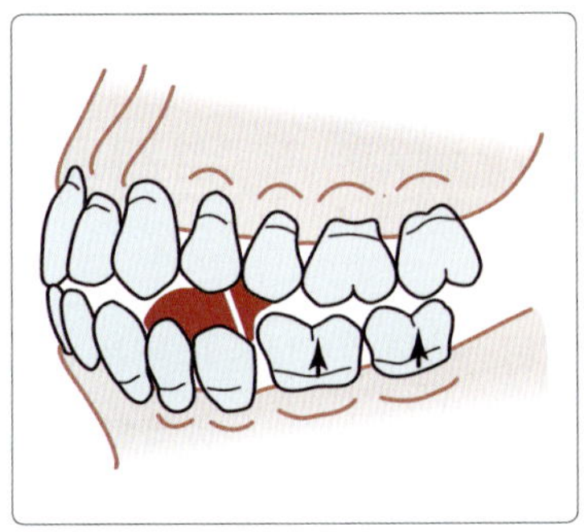

그림 16-27

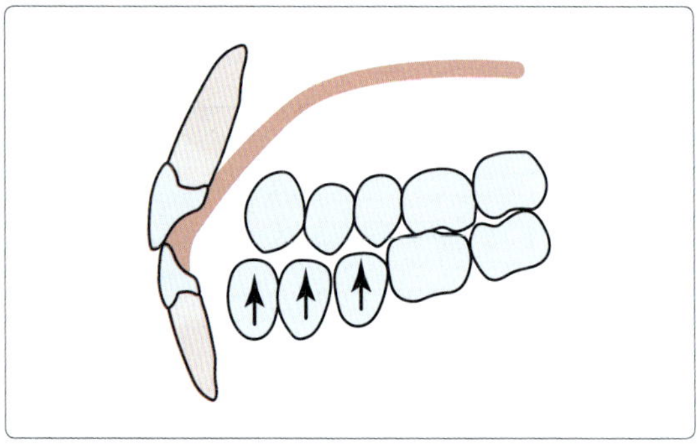

그림 16-28

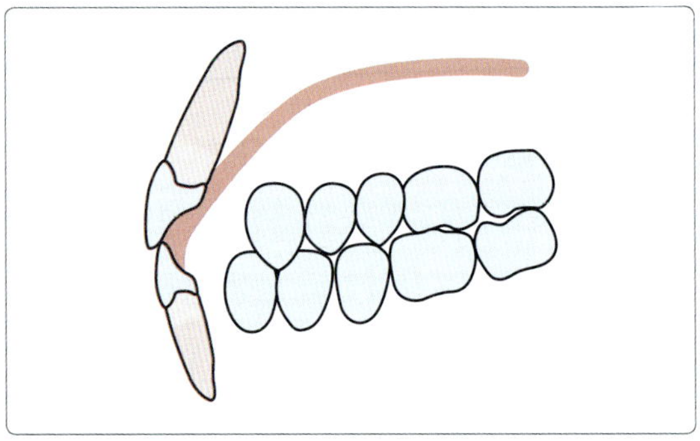

그림 16-29

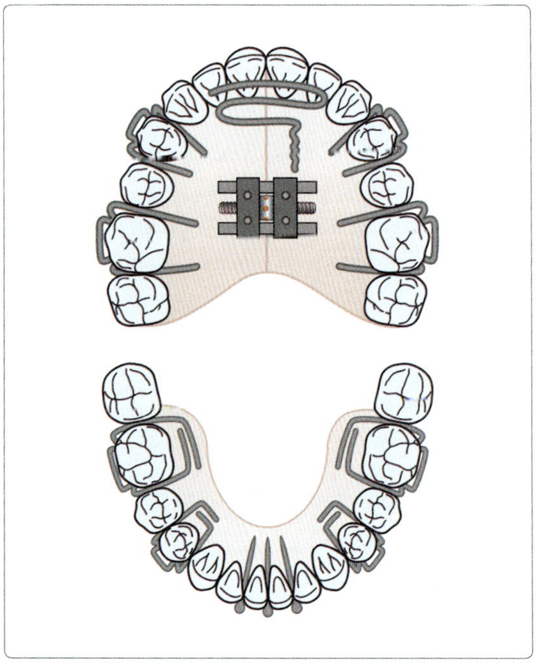

그림 16-30

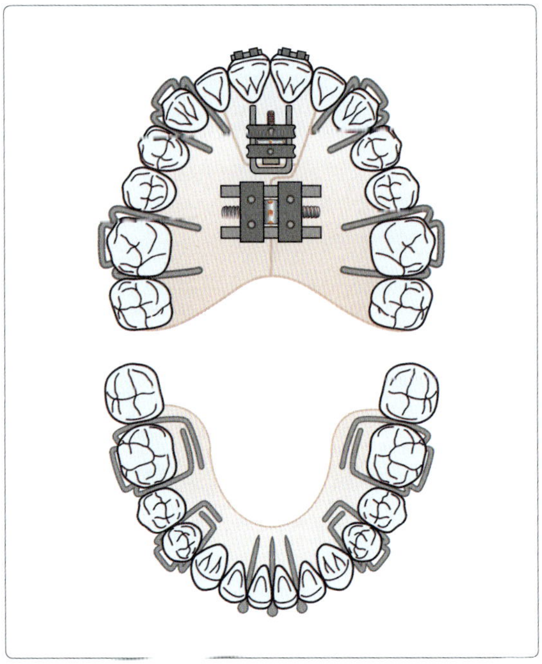

그림 16-31

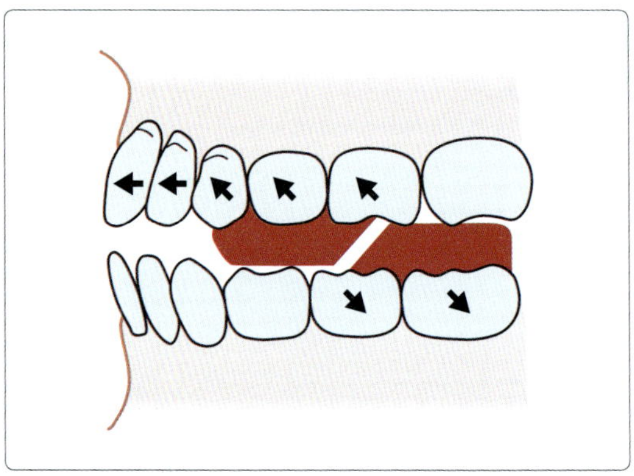

그림 16-32 Class III twin block

16.4.1 표준 디자인(standard design)

1. 기본형 트윈블록(basic twin block)

1) 적응증: 과개교합을 가진 Class II, Division 1 부정교합
2) 특징: 상악 협착치열궁 성장을 돕는 정중봉합부 확장 스크루와 하악 구치부를 수직 성장시켜 전치부의 과개교합을 개선시키기 위한 스트롱 레진 블록이 있다.
3) 장치의 조절: 지정된 하악 구치부를 정출시키기 위해 상악 스트롱 레진 블록의 1/2 mm를 삭제하여 수직공간을 만들어준다. 협착된 상악 치열궁이 하악과 비슷해질 때까지 장치에 부착된 스크루를 매주 한번씩 돌려 악궁을 확장시킨다.
4) 선택 사항: 순측호선 와이어를 추가함으로써 전치부를 묶어둔다. 개개 치아의 이동을 위하여 장치에 스프링을 포함시킬 수 있다.

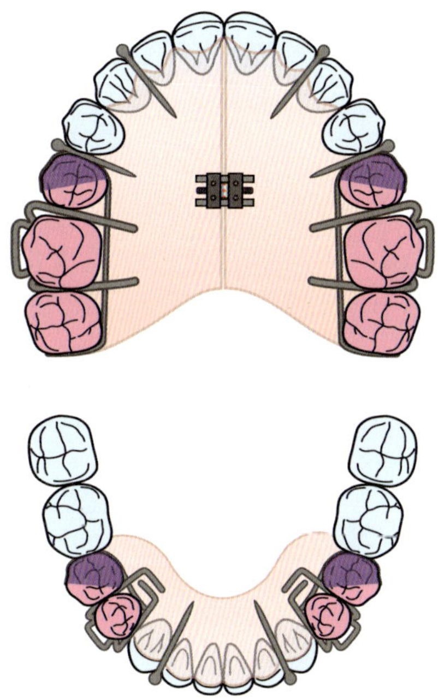

그림 16-33 twin block, basic appliance

2. 확장형 트윈블록(expansion twin block)

1) 적응증: 과개교합과 협착치열궁을 가진 Class II, Division 1 부정교합에 사용한다.
2) 특징: 상악과 하악 협착치열궁 성장을 돕는 정중부 확장 스크루와 Class II의 구치부를 수직 성장시키기 위한 스트롱 레진 블록이 있다.
3) 장치의 조절: 지정된 하악 구치부를 정출시키기 위해 상악 스트롱 레진 블록의 1/2 mm를 삭제하여 수직공간을 만들어준다. 협착된 상악과 하악 치열궁이 정상적인 교합관계를 이룰 때까지 장치에 부착된 스크루를 매주 한번씩 돌려 악궁을 확장시킨다. 성장기의 어린 환자에게는 매주 두 번씩 돌리는 것도 가능하다.
4) 선택 사항: 순측호선 와이어를 추가함으로써 전치부를 묶어둔다. 개개 치아의 이동을 위하여 장치에 스프링을 포함시킬 수 있다.

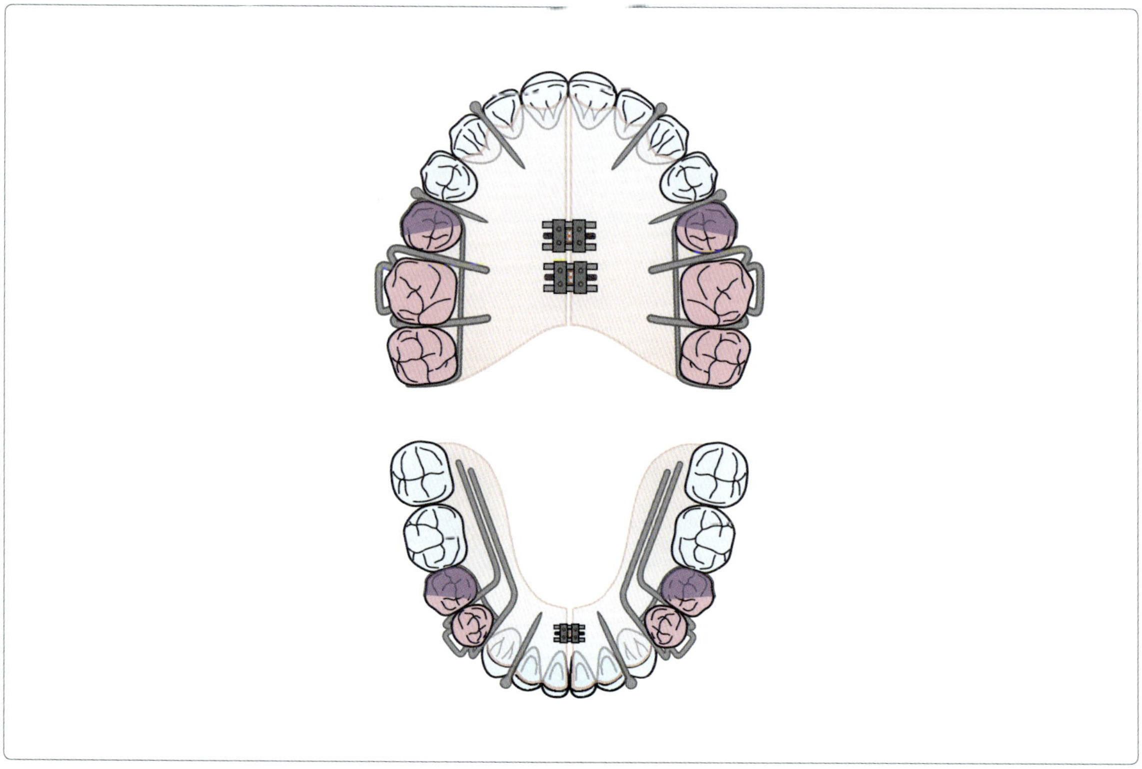

그림 16-34 twin block, expansion

3. 두 개의 스크루를 가진 시상형 트윈블록(twin block, two screw sagittal)

1) 적응증: Class II, Division 2 또는 전치부 총생(crowding). 악궁 길이를 정상적으로 발육시켜 전치부의 총생을 해소하기 위한 증례에 사용한다.
2) 특징: 전방 길이가 부족한 상악과 하악의 전방 성장을 돕는 확장 스크루 두개와 Class II의 구치부 수직 성장을 돕기 위한 스트롱 레진 블록이 있다.
3) 장치의 조절: 지정된 하악 구치부를 정출시키기 위해 상악 스트롱 레진 블록의 1/2 mm를 삭제하여 수직공간을 만들어준다. 부족한 악궁의 전방 길이 증가를 위하여 상 · 하악 장치에 부착된 스크루를 4일마다 한번씩 돌린다.

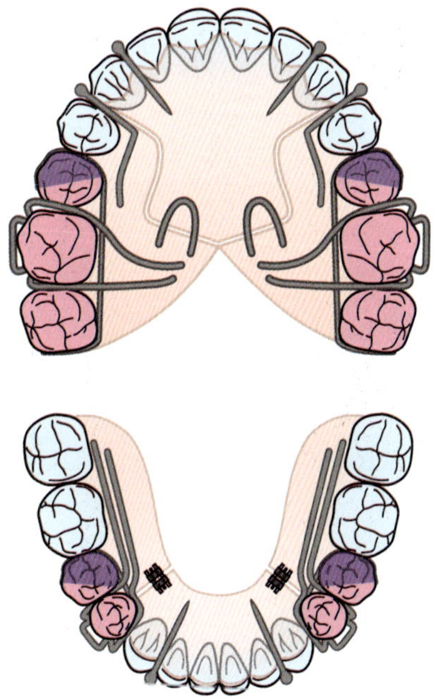

그림 16-35 twin block, two screw sagittal

4. 세 개의 스크루를 가진 시상형 트윈블록(twin block, three screw sagittal)

1) 적응증: Class II, Division 2 또는 전치부 총생과 협착치열궁. 악궁의 길이와 폭을 증가시킬 필요가 있는 증례에 사용한다.
2) 특징: 전방 길이가 부족한 상악과 하악의 전방 성장을 돕는 확장 스크루 두 개씩, 그리고 상악과 하악의 협착치열궁 성장을 돕기 위한 정중부 확장 스크루 한 개씩이 있다. 구치부를 수직 성장시켜 전치부의 과개교합을 개선시키기 위한 스트롱 레진 블록이 있다.
3) 장치의 조절: 지정된 하악 구치부를 정출시키기 위해 상악 스트롱 레진 블록의 1/2 mm를 삭제하여 수직공간을 만들어준다. 치료목적에 따른 완전한 악궁으로의 성장을 위해 모든 스크루는 매주 한번씩 돌리는 것이 좋다.

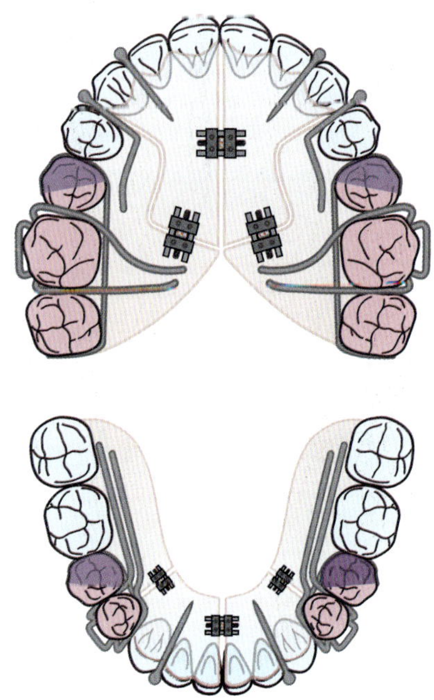

그림 16-36 twin block, three screw sagittal

5. 혼합치열기 확장형 트윈블록(mixed dentition, expansion)

1) 적응증: 혼합치열기 Class II 부정교합 교정 및 악궁의 확대. 치열궁 폭경의 성장은 필요하나 수직 성장은 필요치 않은 혼합치열 증례에 사용한다.
2) 특징: Class II의 치료와 협착된 상악과 하악의 확장을 돕는 스크루 그리고 구치부를 수직 성장시켜 전치부의 과개교합을 개선시키기 위한 스트롱 레진 블록이 있다. 혼합치열 case에서 유지를 얻어야 할 필요성이 있는 경우 협측에 유지를 위한 컴퍼짓 비드(composite bead)를 붙임으로써 언더컷을 형성하고 인상을 채득하는 것이 좋다. 협측에 부착된 비드(bead)는 C clasp가 유지를 얻는데 유용하게 쓰인다.
3) 장치의 조절: 교합평형을 원하는 경우 구강내에 장치를 끼울 때 스트롱 레진 블록은 평평하게 한다. 수직으로의 성장이 필요치 않을 경우에는 스트롱 레진 블록 또한 삭제를 하지 않는다. 상악과 하악의 악궁을 확장시키길 희망하는 경우 정중부 스크루를 일주일에 한번씩 돌린다. – 일주일에 두번씩 돌리는 것이 더 나은 경우도 있다.

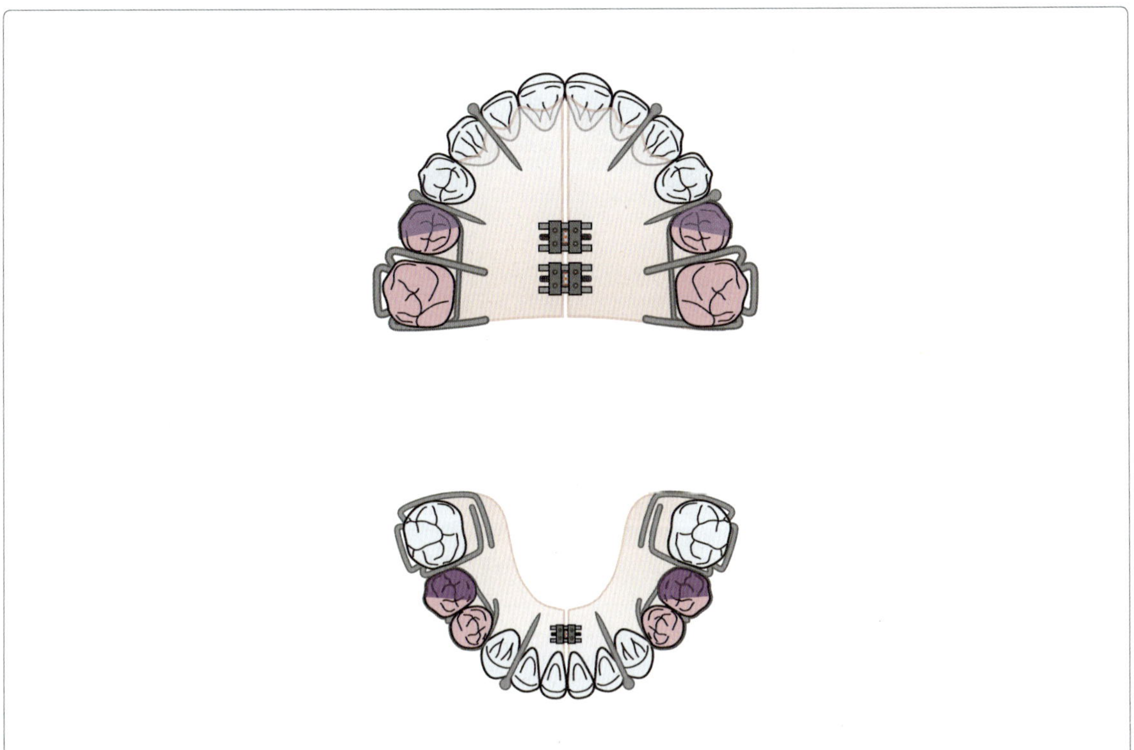

그림 16-37 mixed dentition, expansion

6. 개방교합을 위한 트윈블록(twin block, to close bite)

개방교합 환자가 트윈블록을 장착할 경우, 상악과 하악의 트윈블록이 70°로 확실하게 접촉하고 있는 것이 중요하다. 그렇지 않으면 하악의 구치가 너무 많이 정출되고 개방교합이 더 심해질 수 있기 때문이다. 이러한 문제점을 피하기 위해서는 다음에 있는 선택사양을 숙지해야 한다. 하악을 재위치시켜 구성교합을 뜰 때 환자의 편안함이 고려되어야 한다.

1) 적응증: Class II 부정교합 교정과 전치부 개방교합(open bite).
2) 특징: Class II의 치료와 개방교합을 보이는 전치부를 정상의 위치로 유도하기 위한 순측호선 와이어 그리고 구치부의 스트롱 레진 블록이 있다. 또한 전치부에 혀가 닿지 못하게 하는 crib과 상악 치열궁의 폭을 넓혀 하악에 맞추기 위한 확장 스크루가 있다.
3) 장치의 조절: 교합평형을 원하는 경우 구강내에 장치를 끼울 때 스트롱 레진 블록은 평평하게 한다. 수직으로의 성장이 필요치 않을 경우에는 스트롱 레진 블록 또한 삭제를 하지 않는다. 상악 치열궁이 하악 치열궁과 정상적인 교합관계를 얻을 때까지 정중부 스크루는 일주일에 한번씩 돌린다.-일주일에 두번씩 돌리는 것이 더 나은 경우도 있다. 상악 설치 치은에 순측호선을 유지시킨다. 치료 도중 제2대구치의 정출이 일어난다면 스트롱 레진 블록은 수직으로의 정출을 제한하

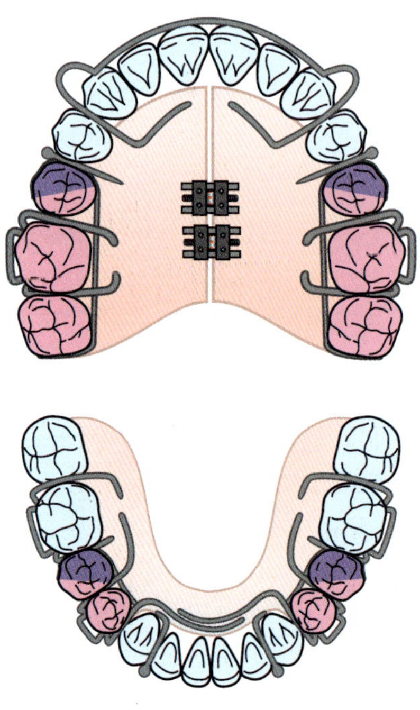

그림 16-38 twin block, to close bite

기 위해 사용한다.

4) 선택 사항: 만약 스트롱 레진 블록이 제대로 접촉되지 않는다면 대합치가 너무 많이 정출된 것이다. 이러한 문제점을 피하고 환자에게 알맞은 교합을 유도하기 위해 Class II elastic을 풀 타임(full time)으로 장착해야 한다. 또한 턱끈은 밤에 장착 및 사용하도록 한다.

7. 2단계, 가철성 기본형(Phase II , basic removable)

1) 적응증: Phase II 장치는 중절치가 정상적인 수평피개와 수직피개 관계로 치료되고 구치부도 정상 접촉으로의 치료가 이루어진 후에 사용한다. 정상적인 교합관계를 얻기 위해 치아는 약간 과도하게 움직여 놓게 된다. 이때 정상적인 교합관계로의 전환은 환자의 구강에서 트윈블록을 제거한 후 이루어진다. Phase II 장치는 상악궁의 수평피개와 수직피개 치료와 유지, Class II 치료와 하악 소구치가 수직으로 성장하여 상악 치열궁과 접촉될 때까지 사용한다.
2) 특징: Class II의 치료와 구치부의 수직 성장을 돕기 위한 전방 교합 사면판이 있다. 그리고 장치의 고정을 위한 델타 클래스프는 제1대구치에 사용된다.
3) 장치의 조절: 환자의 전치가 전방 교합 사면판과 밀접하게 교합하고 있는지와 구치끼리 접촉되고 있는지를 확인해야 한다.

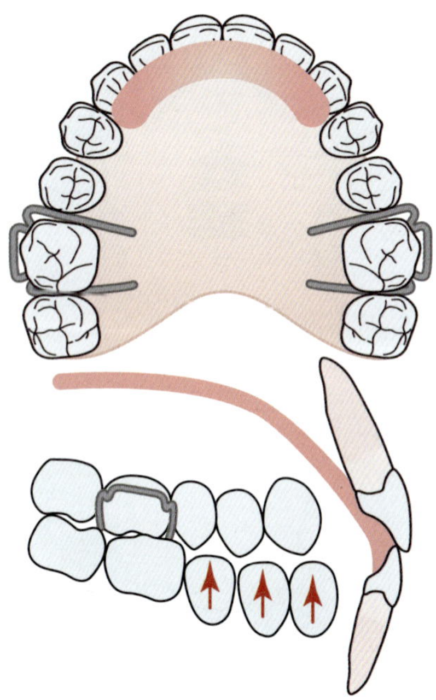

그림 16-39 phase II, basic removable

8. 2단계, 고정성 가철성[Phase II , fixed and removable(Wilson 3-D)]

1) 적응증: phase II 장치는 중절치가 정상적인 수평피개와 수직피개 관계로 치료되고 구치부도 정상 접촉으로의 치료가 이루어진 후에 사용한다. 정상적인 교합관계를 얻기 위해 치아는 약간 과도하게 움직여 놓게 된다. 이때 정상적인 교합관계로의 전환은 환자의 구강에서 트윈블록을 제거한 후 이루어진다. phase II 장치는 상악궁의 수평피개와 수직피개 치료와 유지, Class II 치료와 하악 소구치가 수직으로 성장하여 상악 치열궁과 접촉될 때까지 사용한다.
2) 특징: Class II의 치료와 구치부의 수직 성장을 돕기 위한 전방 교합 사면판이 있다. 고정성과 가철성 고정성 장치는 치료에 협조적이지 못한 환자나, 아주 크지 않은 장치가 필요로 할 경우에 효과가 우수하다는 특징을 가진다. 그러나 이 장치는 환자의 구강 청결 능력에 많은 주의를 요구한다. 왜냐하면, 가철성 장치처럼 쉽게 청소할 수 없기 때문이다.
3) 장치의 조절: 환자의 전치가 전방 교합 사면판과 밀접하게 교합하고 있는지와 구치끼리 접촉되고 있는지를 확인해야 한다. 구강 내에 부착된 장치가 위나 아래로 혀가 움직이는 것에 의하여 파손되는 것을 방지하기 위하여 전방 교합 사면판이나 소구치부로 지나는 와이어를 치아에 붙이는 것이 좋다.

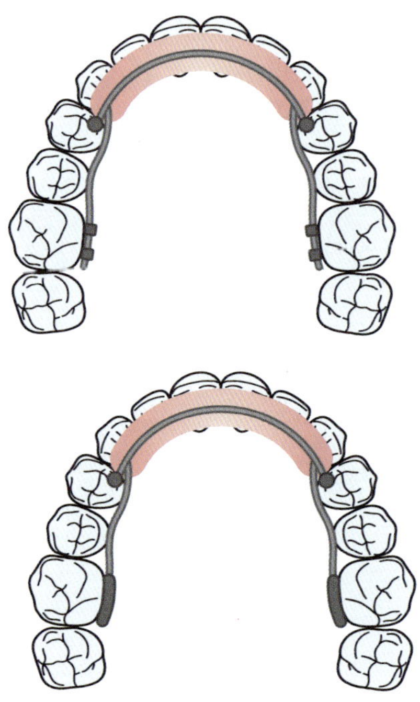

그림 16-40 phase II, fixed and removable(Wilson 3-D)

16.4.2 III급 부정교합을 위한 트윈블록

Class III의 모든 증례는 하악와 안에서 과두를 원심으로 이동하는 것이 중요하다. 그렇지 않으면 TMJ에서 문제를 야기할 수 있다.

1. III급 확장형 트윈블록(twin block, expansion Class III)

1) 적응증: 상악 치열궁의 폭을 추가로 확장할 필요가 있는 경우와 수직 고경의 치료가 필요한 Class III 증례에 사용한다.
2) 특징: 상악 치열궁을 확장할 스크루, reverse headgear hook(RHG), 하악 순측호선 와이어 그리고 상악 구치부의 수직 성장을 도울 Class III 스트롱 레진 블록이 있다.
3) 장치의 조절: 지정된 상악 구치부를 정출시키기 위해 스트롱 레진 블록의 1/2 mm를 삭제하여 수직공간을 만들어준다. 하악 치열궁과의 완전한 조화가 이루어질 때까지 상악 장치에 부착된 스크루를 매주 한번씩 돌린다.

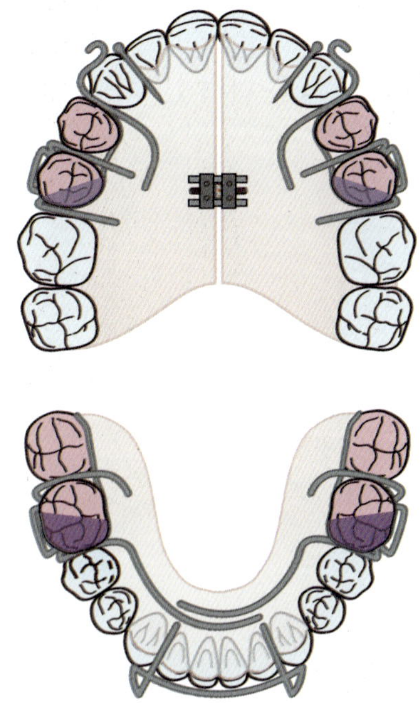

그림 16-41 twin block, expansion Class III

2. III급 시상형 트윈블록(twin block, sagittal Class III)

1) 적응증: 악궁의 길이가 짧고 견치에 총생이 있으며 수직 고경의 치료가 필요한 Class III 증례에 사용한다.
2) 특징: 상악 치열궁을 전방으로 확장할 두개의 시상 스크루, reverse headgear hook(RHG), 하악 순측호선 와이어 그리고 구치부의 수직 성장을 도울 Class III 스트롱 레진블록이 있다.
3) 장치의 조절: 상악골이 앞으로 당겨져야 한다면 reverse headgear hook(RHG)을 사용할 수 있다. 악궁의 전방 성장은 싸지탈 스크루를 매주 한번씩 돌림으로써 얻어질 수 있다. 그리고 수직 고경의 조절이 필요하다면 상악 구치부를 정출시키기 위하여 하악의 스트롱 레진 블록을 1/2 mm씩 삭제한다. 하악의 순측호선 와이어는 전치부를 묶어두는데 사용될 수 있다.
4) 선택 사양: 이러한 장치에서는 3개 또는 4개의 상악 스크루가 사용될 수 있다.

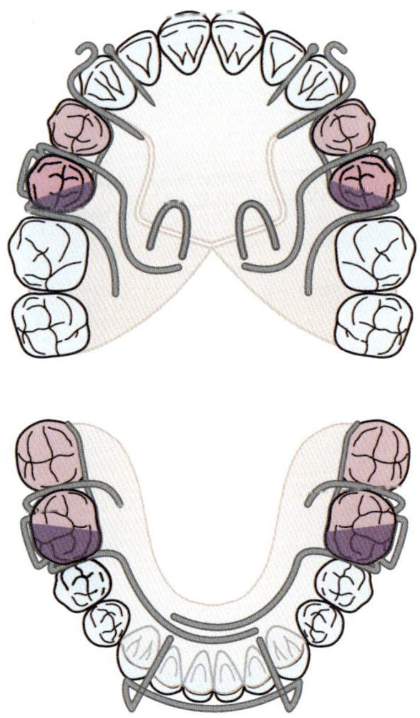

그림 16-42 twin block, sagittal Class III

3. III급 비수직 확장형 트윈블록(twin block, expansion and no vertical Class III)

1) 적응증: 추가로 상악 치열궁의 확장은 필요하나 수직 성장은 필요치 않은 Class III 부정교합 case에 사용한다.
2) 특징: 상악 치열궁을 확장할 스크루, reverse headgear hook(RHG), 하악 순측호선 와이어 그리고 상악 구치부의 수직 성장을 도울 Class III 스트롱 레진 블록이 있다.
3) 장치의 조절: 교합평형을 원하는 경우 구강내에 장치를 끼울 때 스트롱 레진 블록은 평평하게 한다. 수직으로의 성장이 필요치 않을 경우에는 스트롱 레진 블록 또한 삭제를 하지 않는다. 상악 치열궁이 하악 치열궁과 정상적인 교합관계를 얻을 때까지 정중부 스크루는 일주일에 한번씩 돌린다. 장치에서 클래스핑(clasping)하는 것은 reverse headgear hook(RHG)의 추가적인 유지를 제공하지만 결과적으로는 수직 성장을 제한한다. 하악 순측호선 와이어는 전치부를 묶어두는 데 사용된다.

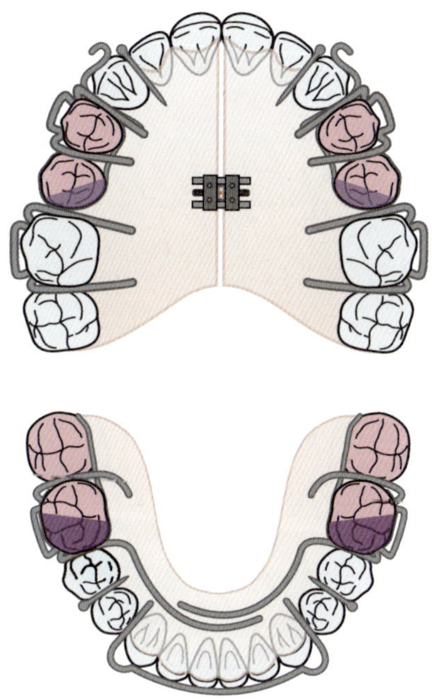

그림 16-43 twin block, expansion and no vertical Class III

16.4.3 선택 사항

순측호선 와이어는 필요에 의해 전방의 치아를 묶어두거나 조절하는데 사용될 수 있다. 전치부 설면에 위치된 링구얼 스프링은 4전치를 순측으로 이동시키는데 사용되며, 개개치아 스프링은 개개 치아를 이동하거나 회전시키는데 사용될 수 있다(그림 16-44).

Class II hook와 고무줄은 모든 I 단계 디자인에서 사용될 수 있다.

이것은 근육을 훈련시키기 위해 몇 주만 사용한다. 환자가 장치를 장착하고 있을 때 바이트 블록에서 알맞게 접촉을 하며 교합할 수 있도록 한다. 나중에 고리는 장치에서 제거할 수 있다. 만약 reverse headgear hook(RHG)가 바람직하다면 고무줄을 위한 부착된 고리가 reverse headgear hook(RHG)을 위한 장치에 포함될 수 있다(그림 16-45).

또한 헤드기어를 사용해야 할 경우에는 buccal headgear tube를 포함시킬 수 있다(그림 16-46).

phase I 장치에서 바이오 피니셔의 사용은 하악 대구치를 더 빨리 수직으로 성장시키게 한다. 이것은 성인의 경우에 더 효과적이며 와이어는 보통 가철성으로 제작되므로 낮에는 협측 와이어를 빼고 장치를 착용할 수 있다(그림 16-47).

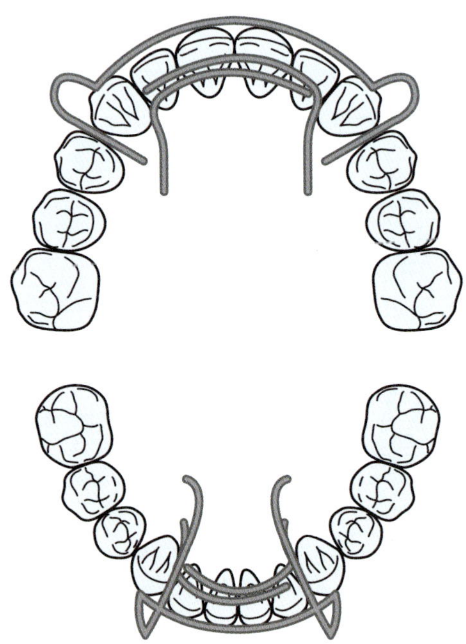

그림 16-44

II 단계 장치에서 바이오 피니셔의 사용은 하악 소대구치를 더 빨리 수직으로 성장시키게 하며, 하악 치아의 협면에 부착된 튜브들은 레진상에 위치한 와이어와 쉽게 고무줄을 착탈할 수 있게 해준다(그림 16-48).

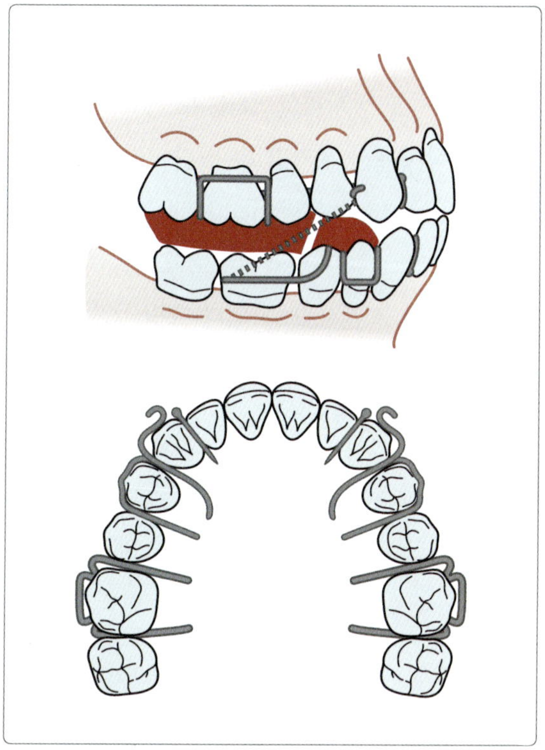

그림 16-45

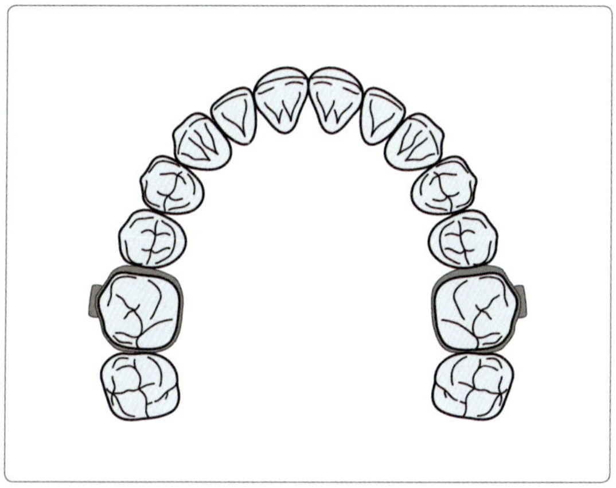

그림 16-46

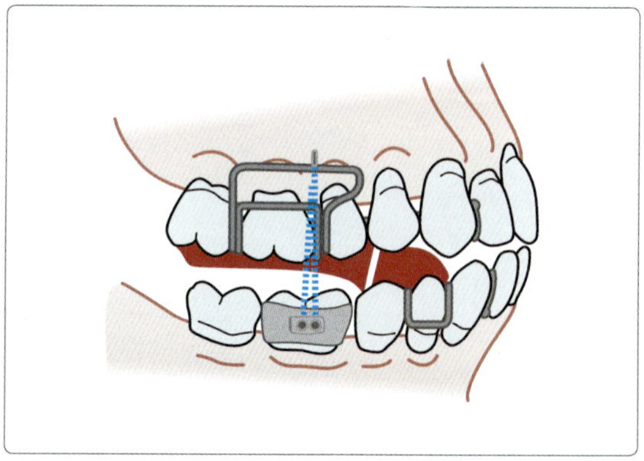

그림 16-47

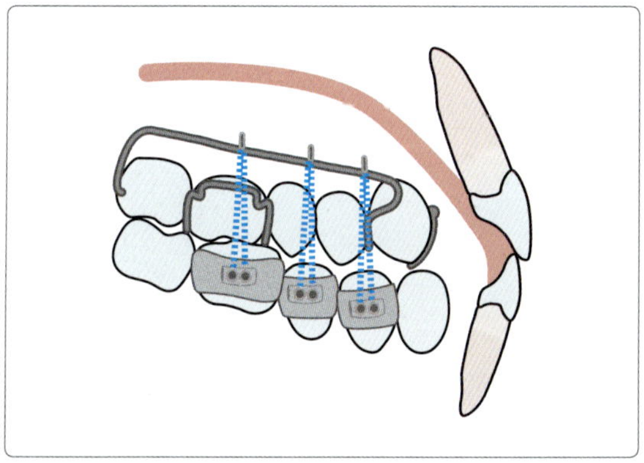

그림 16-48

제4편

고정성 교정장치

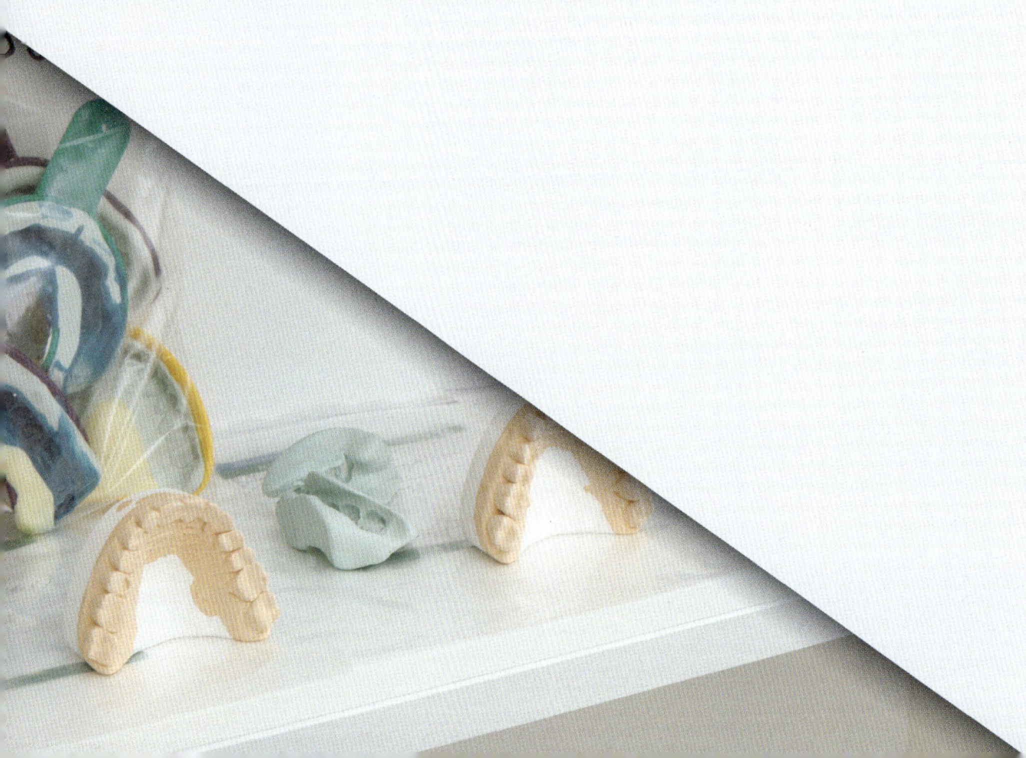

제 17 장 공간유지장치

Space Maintainers

소아치과 환자에 있어서 한 개 혹은 그 이상의 유치의 조기상실은 교합의 발육에 있어서 좋지 않은 영향을 미치게 되며, 이후에 부정교합을 가져올 수 있다. 이 조기상실은 종종 상실된 치아에 의해 생기는 공간으로 인접한 치아가 밀려가는 현상을 야기하며, 이는 영구 대생치의 맹출을 위한 유용한 공간을 감소시키는 결과를 가져온다. 또한 영구 대생치의 정상적인 배열형태를 억제하는 요인이 되어 비정상적인 배열형태가 되도록 하기도 한다. 더불어 전치부에 있어서 유치의 조기상실은 소아치과 환자나 그 부모에 있어서 다양한 심리적 영향을 미치기도 한다. 그러므로 유치의 조기상실로 야기되는 문제점들을 예방하기 위해서는 영구 대생치가 맹출할 때까지 공간을 유지하기 위한 몇 몇 장치들이 고려되어야 한다.

이와 같이 유치를 일찍 잃어버린 후 그 공간의 상실이 일어나기 전에 공간을 유지하기 위한 수동적 장치를 이용한 치료를 공간유지(space maintenance)라고 하며, 이를 위해 사용되는 장치들을 통칭하여 공간유지장치(space maintainer)라 한다.

17.1 공간유지장치의 종류

공간을 유지하기 위한 장치들에는 다양한 종류가 있으며, 그것들은 크게 가철성과 고정성의 2가지 범주로 나누어진다. 일반적으로 가철성 공간유지장치는 하얼리 장치(Hawley appliance)가 주로 이용되며 결손 부위에 인공치를 배열하고 클래스프로 유지를 얻게 되는데 비교적 짧은 기간(1년 정도)동안 공간을 유지할 필요가 있을 경우에 사용된다. 그러나 환자의 협조가 절대적으로 필요하고 유치열이나

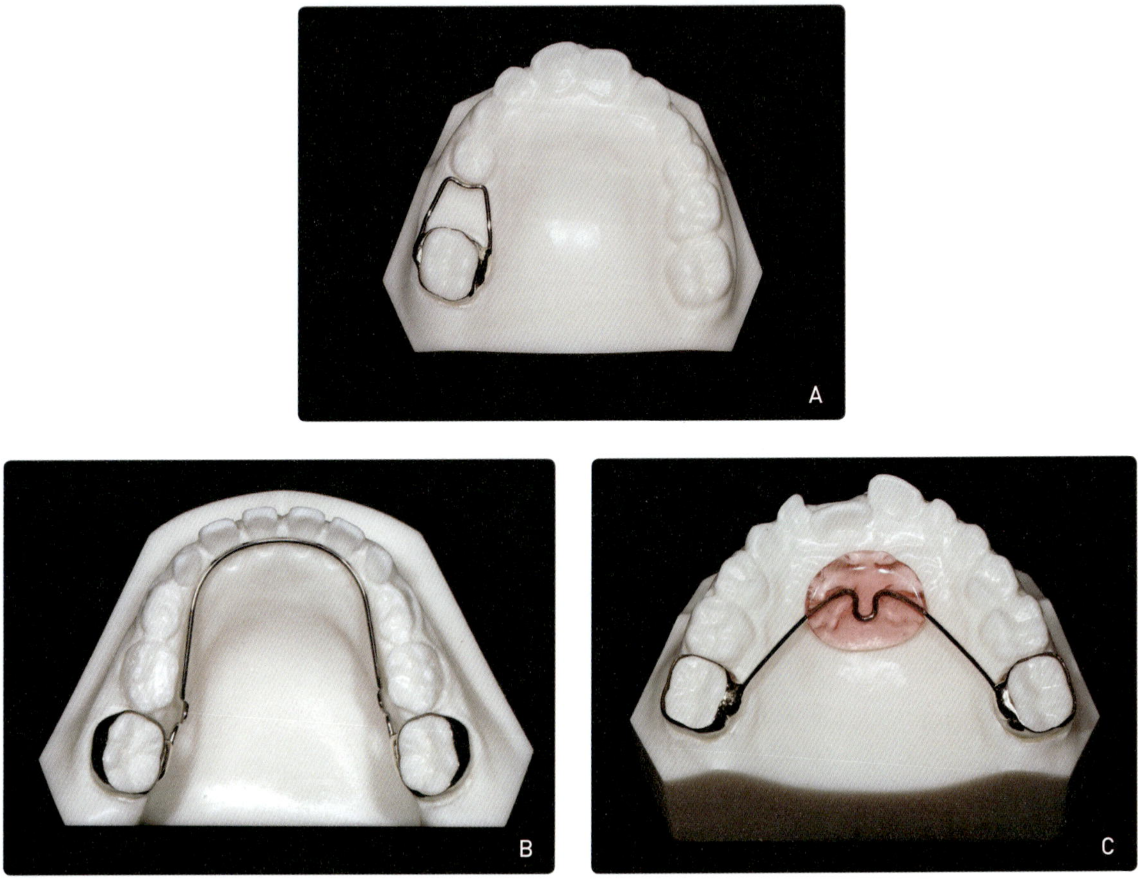

그림 17-1 A. 밴드 앤 루프 공간유지장치 B. 설측호선 C. 낸스장치

혼합치열에서는 장치의 유지(retention)를 얻기가 쉽지 않아 많이 사용하지 않는 편이다. 고정성 공간유지장치로는 밴드 앤 루프 공간유지장치, 설측호선, 낸스장치 등이 있으며(그림 17-1), 유구치의 조기상실로 제1대구치가 정상적인 위치를 벗어나 맹출하게 되는 것을 방지하기 위한 치조내 공간유지장치(intra alveolar space maintainer)인 crown distal shoe 공간유지장치도 있다. 고정성 공간유지장치는 보다 긴 기간(2년 정도) 동안 공간을 유지할 필요가 있을 경우에 사용한다. 고정성 장치가 적절하게 디자인되었을 경우에는 가철성에 비해 치주조직에 위해가 적고 환자에게 덜 불편하며 환자의 적극적인 협조 없이도 충분한 효과를 기대할 수 있다. 다만 사용기간이 길어지면 구강청결 등에 따른 구강건강 문제가 야기될 수 있으므로 이러한 문제들이 충분히 고려되어야 한다.

여기에서는 공간을 유지하기 위해 사용되는 장치 중 치과기공소(실)에 비교적 많이 의뢰 · 제작되는 장치인 band & loop space maintainer, crown distal shoe space maintainer, lower lingual arch(LLA)에 관하여 설명하고자 한다.

17.2 밴드 앤 루프 공간유지장치 (band and loop space maintainer)

17.2.1 개요

밴드 앤 루프 공간유지장치(band and loop space maintainer, 그림 17-2)는 어느 한 악의 편측에 한 개의 유구치가 조기 상실되었을 경우에 발치된 공간을 유지할 수 있는 가장 적당한 장치이다. 이 장치는 제1유구치나 제2유구치의 조기상실에 가장 일반적으로 사용된다. 만약 제1유구치가 상실되고 제2유구치가 밴드를 장착할 만큼 건전하지 못하다면 제2유구치에 밴드 대신 크라운을 장착하고 제작하는 경우도 흔하다. 이런 경우에는 크라운 앤 루프 공간유지장치(crown and loop space maintainer)가 된다.

만약 치아의 이동을 멈출 인자가 없다면 치아는 두 방향(맹출하는 방향과 전방)으로 움직이게 될 것이다. 반대편 악궁에 있는 치아는 치아가 계속적으로 맹출되는 것을 방지하도록 교합 접촉을 하고 있고, 인접면 접촉점은 치아가 근심으로 이동하는 것을 방지한다. 그러나 유구치가 조기 상실되면 제1

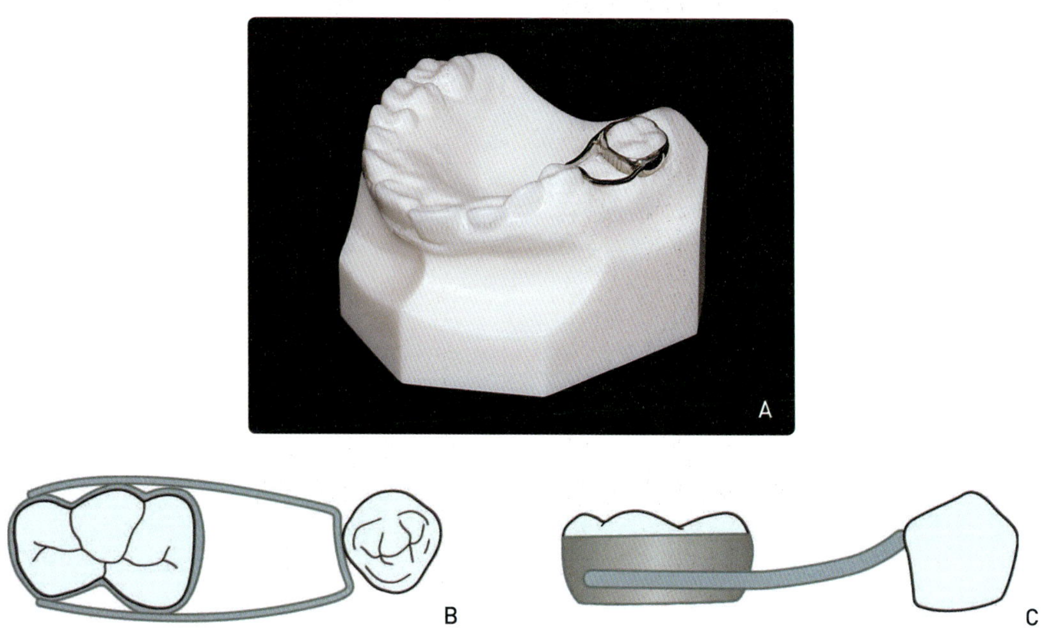

그림 17-2 A. 밴드 앤 루프 공간유지장치 B. 교합측에서 본 모습 C. 협설측에서 본 모습

대구치의 전방으로의 이동을 방지할 치아가 존재하지 않아 전방 이동하게 되는데, 이것을 근심 이동(mesial migration)이라고 한다. 만약 이렇게 되면 소구치가 맹출할 시기가 되었을 때 맹출을 위해 남겨진 충분한 공간이 존재하지 않을 것이다. 따라서 밴드 앤 루프 공간유지장치는 소구치의 맹출을 위해 존재해야 할 공간을 유지하는 것이다.

밴드 앤 루프 공간유지장치의 구성은 다음과 같다.

① 장치의 유지를 제공하기 위한 밴드(band)

② 공간을 유지하기 위한 루프(loop)

③ 밴드와 루프를 함께 고정시키기 위한 납착부(solder joint)

루프는 0.032~0.036인치(0.8~0.9 mm) 표준 원형 와이어를 사용하여 조기 상실된 치아의 근심에 있는 유구치의 원심면에 맞춰 형성한다. 이 루프 와이어는 조기 상실된 공간의 협측과 설측을 따라 원심으로 연장된 후 대구치에 장착된 밴드의 협측과 설측에 납착한다.

17.2.2 적응증 및 비적응증

1. 적응증

1) 유치열기나 혼합치열기에 있어서 제2유구치의 조기상실
2) 제1대구치의 맹출에 따른 제2유구치의 조기상실
3) 영구치 중 대구치의 조기상실에 따른 치아의 이동(migration)이나 경사(tipping)가 우려되는 경우

2. 비적응증

1) 총생(crowding)이 너무 심하거나 공간소실(space loss)이 현저한 경우
2) 고도의 활동성 우식증이 진행 중인 경우
3) 유전치를 대체하고 있는 경우
4) 맹출된 가생치가 6개월 이내인 경우
5) 한쪽에 한 개 이상의 치아가 상실된 경우

17.2.3 밴드 앤 루프(band and loop) 공간유지장치의 요구조건

1. 영구치의 맹출을 방해하지 않아야 한다.
2. 교합에 장해를 주지 않아야 한다.
3. 수동적(passive)으로 제작하여야 한다.

17.2.4 밴드 앤 루프(band and loop) 공간유지장치의 제작시 주의점

1. 밴드의 하연은 치아의 치은연 또는 치은연보다 약간 하방에 위치, 밴드의 상연은 치아의 변연융선의 높이와 일치시키거나 바로 아래에 위치하도록 형성한다.
2. 루프의 수평부 끝은 제1유구치의 원심변연융선에서 대략 2 mm 하방에 위치한다.
3. 루프는 치관의 길이가 짧거나 유견치의 경우에는 대개 치간 접촉점이 있었던 부위에 위치한다.

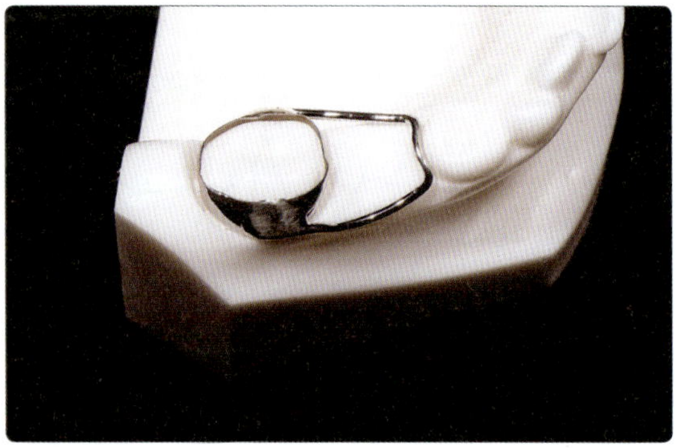

그림 17-3 완성된 band & loop space maintainer

4. 루프는 치아가 상실된 공간의 근심에 있는 치아의 원심면에 접촉한다.
5. 루프 와이어는 조직부위에 최대한 근접하되 닿아서는 안된다.

17.3 크라운 디스탈 슈(crown distal shoe) 공간유지장치

제1대구치의 맹출 전에 제2유구치가 상실되는 경우와 같은 특별한 경우가 있을 수 있다. 영구 대구치는 맹출 전이라고 할지라도 근심으로 이동될 수 있다. 제1대구치가 조직 아래에 있는 동안에는 밴드 앤 루프 또는 가철성 공간유지장치를 장착할 수 없다. 따라서 제1대구치는 근심으로 이동하게 되고 바르지 못한 위치로 맹출하면서 소구치의 맹출을 방해하게 된다.

이러한 문제의 해결책으로 크라운 디스탈 슈(crown distal shoe) 공간유지장치(치조내 공간유지장치, intra alveolar space maintainer)가 있다.

이 장치는 밴드 앤 루프 공간유지장치를 닮았는데, 제1유구치 상에 밴드나 크라운을 장착하고 원심에 있는 제1대구치로 향하는 루프를 가지고 있다(그림 17-4). 제1대구치는 아직까지 조직 바로 아래에 있고, 그래서 제1대구치에 도달하기 위해 제1대구치까지 연장되는 부속물이 사용되어야 한다.

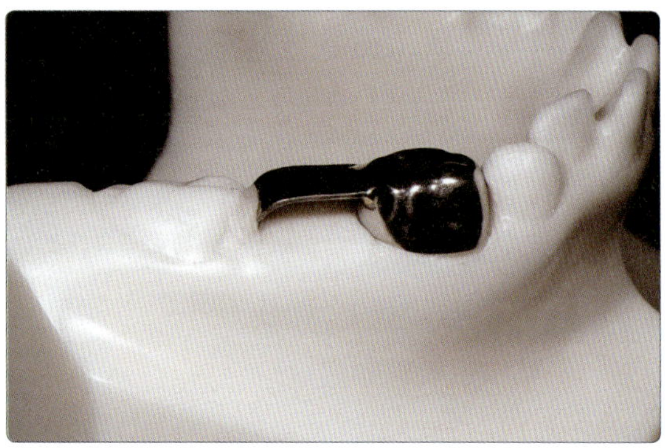

그림 17-4 치조내 공간유지장치

이것을 블레이드(blade) 또는 슈(shoe)라 칭

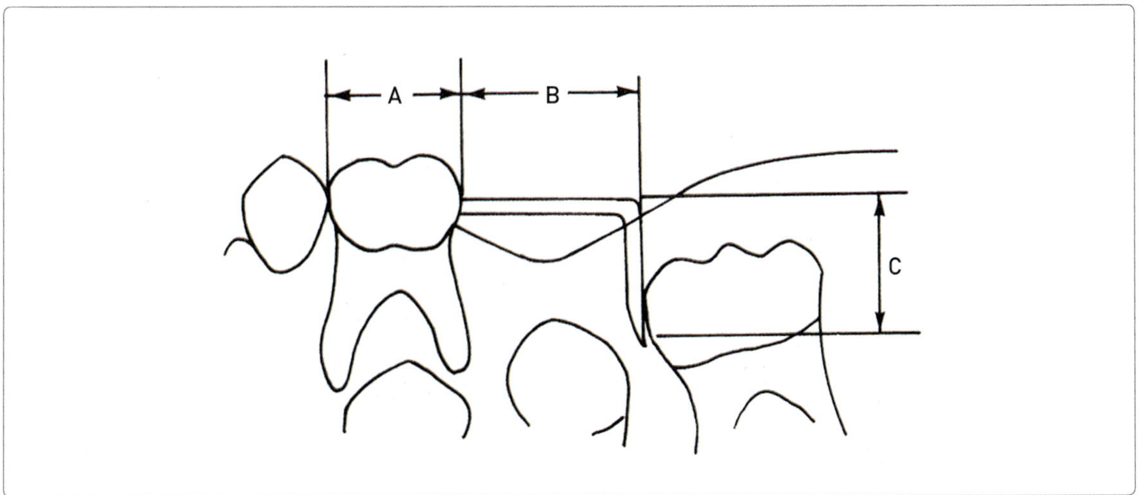

그림 17-5 크라운 디스탈 슈의 구조
A. crown, B. 수평부, C. 수직부

하며, 와이어의 돌기부 또는 두 겹 이상의 두께를 가진 밴드 재료가 제1대구치의 근심에 접촉하도록 조직부 안에 위치된다. 제1대구치는 이 블레이드에 의해 맹출이 유도될 것이다.

이 장치를 제작하기 위한 첫 번째 정보로는 미맹출된 치아의 정확한 위치를 알아야 한다는 것이다. 치과의사는 X-ray 촬영에 의해 이러한 정보를 획득하고 제1유구치의 원심으로부터 제1대구치의 근심까지의 거리를 측정한다. 이 거리는 모형으로 옮겨지고 치조제 상에 표시된다. 이 위치에서 치조제 안에 자른 것과 같은 홈을 판다. 치과의사는 블레이드가 미맹출된 치아에 도달할 수 있도록 기공의뢰서에 깊이도 명기해야 한다. 만약 깊이가 제공되지 않으면 블레이드를 치조제 안으로 5 mm 연장한다. 블레이드는 협설로는 치조제의 중심에 위치되어야 한다.

크라운 디스탈 슈 공간유지장치는 〈그림 17-5〉의 구조를 가지고 있으며 다음과 같은 원칙을 고려하여 제작된다.

① 슈(shoe)의 수평부 길이는 발치되는 치아(제2유구치)의 근원심 폭경으로 한다.
② 슈의 수직부 깊이는 제2유구치 원심 최대풍융부 직하의 치은주변에서 치조골 X선 사진의 제1대구치 근심인접면 최대풍융부의 약 1 mm 하방까지의 길이로 한다.
③ 수평부와 수직부의 각도는 직각으로 하지만 제2유구치의 원심풍융부와 제1대구치의 근심풍융부 간에 간격이 있으면 약간 둔각으로 한다.
④ 제1대구치의 축회전을 방지하기 위하여 슈의 폭경은 3~4 mm로 하고, 수직부가 상악은 치조정선과 직각이 되도록 한다.
⑤ 수평부는 대합치와 1 mm 이상의 간격을 두어 교합되지 않도록 한다.

17.4 설측호선(lower lingual arch)

17.4.1 개요

이 장치는 주로 교합의 성장과 발육이 진행 중인 유치열기 및 혼합치열기에 하악의 좌우측 제2유구치 또는 제1대구치와 같은 최후방 치아의 설측에 호선의 끝을 고정하여 악궁 길이(arch perimeter)를 유지하는 것을 돕는다(그림 17-6). 특히 설측호선(lingual holding arch)은 하악에 있어서 2개 혹은 그 이상의 유치를 조기상실하고 영구절치가 맹출한 아동에 있어서 구치의 전방이동과 전치의 후방이동을 방지함으로써 악궁의 수평적 공간을 보존하는데 가장 적절한 장치다. 만약 하악 영구절치가 맹출하고 있다면 유견치 또는 유구치의 양측성 결손은 편측으로 각각의 밴드 앤 루프 공간유지장치를 사용하는 것보다 설측호선을 가지고 치료하는 것이 보다 간단하고 효과적이다.

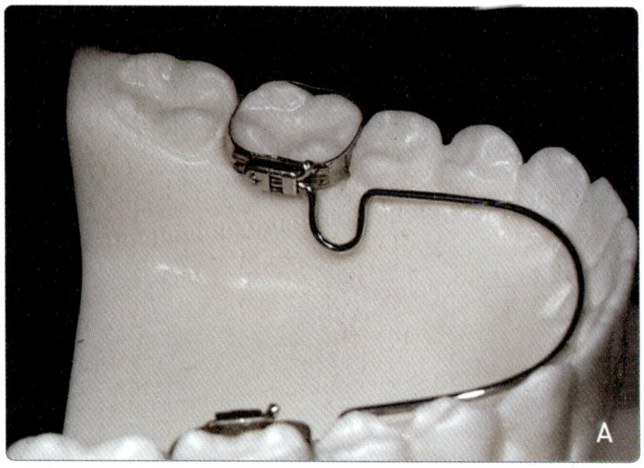

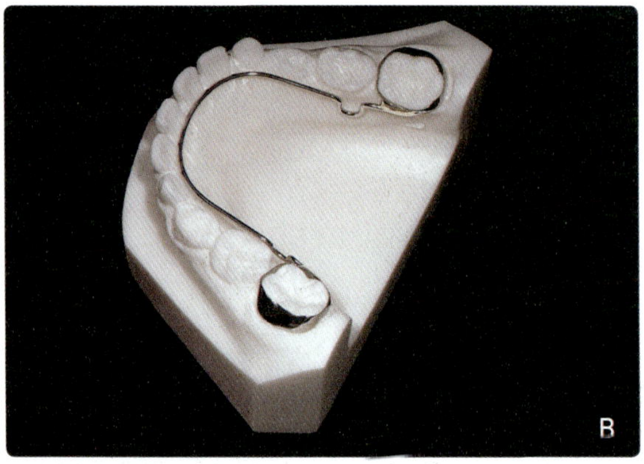

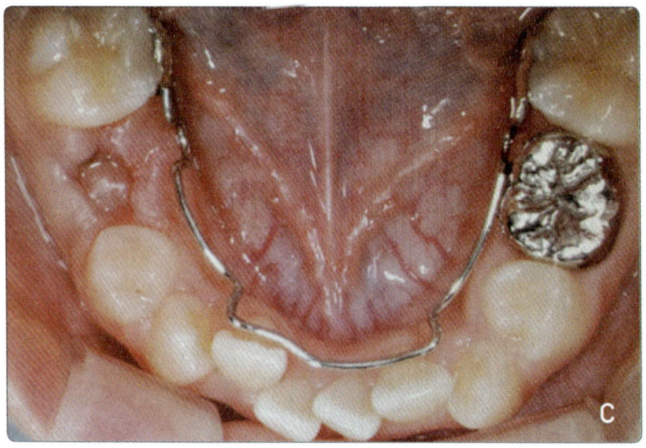

그림 17-6 설측호선(lingual arch)
A. 밴드(band)의 설측 쉬스(lingual sheath)에 장착된 반고정성(고정된 가철성)
B. 밴드(band)의 설측에 납착된 고정성
C. 설측에 납착된 고정성(mesh이용)

몇몇 치과의사들은 상악에 설측호선을 사용하기도 하지만 수직피개(overbite)의 깊이에 의해서 하악 절치가 상악절치 설측의 호선에 접촉하게 되는 경우가 많아, 상악에 있어서 2개 혹은 그 이상의 치아가 결손되었을 경우의 공간유지에는 보편적으로 하얼리 장치(Hawley appliance)나 낸스 장치(Nance appliance) 또는 횡구개호선(Transpalatal arch)을 사용한다.

17.4.2 설측호선의 종류와 구조

설측호선은 일반적으로 제2유구치나 제1대구치에 적합된 밴드에 납착(soldering)되는 고정성 설측호선(fixed lingual arch)과 밴드의 설측에 부착된 쉬스(sheath)에 적합되는 고정된 가철성(반고정성) 설측호선(fixed removable lingual arch)이 있으며(그림 17-7A, B), 만약 필요하다면 고정원으로 이용되는 대구치의 전방, 즉 제2유구치 부위에 조절할 수 있는 루프(loop)를 갖도록 설측호선의 디자인을 변경함으로써 장치의 적합성과 악궁 내 약간의 공간을 확보할 수 있는 변경된 설측호선이 제작될 수도 있다(그림 17-7B).

설측호선의 기본적인 구조는 주선(lingual arch wire), 유지 밴드(band), 납착부(solder joint) 또는 설측 쉬스(lingual sheath)로 이루어진다(그림 17-7A, B).

1. 주선(lingual arch wire)

한쪽 제1대구치의 설측에서 반대쪽 제1대구치의 설측까지 0.9 mm 와이어를 전치와 소구치의 치경부에 수동적으로 접촉시키면서 호선형태로 구부린다.

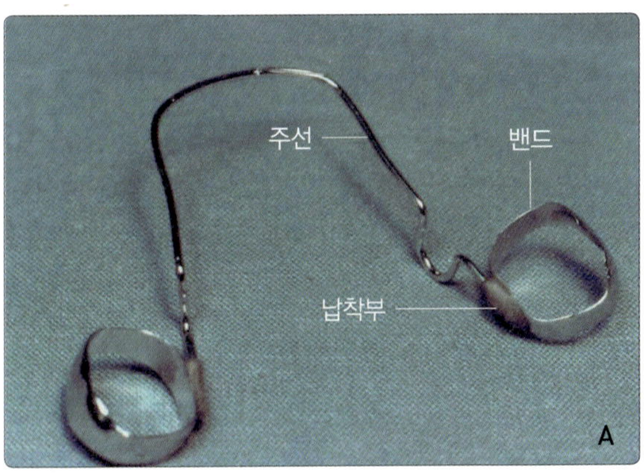

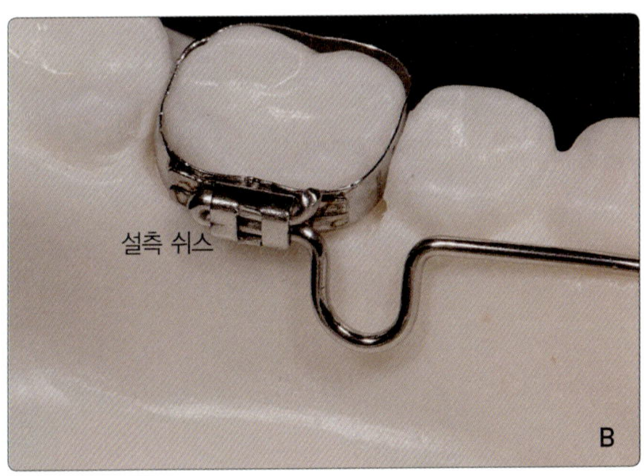

그림 17-7 설측호선의 구조

2. 밴드(band)

고정원인 좌우 제1대구치에 밴드를 적합시킨다. 제1대구치에 적합이 불가능할 경우에는 제2유구치에 적합시킬 수 있다.

3. 납착부(solder joint) 또는 설측 쉬스(lingual sheath)

납착용 합금으로 주선을 밴드의 설측에 납착하면 납착부가 형성되며, 밴드의 설측에 부착된 설측 쉬스에 설측호선의 끝 부위를 끼울 수 있도록 주선을 구부려 장착할 수도 있다.

4. 기타 구조

1) 보조 탄선(auxiliary spring): 치아에 교정력을 가할 필요가 있을 때 0.5 mm 와이어를 주선에 납착하여 활성화시켜 교정력을 얻을 수 있다.
2) 고리(hook): 호선에 교정용 고무줄(elastics)을 걸어 사용할 필요가 있을 때 0.6~0.7 mm 와이어를 구부려 주선에 납착하여 사용한다.
3) 스퍼(spur): 결손부에 인접한 치아가 결손부로 이동하지 못하도록 하기 위해 인접치의 근심 또는 원심에 해당하는 부위의 주선에 스퍼를 달아 인접치의 이동을 막는 동시에 결손부 공간을 유지하기 위해 사용한다.

17.4.3 적응증

1. 다음과 같은 경우 하악 악궁의 길이를 유지할 목적으로 제작된다.
   1) 제2유구치 또는 제1대구치가 최후방 치아로서 좌우측에 보두 존재하는 경우
   2) 짧은 기간 내에 계승치의 맹출이 예상될 경우
   3) 유치의 "예정된 발치" 또는 "조기 상실"에 의해 악궁 공간의 관리가 필요한 경우
   4) 가철성 공간유지장치의 사용에 응하지 않거나 환자의 협조를 기대할 수 없는 경우
2. 혼합치열기 하악의 경미한 부정교합을 치료한 후 영구치열기 초기까지 공간을 유지하기 위한 보정장치로도 사용한다.
3. 보조 탄선(auxiliary spring)이나 고리(hook), 스퍼(spur) 등의 부착물을 납착하여 부가적이고 경미한 치아의 이동을 위한 구조물로 사용된다.
4. 악간고정장치의 고정원으로 이용된다.

17.4.4 설측호선의 제작시 주의점

1. 밴드의 상연은 구치의 근원심 변연융선의 높이와 일치하던지 약간 아래(약 1 mm 정도)에 위치되어야 한다.
2. 와이어는 전치의 설측 cingulum상과 밴드에 수동적으로 놓여야 한다.
3. 와이어는 치아에 대해 능동적으로 접촉(actively contact)되어서는 안되며 연조직으로부터는 대략 1~1.5 mm 떨어져야 한다.
4. 구부리는 동안 내재되었던 응력의 해소(stress relieving)를 위해 와이어를 열처리한다.
5. 절대 와이어가 붉은 색이 되거나 오렌지색이 날 때까지 가열해서는 안된다. 이는 와이어가 소둔(annealing)되어 와이어의 기본적인 성질인 탄성을 현저히 감소시키게 되기 때문이다.

17.5 횡구개호선(transpalatal arch)

17.5.1 개요

횡구개호선은 R. A. Goshgarian이 1972년에 소개한 장치로서, 0.036 inch(0.9 mm) 스테인리스 스틸 와이어로 상악 구개부를 가로질러 양측의 제1대구치를 연결시킨 호선형태의 동적 교정장치 및 고정원 안정장치로 사용되는 장치이다. 장치 전체가 와이어로 이루어져 있으며, 밴드에 납착되는 고정성과 밴드의 설측 쉬스에 삽입되는 고정된 가철성(반고정성)이 있다(그림 17-8).

17.5.2 적응증

1. 혼합치열기 후기 및 영구치열에서 상악 대구치의 회전이동 및 치근의 협 · 설측 토크(torque) 이동이 필요한 경우
2. 혼합치열기 후기(제2유구치를 제2소구치로 교환 시)에 상악 제1대구치의 근심이동을 방지하고자 할 경우
3. 구치관계가 분명한 제II부정교합(Class II)에서 구치의 고정원 유지가 필요한 경우

17.5.3 횡구개호선의 기능

횡구개호선은 다음과 같은 다양한 기능을 한다.

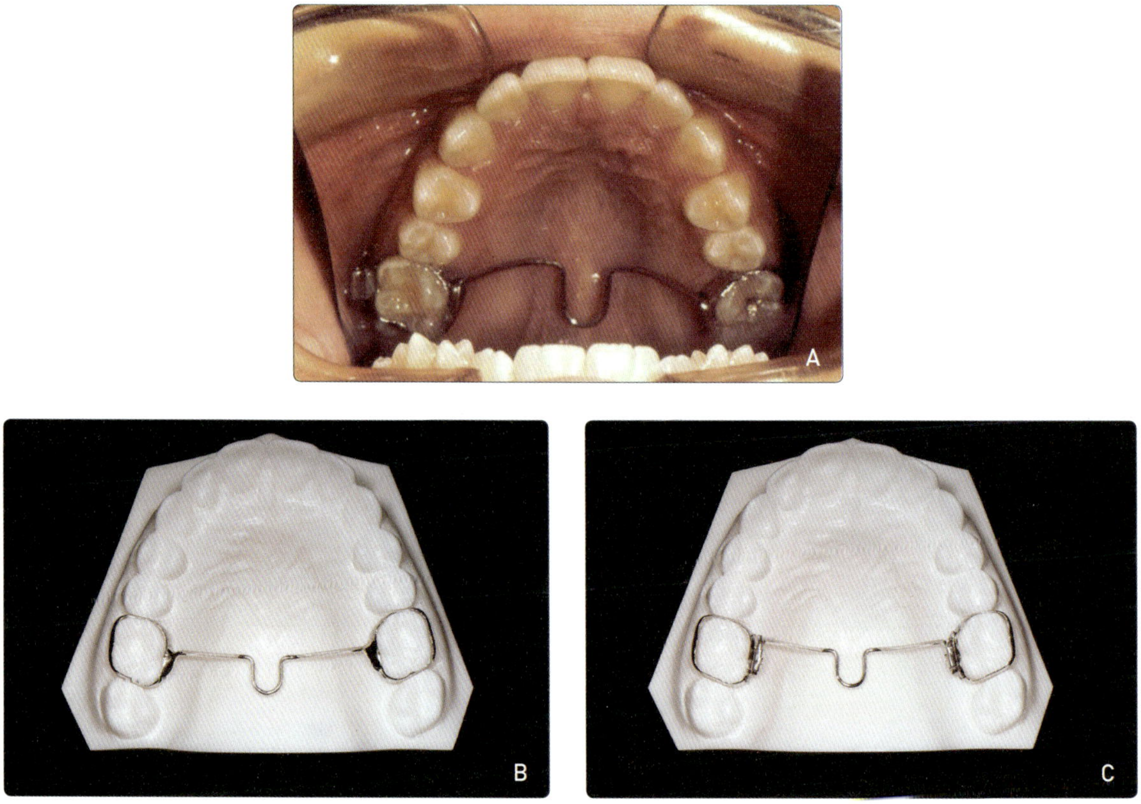

그림 17-8 횡구개호선
A. 구강 내에 장착된 횡구개호선, B. 고정성 횡구개호선, C. 고정된 가철성 횡구개호선

첫째, 구치의 회전이동 장치로 사용된다.

제II급 부정교합(Class II)은 상악 제1대구치가 근심측으로 회전된 경우가 많은데 이러한 구치의 회전을 교정하여 편측에서 1~2 mm의 치열궁 길이를 증가시킬 수 있고, 이는 Class II 부정교합의 치료를 위한 보조적인 장치로 이용된다(그림 17-9).

이를 설측치근을 중심으로 원심설측으로 회전이동시키면 치열궁의 길이가 1~2 mm 증가된다.

둘째, 구치 원심이동 장치로 사용된다

횡구개호선(TPA)의 우측 arm을 원심측으로 회전을 주어 활성화시키면 이 활성력에 의해 우측 상악 제1대구치는 원심이동이 된다(그림 17-10A). 그리고 좌측 밴드를 제자리에 위치시켰을 때 좌측 상악 제1대구치에서는 약간의 원심력이 발생한다(그림 17-10B).

셋째, 치근의 토크(torque)장치로 사용한다.

횡구개호선(TPA)의 우측 arm을 교합측으로 회전을 주어 활성화시켜 교정력을 얻어 우측 제1대구치 치근을 협측 토크시킨다(그림 17-11A). 그리고 좌측 밴드는 제자리에 위치시키면 좌측 상악 제1대구치에서는 약간의 정출력이 발생한다(그림 17-11B).

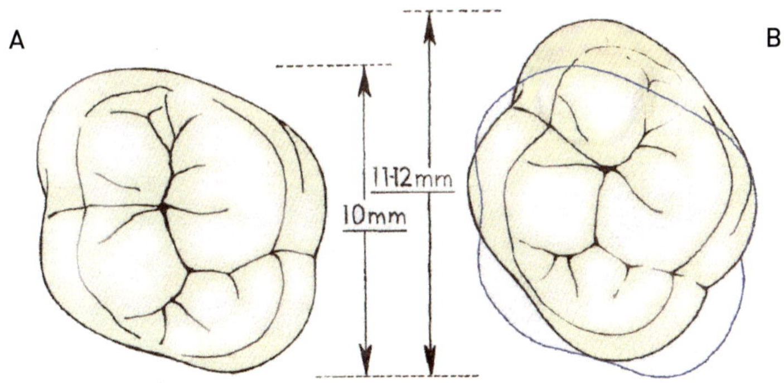

그림 17-9 상악 대구치의 회전
A. 치열 내에서 상악 제1대구치가 정상이었을 때 차지하는 근원심 폭경은 10 mm이다.
B. 치열 내에서 상악 제1대구치가 회전되었을 때 차지하는 근원심 폭경은 11~12 mm이다.

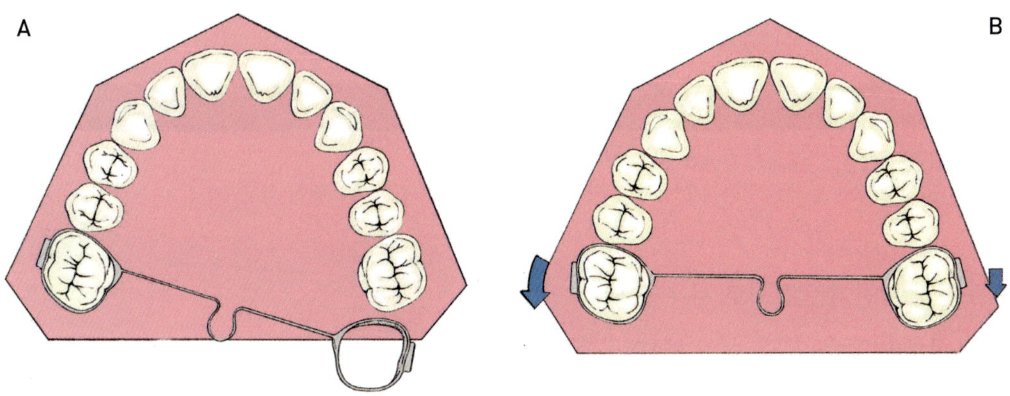

그림 17-10 상악 대구치의 회전이동(초기활성)
TPA의 교정은 초기활성과 순차적 활성으로 나누어 시행한다.
A. 횡구개호선의 우측편을 활성화시킨 후 장착하면 반대측의 대구치 band는 제 위치에서 원심측(제2대구치 부위)에 위치된다.
B. 이 반대측(좌측) 대구치 band를 장착시키면 활성된 교정력에 의해서 회전이동은 우측 대구치에서 발생되고 좌측 대구치에서는 약간의 원심력만 일어난다.
▷ 순차적 활성은 6~8주 후에 횡구개호선을 구강 내에서 철거하여 좌측편을 초기에 시행했던 방법으로 활성화시켜 장착하면 활성화된 교정력에 의해서 좌측 대구치에서 회전이동이 일어나고 우측 대구치에서는 약간의 원심력만 일어난다. 이와 같이 TPA의 활성을 초기와 순차적으로 나누어 2회에 걸쳐 시행하여 좌우 대구치의 회전이동을 끝낸다.

넷째, 고정 및 안정장치로 이용된다.

구치의 근심이동에 저항하는 고정원으로 사용하거나 대구치를 교정한 후 양측의 대구치를 연결시켜 주는 안정장치로 이용된다. 또한 구치가 설측치근을 중심으로 일어나는 근심회전을 방지한다. 뿐만 아

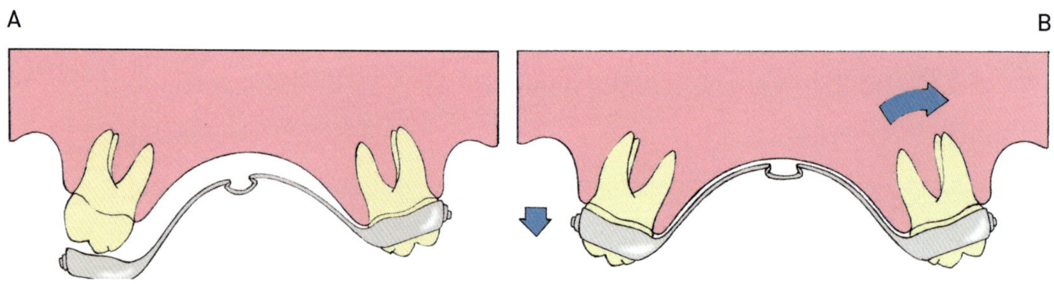

그림 17-11 상악 대구치 치근의 협측토크 교정(초기활성)

A. 횡구개호선의 우측편을 활성화시킨 후 장착시키면 반대측(좌측)의 대구치 band는 제 위치에서 교합측(대합치 쪽)으로 위치한다.

B. 반대측(좌측) 대구치 band를 제 위치에 장착하면 활성된 교정력에 의해 우측 대구치의 치근은 협측토크가 발생되고 좌측 대구치에는 약한 정출력이 발생한다.

▷ 순차적 활성은 6~8주 후에 횡구개호선을 철거하여 좌측편에서도 초기활성의 방법으로 활성화하여 장착시키면 활성된 교정력에 의해서 좌측 대구치 치근에서도 협측토크가 발생되고 우측 대구치에서 약간의 정출력이 발생된다. 치근토크의 활성 역시 초기와 순차적으로 나누어 시행하여 좌우 대구치 치근의 협측토크를 마무리 한다.

니라 상악 제2유구치가 조기 상실되었을 때 양측성 공간유지장치로도 사용할 수 있다.

다섯째, 기타 구치이동장치로 사용된다.

횡구개호선(TPA)의 omega loop를 구개부에서 보다 더 뜨게 하여 전방으로 크게 형성해주면 혀에서 발생되는 압력이 TPA에 전달되어 구치를 약간 압하시킬 수 있고, 또한 정출을 방지할 수가 있다(그림 17-12). 뿐만 아니라 구치간 폭경을 약간 확대하거나 축소시킬 수도 있다.

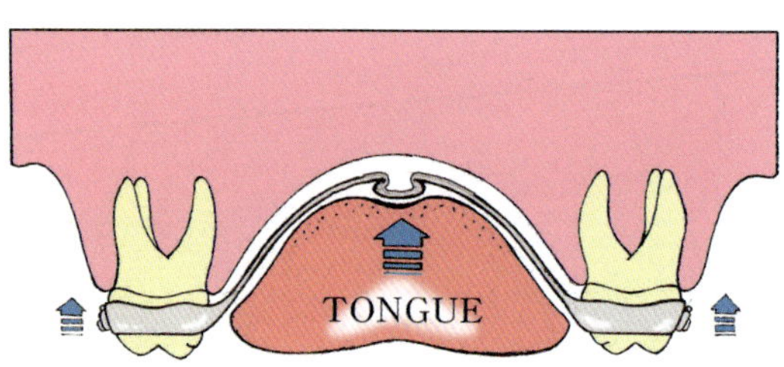

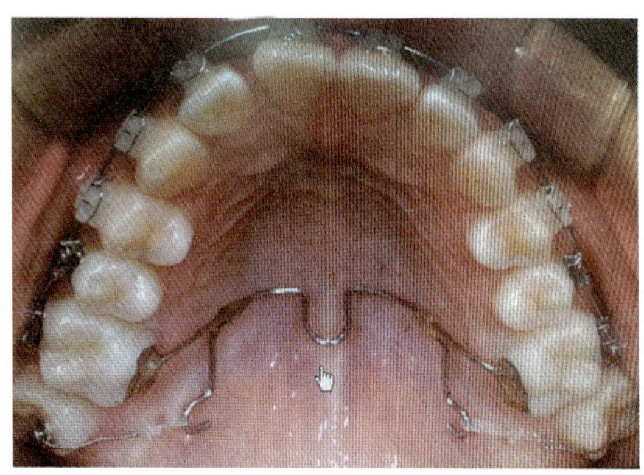

그림 17-12 상악 대구치의 압하 및 정출방지

17.5.4 횡구개호선의 제작시 주의점

1. 횡구개호선은 대략 4~5 mm의 넓이와 7 mm의 길이를 가진 "U"자형의 coffin loop와 arm으로 구성된다.
2. 루프(loop)는 일반적으로 후방을 향하고 있으며 루프의 열린 부분은 전치부를 향하고 있다.
3. 횡구개호선 bar의 루프는 구개부와 1~1.5 mm의 간격을 가지고 있으며 정중선상의 중앙에 위치해야 한다.
4. 루프의 각 부위로부터 다리 부분은 90°로 구부려져야 한다.
5. 태그(tag) 부위는 밴드의 근심설측능각부위에 납착한다. 이는 근심설측능각 부위에 납착되어야 구치의 회전이 용이하기 때문이다.

17.5.5 횡구개호선의 활성

상악대구치의 원심측으로 회전이동과 치근의 협측 토크가 요구될 때 횡구개호선(TPA)를 조정하여 활성화시킨다.

횡구개호선의 조정을 위해서는 어떠한 판단기준이 필요하다. 구치 회전정도의 판단은 대구치 밴드에 납착된 협측관의 방향과 정중시상면을 비교하여 결정한다. 양측의 협측관의 방향이 정중선 방향으로 좁아져 있다(그림 17-13A). 따라서 구치의 회전이동의 조정은 양측의 협측관이 정중시상면과 평행이 되게 한다(그림 17-13B).

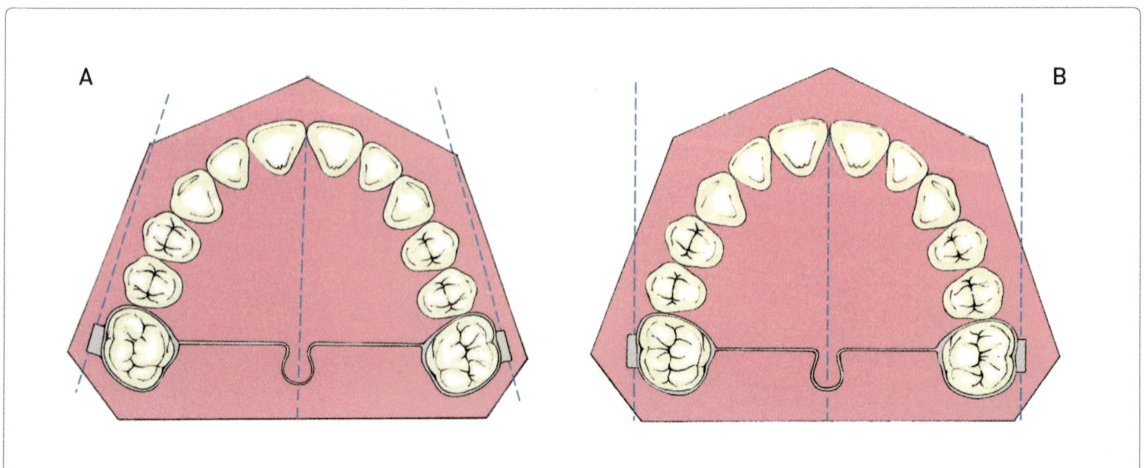

그림 17-13 대구치 회전이동의 활성 전 · 후 상태

A. 활성전: 좌우 대구치의 협면관을 통과하는 연결선은 정중시상면을 향하여 서로 좁아지는 것을 볼 수 있다.

B. 활성후: 좌우 대구치의 협면관을 통과하는 연결선은 서로 평행해야 한다.

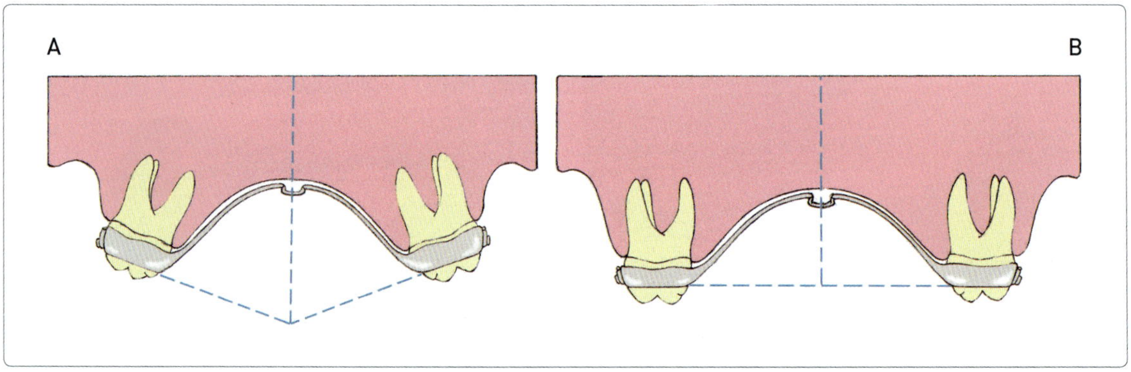

그림 17-14 대구치의 치근 협측토크의 활성 전 · 후 상태
A. 활성 전: 좌우 대구치 밴드의 교합면이 정중시상면을 향하여 하방으로 기울어진 것을 볼 수 있다.
B. 활성 후: 좌우 대구치 밴드의 교합면은 정중시상면과 직각이 되어야 한다. 즉, 밴드의 교합면은 loop와 평행해야 한다. TPA의 치근토크 활성 역시 초기와 순차적으로 나누어 2회에 걸쳐 시행하여 좌우 대구치의 치근토크를 마무리한다.

구치의 치근 토크 정도는 대구치에 적합된 밴드의 교합면과 정중시상면을 비교하여 판단한다. 양측 대구치 밴드의 교합면이 정중시상면을 향하여 하방으로 기울어져 있다(그림 17-14A). 구치의 치근 토크 조정은 양측 대구치 밴드의 교합면이 정중시상면과 직각이 되게 한다(그림 17-14B).

따라서 횡구개호선 조정의 목적은 양측 대구치 밴드의 협측관이 정중시상면과 평행하게 하고, 양측 대구치 밴드의 교합면이 정중시상면과 직각이 되게 하는 것이다.

수동적으로 제작된 TPA를 Weingart 플라이어로 잡고 손가락을 이용하여 2단계의 조절과정을 거쳐 동적인 TPA로 바꾸어 준다.

1. 회전(전후적) 조절

구치의 회전을 위한 횡구개호선의 조절은 weingart 플리이이로 TPA의 우측 밴드 납착부위를 잡고 손가락으로 호선을 후방으로 밀어 납착인접부를 구부려 협측관이 정중시상면과 평행되게 한다(그림 17-15A).

2. 수직(수평적) 조절

치근의 협측 토크도 역시 횡구개호선의 우측 납착부의 밴드를 weingart 플라이어로 잡고 손가락을 이용하여 호선을 교합면 쪽으로 눌러 납착인접부를 구부려 밴드의 교합면이 정중시상면과 직각이 되게 조절한다(그림 17-15B).

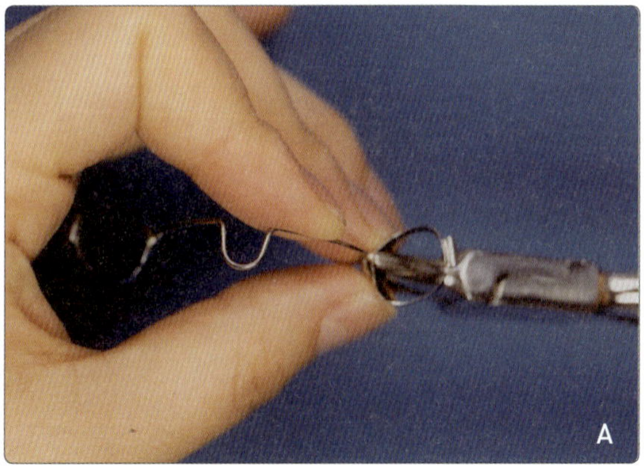

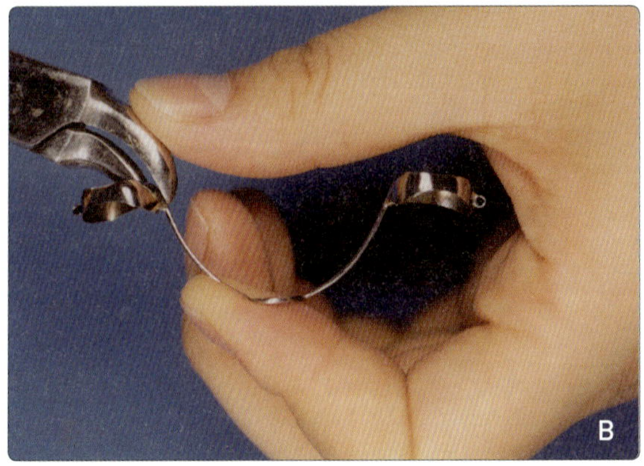

그림 17-15 횡구개호선의 활성화

A. TPA의 회전(전후적) 활성화
Weingart 플라이어로 대구치 밴드의 납착부를 잡고 호선을 손가락을 이용하여 후방으로 밀어 회전운동의 교정력을 얻는다.

B. TPA의 수직(수평적) 활성화
Weingart 플라이어로 납착부를 잡고 호선을 손가락을 이용하여 하방으로 눌러 협측 토크시킨다.

3. 폭경의 확대 및 축소 조절

대구치간 폭경의 조절은 횡구개호선의 루프를 조절하여 확대와 축소를 시킨다.

TPA의 회전 및 수직적 조절은 초기 활성화시킨 후에 순차적으로 활성화시킨다. 먼저 편측(우측)을 초기 활성(조절)화시킨 후 6~8주 후에 다시 구강 내에서 철거하여 반대측(좌측)의 비활성 구치에도 초기의 조절 방법으로 활성화시켜 교정력을 얻어 좌우 대구치의 원심이동과 치근토크 교정을 끝낸다.

제 18 장 고정성 악궁확대장치

Fixed Arch Expansion Appliance

18.1 쿼드 헬릭스, 바이헬릭스, 포터 장치

1. 쿼드 헬릭스 장치(quad helix appliance)

1) 개요

일반적으로 교합관계가 협설로 올바르고 상 · 하악 치열궁이 부드럽고 조화로운 곡선의 형태를 유지하고 있다면 치열궁의 폭경에 관한 문제는 없다. 그러나 치조조직(alveolar structure)이 갖는 보상능력(compensatory capacity)이 결여된다거나 진화적인 경향에서 나타나는 점진적인 악궁 크기의 감소 등은 치열궁 폭경의 부족을 포함하여 총생(crowding)과 같은 불만족스러운 치아배열을 야기하게 된다.

이러한 불만족스러운 치아배열 중 하나인 구치부 반대교합은 유치열기와 혼합치열기에 있어서 가장 빈번하게 관찰되는 부정교합의 한 종류이다. 이러한 부정교합은 자연적으로 치료될 수 없으며, 조기에 치료하는 것이 필요하다. 유치열기에 나타나는 구치부 반대교합은 유치의 조기교합접촉에 의해 야기되는 하악의 변위에 기인하는 경우가 많은데, 이는 교합조정으로 치료가 가능하다. 그러나 협착된 상악궁에 의해 야기되는 혼합치열기 동안의 구치부 반대교합의 치료는 상악궁의 횡적 확대가 선행되어야 한다. 상악궁의 횡적 확대를 통한 구치부 반대교합의 치료에는 가철성 확대장치와 고정성인 쿼드 헬릭스 장치, W-arch, rapid palatal expander(RPE 또는 Hyrax®), Haas RPE와 같은 다양한 장치들이 사용된다.

Ricketts(1975)에 의해 소개된 쿼드 헬릭스 장치(그림 18-1)는 transpalatal coffin spring의 변형된 장치로 파생되었으며, W-arch와 함께 유치열 및 혼합치열기에 있어서 협소하고 수축된 상악궁에서

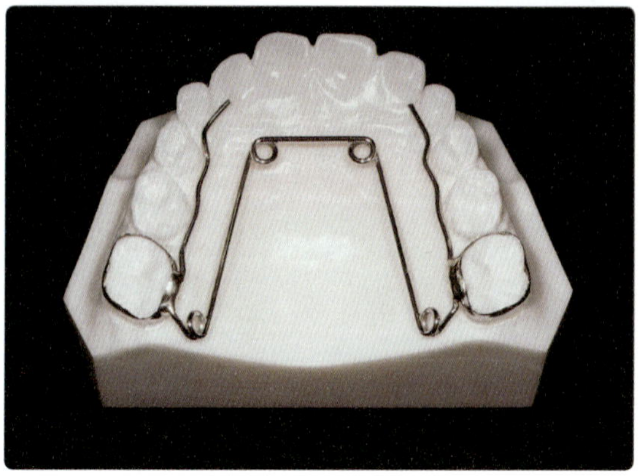

그림 18-1 고정성 쿼드 헬릭스

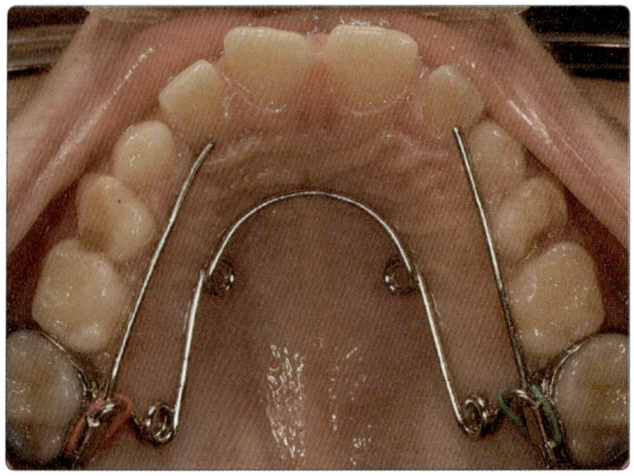

그림 18-2 반고정성 쿼드 헬릭스

기인한 부정교합을 비교적 쉽게 치료할 수 있다. 또한 쿼드 헬릭스 장치는 II급 부정교합의 치료에 유용한 보조적인 장치의 하나이며, 치료단계의 하나로 구치를 재회전시키는 경우에 가장 많이 사용되는 장치이기도 하다. Proffit(1993)은 그의 저서에서 쿼드 헬릭스와 W-호선이 상악 치열궁 협착에 의한 구치부 반대교합의 치료에 있어서 환자의 협조가 거의 필요 없고, 조절이 용이한 장치라고 서술하였으며, Erdinç(1999)도 그의 임상연구에서 쿼드 헬릭스 장치가 상악 제1대구치의 바람직하지 못한 협측경사(buccal tipping)를 예방할 수만 있다면 가철성 확대장치에 비해 상악궁을 확대하는데 보다 효율적이라고 보고하였다.

쿼드 헬릭스 장치는 밴드에 직접 납착되는 고정성 쿼드 헬릭스 장치(그림 18-1)와 치과의사에 의해 탈착이 가능하도록 밴드상의 설측 쉬스에 끼워 맞추어 넣는 반고정성 쿼드 헬릭스 장치(그림 18-2)가 있으며, 여기에서는 일반적으로 많이 제작되는 고정성 쿼드 헬릭스 장치(fixed quad helix appliance, soldered)의 작용기전과 장치의 요구조건에 맞는 올바른 제작방법에 대해 설명하고자 한다.

2) 쿼드 헬릭스(quad helix) 장치의 구조

쿼드 헬릭스 장치는 4개(quad)의 나선(helical loop 또는 helix)이 합쳐져 장치의 원형을 이루며, 이러한 4개의 나선은 길이가 긴 와이어에 의해 공급되어질 수 있는 보다 큰 유연성(flexibility)과 작용범위(range of action)를 제공함으로써 최적의 교정력이라고 할 수 있는 약하고도 지속적인 힘을 발휘할 수 있도록 해준다. 이 4개의 나선은 전방에 2개, 후방에 2개가 형성되며 각각 anterior loop와 posterior loop로 불린다. 전방에 있는 2개의 anterior loop 사이를 연결하는 와이어 부분을 anterior bridge라고 하며, anterior loop와 posterior loop 사이의 와이어 부분을 palatal bridge라고 한다. 그리고 posterior loop로부터 구치부의 설면에 접촉하면서 유견치에 이르러 끝나는 와이어 부분을 anterior arm이라고 한다(그림 18-3). 쿼드 헬릭스 장치에 의해 공급되어지는 힘(약 200~600 g)

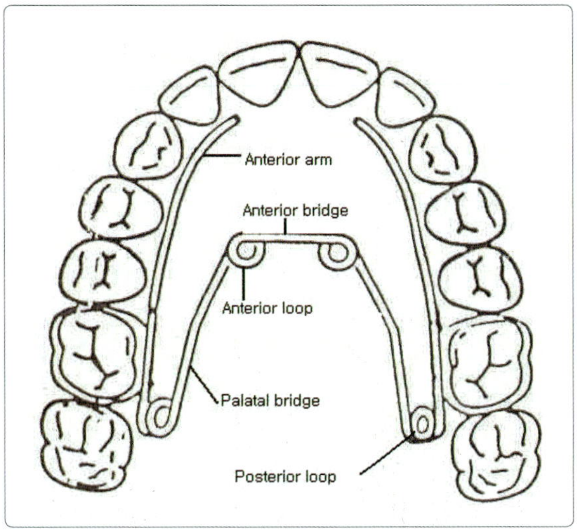

그림 18-3 쿼드 헬릭스의 구조

은 고정성 급속구개확대장치(RPE 또는 Haas RPE)에 의해 공급되어지는 힘(약 1.2~4 kg)에 비해 훨씬 작으며 일반적으로 소아환자들이 잘 견디어 낼 수 있다. 적응증 중 1가지 문제를 해결하는데 약 3~4개월 정도가 소요되며, 몇 가지 문제가 동시에 고려될 때에는 이보다 더 많은 시간이 걸릴 수 있다.

유치열기와 혼합치열기 아동의 구치부 반대교합을 치료하기 위한 교정효과는 쿼드 헬릭스 장치가 치열에 측방압을 발휘할 때 가능하다. 상악 정중구개봉합의 개방성은 상악궁의 확대를 허용하는데, 교정학적 이동(orthodontic movement)에 의해서든 악정형적 이동(orthopedic movement)에 의해서든 간에 이런 확대는 상악궁과 하악궁 사이의 횡적 관계를 정상적으로 회복할 수 있게 해 준다. Frank와 Engle(1982)은 그들의 연구에서 쿼드 헬릭스 장치를 사용한 환자에게서 0.92 mm의 정중구개봉합부위의 이개를 관찰하였으며, 제1대구치간의 평균 확대량은 5.88 mm라고 보고하였다. 그는 이러한 결과를 바탕으로 쿼드 헬릭스 장치를 통한 구치부 반대교합의 해소는 주로 치아의 이동에 의한 교정학적인 이동에 의해 얻어지며, 교정학적인 확대와 악정형적인 확대의 비율이 6: 1 정도라고 보고하였다.

3) 쿼드 헬릭스(quad helix)장치의 적응증

쿼드 헬릭스 장치의 적응증은 다음과 같다.

(1) 구치부 교차교합의 치료

쿼드 헬릭스는 9세 이전의 소아환자에 있어서 정중구개봉합부위를 개방시킴으로써 교정적 확대를 가능케 할 수 있다. 9세 이상의 경우에는 악골의 확대량이 의심스러울 때가 있으며, 이런 경우의 확대는 기본적으로 uprighting movement나 tipping movement에 좌우된다.

(2) 상악 대구치의 회전

II급 부정교합에 있어서 상악 대구치들은 협측에서 보았을 때 종종 근심으로 회전되어 있는 경우가 많이 있다. 상악 대구치들의 원심으로의 회전은 상악 제1대구치의 근심 설측교두가 하악 제1대구치의 중심와에 위치될 때 I급 구치부 관계를 이루게 될 것이다.

(3) 전치부 교차교합의 치료

장치의 anterior arm을 연장하여 제작함으로써 전치부의 확대와 순측으로의 경사를 유도하여 전치부 교차교합을 치료할 수 있다.

(4) 구강 악습관의 제거

손가락을 빨거나 혓바닥을 내미는 습관을 교정하기 위해 장치에 tongue crib이나 prong이 첨가될 수 있다.

(5) 공간유지

쿼드 헬릭스를 가지고 치료한 후 장치를 수동적으로 유지시킴으로써 공간유지를 위해 사용할 수 있다.

이들 적응증에 대한 쿼드 헬릭스의 가장 중요한 2가지 작용은 상악궁의 확대를 통한 구치부 반대교합의 해소와 비정상적으로 회전되어 있는 상악 대구치를 정상적으로 돌려놓는 것이다. 전치부 반대교합이나 구강 악습관을 제거하기 위해서 쿼드 헬릭스를 변형시켜 제작하는 경우는 거의 없으며, 상악 치열궁의 공간유지를 위해서는 쿼드 헬릭스의 사용보다는 이 장치를 가지고 치료를 끝낸 후 Nance button이나 TPA를 주로 이용한다.

4) 쿼드 헬릭스(quad helix) 장치의 작용기전

구강 내에서 쿼드 헬릭스를 조절하여 활성화시킴으로써 가능한 작용에 대한 기전은 다음과 같다. 설명을 나타내는 그림에서 보이는 세 점은 three-prong 플라이어 부리부위의 단면을 나타내며, 화살표는 장치의 작용방향을 가리킨다.

일반적으로 장치를 접착하기에 앞서서 악궁의 확대 및 대구치의 회전을 조절하기 위한 지침으로 치과의사는 작업모형을 사용하게 된다. 쿼드 헬릭스 장치는 4~6주마다 활성화(조절)되어질 수 있는데, 장치가 비록 구강 내에서 조절이 가능하다 할지라도 구강으로부터 제거한 후 장치의 요구되는 작용방향과 작용량 등을 작업모형 상에서 결정하고 조절한 후 다시 접착하는 것이 바람직하다.

(1) 확대(expansion)

전방부, 즉 그림과 같이 anterior bridge 부위의 조절은 양측 구치부를 확대시킨다(그림 18-4A). 이 경우 구치부의 확대작용은 대구치를 근심으로 회전시키려는 경향을 갖는다. 이러한 대구치의 근심회전 경향을 다시 원심으로 돌려놓기 위해서는 palatal bridge를 그림과 같이 조절함으로써 가능하다(그림 18-4B).

쿼드 헬릭스 장치를 확대를 위한 장치로 사용할 때에는 1개월의 간격을 두고 2~3 mm 정도 확대해야 한다. 모든 확대장치와 같이 원하는 확대량보다 약간 과도하게 얻는 것이 좋으며 장치를 제거하기

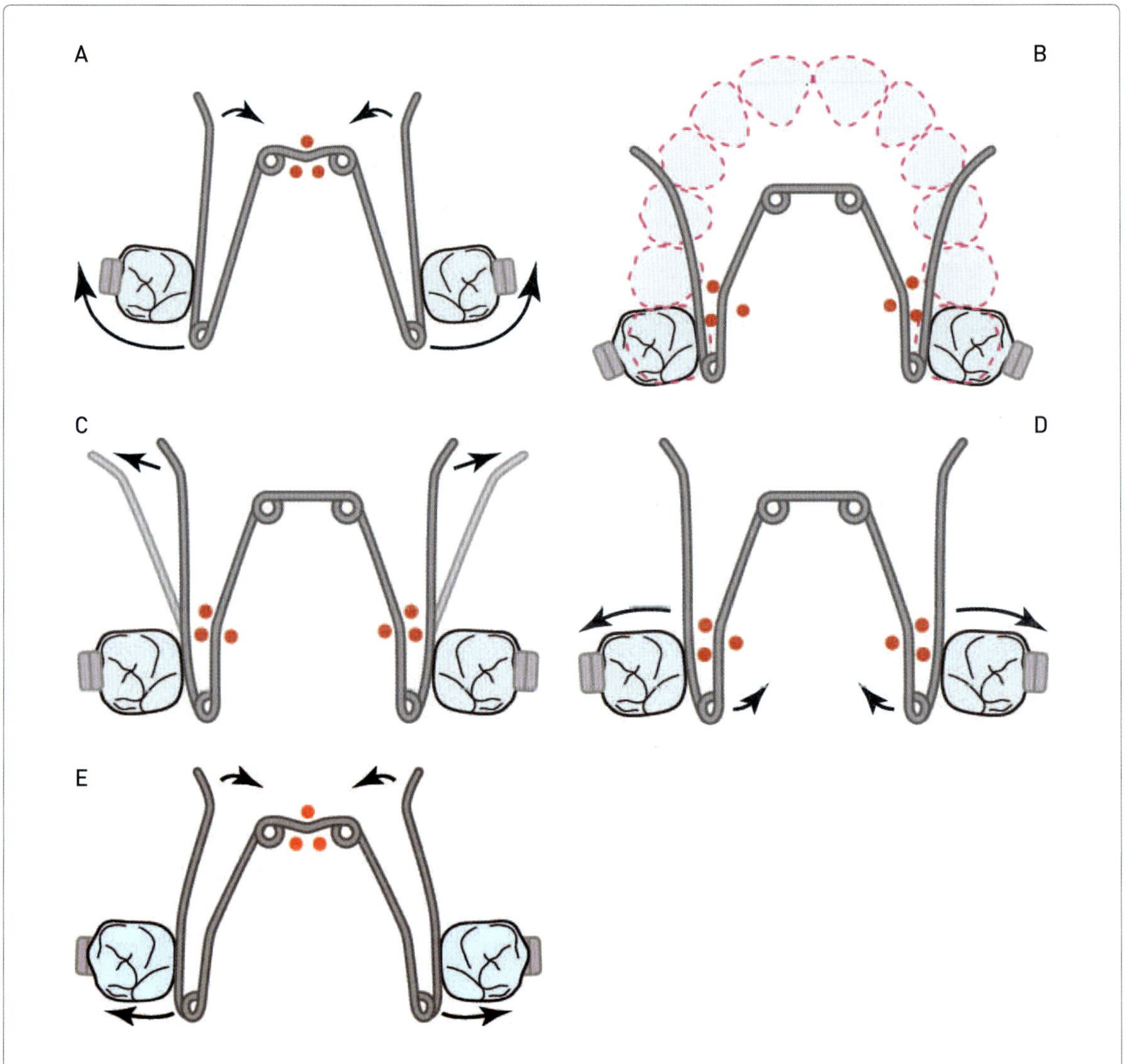

그림 18-4 A. 구치부의 확대　B. 구치부 확대에 따른 근심회전을 수정
C. 유견치와 유구치 부위의 확대　D. 근심회전된 대구치의 원심회전
E. 원심회전된 대구치의 간격 조절

전에 3~6개월의 기간 동안 이 과도한 확대를 유지하는 것이 좋다. 장치의 제거 후 회귀현상이 관찰되면 장치를 구강 내에 유지시킨다. 만약 장치를 제거했다면 새로운 장치를 제작할 필요 없이 다시 재장착하여 사용할 수 있다.

anterior arm의 조절 역시 유견치와 유구치 부위를 확대시킬 수 있다(그림 18-4C). 이때 anterior arm이 너무 활성화되어 치아에서 미끄러져 벗어나게 된다면 대구치의 원치 않는 회전이 일어나게 된다. posterior loop의 조절 역시 anterior arm을 통해 유견치 및 유구치 부위를 확대시킬 수 있도록 해준다.

(2) 회전(rotation)

II급 부정교합에서 흔히 볼 수 있는 근심 회전된 대구치를 원심으로 회전시키기 위해서는 posterior loop의 전방부에 위치하는 palatal bridge를 그림과 같이 조절한다(그림 18-4D). 이는 장치의 palatal bridge의 원심부위가 중앙 쪽으로 조여지면서 대구치가 원심으로 회전하게 된다. 이때 anterior arm은 유구치의 설면으로부터 1 mm 정도 떨어져야 한다. 이는 구치가 회전됨에 따라 anterior arm이 협측으로 회전하여 유구치에 접촉하게 되며, 이는 구치가 회전하고 있음을 나타내게 된다. 만약 회전을 위한 조절 시에 anterior arm이 유구치에 접촉하고 있다면 구치가 회전하기 전에 유구치 부위의 확대가 일어나거나, 회전이 얼마만큼 일어나고 있는지 판단하기가 어렵게 된다.

장치에 있어서 밴드가 장착된 대구치 사이의 원래의 간격을 유지하려면 약간의 확대를 위해 그림과 같이 anterior bridge를 조절하여야 한다(그림 18-4E).

5) 쿼드 헬릭스 장치의 제작 시 주의점

(1) anterior arm은 구개 연조직에 자극을 주지 않도록 하기 위해 밴드가 장착된 치아의 원심으로부터 1~2 mm 이상 연장하지 않는 것이 좋다.

(2) 구치부 설면에서의 anterior arm의 위치는 치은 변연으로부터 1~1.5 mm 떨어져 치경 ⅓ 부위에 위치하도록 한다.

(3) anterior loop는 posterior loop에 비해 약간 작게 형성한다(교차작용).

18.2 바이헬릭스 장치(bi-helix appliance)

바이헬릭스 장치(그림 18-5A)는 총생이 존재하는 협소한 하악궁을 가진 혼합치열기 아동에 있어서 하악 치열궁을 확대하기 위한 장치이다(그림 18-6). 바이헬릭스 장치는 쿼드 헬릭스 장치(그림 18-5B)를 하악에 적용시킨 것이며, 환자에게 편안감을 줄 수 있도록 anterior loop가 없는 것이 특징이다.

쿼드 헬릭스 장치에서 전술한 바와 같이 점진적인 악궁 크기의 감소 등은 치열궁 폭경의 부족을 포함하여 총생과 같은 불만족스러운 치아배열을 야기하게 된다. 이러한 총생은 치아의 크기와 악궁의 크기 사이의 편차로부터 야기되는데, 총생의 원인은 아직까지 명료하게 밝혀지지 않았다. 혼합치열기 하악에 총생을 가진 많은 환자들이 발치를 통한 교정치료보다는 치아를 보존하면서 교정치료를 하기를 원한다. 그러나 악궁의 확대가 악궁 길이의 편차를 관리하는 효과적인 방법의 하나이긴 하지만 하악의 경우 악궁확대가 용이하게 일어나지 않기 때문에 다수의 비호의적인 의견이 존재하는 것도 사실이다.

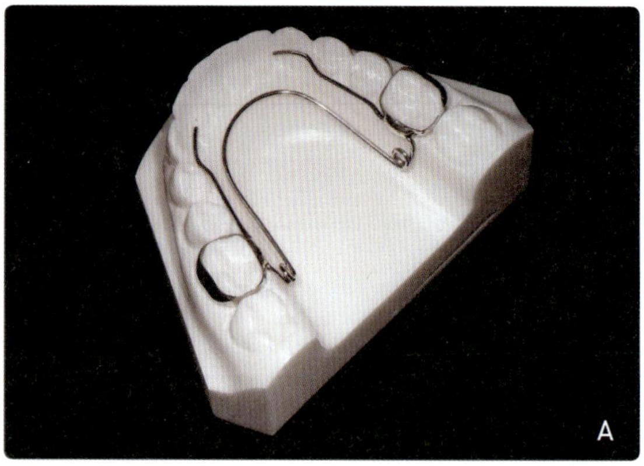

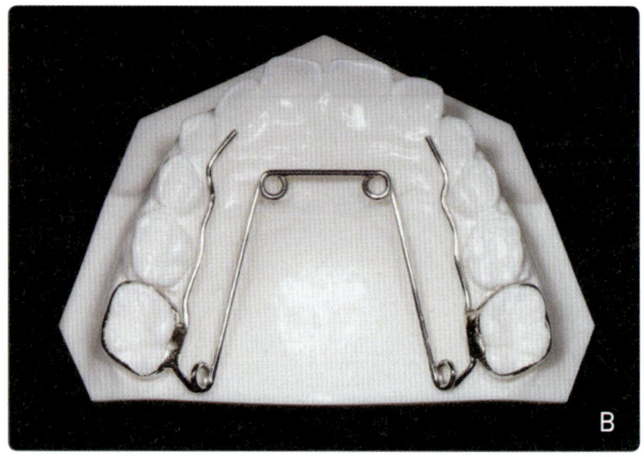

그림 18-5 A. 바이헬릭스 장치, B. 쿼드 헬릭스 장치

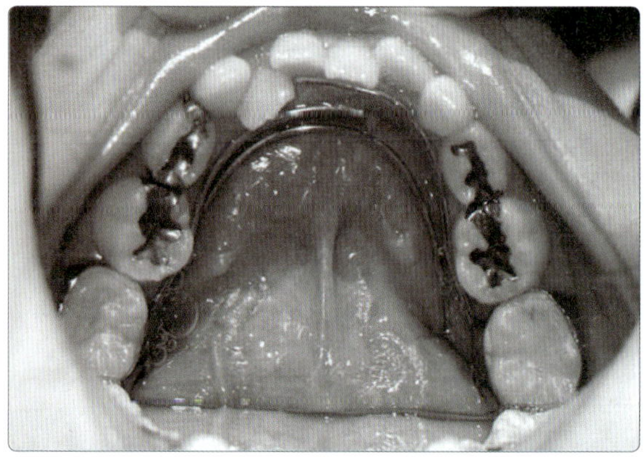

그림 18-6 바이헬릭스 장치를 이용한 하악 치열궁의 확대
[Kenshi Maki et al., 2006]

18.3 포터 장치(Porter appliance)

1) 개요

W-호선이 상악 구치부 밴드 설측에 납착되는 것과 달리 포터 장치는 고정된 가철성 또는 반고정성 W-호선(Fixed/Removable W-arch)이라고 할 수 있다(그림 18-7). 상악의 협착치열을 교정하는 장치로서 0.9 mm 와이어를 W자로 구부려 구치의 유지 밴드에 있는 설측 쉬스(lingual sheath)에 삽입하여 유치열이나 혼합치열기에 치열궁을 확대시킨다. 치열궁의 확대는 정중구개봉합 부위의 이개보다는 치아의 이동에 의존한다. 와이어는 구개 조직부의 자극을 피하기 위해 구개부에서 1~1.5 mm 정도 떨어지게 구부린다.

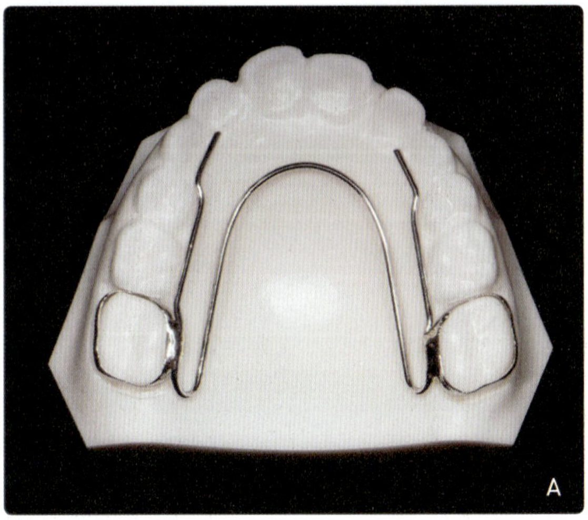

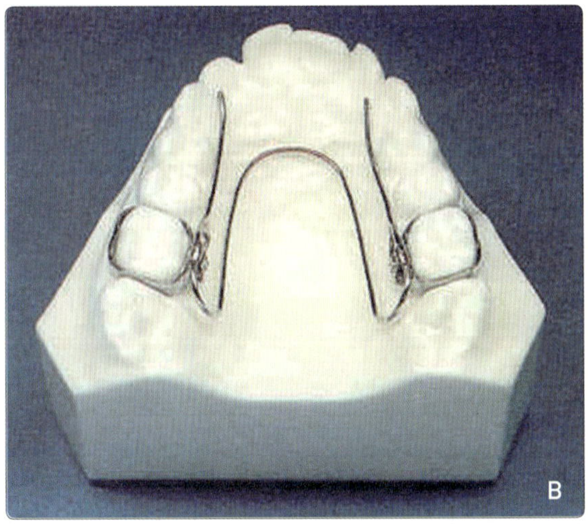

그림 18-7 A. W-호선, B. 포터 장치[Great lakes Orthodontics, Ltd., 2006]

2) 장치의 활성

쿼드 헬릭스 장치나 W-호선이 장치를 활성화시키기 위해 밴드와 여기에 납착된 장치를 함께 제거하여 활성화시키는 것과 달리 포터 장치는 호선만 제거하여 구강 밖에서 조정하여 활성화 시키게 된다. 장치의 활성은 호선의 정중 만곡부와 측방 만곡부를 3~4 mm 정도 벌어지게 조절하여 활성화시킴으로써 교정력을 얻을 수 있다. 이와 같이 장치를 3~4 mm 벌어지게 활성을 시켰을 때 가장 적당한 교정력이 나온다.

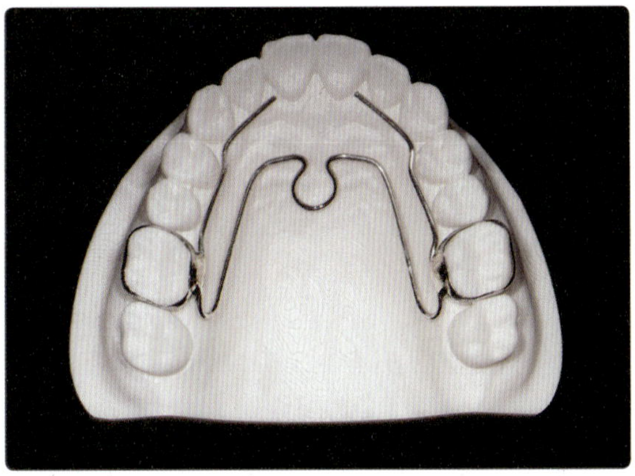

그림 18-8 호선의 정중부에 loop를 가지고 있는 W-arch

장치로 인한 치열궁의 확대는 반대교합이 과도 교정(over correction)될 때까지 활성화시켜 상악 구치의 설측교두가 하악구치 협측교두의 설측사면과 접촉되도록 한다. 또한 W-호선이나 포터 장치의 호선의 정중 만곡부에 루프를 추가로 형성하여 활성화시키면 더 큰 확대 교정을 할 수 있다(그림 18-8). 장치의 활성은 월 1회 시행하고 교정기간은 약 3개월이며 보정치료는 3개월간 유지시킨다.

상악 협착치열을 확대하여 구치부 반대교합을 개선시키는 장치는 이외에도 전술한 바와 같이 쿼드 헬릭스 장치, RPE(Rapid Palatal Expander; 급속구개확대장치), W-호선 등이 있다.

18.4 급속구개확대장치(rapid palatal expander)

급속구개확대장치(rapid palatal expander)는 상악 제1소구치와 제1대구치의 밴드에 hyrax screw의 금속 arm이 납착(solder)되어 사용되는 고정성 스크루 장치이다(그림 18-9).

4개의 arm이 달린 hyrax screw는 fan type을 비롯한 다양한 형태와 크기로 공급되며(그림 18-10) 장치제작을 위한 모형은 치료실로부터 밴드가 장착된 상태로 제공된다.

급속구개확대장치는 총생, 협착되었거나 좁은 악궁 그리고 구치부 반대교합의 교정 시에 상악골을 측방으로 확장하기 위해 상악의 치조골에 교정력을 가하는 것으로 치아이동보다는 정중구개봉합을 이개시켜 기저골 자체의 협착을 치료하는 정형적(orthopedic)장치이다. 이 장치의 스크루는 1일 2회 아침, 저녁으로 키를 후방으로 1/4 회전(90도)하여 활성화 시킨다. 키를 1회 돌릴 때마다 스크루가 1/4

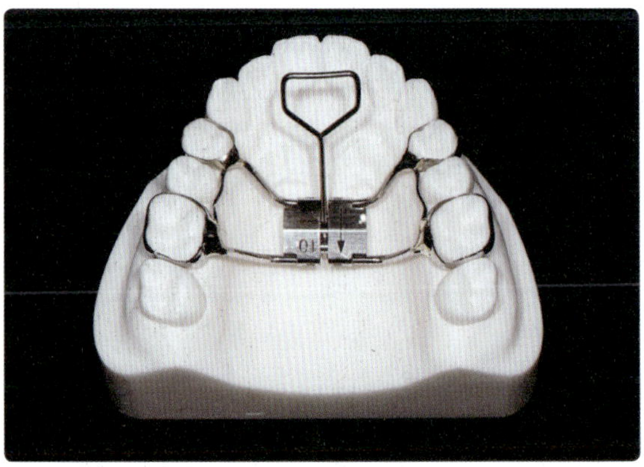

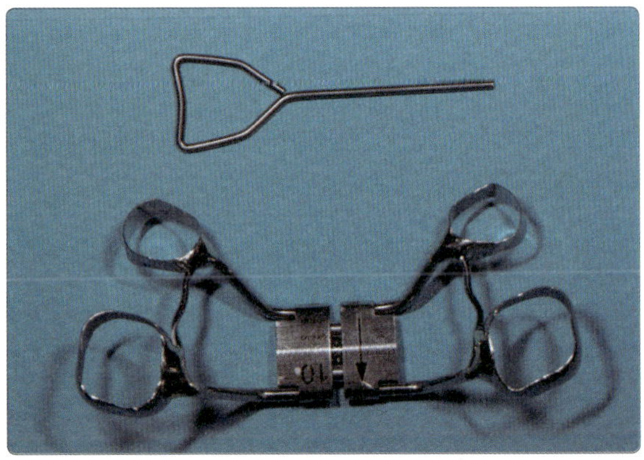

그림 18-9 급속구개확대장치(RPE)

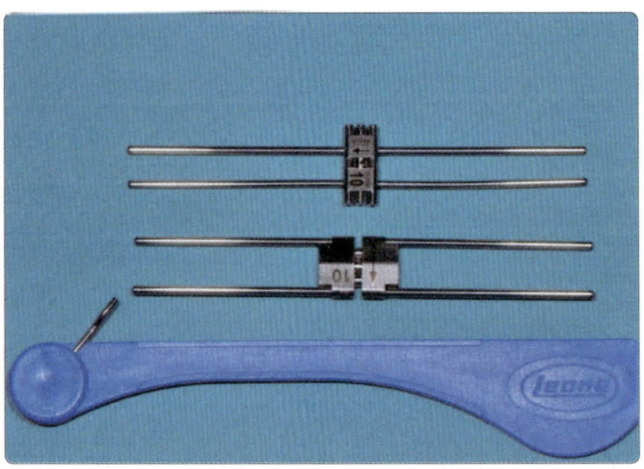

일반형

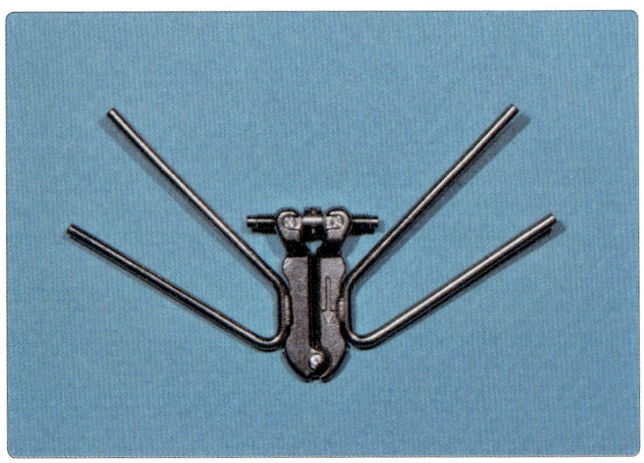

fan type

그림 18-10 하이랙스 스크루

회전하고 1/4 mm(0.25 mm)의 외측 확장을 하여 비교적 짧은 기간에 11 mm까지 정중구개 봉합선을 분리할 수 있다.

이때 치아에 걸리는 힘은 매우 강대하여 치근막에서의 변화가 억제되고 구개골 봉합부가 이개되는 것이다. 이개된 봉합부 사이에서는 골의 재생이 일어나 상악골의 폭경이 증가하고 그 결과 상악 치열궁이 확대되는 것이다. 이와 같은 강력한 확대력은 장치에 강한 유지력이 필요하게 하며 보통의 클래스프의 유지력으로는 장치가 탈락하게 되므로 밴드를 이용하여 제작하게 된다.

장치제작 시 스크루의 전후위치는 이동부 저항력의 중앙부에 그리고 좌우위치는 정중선부에 교합평면과 평행하고 놓이게 한다. 또 스크루의 회전방향은 전방부에서 후방부로 회전되도록 한다. 납착은 교합에 장애를 일으키지 않도록 하며 스크루의 arm은 장치를 확대할 때 구개부에 상처가 생기지 않도록 확장량을 고려하여 충분한 거리를 두고 제작한다.

제 19 장 구강 악습관 제거 장치

Oral Habit Control Appliance

구강 악습관(oral habit)은 부정교합을 발생시키는 중요한 요인으로, 조기에 제거함으로써 부정교합의 발생 및 악화를 방지하고 정상적인 성장발육을 유도할 수 있다.

구강 악습관은 여러 가지 형태가 있으며, 그중 손가락 빨기(finger sucking habit), 입술 깨물기(lip biting and sucking habit), 협점막 깨물기(cheek biting habit), 혀를 깨물거나 앞으로 내밀기(tongue thrust habit), 구 호흡(oral breathing) 등이 대표적이라 할 수 있다.

구강 악습관은 반드시 부정교합을 일으키는 것은 아니나 그 습관의 강도, 지속 기간, 빈도 등의 요소가 강하게 작용하는 기능이상에서는 부정교합을 발생시키게 되며, 또한 발생된 부정교합이 생리적 기능이상을 더욱 조장하는 악순환을 보이는 경우가 많은 것을 볼 수 있다.

따라서 구강 악습관을 방지 · 제거하여 부정교합 발생을 예방할 필요성이 있다. 일단 발생된 부정교합의 치료 때에도 악습관이 제거되지 않으면 치료 기간이 더 장기간 소요될 뿐 아니라 치료가 완료된 후에도 또다시 부정교합이 재발할 수 있으므로 반드시 악습관의 제거가 필요하다.

이와 같은 구강 악습관을 제거하는 장치로, 손가락 빠는 습관에는 손가락 빠는 습관 제거장치(anti-finger sucking appliance), 입술을 깨물거나 빠는 습관에는 립 범퍼(lip bumper), 혀를 빠는 습관이나 이상 연하 습관에는 텅 가드(tongue guard), 구 호흡 습관에는 구강전정판(oral screen) 등이 많이 이용되고 있다.

구강 악습관 제거 장치들은 악습관의 유형과 그 부정교합의 상태를 잘 파악하고, 장치의 목적이 무엇인가를 충분히 고려하여 제작이 이루어져야 한다. 또 구강 악습관 제거 장치의 주 대상이 저연령층의 어린이가 많은 것을 고려하여 될 수 있으면 고정성 장치로 제작한다.

19.1 손가락 빠는 습관 제거 장치 (anti-finger sucking appliance)

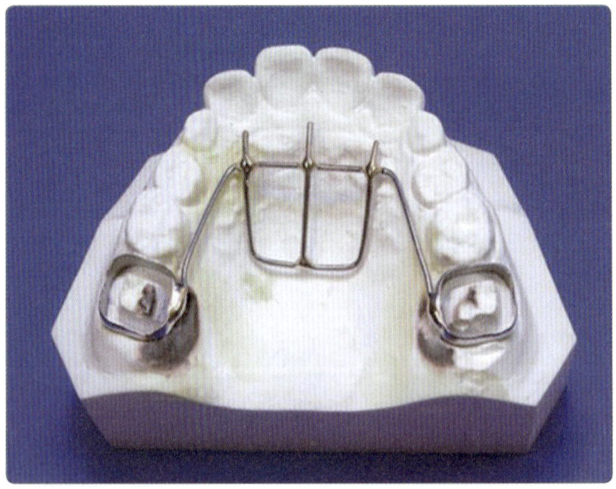

그림 19-1 손가락 빠는 습관 제거 장치의 구조
① 유지부 밴드(band) ② 주선 ③ 스퍼(spur) ④ 펜스(fence)

태생부터 3세까지 대부분 유아는 이 기간에 어느 정도의 엄지나 손가락 빨기를 보인다. 보통 빠는 습관은 이 단계의 말기에 대부분 자연적으로 해결된다.

어떤 유아는 유치가 맹출하는 동안 손가락을 깨물기도 하나 이러한 행동은 유치가 맹출하면 사라진다.

그러나 3세에서 6, 7세경까지 계속적이고 의도적인 손가락 빨기는 임상적으로 심각한 불안의 표시이며, 손가락 빨기와 관련된 치과적 문제를 해결할 수 있는 중요한 시기로 확고하고 명확한 치료 계획과 구강 습관 조절이 일반적으로 적용되는 시기이다.

만약 4세 이후에도 지속적인 엄지 빨기 습관이 있다면 단순한 부정교합 이상의 다른 문제가 있음을 의미한다. 이 단계 동안에 나타나는 엄지 빨기는 정신치료가 요구될 수도 있다.

이처럼 유아의 손가락 빨기는 자연스러운 생리적 행동이라고 할 수 있으며, 인공 수유를 한 경우에 그 빈도가 높고, 성장과 함께 자연 소실되는 경우가 많다.

그러나 손가락 빠는 습관이 장기적으로 지속될 때는 안정위(rest position) 보다 크게 입을 벌리게 되고, 손가락에 의한 이상 압력으로 상악절치는 순측경사, 하악 절치는 설측경사 되어 전치부 전돌(protrusion)이나 개방교합(open bite)이 될 수 있다.

또한 상악 치열궁이 좁아지면서 상 · 하악의 교합이 비정상적으로 되어 안모비대칭으로 발전하기도 한다.

T. M. Graber가 고안한 손가락 빨기 습관 제거 장치는 제2유구치에 밴드나 크라운을 사용하고, 구개부분에 'U'자형의 주선과 주선에 납착시킨 펜스(fence)와 스퍼(spur)로 구성되어 있는데, 이는 손가락이 구개점막에 접촉하지 않기 때문에 쾌감을 얻을 수 없어 습관이 중지되기를 기대하는 장치이다.

따라서 이 장치는 구개형태와 일치하게 제작되면 손가락 빨기를 방해하지 않기 때문에 장치의 목적을 달성할 수가 없으므로 그 형태 설계에 주의하여야 한다. 이 장치는 치료가 진행됨에 따라 펜스와 스퍼를 단계별로 제거하며 손가락 빠는 습관이 완전히 없어진 후에 최종적으로 장치 전체를 제거하게 된다.

19.2 텅 가드(tongue guard)

혀를 내밀거나 빠는 습관은 상 · 하전치 사이로 혀를 내밀어 빨게 되므로 상 · 하전치부에 압력을 가하게 되어 전치부의 순측 경사나 개방교합을 발생시킬 수 있다.

혀를 내미는 습관은 침을 삼킬 때마다 발생하는 경향이 있으며, 이런 습관은 잘 발견되지 않는다.

또한, 정상적인 연하운동에서는 혀를 구개에 접촉되지만, 이상 연하 습관은 혀를 전방에 위치시키게 되어 상 · 하전치 순측 경사나 개방교합을 발생시키게 된다.

이런 습관을 제거하기 위하여 사용되는 장치로는 텅 가드가 있으며, 텅 크립(tongue crib), 링구알 크립(lingual crib), 파라탈 크립(palatal crib)이라고도 한다.

텅 가드는 혀를 전방으로 내미는 동작을 억제하며, 혀를 강제적으로 하 · 후방에 위치하게 하여 정

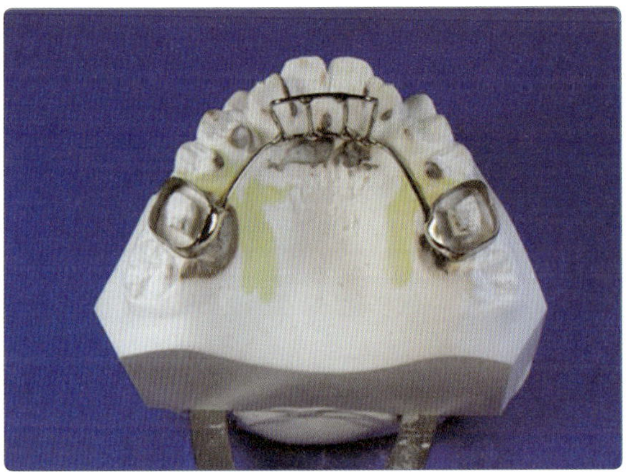

A. 고정성

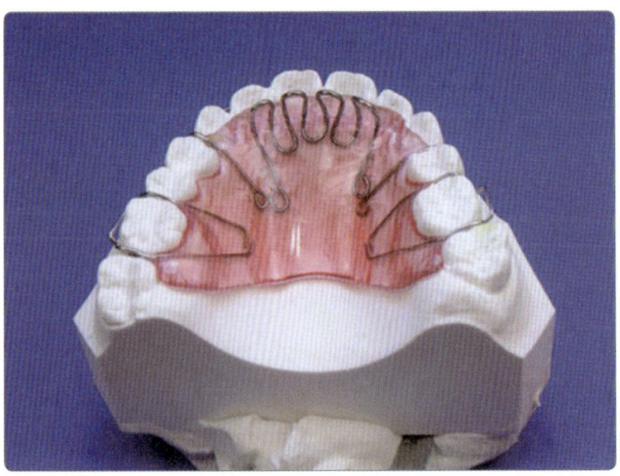

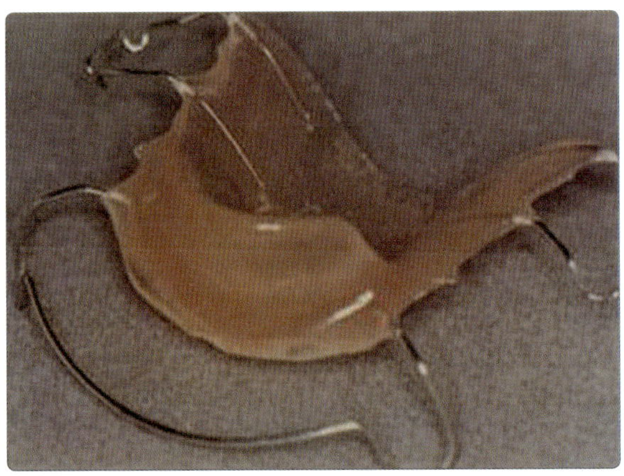

B. 가철성

그림 19-2 텅 가드(tongue guard)

상적인 동작을 하도록 훈련해 개방교합 및 상 · 하전치부의 순측 경사의 원인을 제거하는 목적을 하고 있다.

텅 가드는 대구치나 제2유구치에 밴드를 장착하고, 설측 호선을 제작하여 상악 전치부 설측에 와이어크립(wire crib)으로 경계 부분을 형성하는 고정성과 하얼리(Hawley) 보정장치에 방호(guard, 가드)부를 레진상으로 부가하거나, 와이어크립으로 제작하여 레진상에 삽입한 가철성이 있다(19-2B). 가철성 텅 가드는 환자 협조가 양호한 경우에 한 해 사용할 수 있으며, 철거가 가능하므로 저작과 구강 청결이 쉽다.

장치 제작 때의 고려사항으로 가드는 혀의 압력에 의해 순측으로 경사졌던 치아가 다시 설측으로 들어올 수 있도록 충분한 공간을 두어 설측에 위치시킨다. 가드의 고리(loop)는 교합 장애를 일으킬 정도로 크거나 혀가 빠져나갈 정도로 작지 않게 하며, 형성하는 와이어의 두께가 충분히 두꺼워서 혀의 압력으로 변형되는 일이 없어야 한다.

19.3 립 범퍼(lip bumper)

립 범퍼(lip bumper)는 1956년 Renfroe에 의해 립 가드(lip guard)라는 명칭으로 소개되었다. 하순 깨물기(lip biting)나 하순 빨기(lip sucking) 등의 구강 악습관과 강한 하순의 근력은 하악 전치가 설측 경사 되게 한다. 그로 인해 하악 전치부가 평탄화되고 치열궁의 길이가 감소하여 총생(crowding)이 유발된다.

이런 경우 하악 전치부의 순면에 하순압의 차단부를 설치하여 입술의 과도한 근력이 전치부 치열에 전달되지 않도록 하고 그 힘을 이용하여 하악 대구치를 바로 세워 근심이동이 되지 않도록 제한한다.

립 범퍼는 하순 깨물기, 하순 빨기 등의 습관을 제거고자 할 때나 연하 시 이근(턱끝근, mentalis)의 과도한 긴장을 나타내는 상악 전돌 환자에게 사용한다.

그리고 하악제1대구치 근심이동 방지를 위한 간격 유지장치로 이용되며, 유구치의 조기 상실로 인한 공간 상실의 회복이나 구치 세우기(molar uprighting)가 필요한 경우에도 사용할 수 있다.

하순을 깨물거나 빠는 경우 상 · 하 전치 사이에 있는 하순에 의해 하악 전치부는 설측으로 이동되고 상악 전치는 순측으로 이동된다. 이때 립 범퍼가 장착되면 전치부 레진 전정판에 의해 하순의 압력이 차단되고 혀의 압력이 전달되어 하악 전치는 전방 이동(순측경사) 된다.

또한, 전치부 레진 전정판에 의해 차단된 하순의 압력은 구치부에 전달되어 제1대구치를 후방이동시키거나 근심 경사가 되지 않도록 제한한다(그림 19-3, 4).

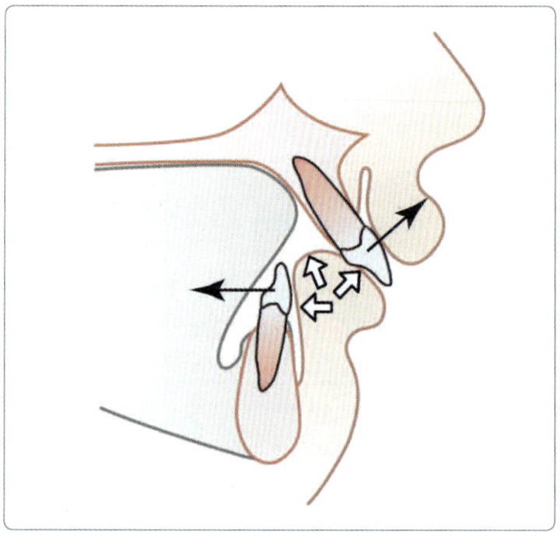

그림 19-3 하순 깨물기에 의한 치아 이동

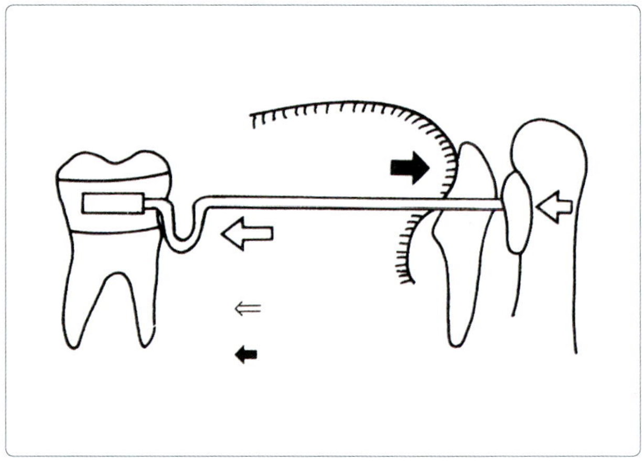

그림 19-4 립 범퍼 장착 후 치아 이동

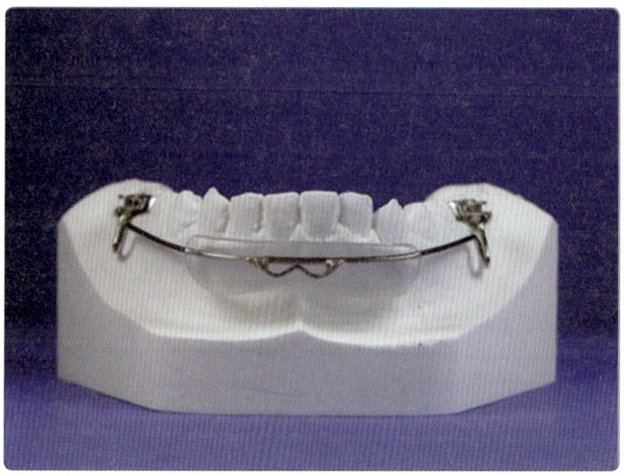

A. 정면

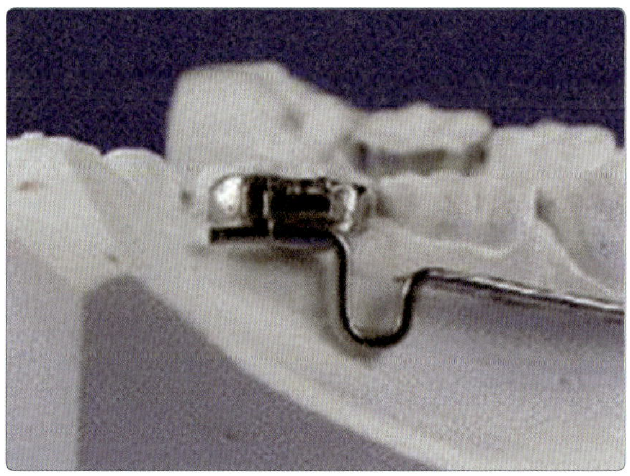

B. 측면

1. 순측호선 2. 보조선 3. 레진 전정판 4. 스토퍼(stopper) 5. 튜브(tube) 6. 밴드(band)

그림 19-3 립 범퍼(lip bumper)의 구성

립 플럼퍼(lip plumper), 맨디블라 라비알 범퍼(mandibular labial bumper)로도 불리우는 립 범퍼는 하악 좌 · 우측 제1대구치의 밴드(band)에 협면관(buccal tube)을 부착하여 순측선을 끼우는 고정된 가철성과 밴드에 순측선을 납착(soldering)하여 제작하는 고정성이 있다.

립 범퍼의 협면관은 밴드에서 떨어지지 않도록 하는 데 필요한 경우 납착 할 수 있으며, 납착을 하는 경우 협면관의 내면에 납착 금속(solder metal)이 녹아 들어가지 않도록 주의한다. U-loop을 포함한 순측 호선은 치아의 협면이나 협점막에 닿지 않도록 주의한다(그림 19-5).

19.4 나이트 가드(night guard)

이갈이(bruxism)에 의한 치아와 치주조직 및 악관절의 손상을 방지하기 위하여 사용되는 나이트 가드(night guard)는 교합안정장치 또는 이갈이 방지 장치(bruxism appliance)라고도 불리며, 상악 또는 하악의 치열을 덮는 투명한 아크릴 수지(acrylic resin) 장치이다(그림 19-6).

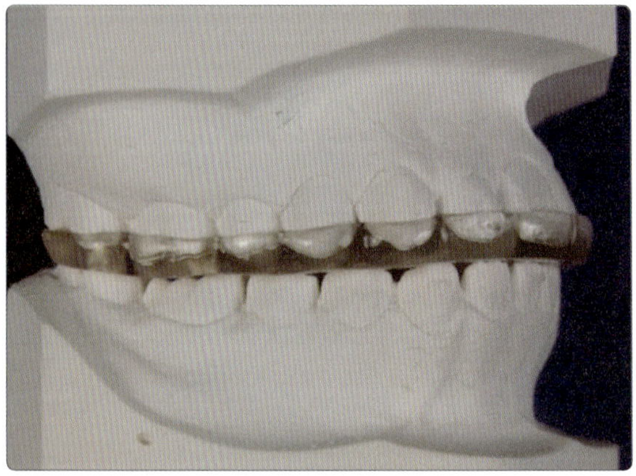

그림 19-6 나이트 가드(night guard)

이갈이는 알 수 없는 이유의 저작과 관련된 근육긴장으로 저작, 발음, 연하 등의 기능적인 운동과 관계없이 상 · 하악 치아를 마찰시키거나 악무는(grit) 습관을 말한다. 이런 증상은 언제든지 나타날 수 있으나 주로 야간의 수면 중에 일어난다.

나이트 가드의 장착은 야간에 이갈이를 감소시키는 효과가 있고 장치를 제거하면 재발이 되어 장착의 효과 발생기전에 대해서는 불확실하다.

하지만 장치를 이용한 초기치료는 심각한 치아와 그 관련 조직들의 문제들을 막거나 감소시킬 수 있다. 이 장치를 만들 때 치과의사에 의해 수직 공간(vertical opening)이 구체적으로 명시되지 않는 한 아크릴 수지의 강도 보강을 위한 공간을 허용하기 위해 구치부 교합을 2 mm까지 높인다.

일부에서는 이상 기능 운동에서 발생하는 강한 부하를 완충시키기 위해 탄성 소재를 이용하여 장치를 제작하기도 한다.

그러나 교합 조정과 장치 연마의 어려움, 그리고 장치 장착으로 인한 교합이 변화될 위험성이 문제가 되어 진단을 목적으로 하거나 긴급한 경우에만 단기간으로 한정되어 사용될 수 있다.

제5편

그 밖의 장치들

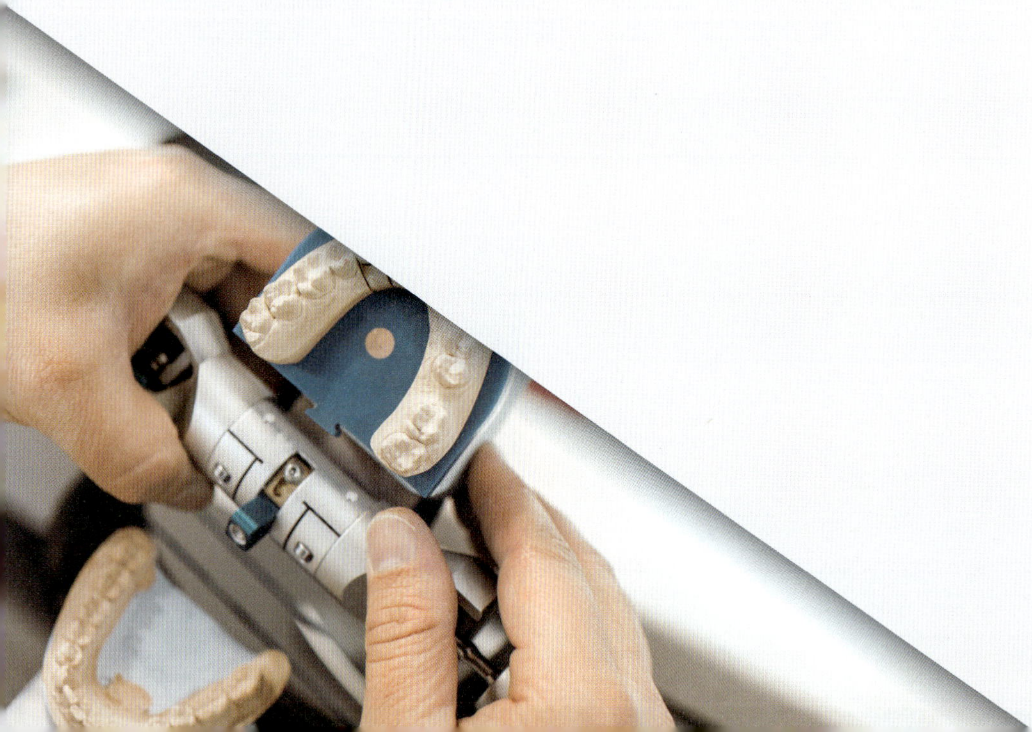

제 20 장 치아 포지셔너

Tooth Positioner

20.1 개요

20.1.1 치아 포지셔너(tooh positioner)의 개념

동적교정치료 끝난 후, 초기 보정기간에 치조골이나 치근막 섬유의 상태가 새로운 위치에서 충분한 적응을 하도록 H.D.Kesling은 와이어(wire)가 없이 재료의 탄성을 이용한 치아 포지셔너라는 상치를 고안하였다.

치아 포지셔너는 보정기능과 함께 치료를 조기에 완료해야 하거나, 치료 후 약간의 회귀현상, 미세한 공간의 제거 및 긴밀한 교합관계를 획득하며 치아배열의 세부수정 역할을 수행할 수 있는 장치이다.

과거에는 천연고무나 연질 레진(resin)인 Bioblast®를 사용했는데 천연고무는 시간 경과에 따른 응력감퇴나 냄새가 발생되고, 연질 레진은 낮은 탄력성 등의 문제로 인하여 사용에 어려움이 많있다. 그러나 근래에 교정치료 시 구비해야 할 탄성재료의 조건을 만족시키는 유기계 고분자 재료인 실리콘 러버(silicone rubber)가 개발되어 사용하고 있다. 실리콘 러버는 무색투명하여 장치의 적합성 파악이 용이하고 무취하여 불편감이 없으며 생체에 대한 독성이 없다. 또한 시간경과에 따른 응력감퇴가 적고 내구성이 뛰어나고, 경화제의 양에 따라 탄성률을 조절할 수 있는 장점이 있으며, 경화반응 시 발포현상으로 인해 장치에 기포가 발생하는 단점을 갖고 있다.

20.1.2 치아이동 원리와 적응증

치아 포지셔너의 제작은 치료가 완료되는 시점에서 인상을 채득한 후 복제하여 두 개의 치아모형을 준비하여 한 개의 모형은 셋업(set-up, 모형상에서 치아를 재배열)하고, 다른 한 개의 모형은 연구모형으로 제작하여 비교하며 재배열한다. 재배열하고자 하는 모형을 분할하여 이상적인 위치로 이동시켜 작업용 예측모형(set-up model)을 만들고, 예측모형을 복제한 후 이 복제모형을 이용하여 치아 포지셔너를 제작한다.

이렇게 제작된 치아 포지셔너를 구강 내 장착하면 셋업에 따라 이상적 교합양식으로 재배열된 상태에서 제작된 치아 포지셔너의 각 부분에 왜곡이 생기고, 이 왜곡된 부분에서 탄성 복원력에 의하여 이상적인 재배열 상태로 치아를 이동시키게 된다.

근래에는 invisible aligner라는 장치로 치아 포지셔너와 유사한 형태의 적극적 교정장치가 개발되어 Angle의 경미한 Class I, II 경우나 미약한 총생(crowding)과 공극(spacing), 과개교합(deep over-bite), 교차교합(cross bite) 등에 사용되고 있으나, 골격성 부조화로 인한 부정교합에 적용하기에는 어려움이 있다. 또한 치아 이동량이 많은 경우에는 하나의 장치로 모든 치료를 완료하는 것이 불가능하므로 단계적으로 장치를 제작하여 치료하는 경우도 많다.

20.1.3 치아 포지셔너의 장·단점

1) 장점

① 교정치료와 보정장치로서의 역할을 수행한다.

② 가철성으로 필요할 때 장착하므로 미관상이나 사회생활에 지장이 없다.

③ 재질 자체가 탄성을 갖고 있어 치아에 무리한 힘을 가하지 않는다.

2) 단점

① 환자의 적극적 협조가 필요하다.

② 적절한 치아 재배열에 세심한 주의가 필요하다.

③ 적용범위에 한계가 있다.

④ 장착시 음식의 섭취나 대화가 불가능하다.

⑤ 구호흡 환자에게는 적용이 어렵다.

20.1.4 치아 포지셔너의 제작 방법

치아의 예측모형에서 각 악궁의 형태나 크기를 기준으로 상·하악이 연결된 기성제품을 사용하여 간단히 열을 가해 성형하는 방법과 함을 이용해 가압성형하는 방법이 있다.

20.2 제작 과정

20.2.1 셋업 모델(set up model)

치아 포지셔너를 제작함에 있어 반드시 선행되어야 하는 과정 중 예측모형 제작은 매우 중요하다고 할 수 있다.

치아 포지셔너 제작을 위한 작업의뢰서에 따라 사용할 재료와 셋업 시 수정해야 할 양 등 제작에 필요한 세부 지시사항이 기재된 의뢰서와 환자의 모형을 받는다(그림 20-1). 모형을 CR이나 MIP bite를 이용해 교합기에 〈그림 20-2〉와 같이 부착한다. 부착된 모형의 각 치아에 치식과 장축선을 기입하고, 상악 제1대구치의 근심 협측 교두정의 연장선과 하악 제1대구치의 협면구의 연장선을 모형의 기저부 측면에 〈그림 20-3〉과 같이 명확히 그린다.

셋업 전 · 후 비교를 위해 2벌의 모형이 필요하며, 각 치아의 절단 후 셋업 시 치아의 변위를 알도록 실리콘 복제가 필요하다(그림 20-4).

모형의 기저부에서 치아 방향으로 디스크(disk)나 실톱을 이용해 전치부는 치경선에서 3~4 mm 정도 하방까지 자르고 구치부는 2~3 mm 하방까지 자른다. 접촉점 하방에서 자르는 것을 그치고 힘을 가해 치아를 분리한다(그림 20-5).

각 치아를 절단한 후 접촉점 하방을 〈그림 20-6〉과 같이 치아의 재배열에 방해되지 않도록 쐐기모양으로 충분히 다듬어 준다.

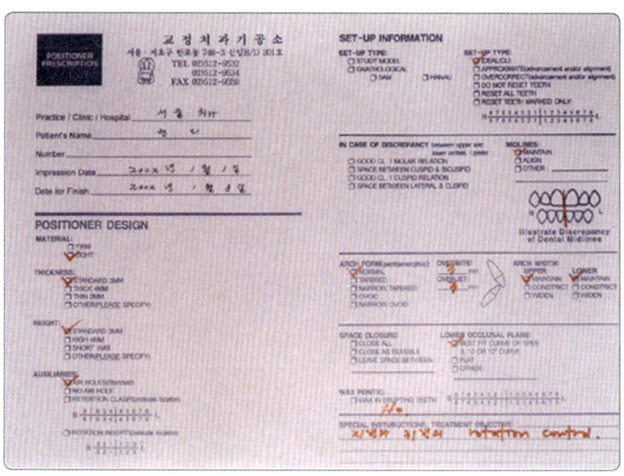

그림 20-1 치과기공 작업의뢰서

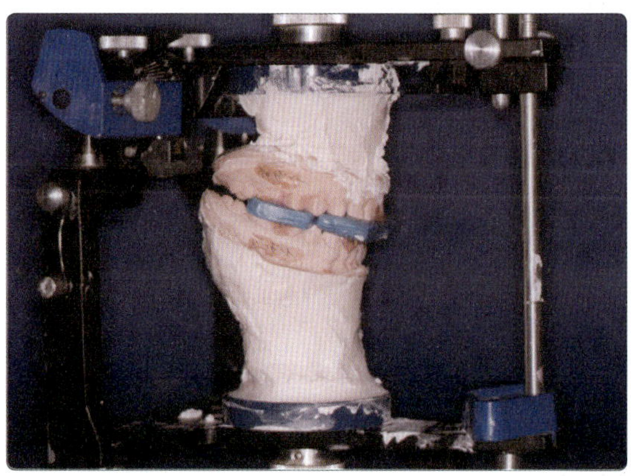

그림 20-2 교합기 부착

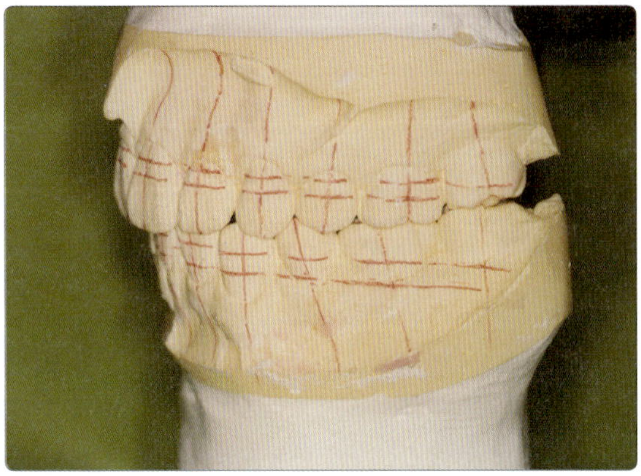

그림 20-3 수평이동을 계측하기 위해 치아장축선을 기저면까지 연장하고, 수직선상의 변화를 알기 위해 치아의 순협면에 수평연장선을 그린다.

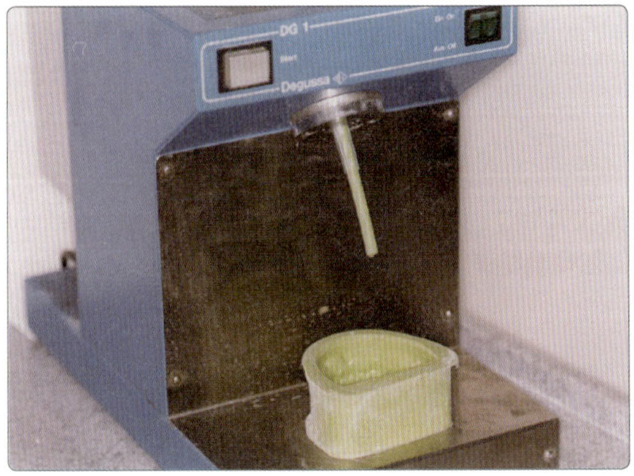

그림 20-4 실리콘 복제

준비된 실리콘 러버의 음형에 분리된 치아를 꽂고 기초상 왁스(baseplate wax)를 녹여 부은 후 석고 기저부를 얹으면 치아는 분리되어 있으나 셋업은 되지 않은 상태의 교합 장착부(mounting plate)가 있는 모형이 얻어진다(그림 20-7).

〈그림 20-8〉과 같이 이상적으로 원하는 위치로 셋업을 조심스럽게 시행하되 원래의 모형에서 1~2 mm 이내로 이동을 제한한다.

〈그림 20-9〉의 투명 격자를 이용해 셋업 전 · 후의 변위량을 측정해 이동범주 내에서 치

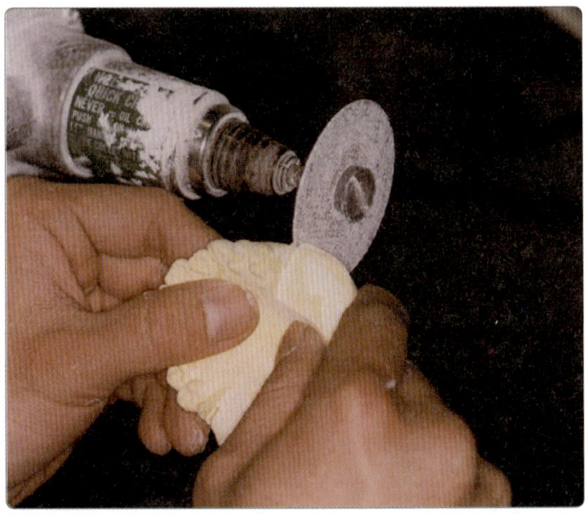

그림 20-5 치아분리

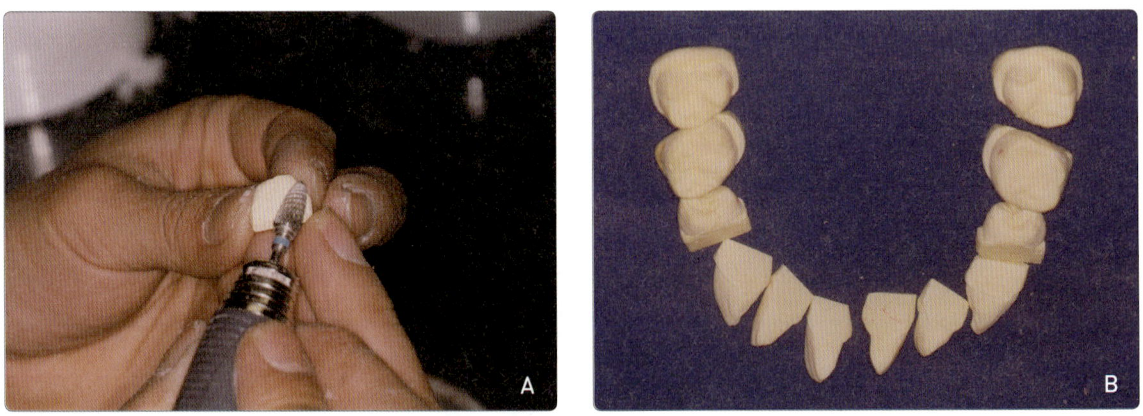

그림 20-6 A. 접촉점하방을 쐐기 모양으로 다듬는다. B. 접촉점하방이 쐐기 모양으로 다듬어진 치아들

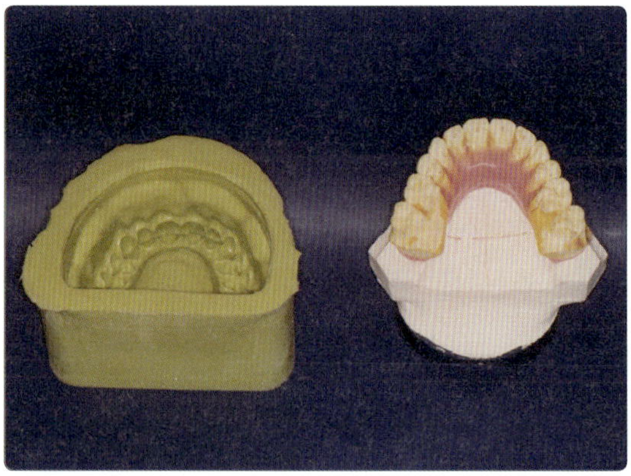

그림 20-7 음형에 분리된 치아를 꽂고 기초상 왁스를 부어 만든 모형

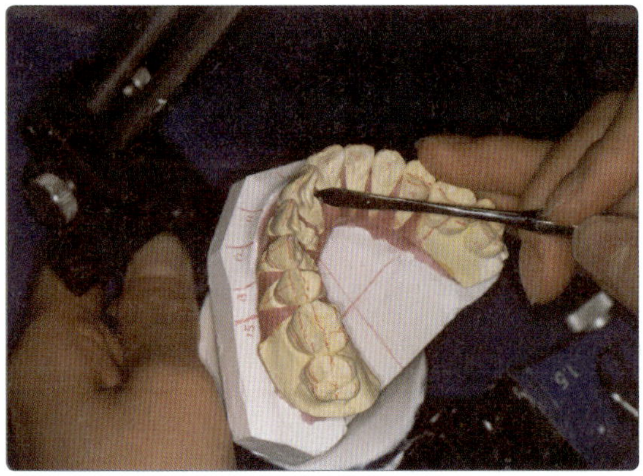

그림 20-8 셋업 시행

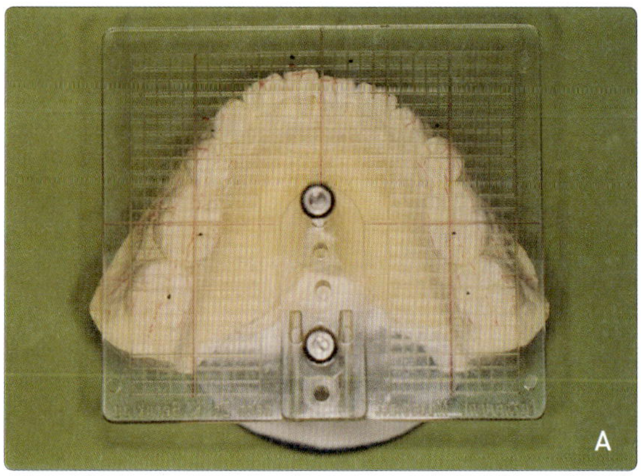

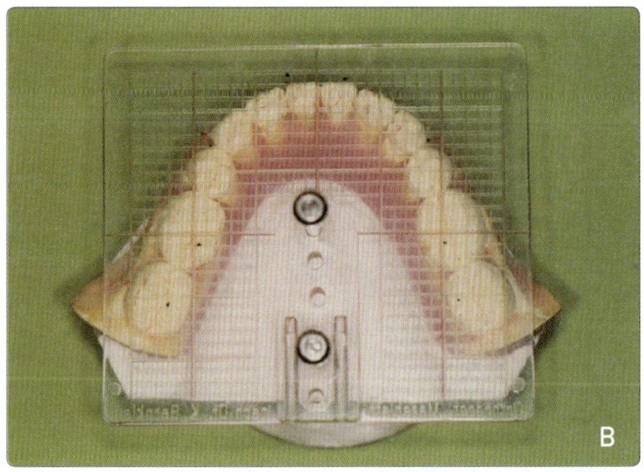

그림 20-9 A. 셋업 전의 치아의 위치를 측정 B. 셋업 후의 변위량을 측정

아가 변위되었는가를 관찰한다.

교합기에서 전방운동과 측방운동을 시켜 전치부 유도(anterior guidance)와 견치 유도(canine guidance)가 되도록 하고, 조기접촉된 부분이 있으면 왁스 부위를 연화시켜 교합장애를 조정한다(그림 20-10).

〈그림 20-11〉은 셋업이 완료된 상태로서 치아 재배열은 포지셔너 제작의 가장 중요한 제작 과정으로서 대합치와 연구모형의 배열상태를 고려하여 시행하되, 구치부의 교합 관계를 변위시키는 경우는 드물다.

구치부까지 셋업에 포함시킬 경우는 양측 하악 제1대구치에 맞추어 상악 제1대구치를 재배열한 후 이를 기준으로 근심부 치아들을 재배열한다. 상악치열은 한쪽을 먼저 완성시킨 후 하악치열과 정중선의 일치여부를 확인하고 반대쪽을 대칭이 되도록 배열한다. 재배열이 끝난 모형은 치료실에서 이상유무를 확인한 후 치은부를 형성한다.

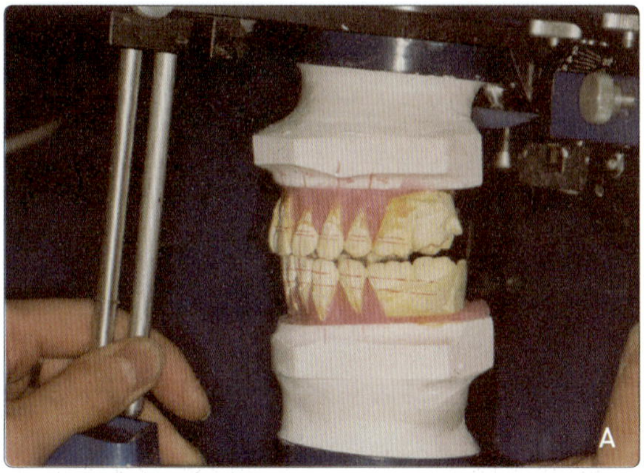

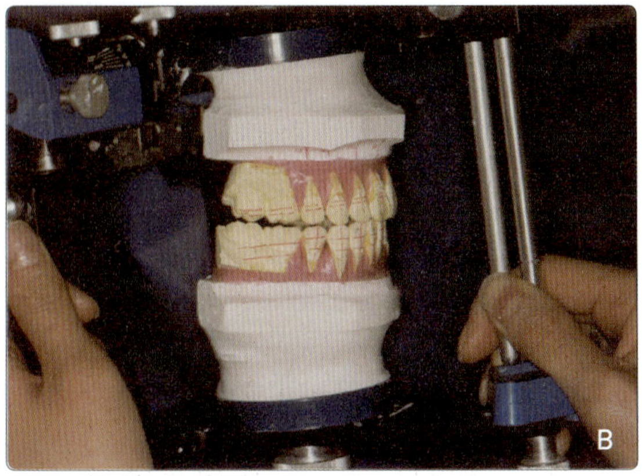

그림 20-10 A. 전치부 유도 교합조정(anterior guidance) B. 견치 유도 교합조정(canine guidance)

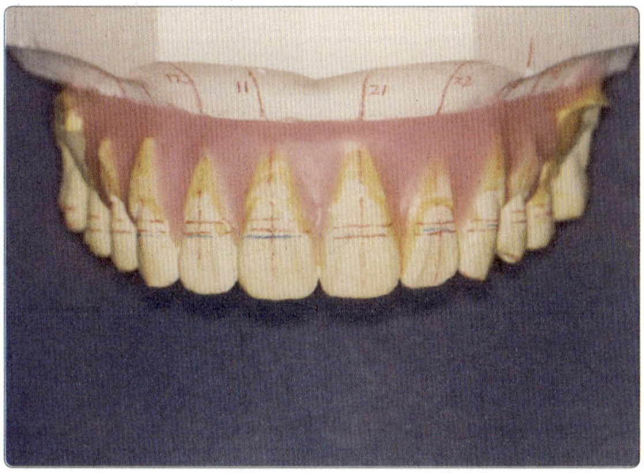
A. 셋업 완료(상악)

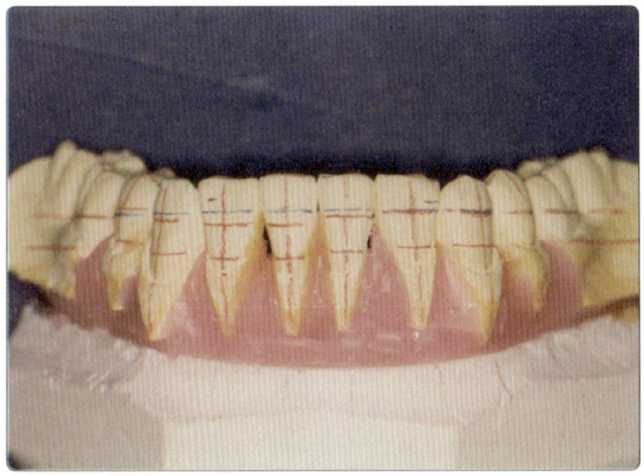
B. 셋업 완료(하악)

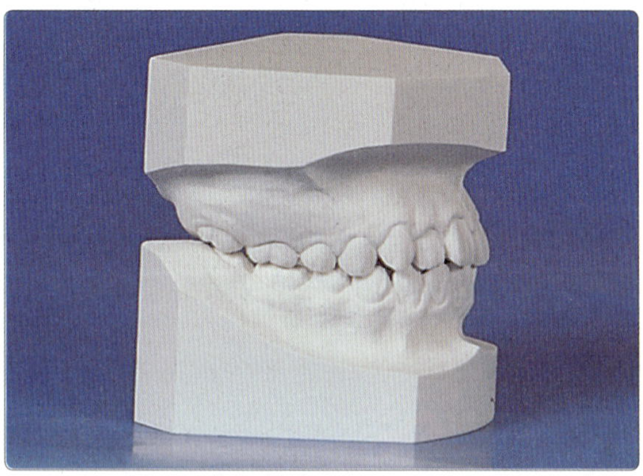
C. 연구모형

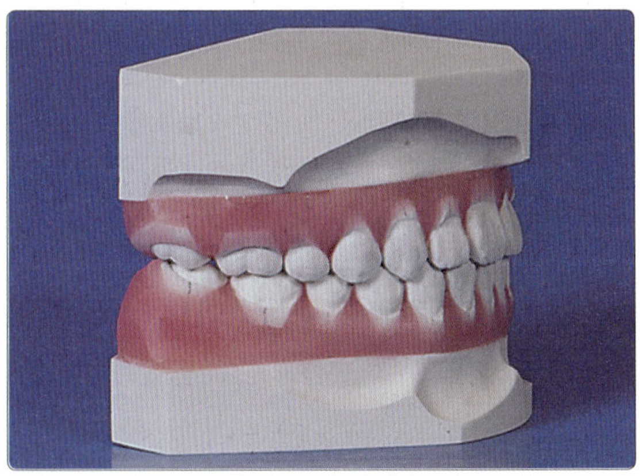
D. 셋업 완성

그림 20-11

20.2.2 치아 포지셔너의 제작

치아 포지셔너 제작방법 중 함(flask)을 이용해 가압성형하는 방법에 관해 설명을 하고자 한다. 포지셔너를 제작하기 위해 〈그림 20-12〉에서 보이는 교합기의 절치 핀(incisal pin)을 3~4 mm 올려서 왁스를 충분히 연화시켜 교합기록(wax bite)을 재채득 한다. 너무 많은 압력을 주면 셋업된 부위의 위치변화가 생기므로 주의한다.

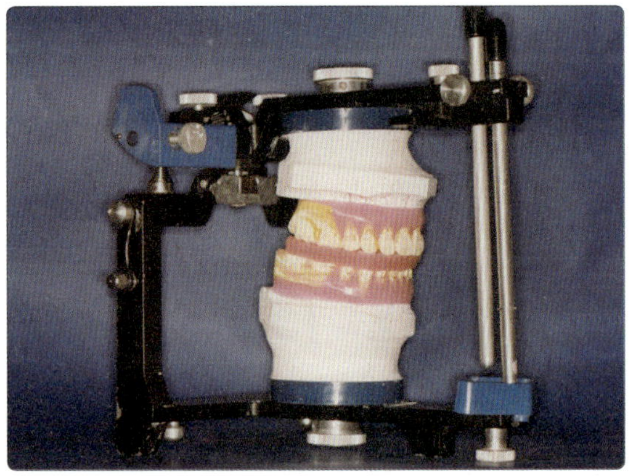

그림 20-12 wax bite를 재채득

포지셔너 제작을 위해 〈그림 20-13〉과 같이 실리콘 복제 재료를 이용해 작업모형을 제작하는데 실리콘 전입 시 약 6 bar의 압력이 가해지므로 경석고를 사용한다.

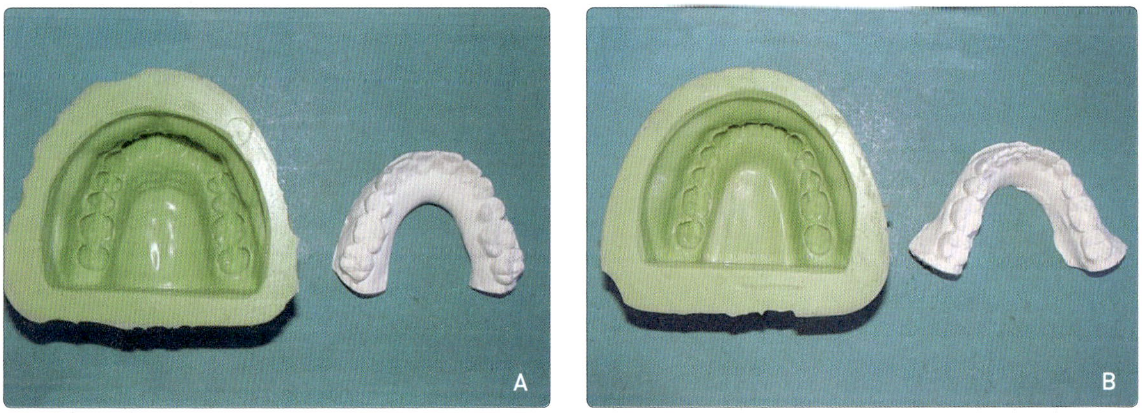

그림 20-13 A. 상악모형 제작 B. 하악모형 제작

복제된 작업모형에 교합기에서 채득한 교합기록을 〈그림 20-14〉와 같이 물려 적합시킨 후 교합기록과 모형을 스티키 왁스로 고정한다.

기초상 왁스를 외형에 맞게 잘라 연화시켜 모형에 적합시킨다. 설측 형성 시에는 혀의 운동 공간을 고려하여 너무 두껍게 되지 않도록 유의한다.

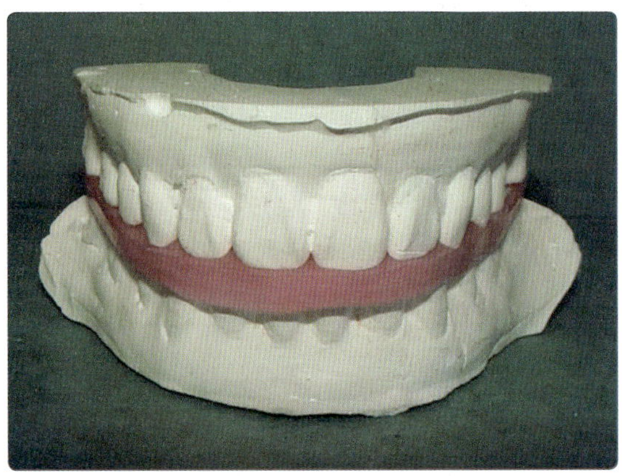

그림 20-14 복제모형 고정

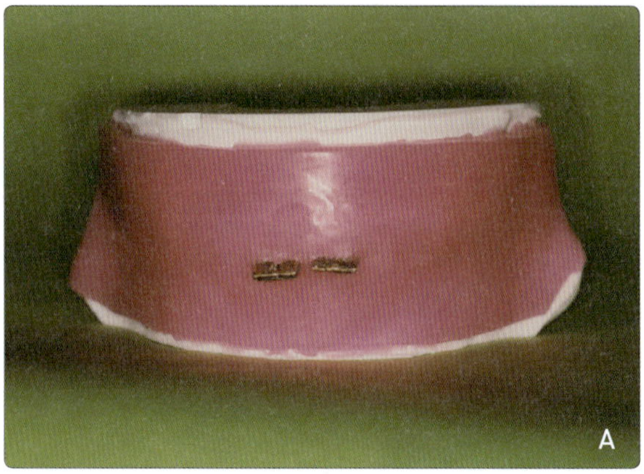

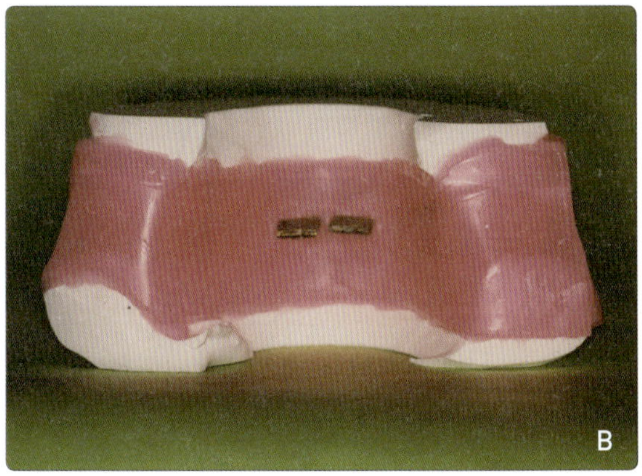

그림 20-15 A. 기초상 왁스를 외형에 맞게 잘라 연화하여 모형에 적합(순협측 모습)
B. 기초상 왁스를 외형에 맞게 잘라 연화하여 모형에 적합(설측 모습)

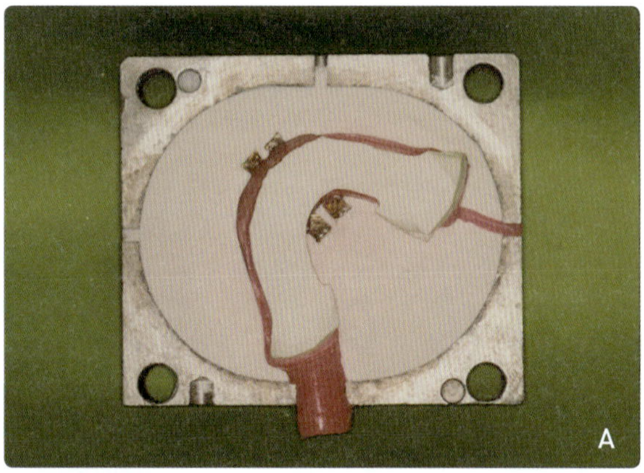

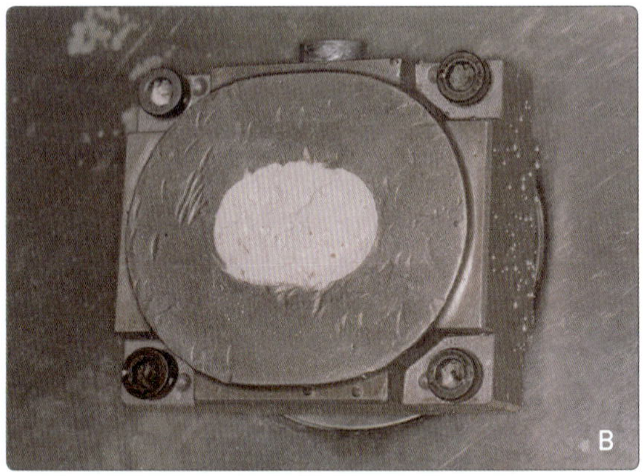

그림 20-16 A. 주입선과 통기구의 형성 B. 함에 매몰

완성된 포지셔너의 형태에 환자가 호흡이 용이하도록 공기유통구를 형성하기 위해 〈그림 20-15〉와 같이 전치부 절단부에 2~3개의 금속판을 순면에서 설면으로 관통시킨다.

실리콘 러버계통의 재료들은 대부분 연마가 곤란하므로 납형 형성(wax-up) 시 정확한 외형을 형성해 주도록 한다.

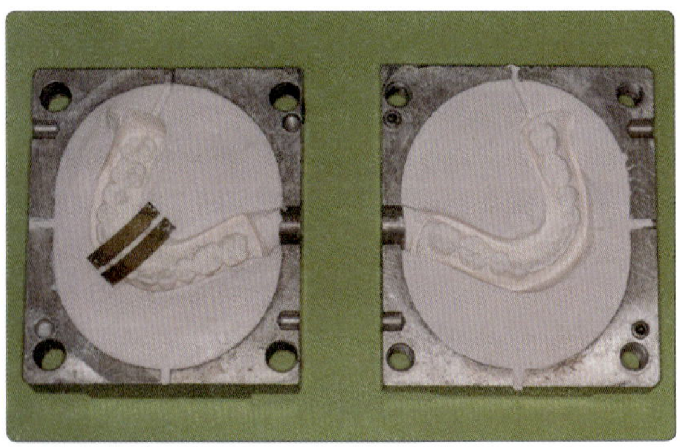

그림 20-17 wax wash

포지셔너 압박주조기의 함에 형성된 모형을 매몰하되 치축이 가능한 직립되도록 한 후, 주입선(sprue)의 위치를 정하여 왁스로 형성하고, 반대쪽에는 왁스제거(wax-wash) 후에 통기구(air-

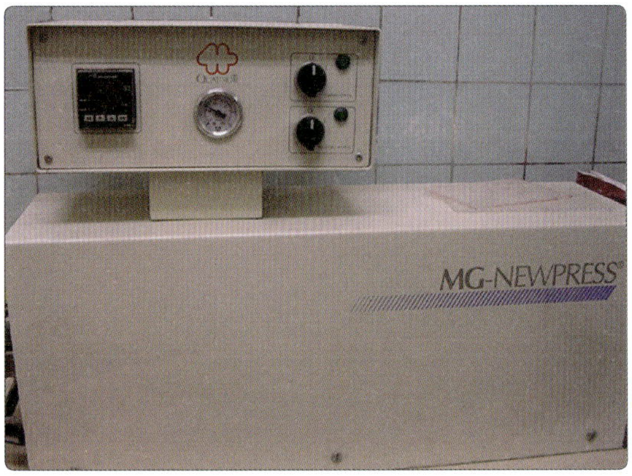

그림 20-18 압박주조기

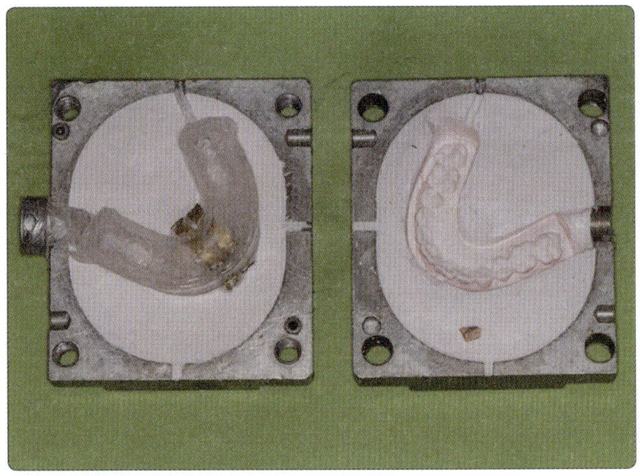

그림 20-19 실리콘 주입 후 분리

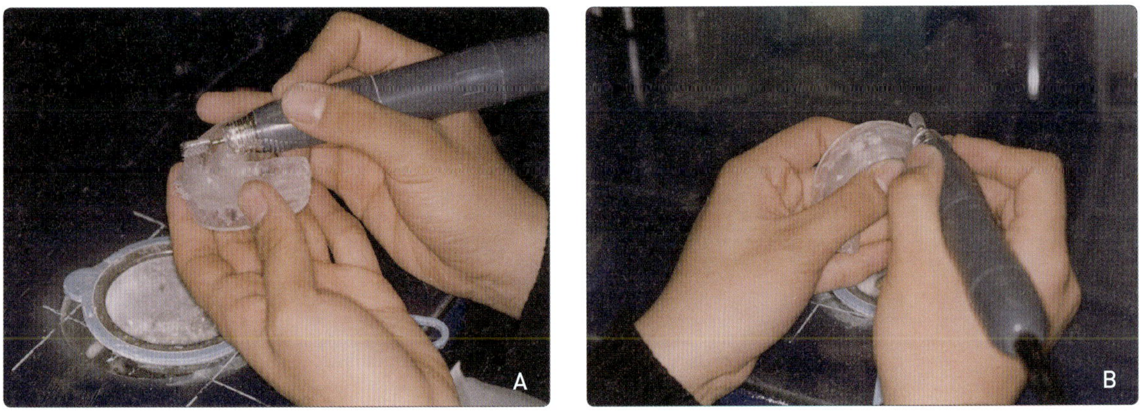

그림 20-20 A. 덴쳐버를 이용하여 트리밍 B. 마무리

vent)가 형성되도록 약 2~3 mm 직경을 가진 로우프 형태로 왁스로 조각(wax-up)한 상태를 〈그림 20-16〉에서 보여주고 있다.

왁스제거가 완료되어 함에 주입선의 형태와 배출로를 〈그림 20-17〉에서 관찰할 수 있다. 포지셔너 제작을 위한 압박주조기 MG-Newpress(그림 20-18)를 사용하여 실리콘을 주조기에 장전 후 120℃로 가열시킨다. 처음에는 3 bar의 압력으로 실리콘을 주입한 다음 6 bar로 압력을 가한 후 15분 경과 후 냉각시킨 다음 〈그림 20-19〉에서와 같이 상 · 하함을 분리시키면 모형의 파절 없이 손으로 탄력성 포지셔너를 함에서 꺼낼 수 있다.

주입선 부와 배출로부를 잘라내고 외형을 덴쳐버로 트리밍한 후 아바밴드(arbor band)와 샌드페이퍼콘(sand paper cone)으로 연마(polishing)한다(그림 20-20).

〈그림 20-21〉의 완성된 포지셔너를 작업 모형에 시적 해 가장자리(border)의 길이가 적절한지, 모든 치아를 치경부보다 2~3 mm 길게 감싸고 있는지 확인한 후 각 제품에 맞는 광택제를 외면에 도포

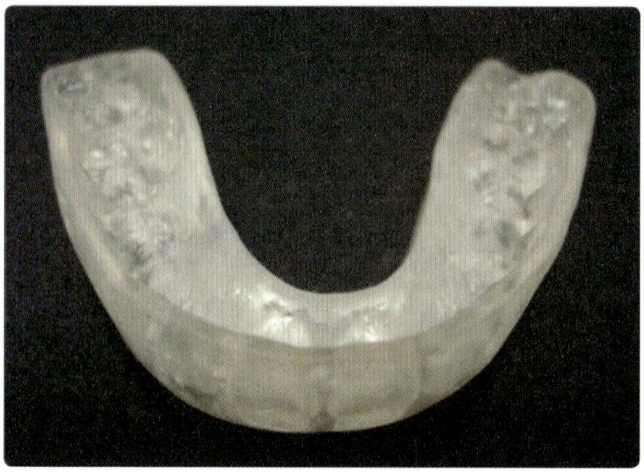

A. 완성된 치아 포지셔너

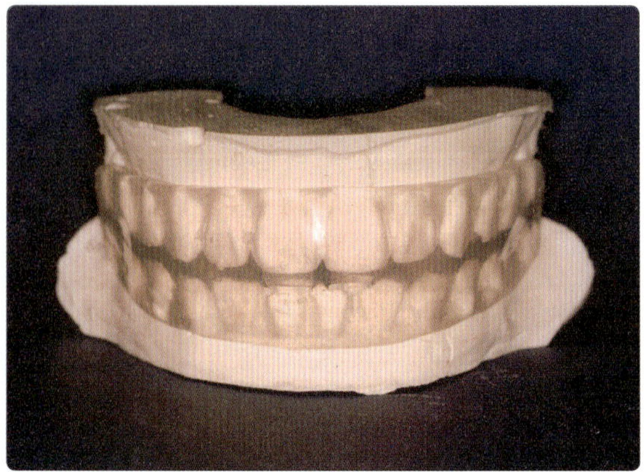

B. 작업모형에 장착된 모습

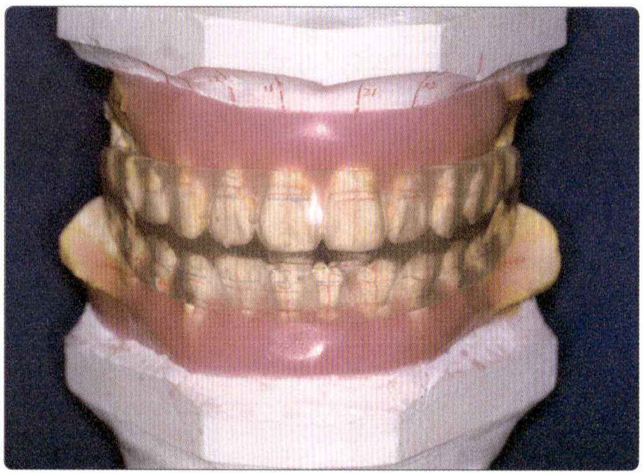

C. 셋업 모형에 장착한 모습

그림 20-21

하고 흐르는 물에 세정해주면 표면이 활택해진다.

제 21 장 간접접착
Indirect Bonding

21.1 접착(bonding)의 개요

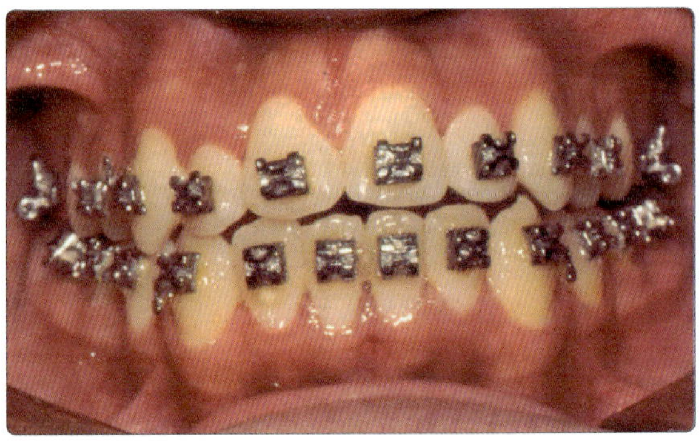

그림 21-1 접착(bonding)

멀티 브라켓 시스템(multi-bracket system)이나 스트레이트 와이어 장치(straight-wire appliance(SWA))를 이용한 고정성 교정치료에 있어 치아에 밴드(band)를 장착할 필요 없이 브라켓과 같은 부착물을 부착시키는 것은 치과교정에 있어 아주 일상적인 임상과정이 되어 버렸다(그림 21-1). 특히 접착(bonding)은 통상적인 밴딩(banding, 밴드의 장착)에 비해 심미성, 청결 유지, 환자의 이물감 감소, 시술자의 편리성과 같은 장점과 더불어 괄목할만한 접착재료의 개발로 급격한 발전과 사용을 가져왔다. 접착은 치아의 법랑질 표면의 불규칙함과 교정용 부착물의 기저부에 형성된 기계적 결합부와의 접착에 의한 기계적인 결합에 기초하고 있다. 그러므로 치과교정에 있어서 성공적인 접착은 이러한 접착 시스템의 세 가지 요소, 즉 치아 표면의 처리, 부착물 기저부의 디자인 그리고 접착재료에 대한 세심한 주의가 요구된다. 치아의 순면 혹은 설면에 직접 혹은 간접적으로 브라켓을 부착하는 과정은 일반적으로 치면의 세척(cleaning), 법랑질 부식(enamel etching), 전색(sealing), 접착(bonding)의 과정을 거치게 된다.

21.2 직접접착법과 간접접착법

스트레이트 와이어 장치는 교정치료 시 이상적인 브라켓의 위치가 치아의 위치를 교정할 수 있을 것이라는 개념에 근거를 두고 있다. 따라서 스트레이트 와이어 장치는 순·협측 장치를 위치시키기 위해 고안되었다. 스트레이트 와이어 장치에 있어서 잘못된 브라켓의 위치는 치아를 회전(rotation), 경사(tipping), 정출(extrusion)과 압하(intrusion), 그리고 토크(torque)시키는데 있어 편차를 야기할 수 있다. 또한 설측교정에 있어서는 제한된 접근성과 가시성, 설면의 해부학적 형태의 다양성, 설면의 경사 등 여러 가지 문제점이 브라켓의 위치를 부정확하게 하는 요인이 된다. 따라서 치과의사는 장치로부터 최적의 결과에 도달하기 위한 브라켓의 위치를 결정해야 한다. 브라켓을 바르게 위치시키는 것은 전술한 장치나 시스템을 사용할 때 최고의 결과를 성취하기 위한 매우 중요한 요소이며, 다음과 같은 사항들이 고려되어야 한다. 우선 브라켓 위치는 치아의 맹출 정도와 수직피개 그리고 절단연에 따라 증례별로 다양할 수 있다. 브라켓의 수직부는 치아의 장축에 대해 평행하게 치아에 위치시킨다. 장축은 브라켓을 반분해야 한다. 즉 브라켓 수평 너비의 중앙이 치아의 장축선에 위치되어야 한다. 브라켓의 수직 높이의 결정은 임상 치관의 중앙 1/3 부위의 중앙에 위치되어야 한다. 절단연의 높이가 다양하므로 임상 치관의 중앙 1/3 부위의 중앙을 사용하는 것은 중요하다. 이러한 이유로 일반적인 지침은 절단연으로부터 거리를 측정하여 슬롯의 위치를 결정하게 되며, McLaughlin과 Bennett(1995)가 제시한 브라켓의 높이는 〈표 21-1〉과 같다.

표 21-1 • 브라켓을 위치시키기 위한 수직 높이(단위: mm)

구 분	중절치	측절치	견치	제1소구치	제2소구치
상 악	5.0	4.5	5.0	4.5	4.0
하 악	4.0	4.0	4.5	4.0	3.5

McLaughlin R P, Bennett J C: Bracket placement with preadjusted appliance. Journal of Clinical Orthodontics 29(1995), 302~311.

브라켓을 치아에 부착시키는 접착 방법에는 진료실에서 직접하는 직접접착법(direct bonding technique)과 기공과정이 포함되는 간접접착법(indirect bonding technique)이 있다.

21.1.1 직접접착법

멀티 브라켓 시스템에 있어 접착의 많은 부분이 이 방법에 의해 행해지고 있으며, 통상적인 임상술식으로 성공적으로 사용되고 있다. 브라켓 전체의 접착에도 사용하지만 특히 몇 개의 브라켓을 변화시키거나 재위치시키는데 유용하게 사용할 수 있다. 치아의 표면을 산부식(acid etching) 처리한 후에 자가

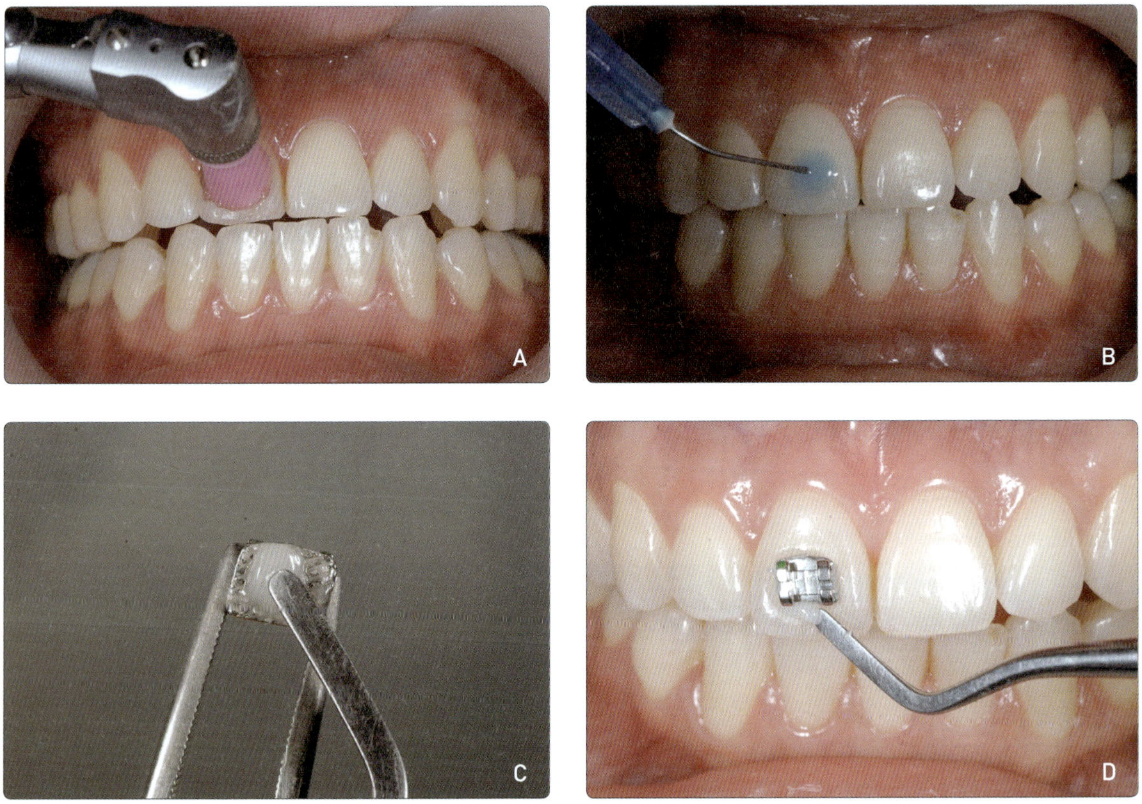

그림 21-2 A. 치아표면에 치태나 착색이 있다면 퍼미스를 이용해 부드럽게 제거한다.
B. 에칭 후 세척하고 건조시킨다.
C. 브라켓의 기저부에 접착재료를 도포한다.
D. 브라켓을 접착하고, 가장자리로 나온 여분의 접착재료를 즉시 제거한다.

중합되거나 빛으로 활성화되어 매우 빠르게 경화되는 컴포지트 레진이나 접착제를 사용하여 접착한다(그림 21-2).

직접접착 시 주된 어려움은 치과의사가 부착물을 위한 적절한 위치를 판단할 수 있어야 하고, 빠르고 정확하게 부착물을 위치시켜야 한다는 것이다. 접착이 기공실에서 이루어지는 방법보다 브라켓 위치의 정확한 측정과 세심하게 작업할 수 있는 기회가 부족하다고 할 수 있다. 이와 같은 이유 때문에 직접접착이 간접접착만큼 정확하게 브라켓을 위치시킬 수 없다는 것이 일반적으로 인정되었다. 반대로, 직접접착법은 몇 개의 치아만 접착할 경우에는 보다 쉽고 빠르며, 기공과정이 없으므로 비용이 덜 든다고 할 수 있다.

21.1.2 간접접착법

간접접착법은 기공실에서 모형 상에 브라켓을 위치시키고, 기공실에서 위치시킨 것을 치아에 옮기는

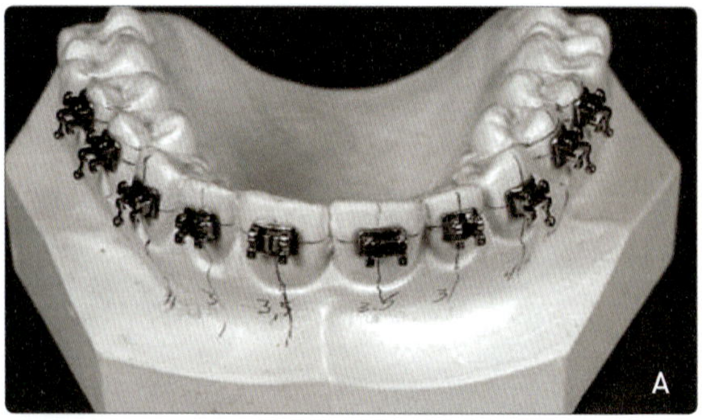
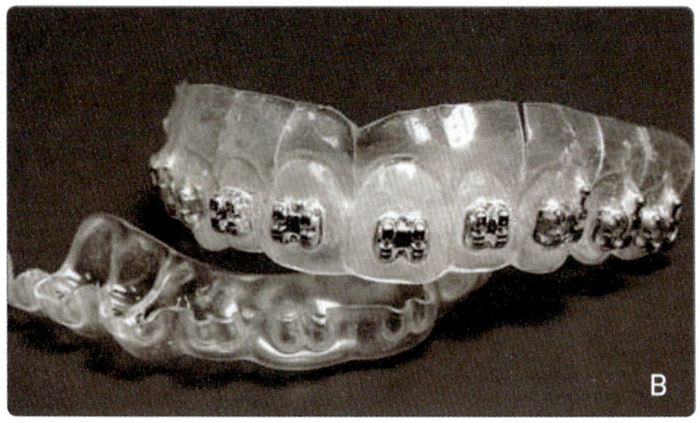

그림 21-3 A. 간접접착을 위한 모형 상의 브라켓 접착
B. 구강 내 이전을 위한 트레이의 제작[Great lakes Orthodontics, Ltd., 2006]

표 21-2 • 간접접착법의 장단점

장 점	단 점
① 정확하게 브라켓을 위치시킬 수 있다. ② 시술시간을 절약할 수 있다. ③ 구치부에 밴드를 적합할 필요가 없다. ④치간이개기(separator)를 사용할 필요가 없다. ⑤ 환자의 편안감과 구강위생이 개선된다.	① 술식이 까다로워 주의를 요한다. ② 인상채득 및 기공실 과정이 필요하다. ③ 구치부 브라켓의 경우 환자가 저작할 때 떨어지기 쉽다.

데 템플레이트(template)나 이전 트레이(transfer tray) 또는 지그(jig)를 사용함으로써 이루어진다(그림 21-3). 간접접착법의 장점은 기공실 안에서 브라켓들을 보다 정확하게 위치시킬 수 있으며, 시술시간이 짧아진다는데 있다. 그러나 경험이 많지 않은 치과의사들의 경우에는 간접접착의 진료실과정 역시 매우 까다로우며 초과된 접착제를 제거하기가 더욱 어렵고, 이러한 이유로 시간이 더 소모될 수도 있으며, 브라켓 기저부 아래에 접착제가 부족할 위험이 있고, 접착 실패율이 높을 수 있다는 단점이 있다(표 21-2). 간접접착을 위한 정확한 작업모형은 알지네이트 인상을 통해 손쉽게 얻을 수 있으며, 인상을 위한 개인 트레이나 실리콘 인상재까지는 필요 없다. 모형에 브라켓을 위치시키기 위해서는 수용성 접착제(water-soluble bonding adhesive paste)를 사용하며, 모형에 부착된 브라켓을 치아로 옮기기 위한 트레이로는 열과 진공에 의해 성형되는 비닐 재료나 실리콘 인상재로 제작한 것이 주로 사용되고 있다.

21.3 간접접착법의 적응증

현재는 간접접착이 몇몇 임상가들에 의해서만 일상적으로 사용되지만 어떤 특별한 경우에는 대부분

의 임상가들이 사용하고 있다. 간접접착법의 적응증은 다음과 같다.

1) 교정치료를 시작하면서 모든 브라켓을 한 번에 모두 부착시켜야 하는 경우
2) 환자 개인에 맞도록 특별하게 고안된 브라켓을 정확하게 부착해야 하는 경우
3) 시야 접근이 좋지 못하거나 직접접착이 어려운 경우

이와 같은 이유 때문에 설측 부착물을 위해서는 반드시 필요하다. 따로 떨어져 있는 설측 고리나 버튼을 접착시키는 것은 어렵지 않으나 설측 교정장치(lingual appliance)를 위한 브라켓들을 정확하게 위치시키는 것과 고정성 설측 보정장치(fixed lingual retainer)를 부착하는 것은 간접접착법과 이전 트레이를 이용하여 보다 쉽게 행할 수 있다.

21.4 간접접착법의 기공과정

여러 가지 간접접착법들이 임상에서 신뢰할 수 있다고 입증되었는데, 이런 방법들은 브라켓을 모형에 일시적으로 부착하는 방법, 이전 트레이의 종류나 사용되는 기전, 접착제를 사용하느냐 전색제를 사용하느냐, 부분만을 접착하느냐 전체를 다 접착하느냐, 그리고 접착중인 브라켓에 과도한 힘을 가하지 않고 이전 트레이를 제거하는 방법 등에 있어서 다르다고 할 수 있다. 아마 가장 많이 사용하는 방법은 실리콘 인상재(silicone impression material)와 진공성형재료(vacuum formed material)를 이용하는 방법일 것이다. 여기에서는 치아의 순측에 브라켓을 접착하기 위해 배열(set-up)되지 않은 모형 상에서의 간접접착법의 기공(실) 과정에 대해 설명하고자 한다.

21.4.1 실리콘 트레이를 이용하는 간접접착법의 기공과정

먼저인상체에 경석고를 부어 작업모형을 제작한다. 상 · 하악 모두 교합평면과 모형의 기저부가 평행하도록 다듬는다. 첫 번째 과정은 치아에 브라켓의 위치를 결정하는 것이다. 그림에 나와 있는 브라켓 포지셔닝 게이지(bracket positioning gauge)는 치과의사의 의뢰에 따른 브라켓의 위치를 결정하는데 매우 유용한 기구이다. 게이지의 각각의 말단부(arm)는 각기 다른 밀리미터(mm) 치수를 가리키도록 표시되어 있다. 작업의뢰서에서 요구한 브라켓의 높이에 맞춰 브라켓 포지셔닝 게이지의 적당한 말단부를 선택한 후, 그림과 같이 상악 중절치의 순면에 표시한다(그림 21-4). 브라켓의 수직 높이는 교두정 또는 절단연에서 브라켓 슬롯까지의 거리를 말하므로, 이때 게이지의 날 가장자리는 치아의 절단연에 위치시킨다. 치아의 장축을 표시하는 선을 그린다. 앞서 표시한 선과 이 선이 교차함으로써 브라

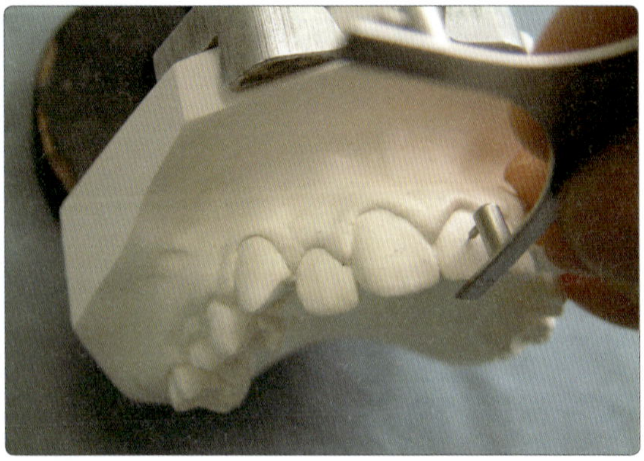

그림 21-4 브라켓 포지셔닝 게이지로 브라켓의 수직 높이를 표시한다.

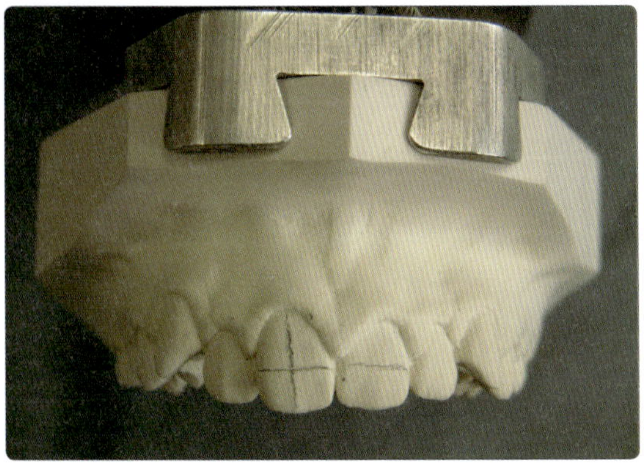

그림 21-5 장축선과 수직 높이로 브라켓의 위치를 결정한다.

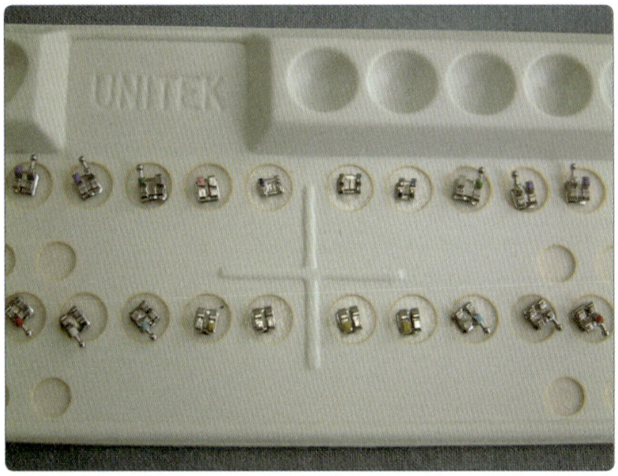

그림 21-6 순측 접착을 위한 브라켓의 준비

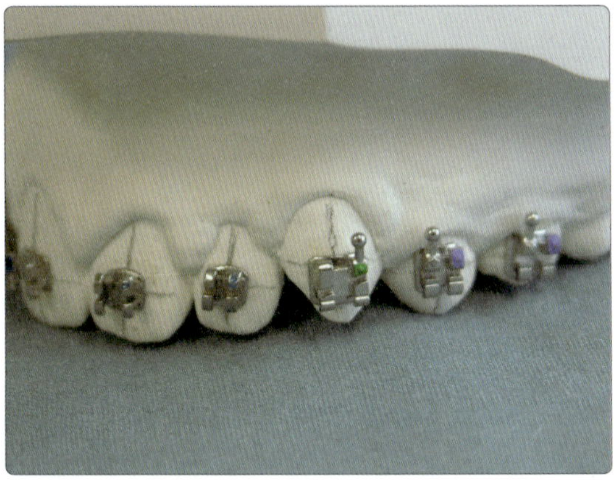

그림 21-7 모형에 결정된 브라켓의 위치에 수용성 접착제로 브라켓을 접착한다.

켓의 정확한 위치가 결정되었다(그림 21-5). 브라켓이 위치할 나머지 모든 치아에도 게이지를 사용하여 선을 긋고, 각 치아에 장축선을 표시하는데, 게이지로 표시한 선이 장축선에 대해 수직인 것에 주의하여야 한다. 브라켓들은 여러 제조회사로부터 다양한 종류가 공급되며, 치과의사가 제공하거나 특별한 경우에는 작업지시서에 명시한 브라켓을 주문하여 사용한다(그림 21-6). 일반적으로 이런 경우에는 치과의사가 브라켓과 작업모형을 함께 보내주게 된다. 면봉 등을 사용하여 브라켓의 뒷면에 고체풀과 같은 수용성 접착제를 도포하는데, 너무 과도한 양이 도포되지 않도록 주의한다. 외과용 집게(forceps)로 브라켓을 잡은 후 슬롯 부위가 표시한 수평선에 위치하도록 브라켓을 위치시키고, 장축선에 대해서는 중앙에 위치하도록 한다(그림 21-7). 브라켓을 치아에 눌러 부착한 후 삐져나온 과도한 접착제는 제거한다. 하악모형도 브라켓을 위치시키고 부착시키는데 있어서 동일한 과정을 따른다. 모형에 부착이 끝나면 브라켓이 치아의 장축에 대해 올바르게 위치하고 있는지, 각 절단치은간 위치가 올바르

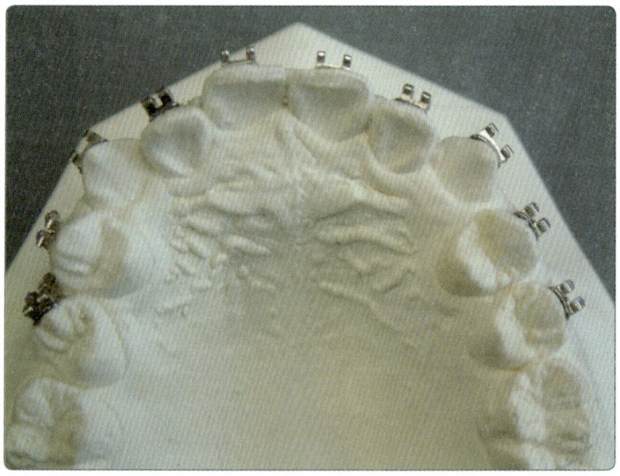

그림 21-8 브라켓 위치의 점검 및 수정

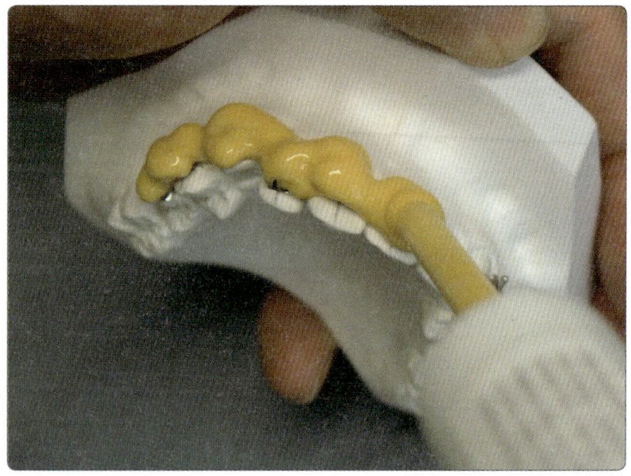

그림 21-9 트레이의 분리가 쉽도록 브라켓에 점도가 낮은 실리콘을 1차로 도포

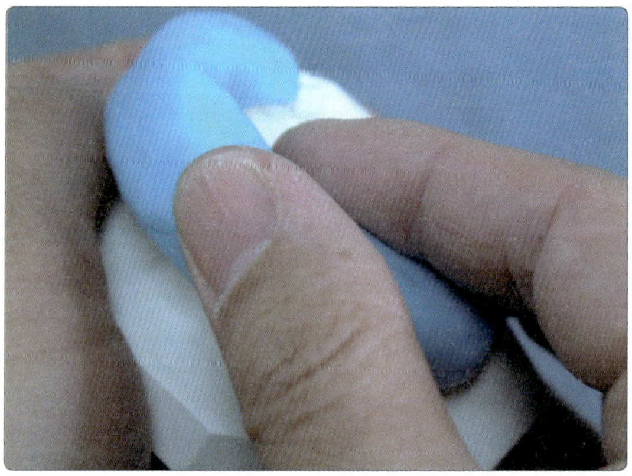

그림 21-10 트레이의 강도를 부여하기 위해 점도가 높은 실리콘으로 외형 부여

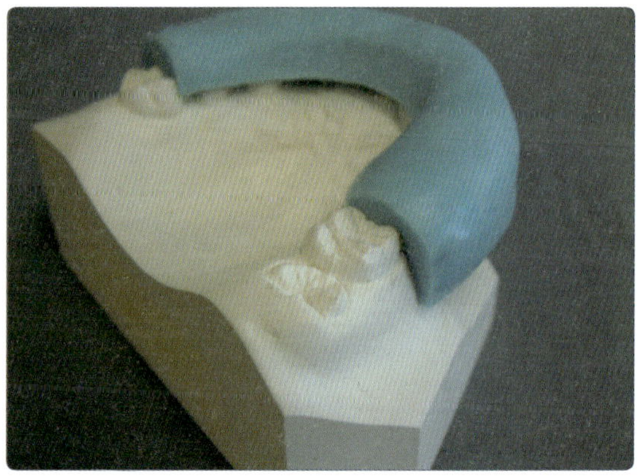

그림 21-11 적절하게 형성된 실리콘 트레이의 외형

게 측정되었는지를 점검한다. 필요하다면 재배치를 시행한다(그림 21-8). 브라켓을 붙인 접착제가 경화된 것이 확인되면 실리콘 트레이의 제작을 위해 먼저 낮은 점도를 가진 실리콘 인상새를 제조업지의 지시에 따라 사용한다. 그림과 같이 시린지(syringe)를 이용하여 혼합된 실리콘 재료를 각 브라켓 주변에 도포한다. 재료가 브라켓 주변의 모든 첨와를 감싸야 한다(그림 21-9). 점도가 낮은 실리콘이 브라켓을 제위치에 유지할 수 있고, 치아에 접착된 후 브라켓으로부터 쉽게 벗겨질 수 있도록 도포되었다.

점도가 낮은 실리콘이 경화되면 높은 점성을 가진 실리콘 인상재를 제조업자의 지시에 따라 준비한다. 퍼티(putty) 같은 재료를 손으로 주물러 막대모양으로 만든 후, 점성이 낮은 실리콘 위에 올려 그림과 같이 적절한 모양을 형성한다(그림 21-10). 두 재료는 화학적으로 결합할 것이다. 트레이의 강도를 부여하기 위해 1/4인치의 두께가 되도록 크기와 모양을 형성한다. 실리콘 인상재가 브라켓이 붙여진 치아의 순면과 절단면(교합면)을 피개하도록 하고 설면은 1/2만 피개하도록 한다(그림 21-11). 과

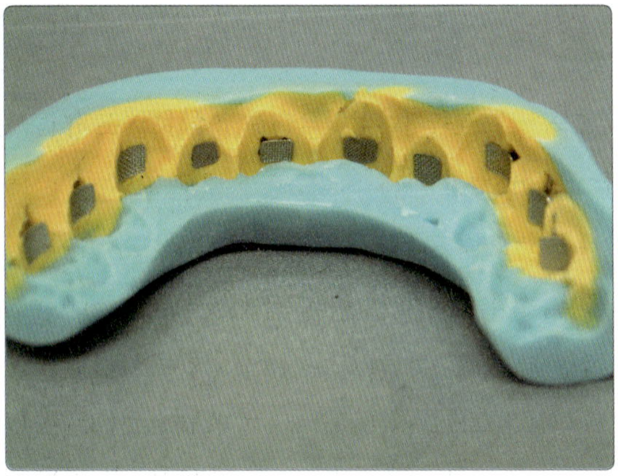

그림 21-12 모형에 부착할 때 사용했던 접착제를 제거한다.

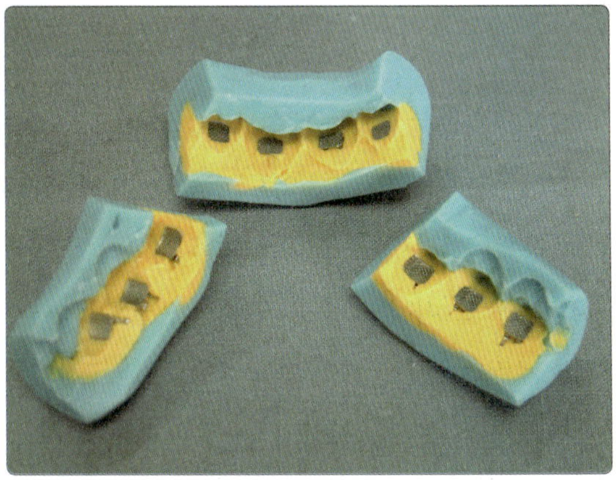

그림 21-13 정확한 간접접착을 위해 3등분으로 분할된 실리콘 트레이

도한 재료는 잘라낸다. 이 잘라낸 것은 상 · 하악 트레이가 모형으로부터 한 덩어리로 분리될 수 있을 정도로 인상재가 충분하게 경화되었는지를 판단하는데 사용한다.

브라켓으로부터 모형 부착에 사용했던 접착제를 녹이기 위해 트레이가 장착된 모형을 따뜻한 물에 담가 모형에서 브라켓이 떨어지게 한다. 남아있는 접착제를 제거하기 위해 초음파 세척기에 담가 세척하거나 트레이에 따뜻한 물을 부드럽게 흘려서 씻어낸다(그림 21-12). 구강 내의 올바른 위치에 접착될 수 있도록 실리콘 트레이를 다듬고 중심선을 표시하거나, 외과용 나이프를 이용하여 몇 부분으로 분할한다(그림 21-13). 이제 진료실로 보낼 준비가 되었다.

21.4.2 진공성형재 트레이를 이용하는 간접접착법의 기공과정

이 방법에서는 환자의 경석고 모형 상에 브라켓을 부착시키기 위해 수용성의 임시 접착제보다는 접착 페이스트(adhesive paste)를 사용한다. 나머지 과정은 실리콘 트레이를 이용하는 간접접착법의 기공과정과 동일한 방법을 따른다.

약간의 촉진제와 접착 페이스트를 혼합 패드에 놓는다. 각 치아 위에 붙일 수 있는 충분한 양을 혼합하여 도포하고 브라켓의 뒷면에도 도포한다. 브라켓을 모형 상에 위치시키고 과도한 접착제는 제거한다. 이 과정을 접착시킬 모든 브라켓에 대해 모형 상에서 시행한다(그림 21-14). 점도가 높은 실리콘 인상재를 이용하여 브라켓의 후크(hook) 부위를 블록아웃(block-out)한다(그림 21-15).

접착제가 충분히 경화되면 진공 성형기(vacuum molding machine)을 이용하여 상 · 하악 치열궁 상에서 이전 트레이를 제작한다(그림 21-16). 진공성형재료는 Bioplast(Scheu Dental, Germany) 2.0 mm를 사용하였으며, 진공 성형 후 분리를 위해 모형과 트레이를 물에 담가 모형에 완전히 물이

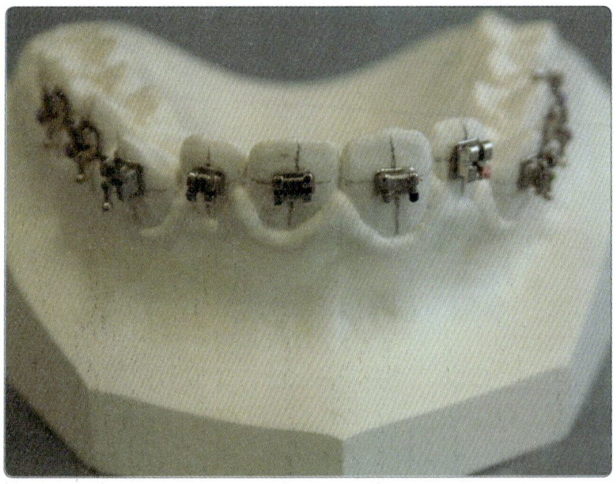

그림 21-14 모형에 결정된 브라켓의 위치에 브라켓을 접착한다.

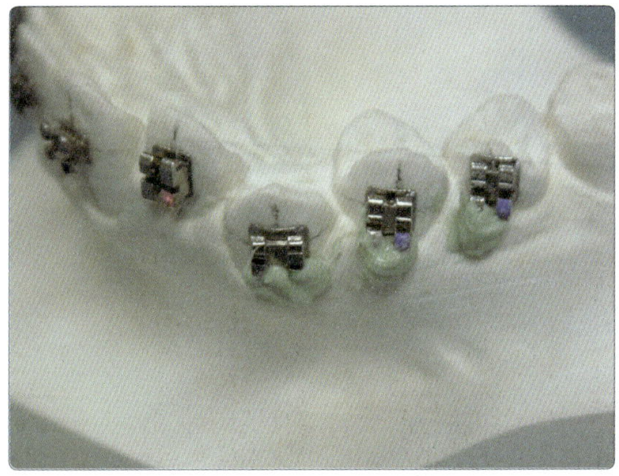

그림 21-15 브라켓의 hook 부위를 실리콘으로 block-out한다.

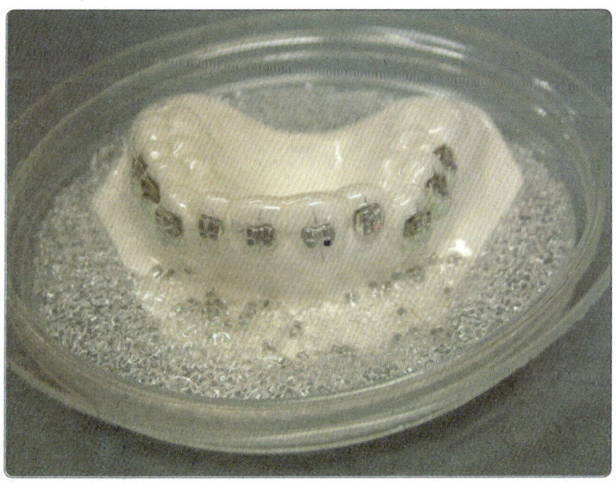

그림 21-16 진공성형재료로 이전 트레이를 형성한다.

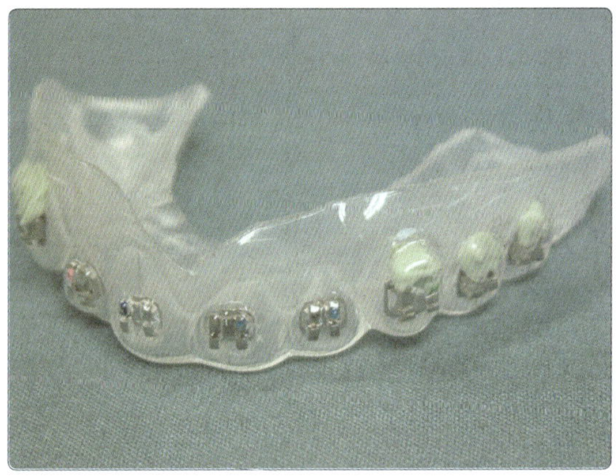

그림 21-17 트레이 변연부가 치은연으로부터 2 mm 정도 되도록 외형을 다듬는다.

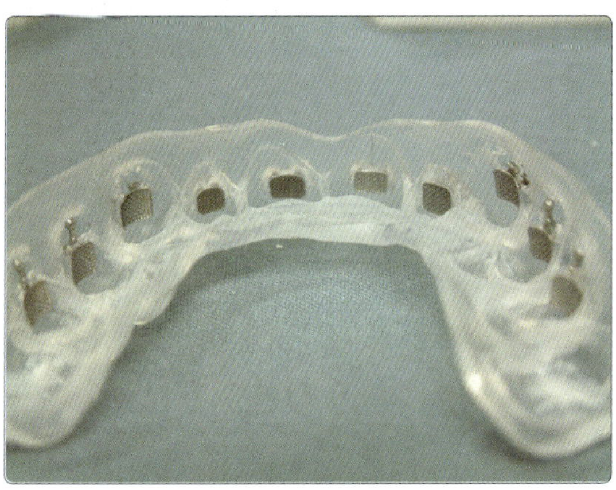

그림 21-18 모형에 부착할 때 사용했던 접착제를 제거한다.

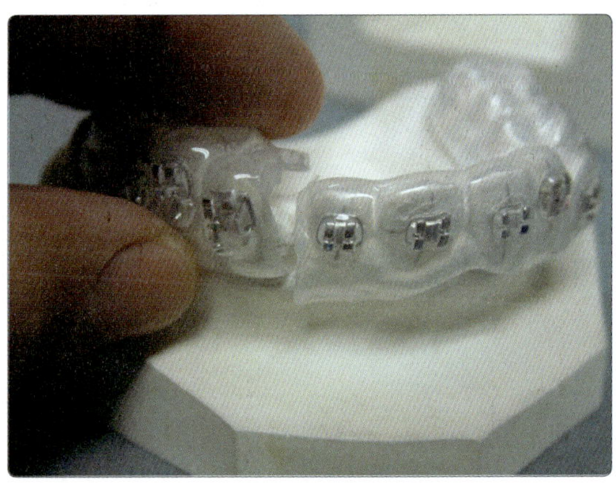

그림 21-19 정확한 위치에 접착을 위해 3등분으로 분할된 트레이

흡수되게 한다. 트레이를 분리하고 트레이의 변연부가 브라켓이 부착된 치아의 치은연으로부터 2 mm 정도가 되도록 트레이를 다듬는다(그림 21-17).

트레이에 파묻혀 있는 브라켓의 후크 부위에 블록아웃되었던 실리콘을 제거하고, 브라켓의 접착부에 남아있는 접착제를 제거하기 위해 초음파 세척기에 담가 세척하거나 트레이에 따뜻한 물을 부드럽게 흘려서 씻어낸다(그림 21-18). 구강 내의 정확한 위치에 접착될 수 있도록 3~4등분으로 분할한다(그림 21-19). 이제 진료실로 보낼 준비가 되었다.

제 22 장 TMD(Temporo-Mandibular Disorder) Splints

측두하악장애(악관절 장애, temporomandibular disorder, TMD)의 원인은 외상, 이갈이(bruxism), 이악물기(clenching), 불량한 수면 자세, 턱 괴는 습관, 손톱 깨무는 버릇, 편측 저작, 껌씹기, 스트레스, 부정교합 등이 있으며, 이러한 원인들 때문에 악관절에 과부하가 발생됨에 따라 관절원판의 위치이상, 형태이상 등 악관절 구조의 이상을 초래하게 되고, 악관절 통증, 악관절 잡음, 과두걸림, 근육 피로 증상을 나타내게 된다.

그리고 이러한 악관절 장애는 회전운동과 활주운동의 중심축 기능을 제한하게 되어 하악운동 장애를 초래하게 되므로 저작과 발음 등에 중요한 영향을 미치게 된다.

그러므로 비정상적인 근기능과 악관절의 기능을 안정시키는 것은 물론 외상으로부터 치아를 보호하기 위하여 교합안정을 회복시킬 수 있는 교합장치(splint)를 사용하게 된다.

22.1 교합장치(splints)의 종류

22.1.1 mandibular orthopedic repositioning splints

이 장치는 급성 과두걸림(acute closed lock)과 같은 악관절 장애의 치료에서 보통 쓰이며 주목적은 하악과두, 관절원판, 하악와의 관계를 정상화시키기(recapture) 위해 하악골을 앞으로 이동시키는 것이다. 아래와 같은 두 가지 종류의 장치가 있다.

1) 전방위치장치(anterior repositioning splint, ARS)

2) 후방교합장치(Gelb splint, posterior bite plane)

22.1.2 교합안정장치(stabilization splints)

비정상적인 근기능과 부정교합 등으로 정상적인 교합관계가 이루어지지 않는 경우의 측두하악장애(악관절 장애, TMD) 환자에게 교합안정장치(stabilization splint)를 적용함으로써 하악과두 위치를 최적의 근골격적 안정위에서 유지하고 최적의 교합관계를 제공하여 악정형적 안정성(orthopedic stability)을 도모할 목적으로 사용한다.

때로는 anterior repositioning splint, ARS로 치료하기 전이나 후에 교합안정장치(stabilization splint)를 사용하기도 한다. 교합안정장치는 보통 치아를 완전히 레진으로 감싼다. 교합을 이상적으로 완성하는 과정에 대합치를 유도하는 유도면(acrylic ramp)을 형성한다. 교합안정장치에는 아래와 같은 두 가지 종류의 장치가 있다.

1) centric relation splint(CRS)

2) flat plane splint(gnathological splint)

22.2 교합장치(splints)의 개요

22.2.1 anterior repositioning splint(ARS)

1. 적용(application)

anterior repositioning splint, ARS는 측두하악장애(악관절 장애, TMD) 치료에서 하악골을 전방으로 이동시키고 관절원판이 하악와 및 하악과두와의 관계에서 좀 더 정상적인 위치를 되찾도록(recapture) 하는 데 쓰인다. 이 장치를 장기간 사용할 경우 외측익돌근의 근경축이 일어나 구치부 개방교합이 발생할 수 있으므로 8주 이내로 착용하도록 한다.

상악 또는 하악 치열궁에서 전방위치장치를 사용할 수 있다. 상악에 사용하는 전방위치장치는 전방유도경사판(guide ramp) 때문에 말하는 것이 어려울 수 있고, 수면 중 무의식적으로 하악골이 뒤로 가는 것을 전방유도경사판(guide ramp)이 막아주므로 주로 밤에 착용한다. 낮에 사용하기 원하는 경우에는 하악에 전방위치장치를 만든다.

2. 장치 설계(standard application design)

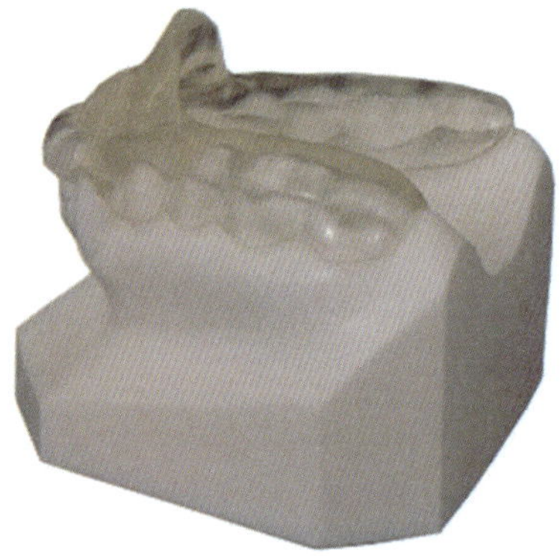

그림 22-1 anterior repositioning splint, ARS

ARS는 전방유도경사판(guide ramp)이 특징인데 전방으로 이동되어진 하악 전치부의 설측 표면에 이 부위가 닿게 함으로써 하악을 전방으로 움직이도록 한다. 또한 ARS를 사용하는 환자에게 최대의 편안함을 제공하기 위해서는, 하악 구치부 협측 교두정이 점 형태로 살짝 닿도록 하고 구개부위 레진을 말발굽 모양으로 깎아 장치의 부피를 최대한 줄여야 한다.

하악 전방위치장치는 하악을 전방에서 고정할 수 있도록 상악 구치부 협설 교두 및 전치부 절단연이 장치의 교합면에 깊게 자국(index)을 내도록 한다. 그리고 ARS는 유지를 강화하기 위해 구치부 협면을 레진으로 감싸야 한다.

▶ 장치 제작 시 주의사항

① 상악 제1대구치에 Adams clasp를 만들고 상악치열 전체를 레진으로 감싼다.
② 정확한 상악과 하악 관계의 조절
③ 레진판(plate)에 전치 및 구치부 협측 교두를 접촉시킴
④ 전치부와 구치부의 경사도를 기울이는 각도 조절
⑤ 개조 증례(case)와 보철 디자인을 쉽게 한다.
⑥ 자가중합레진의 중합시간을 지켜서 최상의 강도를 유지한다.
⑦ 환자의 진료시간(chair time)을 줄이고 능률을 높이도록 한다.
⑧ 최소의 장치 적합
⑨ 레진의 두께를 맞춰 삭제(trimming)

3. 장치 선택 사항(appliance options)

장치의 강화 목적과 보정을 증가시킬 필요성이 있는 경우 ARS에 clasp 및 보강 와이어 또는 fiber를 첨가할 수 있다. 환자 개개인의 필요에 따른 제작의뢰서의 요구사항을 반영하여 대합치 쪽의 설측에 만들어질 유도경사판(lingual ramp)의 위치와 크기를 다르게 제작할 수 있다.

4. 기공실 필요조건(laboratory requirements)

ARS의 제작에는 반드시 경석고(stone)로 제작된 상 · 하악 작업모형(working model)이 필요하다. 그리고 구성교합(construction wax bite) 채득은 장치가 만들어질 정확한 A–P, 가로, 세로 크기를 반영하여야 한다.

5. 레진부위 설계 및 부착물(acrylic designs)/clasps

1) 협면 덮기(buccal coverage)

일부 장치 디자인은 최대 유지를 위해 협측을 레진으로 덮을 수 있다. 이 외에도 전치부의 순면을 덮는 것 뿐만 아니라 추가로 요구하는 사항을 치과기공물 제작의뢰서에서 확인해야 한다.

2) 가공치(pontic) 추가

심미적인 면을 개선하기 위해 가공치를 추가할 수 있다. 의뢰서에서 가공치의 위치와 색조를 확인해야 하며, 가공치를 추가할 때는 대합치와의 교합관계를 정확하게 확인해야 한다.

3) 설측 보강(lingual reinforcement)

장치 특히 하악 장치를 보강하는 방법은 두 가지가 있다. 첫째는 장치의 설측 부분에 1.0mm 직경의 와이어를 추가할 수 있다. 두 번째는 특별히 강화재로 제조된 resin fiber를 레진에 첨가하는 것이다.

4) 투명 레진

달리 표시하지 않는 한 투명 레진이 모든 장치에 쓰인다. 일부 디자인은 template 재료(진공성형 재료)를 가지고 2단계로 제작하는 경우도 있으므로, 먼저 장치 외형을 만들고 다음에 자가중합레진으로 전방유도경사판(occlusal ramp)을 완성한다.

5) 치아 색조 레진

치아 색조 레진(tooth shade acrylic)은 어떤 장치와도 쓰일 수 있다.

6) 클래스프

치과에서 원하는 클래스프를 어느 장치에도 추가할 수 있다. 클래스프의 종류와 정확한 위치를 의뢰서에서 확인한다.

7) 스프링

어떤 장치에도 부가적인 스프링을 추가할 수 있다. 필요한 스프링의 종류와 위치를 의뢰서에서 확인한다.

6. 구성교합(construction bite) 채득

1) 교합기에 부착된 모형(articulated models)

장치 제작에 있어 최대의 정확성을 위해 모형을 교합기에 부착해서 보내줄 것을 치과에 요구한다. 이것은 장치를 제작하는데 필요한 시간과 치료시간을 단축시킬 수 있다. 직접 교합기에 부착할(mounting) 때는 교합기(articulator)의 종류와 증례(case)를 의뢰서에서 반드시 확인해야 한다.

2) 구성교합 채득

교합기에 부착(mounting)하지 않은 모형으로 장치를 제작할 때 구성교합 채득(construction wax bitc)기록이 필요하다.

구성교합 채득(construction wax bite)은 장치가 만들어질 정확한 A–P, 가로, 세로 위치를 반영하여야 한다. 구성교합과 의뢰된 장치 디자인에 불일치한 점이 있으면, 장치를 만들기 전에 치과에 연락을 취해야 한다.

3) 구성교합 채득하지 않은 경우

구성교합 채득 없이 특정 장치를 이상적인 수직크기로 제작하고자 하는 경우 모형을 교합기에 중심교합 상태로 부착한 후 교합기의 접번(hinge)을 평균치로 열어야 한다. 이 제작 방법은 구강 내에서 장치를 최적의 상태로 맞추기 위하여 술자가 아까운 시간을 들여 교합면(occlusal table)을 맞추어야 하는 번거로움이 있게 된다.

4) 교합기 상에서 하악 전진(advanced mandible on articulator)

교합기에서 장치를 제작하는 경우 하악을 앞으로 나가게 할 수 있다. 하악이 앞으로 나가는데 필요한 양을 표시하면 교합기에서 적절한 끼움쇠(shim)을 사용하게 된다. 이런 종류의 장치 제작에는 SAM 교합기가 적당하며, 반드시 교합기록을 보내주도록 요청한다.

22.2.2 후방교합장치(Gelb splint, posterior bite plane)

1. 적용(application)

하악에 주로 제작하며, 측두하악장애(악관절 장애, TMD) 치료에 쓰이는 장치이다. 즉 하악과두, 관절원판, 하악와의 관계를 정상적으로 개선시키기 위해 하악을 전방으로 이동시키는 장치이다.

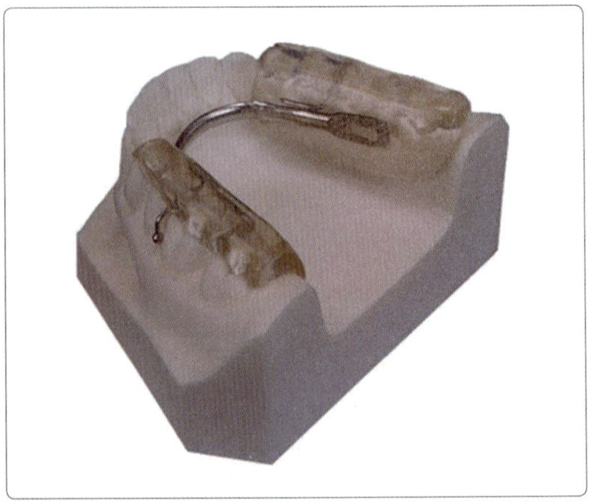

그림 22-2 후방교합장치(Gelb splint, posterior bite plane)

2. 장치 설계 (standard application design)

하악에서 구치부 설측 좌우 레진부위를 잇는 두꺼운 설측대(lingual bar)로 장치를 만든다. 설측대(lingual bar)는 조직을 편하게 하기 위해 기성 스테인리스 스틸(preformed stainless steel)로 조심스럽게 형태를 구부려 만든다. 하악 구치부 위로 레진을 덮어 하악이 바르게 방향을 잡도록 상악 구치부의 설측교두가 깊게 자국(index)을 내도록 한다.

3. 장치 선택 사항(appliance options)

장치의 유지력 증가를 위해 하악 구치부를 덮은 레진은 협면까지 덮어야 하며, ball clasp는 기본적으로 추가한다.

4. 기공실 필요조건(laboratory requirements)

Gelb splint의 제작에는 반드시 경석고(stone)로 제작된 상 · 하악 자업모형(working model)이 필요하다. 그리고 치과의사가 보내준 전방운동기록(protrusive check bite)은 장치가 만들어질 정확한 A-P, 가로, 세로 크기를 반영하고 있는지 확인하여야 한다.

22.2.3 centric relation splint(CRS)

1. 적용(application)

centric relation splint(CRS)는 보통 조화로운 하악과두, 관절원판, 및 하악와의 관계를 수립하기 위하여 측두하악장애(악관절 장애, TMD) 치료에 쓰인다. 상악 또는 하악 치열궁에서 이 장치를 제작할 수 있다. 상악에 제작하는 장치는 안정성과 유지가 우수하며, 대합치아의 유도가 용이하고, 이 같이 환자들에게 유리하다. 하악에 제작하는 장치는 심미적이며 발음장애가 적다. 상악 또는 하악 장치로 착용하는 centric relation splint의 유도면은 절치 유도(incisial guidance)와 견치 유도(cuspid protection)를 포함한다.

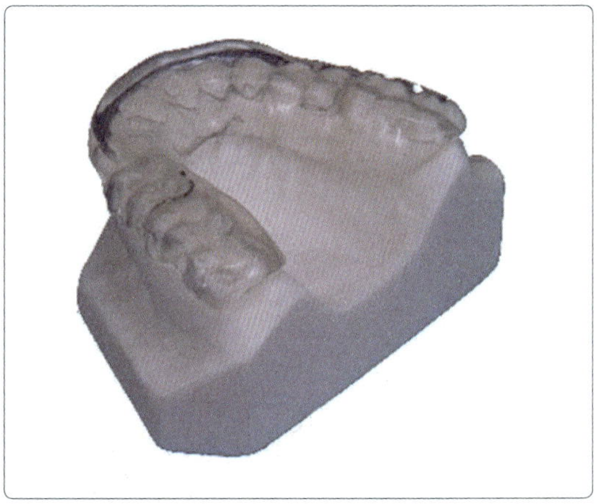

그림 22-3 centric relation splint

2. 장치 설계 (standard application design)

centric relation splint는 이상적으로 중심위(centric relation, CR)가 이루어지도록 교합기에 부착된 모형에서 만들며, 한 악궁의 모든 치아를 피개하는 장치(full coverage splint)이다. 중심위 교합에서 구치부 레진의 교합면 부위는 하악 치아에 점접촉 형태로 살짝 닿게 깎는다. 전방운동 중 진치 유도(anterior guidance) 및 측방운동 중 견치 유도(cuspid protection)에 의한 구치부 이개를 제공하기 위해 레진으로 유도면을 만든다.

진공 성형 재료(vacuum molding material)로 template를 만들고 자가중합레진을 추가하여 교합면(occlusal table)을 만든다. 이렇게 하면 장치는 최대한의 강도를 가지면서 장치 표면을 균형있는 상태로 형성할 수 있다. 표준 centric relation splint는 유지력 보강을 위하여 레진으로 협면을 감싸고, 구개부위는 말발굽 모양으로 만든다.

3. 장치 선택사항(appliance options)

필요하면 centric relation splint에 clasp를 추가할 수 있다. 장치를 강화하기 위해 하악 centric relation splint에 보강 wire나 fiber를 첨가할 수 있다.

4. 기공실 필요조건(laboratory requirements)

centric relation splint의 제작에는 경석고(stone)로 제작한 상 · 하악 작업모형(working model)이 필요하다. 하악이 움직일 수 있도록 장치의 균형을 맞춰야 하기 때문에 최대의 정확성을 위해서는 교합기에 부착된 모형이 필요하다.

교합기에 부착된 모형을 보내오지 않는 경우에는 장치가 만들어질 정확한 A-P 및 세로 크기를 반영한 구성교합 채득이 반드시 필요하다.

22.2.4 flat plane splint(full contact splint)

1. 적용(application)

flat plane splint(full contact splint)는 측두하악장애(악관절 장애, TMD) 경우에 진단 또는 치료 장치로 쓸 수 있다. 또한 이갈이 환자들을 위해 쓸 수도 있다. 이 장치가 반대 악궁(arch)에서 잠기지 않기 때문에 자유로운 하악 위치를 필요로 하는 경우에 아주 적합하다.

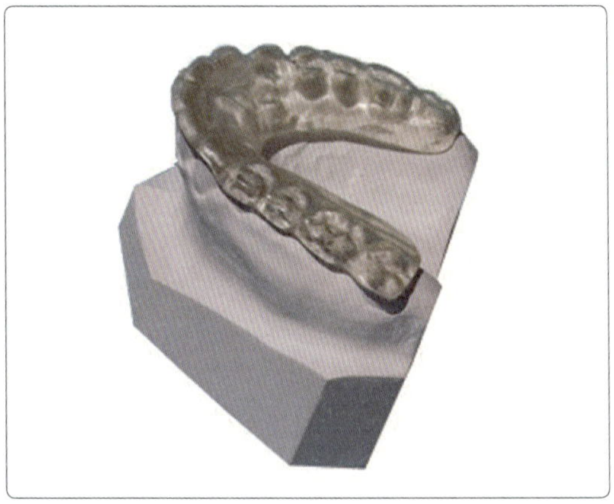

그림 22-4 flat plane splint

2. 장치 설계(standard application design)

이 디자인은 상악 또는 하악 치열궁에 만들 수 있다. 악궁(arch)의 처음부터 끝까지 대합치가 고르게 닿도록 편평한 교합면을 레진으로 만든다. 보통 교합면간 레진(interocclusal acrylic)은 최후방구치부에서 세로 크기가 1mm 보다 크지 않게 만든다. 레진은 구치부의 모든 치아 협측 교두를 덮고 전치의 순면은 약 1/2을 덮는다.

3. 장치 선택사항(appliance options)

유지력을 증가시키기 위해 clasp를 추가할 수 있다. 장치의 강화를 위하여 보강 wire나 fiber를 첨가할 수 있다.

4. 기공실 필요조건(laboratory requirements)

flat plane splint(full contact splint)는 상 · 하악 모형(model)과 구성교합 채득(construction wax bite) 기록을 가지고 이상적으로 만들 수 있다. 대합치 없이도 장치를 만들 수 있으나 삭제(grinding)하고 장치의 균형을 잡는데 많은 시간이 소요될 수 있다.

참고문헌 REFERENCE

1. 김원태, 조희량, 이명곤: 가철성치과교정기공학, 대학서림, 서울, 1997.
2. 대한스포츠의학회 역: MOUTH GUARD 제작법, 대한 나래출판사, 2004.
3. 대한치기공과 교수협의회, 대한치과기공사협회: 치기공학 표준용어 및 프로토콜, 대학서림, 2006.
4. 양규호, 김선미: 성장기 아동에 이용되는 악기능 정형장치, 2, 군자출판사, pp. 1~4, 58~84, 서울, 1996.
5. 편집부: 교정 · 보격장치의 제작, 유림사, pp. 241~267, 인천, 1987.
6. 이동주: 가철식 치과교정장치, 이화출판사, pp. 3, 193, 서울, 1994.
7. 이우식 역: 알기쉬운 스포츠치의학과 마우스가드 제작, 명문출판사, 2004.
8. 전국치과대학교정학교수협의회: 치과교정학(2판), 지성출판사, 1999
9. 전윤식 외 3인: 가철식 및 반고정식 교정장치의 임상적 응용, 지성출판사, 2001.
10. 전윤식, 김태인, 노준, 주동헌: 가철식 및 반고정식 교정장치의 임상적 응용, 지성출판사, pp. 43~48, 2001.
11. 치과교정기공학연구회: 치과교정기공학 용어사전, 아카데미아, 2003.
12. 김순주: 임상소아교정학, 이화출판사, 1989.
13. 飯塚哲夫: 歯科矯正技工學, 醫歯薬出版株式會社, 1997.
14. 飯塚哲夫: 横井欣弘 矯正歯科技工學, 醫歯薬出版株式會社, 1996.
15. 백형선 외 4인: 최신 가철식교정치료학, 나래출판사, 1999.
16. 福原達郎: 치과교정 Manual, 군자출판사, 1990.
17. 서정훈, 김재형: 치과교정학, 고문사, 1987.
18. 성재현 외 2인: 혼합치열의 교정 및 정형적 치료, 정원사, 1997.
19. 양규호, Color atlas of functional orthopedic appliances: 성장기 아동에 이용되는 악기능 정형장치, 군자출판사, 1991.
20. 양원식(감수): 상교정장치, 한림각, 1985.
21. 양원식(역): 치과교정의 임상, 고문사, 1988.
22. 오성진(역): 실천치과교정, 지성출판사.
23. 유영규 외(감수): 최신치과교정 Atlas, 도서출판 기다리, 1975.
24. 유영규 외(역): 가철성 교정장치의 design, 제작 및 사용법, 대림출판사, 1988.
25. 이동주: 가철식 치과교정장치(3판), 이화출판사, 1989.
26. 이영수(감수): 치과교정학 실습서, 군자출판사, 1990.
27. 장영일 외 7인: 최신 치과교정학, 지성출판사, 1994.
28. 정규림: 임상치과교정학, 미주의학사, 1996.
29. 차문호 외: 소아교정학, 이우문화사, 1988.

30. 치위생과교수협의회: 치과교정학, 고문사, 1997.
31. Dentaurum: Orthodontic Catalogue, No. 11/1977.
32. Alexander SA, Creath CJ: Active interceptive orthodontic appliance function and fabrication. QDT Year Book 1989; 13: pp. 165~168.
33. Armstrong D, Shen G, Petocz P and Darendeliler MA: A comparison of accuracy in bracket positioning between two techniques —localizing the centre of the clinical crown and measuring the distance from the incisal edge, European Journal of Orthodontics 29(2007), pp. 430~436.
34. Bench RW: The quad helix appliance. Seminars in Orthod 1998; Vol. 4, No. 4: pp. 231~237.
35. Buck DL: The fixed W arch for correction of posterior crossbite in children. J Am Dent Assoc 1970; 81: pp. 1140~1142.
36. Clifford FO: Cross-bite correction in the deciduous dentition: principles and procedures. Am J Orthod 1971; 59: pp. 343~349.
37. Creath CJ, Alexander SA: Passive interceptive orthodontic appliance: fabrication and function. QDT Year Book 1989; 13: pp. 169~177.
38. ErdinÇ AE, Ugur T, Erbay E: A comparison of different treatment techniques for posterior crossbite in the mixed dentition. Am J Orthod 1999; September: pp. 287~300.
39. Federico V. Tenti: Atlas Of Orthodontic Appliances, Microart'S, pp. 229~233, Italy, 1986.
40. Frank SW, Engle GH: The effects of the maxillary quad-helix appliance expansion on cephalometric measurements in growing orthodontic patients. Am J Orthod 1982; 81: pp. 378~389.
41. Geron S.: The lingual bracket jig. J Clin Orthod. 1999; 33: pp. 457~463.
42. Graber & Neumann 저, 유영규, 손병화, 박영철, 백형선 역: 가철성 교정장치, 이화출판사, pp. 559~613, 서울, 1988.
43. Graber TM, Vanarsdall RL: Orthodontics-Current Principles and Techniques, 3rd ed., Mosby, Inc., pp. 523~524. 557~592, 2000.
44. Graber, Rakosi, Petrovic: Dentofacial Orthopedics With Functional Appliances, Mosby, pp. 219~274, Toronto, 1985.
45. Hanson MI, Barnard LW, Case JL: Tongue thrust preschool children. Part II: dental occlusal Patterns. Am J Orthod 1970; 57: pp. 15~22.
46. Harry S. Orton Obe: Functional Appliances In Orthodontic Treatment, Quintessence Publishing Co. Ltd, pp. 13~19, London, 1990.
47. Hass AJ: Palatal expansion: Just the beginning of dentofacial orthopedics. Am J Orthod 1970; 57: pp. 219~255.
48. John T. Jankowiak: Products And Services Catalog, Great Lakes Orthodontics, Ltd, 33, N.Y. State, 1991.
49. Kasrovi PM, Timmins S, Shen A: A new approach to indirect bonding using light-cure

composites, Am J Orthod Dentofacial Orthop. 1997 Jun; 111(6): pp. 652~656.

50. Kutin G, Hawes RR: Posterior crossbite in the deciduous and mixed dentitions. Am J Orthod 1969; 56: pp. 491~504.
51. Lawson HW, Blazucki JL: Bench-top orthodontics, Quintessence Publishing Co, Inc., pp. 71~76, 81~84, 85~88, 95~98, 117~122, 1990.
52. Maki K, Sorada Y, Ansai T, Nishioka T, Braham RL, Konoo T: Expansion of the mandibular arch in children during the mixed dentition period-A Clinical study. J Ped Dent 2006; 30: pp. 329~332.
53. McDonald RE, Avery DR: Dentistry for the child and adolescent, 6th ed. Mosby-Year Book, Inc., pp. 750~754, 1994.
54. McLaughlin R P, Bennett J C: Bracket placement with preadjusted appliance. Journal of Clinical Orthodontics 29(1995); pp. 302~311.
55. McOrmond KA: Orthodontic laboratory techniques, WD publishing, 1996.
56. Proffit WR: Contemporary orthodontics, 3rd ed., Mosby, Inc., pp. 397~401, 2000.
57. Proffit, WR: Contemporary orthodontics, 2nd ed., Mosby-Year Book, Inc., pp. 437~439, 1993.
58. Proffit, WR: Contemporary orthodontics, 3rd ed., Mosby-Year Book, Inc., pp. 418~422, 2000.
59. Purcell PD: Effectiveness of posterior crossbite correction during the mixed dentition. J Pedod 1985; 9: pp. 302~310.
60. Ranta R: Treatment of unilateral posterior crossbite: comparison of the quad-helix and removable plate. J Dent Child 1988; 55: pp. 102~104.
61. Raymond P. Howe And James A. Mcnamara, Jr.: The Frankel Appliance, Great Lakes Orthodontics, Ltd. pp. 2~6, New York, 1983.
62. Ricketts RM: Growth prediction: Part 2. J Clin Orthod 1975; 9: pp. 340~362.
63. Rudd KD, Morrow RM, Eissmann HF: Dental laboratory procedure, The C. V. Mosby Co. pp. 617~618, 1981.
64. Scott Huge, The orthodontic appliance-reference manual, 1997.
65. Shpack N, Geron S, Floris I, Davidovitch M, Brosh T, Vardimon AD: Bracket placement in lingual vs labial systems and direct vs indirect bonding. Angle Orthod. 2007 May; 77(3): pp. 509~517.
66. Wendl B, Droschl H, Muchitsch P: Indirect bonding-a new transfer method. Eur J Orthod. 2008 Feb; 30(1): pp. 100~107.
67. Wertz RA: Skeletal and dental changes accompanying rapid midpalatal suture opening. Am J Orthod 1970; 58: pp. 41~66.
68. Witt, Gehrke, Shaye: Removable Appliance Fabrication, Quintessence Publishing Co. Ltd, pp. 216~229. Berlin, 1988.

찾아보기 INDEX

A

B

C

D

E

K

L

M

N

O

P

Q

R

S

치과교정기공학 Orthodontic Laboratory Technology

2002년 3월 2일 초판 발행
2009년 8월 28일 2판 발행
2015년 3월 9일 3판 발행
2021년 2월 27일 4판 발행

저 자 김남중 · 김병식 · 김영훈 · 김원태 · 김홍식 · 박혜숙
유진호 · 이규선 · 이명곤 · 이무형 · 이승희 · 임중재
조홍규 · 최재우 · 한민수 · 홍민호 · 황성식

발행인 윤 진 영
발행처 도서출판 대학서림
주 소 03076 서울시 종로구 혜화로 2길 8
전 화 02) 763-1220, 744-2811
팩 스 02) 744-1210
등 록 1965. 1. 20
번 호 1-88
정 가 38,000원

ISBN 978-89-6940-251-6 93510
www.daihaks.com